LE

DIABÈTE SUCRÉ

CORBEIL. —Typ. et stér. de CRÉTÉ FILS.

LE

DIABÈTE SUCRÉ

ET SON TRAITEMENT DIÉTÉTIQUE

PAR

LE Dr ARNALDO CANTANI

PROFESSEUR ET DIRECTEUR DE CLINIQUE MÉDICALE A L'UNIVERSITÉ ROYALE DE NAPLES

TRADUIT ET ANNOTÉ

Par le Dr H. CHARVET

ANCIEN INTERNE DES HOPITAUX DE LYON
LAURÉAT DE LA FACULTÉ DE MÉDECINE DE PARIS
MÉDECIN-CONSULTANT A VALS

PARIS

V. ADRIEN DELAHAYE ET Cie, ÉDITEURS

Place de l'École-de-Médecine

—

1876

Tous droits réservés

PRÉFACE DE L'AUTEUR

Sans aucun doute, les progrès de l'Anatomie pathologique ont été extrêmement remarquables, les révélations de l'Histopathologie moderne plus étonnantes encore, et, comme tout autre, j'ai été saisi d'admiration et d'enthousiasme. Mais je n'ai pas été satisfait de voir que ces découvertes devaient, à elles seules, soutenir un système pathologique, comme si, dans l'organisme, il n'y avait qu'une seule chose, la cellule (1).

Le but principal de nos études est la recherche du mode de *développement* intime des processus vitaux dans l'organisme *vivant* : l'Anatomie et l'Histologie ne nous font connaître que les altérations de forme des organes, et de leurs éléments histologiques, laissées comme traces de son passage dans l'organisme par un processus anormal.

La science ne peut se contenter de ce point de vue trop limité, trop unilatéral : le couteau et la lentille ne suffisent évidemment pas à l'étude de la médecine.

La cellule est la forme que prend la matière vivante,

____

(1) Il faut noter que *Virchow* lui-même et ses meilleurs élèves sont sur ce point beaucoup moins exclusifs que le feraient croire certains disciples de *Virchow*, qui ne veulent absolument rien voir au delà de la cellule.

elle est, pour ainsi dire, la cristallisation de la substance organique. A coup sûr la composition chimique de cette substance influe sur la forme, car elle est la matière même qui a forme et corps dans la vie : la forme, au contraire, n'a aucune influence sur la composition chimique des substances organiques.

Évidemment l'étude de la *forme* ne doit pas faire oublier celle de la *substance*, matière première de tout élément organique, de toute paroi cellulaire, de tout noyau, du contenu de chaque cellule. Qu'est la vie, sinon une transformation continue, un incessant mouvement de molécules, un perpétuel renouvellement de substance, un cercle non interrompu d'absorption, d'assimilation et d'excrétion..., activité de la matière qui se manifeste dans l'organisme entier, mais qui existe aussi dans chaque cellule, dans chaque élément histologique? Et peut-on croire sérieusement avoir étudié l'organisme, et connaître les processus morbides qui s'y développent, en étudiant seulement les altérations de forme que subissent les tissus, en restant dans l'ignorance au sujet des changements survenus dans la substance même qui constitue les tissus, et en laissant de côté les irrégularités qui doivent avoir lieu dans le processus vital de transformation et de renouvellement matériel?

L'absence d'études dirigées dans ce sens me paraît être une trop grande lacune. Une tentative devait du moins être faite pour la combler. Je ne pouvais me dissimuler que ces études constituent une branche scientifique aussi développée que l'anatomie et l'histologie pathologiques elles-mêmes, mais plus difficile et plus délicate à explorer, car elle ne trouve qu'un appui bien incomplet dans la chimie physiologique et pathologique. J'ai compris que la pathologie du renouvellement était, quant à son importance pratique et à sa valeur scientifique, la sœur jumelle de la pathologie cellulaire : celle-ci devait être complétée par celle-là, comme l'étude de la *forme* devait trouver son complément dans l'étude de la *substance*.

Les grandes difficultés que rencontrent les recherches des altérations qualitatives des processus sur le vivant, et dont j'ai pleine conscience, ne m'ont certainement pas permis de faire de grands pas sur cette route. J'aurais été complétement découragé, sans cette conviction qu'il est maintenant temps de commencer, que tout début est difficile, et que toute tentative dans une voie nouvelle mérite indulgence et encouragement.

Cette publication n'est qu'un *début* dans la pathologie du *renouvellement*, je ne saurais me le dissimuler : mais si l'on ne commence jamais, comment peut-on espérer progresser? J'aurai reçu la meilleure récompense si ce livre appelle l'attention de mes collègues sur cette partie trop négligée des études médicales, et si cette conviction pénètre dans tous les esprits, qu'un côté seulement des processus morbides nous est révélé par l'anatomie pathologique, et que, pour connaître l'autre côté, tout aussi important, il faut étudier les processus bio-chimiques et le renouvellement des tissus malades. C'est sur ce champ que se recueilleront les plus beaux fruits de la médecine future !

Ces leçons ont été professées par moi, au printemps de l'année 1872, à l'hôpital clinique de l'Université de Naples, et recueillies par la sténographie pour être publiées plus tard. Les instances de mes nombreux amis et élèves m'ont déterminé à n'en pas retarder davantage la publication : j'y ai ajouté, non-seulement les résultats des expériences nouvelles instituées dans ma clinique depuis trois ans, mais aussi toutes les considérations que m'ont fournies les travaux des autres auteurs, publiés dans le même laps de temps.

Le *premier* volume traite du diabète sucré seul, car

j'ai pu, dans ma clinique, étudier avec détail cette maladie, chez un grand nombre de sujets. Dans le *second* volume, j'étudie toutes les autres maladies du renouvellement matériel.

J'espère que le lecteur me saura gré des nombreux tableaux ou tables qui montrent clairement les résultats des expériences instituées.

Je dois enfin exprimer mes remercîments au professeur *Armanni*, pour l'examen microscopique des pièces anatomiques, et les figures qui en fixent les résultats ; au professeur *Paladino* pour l'aide technique qu'il m'a prêtée dans les recherches au polarimètre ; au professeur *Primavera* pour le vif intérêt qu'il a pris à mes études et à leur vulgarisation, et enfin au docteur *Paolucci*, mon coadjuteur de clinique, pour l'assistance efficace qu'il m'a donnée dans l'exécution de mes expériences sur les diabétiques, et surtout au sujet du jeûne, alors que ces expériences nécessitaient une très-grande patience, sa constante attention et sa présence continuelle.

Naples, 3 avril 1875.

Arnaldo CANTANI.

LE

DIABÈTE SUCRÉ

ET SON TRAITEMENT DIÉTÉTIQUE

PREMIÈRE LEÇON

Aspect général des maladies du renouvellement moléculaire et de leur traitement.

Sommaire. — Un grand nombre de maladies dépendent des anomalies du renouvellement moléculaire, et dès lors se guérit en combattant chacune de ces anomalies. — Variations dans la composition des humeurs. — L'humorisme ancien. — Altérations des humeurs et altérations des solides. — Les produits morbides et les aliments comme principaux facteurs de l'altération de la crase sanguine. — Les aliments doivent contenir tous les éléments nutritifs dans de justes proportions. — Combustion et activité plastique de l'organisme. — Aliments combustibles et plastiques. — Disproportions qualitatives et quantitatives des éléments nutritifs. — Anomalies stationnaires du renouvellement matériel. — Transformation du chimisme organique. — Anatomie et chimie. — La chimie trop négligée en pathologie et en thérapeutique. — Notre point de vue.

Messieurs,

Nous commencerons aujourd'hui le cours que je vous ai maintes fois promis, sur la pathologie et le traitement du *renouvellement moléculaire*. Il va de soi que tout ce que je vous dirai n'est pas absolument nouveau ; aux résultats de mes études particulières, vous trouverez mêlés beaucoup de détails connus depuis un temps plus ou moins long. Cependant, réunir les faits connus de la zoo-chimie, les étudier à un point de vue commun et les appliquer à la pratique, cela n'a été fait ni en pathologie ni en thérapeutique pour les anomalies de l'échange matériel et de

1

la chimie intraorganique. En nous occupant de cet important sujet, dans le cours de nos études sur les *maladies constitutionnelles*, nous sommes arrivé à poser comme *principe fondamental :* 1°que *la cause d'un grand nombre de manifestations morbides qui frappent l'organisme entier,* doit être *rapportée aux anomalies de l'échange produites* par les conditions extérieures dans lesquelles nous vivons, et 2° que ces anomalies *se guérissent* quand on découvre, pour chaque état morbide, une *modification des conditions de vie* susceptible d'éliminer la cause de cette anomalie, et de ramener ainsi l'état normal.

Nous n'aborderons que les *éléments* de ces études, aujourd'hui circonscrites à un groupe de maladies vraiment constitutionnelles ; mais nous sommes certain que cette direction donnée à l'étude de la médecine pratique se généralisera de plus en plus. Tout est à faire aujourd'hui : mais il n'importe : de même que la pathologie cellulaire a été féconde pour la science, celle du renouvellement matériel montrera, et m'a déjà montré son heureuse influence, non-seulement dans les questions d'ordre purement scientifique, mais dans plusieurs des plus importants problèmes thérapeutiques. Et il ne saurait en être autrement.

L'échange matériel correspond au *renouvellement continu de l'organisme :* par sa régularisation on peut ramener à l'état normal un organisme sorti de la règle, transformer la constitution organique d'un individu, supprimer certaines tendances vers diverses affections constitutionnelles, et, si cette expression est permise, rajeunir un organisme qui, par le fait de conditions extérieures défavorables, marche vers une vieillesse anticipée.

Les agents principaux du renouvellement matériel de l'organisme animal sont le sang et la lymphe, qui sont aussi les véhicules les plus importants des éléments remplacés ou remplaçants. En outre, nous trouvons comme exportateurs plus ou moins actifs des substances remplacées, toutes les sécrétions spéciales, surtout les urines, les sécrétions cutanée et pulmonaire, mais aussi la salive et les fèces.

Un fait bien connu, auquel on n'a pas donné toute son importance, est la variation constante de la composition de toutes ces humeurs, non-seulement chez les divers individus, mais aussi chez le même sujet, suivant ses conditions de vie, suivant son âge, et suivant les mille accidents qui peuvent se présenter.

Nous voilà ramené, en apparence, à l'*ancien humorisme :* n'en croyez rien. Les humoristes pensaient que *les altérations des humeurs précédaient toujours les altérations des solides,* tandis que, selon nous, *les altérations des humeurs sont toujours produites par des maladies des solides, si elles ne résultent pas directement d'une importation de l'extérieur.* Nous qui savons combien les questions chimiques sont importantes en pathologie, nous devons attribuer une juste importance à ces altérations des humeurs, et étudier leur influence sur la vie et sur l'échange des solides. Nous ne saurions être en vérité ni humoriste, ni solidiste, pas plus que nous ne voudrions être en pathologie, ni anatomiste, ni chimiste exclusif. En effet, la maladie peut être le résultat de l'altération anatomique des éléments cellulaires d'un tissu, altération due à des stimulus nosogènes plus ou moins appréciables : de cela la cause peut aussi être de nature chimique, car la modification chimique d'une humeur importante a une action plus ou moins considérable sur certains organes ou sur l'économie entière. Mille exemples pourraient être donnés de ce fait. Un seul suffira. Si nous donnons des narcotiques aux malades, comment agissons-nous ? Ce n'est pas en altérant la structure des nerfs, mais en modifiant leurs fonctions par la présence dans le sang de l'agent chimique : en thérapeutique, le médecin agit presque toujours en chimiste, comme le chirurgien, lui, devient anatomiste.

Les principaux facteurs des modifications chimiques de nos humeurs sont : 1° un trouble morbide quelconque de la nutrition, 2° l'alimentation.

Au sujet des *troubles de nutrition*, nous devons rappeler que la vie fonctionnelle nécessite pour le maintien de son équilibre physiologique un renouvellement continu, une continuelle substitution d'éléments chimiques nouveaux aux éléments vieillis : rappelons aussi que la composition du sang résulte de l'entrée dans la circulation de toutes les humeurs, de tous les corps chimiques produits par chaque élément cellulaire de l'organisme, par chacun des groupes cellulaires des tissus. La lymphe, qui se verse dans le sang, après avoir parcouru tous les tissus et organes du corps entier, doit avoir une grande influence sur cette composition. Maintenant supposez malade un tissu quelconque, admettez un simple furoncle, ou une pustule d'acné : les cellules qui auront été comprises dans le foyer morbide devront, par le fait de l'échange incessant, fournir au sang des produits bien différents des produits normaux, c'est-à-dire de ceux qu'elles fournissaient quand elles étaient saines : modifiées dans leur nutrition, enflammées, ou necrosées, elles ne sauraient fournir des produits normaux. Tout trouble de nutrition d'un groupe cellulaire amène donc une altération des produits locaux du renouvellement, produits qui sont ensuite versés dans le sang, et entraînent fatalement une modification plus ou moins importante de la crase sanguine. Si le foyer morbide est petit, l'altération de composition du sang sera très-faible : le malade n'aura pas de fièvre, ou n'en aura que très-peu. Pour nous, la fièvre dépend toujours de l'introduction dans le sang d'une substance anormale, étrangère à l'organisme : et c'est comme telle qu'agissent les produits pathologiques d'un foyer morbide ; ils s'unissent au sang, et, par leur action irritante sur l'organisme entier, produisent une réaction organique qui se résout en un trouble général, et souvent local de la nutrition. Ces produits nosogènes, suivant leur nature, et aussi les dispositions du sujet, peuvent ne produire qu'une affection générale consistant dans l'accélération de l'échange matériel, de la combustion et de la consommation organique, en un mot *la fièvre* : alors on les appelle *produits* simplement *pyrogènes*. D'autres fois, ils amènent en certains points un trouble de nutrition, et créent un *second* et un *troisième foyer inflammatoire* : on les nomme alors *produits phlogogènes*. Très-souvent ils produisent à la fois de la fièvre, expression de la réaction générale de l'organisme, et de nouveaux foyers, expression de la réaction locale poussée jusqu'au changement de la forme anatomique des tissus : ce sont alors des *produits pyrophlogogènes*. Et remarquez que le cercle vicieux ainsi formé irait toujours en s'élargissant et en s'aggravant, si les nombreux moyens compensateurs dont l'économie dispose n'amenaient la résolution de la maladie. Un exemple frappant de ces faits nous est fourni par le rhumatisme articulaire aigu. Les produits morbides des régions malades sont donc des agents d'altération de la composition du sang ; et l'existence de ces agents nous est démontrée, non par le couteau anatomique ou le microscope, ni par les réactifs chimiques, mais par la réaction vitale, réaction physiologique et pathologique, qui ne nous éclaire pas sur les propriétés physiques et chimiques de ces substances, mais affirme leur existence expérimentalement. Et l'on peut ajouter que, même dans les maladies où les substances pyrophlogogènes sont toujours représentées par des *organismes infimes*, appartenant aux *fungus de fermentation*, aux phycomycètes, par exemple, dans des fièvres traumatiques, dans les érysipèles, les pneumonies, etc., l'action de ces corps reste toujours une action chimique, plus certainement chimique que celle de tout autre agent nuisible.

Le second facteur important des altérations des humeurs dans l'économie est l'*alimentation*. En effet, c'est à l'alimentation qu'appartient la première place parmi les conditions extérieures multiples qui peuvent altérer les conditions internes de la vie organique, et influer sur la composition des éléments organiques eux-mêmes, car elle représente le principal rapport entre l'organisme animal et le monde extérieur. On n'accorde pas d'ordinaire assez d'attention au choix des aliments : on satisfait son gout, même sa gourmandise, sans s'inquiéter assez des besoins réels de l'organisme, sans se préoccuper des proportions dans lesquelles les divers éléments nutritifs doivent être introduits. D'où erreur dans la *qualité* des aliments, et souvent dans la *quantité* relative des divers aliments, et trouble nécessaire dans le renouvellement matériel.

On comprend facilement l'immense importance des divers aliments sur les modifications que peuvent subir nos humeurs, puisque chaque aliment digéré apporte au sang un ou plusieurs éléments nouveaux; si ce sont des *graisses*, le sang deviendra plus gras, et l'organisme tendra à la polysarcie, si des *alcalins*, leur excès produit une hydroémie notable; le sang est moins coagulable, la température s'abaisse, l'énergie du cœur diminue, le système nerveux est déprimé. L'introduction excessive des *acides* n'est pas moins nuisible, et se voit plus fréquemment. De même l'excès des *hydrocarbures* ou des *albuminates* ne saurait être indifférent, car aucun aliment simple ne suffit à l'organisme.

Il faut se rappeler constamment que les aliments introduits, deviennent *à proprement parler une partie de nous-mêmes :* ils sont utilisés pour le renouvellement de l'organisme, et se substituent aux éléments vieillis et consommés. Tel est précisément le but du renouvellement matériel, sur la continuité duquel est fondé le mouvement moléculaire de la vie organique. La nutrition n'aurait aucun sens, si elle n'était destinée à couvrir incessamment le déficit qui résulte de la consommation des molécules organiques. D'où nécessité d'introduire les aliments dans de telles *proportions*, que les composants de notre sang et de nos tissus puissent se renouveler sans cesse, et toujours en gardant leurs proportions relatives : en d'autres termes, tous les éléments essentiels de notre organisme doivent être représentés dans nos aliments, et cela *proportionnellement* à la dépense que nous faisons de chacun d'eux. Si ces conditions ne sont pas remplies, il survient un désordre, un *défaut de proportion* entre certains éléments : des molécules vieillies sont retenues dans l'organisme ou bien disparaissent sans être remplacées. De là naissent diverses dispositions morbides, diverses altérations chroniques de l'organisme entier, que nous étudierons plus loin.

Le principaux facteurs du renouvellement matériel sont la *combustion* et l'*activité plastique* de l'organisme. La combustion trouve son expression dans la respiration, et l'activité plastique dans la production et la reproduction organique. La *combustion consomme ;* sous son influence, les éléments organiques vieillissent, se détruisent et deviennent excrémentitiels. *L'activité plastique construit ou conserve;* c'est grâce à elle que l'organisme s'accroît, ou tout au moins se conserve, que les éléments organiques consumés, détruits, éliminés sont remplacés par d'autres, et qu'il ne se crée pas un déficit. A cette double manifestation vitale correspond l'emploi des aliments combustibles ou plastiques, car une alimentation irrationnelle sera surtout nuisible par la disproportion qu'elle créera entre les besoins de la combustion organique et ceux de l'activité plastique.

Cette division des aliments en plastiques et respiratoires n'est pas rigoureuse : dans la nature, ni les hydrates de carbone, ni les albuminates ne sont chimiquement purs : de plus, les albuminates peuvent être utilisés pour la respiration, et chez les diabétiques il en est ainsi. Cela admis, on peut dire cependant que le principal *combustible* de l'organisme est fourni par les graisses, les hydrocarbures et les gélatines, et que les principaux aliments *plastiques* sont les *albuminates*, et, après eux, les sels minéraux nécessaires à la constitution de nos tissus. Ajoutons l'*eau* et nous aurons réuni les éléments indispensables de la nutrition animale.

Le rapport existant entre la combustion organique et l'activité plastique sera le premier atteint par les *erreurs de proportions entre les divers aliments* introduits. Ces erreurs peuvent être *qualitatives*, un élément alimentaire étant introduit en excès, un autre manquant : d'où surabondance de certains produits, comme dans le polysarcie. Elles peuvent être aussi *quantitatives*, comme dans la goutte : dans tous les cas, il y a trouble. L'importance d'un équilibre exact entre les entrées et les pertes est évidente, car le maintien de l'état physiologique normal est basé sur l'exactitude de ce bilan. Ajoutons que l'excès des entrées excite l'activité organique, et hâte le renouvellement moléculaire, au moins au début; c'est ainsi que tant de gens échappent pendant plus ou moins longtemps au châtiment de leur intempérance.

Un fait appelle ici notre attention. Quand une erreur dans les proportions des aliments est maintenue pendant un très-long temps, la modification du renouvellement matériel devient *permanente*, de *passagère* qu'elle était au début : les organes ou tissus chargés de transformer les aliments, de les rendre aptes à la nutrition, épuisés par l'excès de leur fonctionnement, deviennent chroniquement malades : notons qu'un régime approprié pourra les guérir, à condition que l'altération constitutionnelle ne soit pas trop avancée, et n'ait pas produit des dégâts organiques tels qu'ils ne puissent être réparés. Le diabète et la goutte nous fourniront sur ce point des exemples absolument probants. Quand les lésions organiques sont arrivées au point que l'*organisme est modifié dans ses actes chimiques, dans sa vie végétative, dans son caractère physiologique, dans son type constitutionnel*, certaines substances deviennent nuisibles, le malade cesse d'être omnivore.

Il résulte de tout cela *que le point de vue particulier de la pathologie et du traitement du renouvellement moléculaire* doit être surtout *chimique, pour la physiologie comme pour la pathologie*. Nous ne laisserons pas l'anatomie de côté, mais nous voulons élargir le champ de l'observation objective, et non nous borner à l'étude des *formes*. Souvent, il est vrai, une altération chimique des éléments anatomiques se traduira par un changement dans leur forme, mais il n'en est pas toujours ainsi ; et alors l'anatomie ne donne aucune raison des troubles observés pendant la vie. Souvent aussi l'altération chimique semble précéder l'altération anatomique. Cette idée semblera juste si l'on réfléchit à ce qui se passe dans les maladies dues aux parasitisme, à l'infection par les microrganismes. Ceux-ci agissent chimiquement, en altérant ou décomposant les humeurs de l'économie, les substances dont sont composés nos tissus eux-mêmes : c'est donc une action toute chimique, qui précède et amène les altérations anatomiques que l'on constate après la mort. Les poisons chimiques agissent de même, la strychnine, l'atropine causent la mort, sans amener aucune modification appréciable dans la forme des éléments nerveux : leur action ne peut donc être que chimique. Pourquoi demander à l'anatomie ce qu'elle ne peut donner? Derrière la forme, il y a la substance elle-même, laquelle est un composé chimique des divers éléments des tissus.

Grâce aux progrès de la chimie organique, le moment paraît venu de rappeler l'attention sur la composition des humeurs et des tissus, sur les modifications que celle-ci peut subir, sur les rapports de l'alimentation avec la nutrition, sur l'influence des agents extérieurs, lumière, oxygène et ozone, humidité, pression atmosphérique, électricité, etc. Le champ est vaste et peu parcouru jusqu'ici : mais bientôt on y fera, nous l'espérons, de nombreuses découvertes. La chimie physio-pathologique, en se développant, permettra d'étudier l'homme vivant et agissant, et non pas seulement l'homme couché dans un lit d'hôpital ou sur la table d'amphithéâtre.

On comprend, du reste, que les grands et récents progrès, dus à l'anatomie pathologique, aient entraîné la plupart des observateurs vers cet ordre de recherches : mais on a trop perdu de vue la *composition* des éléments organisés. Et beaucoup de thérapeutistes ont fait pis encore, et montré, en chimie, une ignorance inexcusable. Il est vraiment temps que le médecin surveille de plus près le régime de ses malades, et qu'il mette le choix des aliments en rapport avec la direction du traitement. Ce desideratum sera un des objectifs principaux de nos leçons.

Vous le voyez, messieurs, quelque grande que soit la place faite ici à la chimie organique, nous n'avons rien de commun avec l'antique humorisme, ni avec la chimiâtrie. Mais nous voulons une place pour les recherches chimiques, ne pouvant croire que la science tienne tout entière sur la lame d'un scalpel.

DEUXIÈME LEÇON

Sommaire. — La vie. — Le renouvellement organique morphologique et chimique. — Exigences de la nutrition. — Équilibre du bilan. — Faim. — Bilan des carnivores. — Bilan des herbivores. — L'homme omnivore. — Renouvellement régulier. — Consommation excessive. — Autophagie. — Perte d'eau. — Transformation chimique des albuminates, des muscles en contraction, des gélatines, des graisses, des hydrocarbures. — Facteurs du renouvellement matériel. — Les lois naturelles dominent la matière organisée. — Les fabricants et les matériaux de fabrication dans l'organisme. — Régulateurs du renouvellement : *stimulus* physiques, chimiques et physiologiques.

Messieurs,

Quelques mots sur les généralités du renouvellement matériel.

La *vie* consiste dans le continuel mouvement d'échange moléculaire des éléments organiques, et dans le fonctionnement organique, qui en résulte, des cellules isolées ou des groupes complexes des éléments morphologiques.

Le *renouvellement organique* consiste dans la continuelle transformation de ces molécules organiques au sein de leur groupement, transformation qui implique et leur nutrition et le renouvellement continu de l'organisme ; il est très-étroitement lié aux conditions du milieu ambiant, et. de l'alimentation. Le but de l'échange matériel est de remplacer les éléments vieillis ou consommés ; c'est le lent mais incessant renouvellement de l'organisme. Il présente deux aspects très-importants : le morphologique et le chimique.

Le *renouvellement morphologique* n'a qu'un intérêt secondaire pour la solution des problèmes que nous allons étudier : disons cependant que s'il n'est pas démontré pour tous les tissus, il l'est pour quelques-uns, les os et l'épiderme, par exemple. Pour les autres on peut discuter, mais il n'est pas probable que tous les tissus absolument subissent le renouvellement morphologique ; citons parmi ces exceptions probables, les portions du cerveau qui constituent le dépôt de la mémoire.

Le *renouvellement moléculaire chimique* est à la fois plus évident, et plus important à notre point de vue : pour plus de brièveté nous le désignons simplement sous le nom de *renouvellement matériel ;* plus exactement c'est le *renouvellement des matériaux destinés à fabriquer les éléments histologiques :* il consiste dans le remplacement des éléments chimiques qui ne peuvent plus être utilisés pour les besoins de la vie organique, par le fait de leur oxydation ou de leur réduction ; son fonctionnement implique dans l'état de santé *un complet équilibre dans le bilan organico-chimique* entre la consommation et la restitution, ou, comme disent les physiologistes, entre le courant adducteur et le courant éducteur. Chez l'homme et les animaux l'oxydation l'emporte sur la réduction : chez les plantes c'est l'inverse.

Tous les tissus de l'organisme sont incontestablement soumis au renouvellement chimique : les uns se renouvellent plus vite et plus complétement que les autres, voilà tout. Si le renouvellement morphologique du système nerveux n'a pu être constaté et n'est même pas probable, il n'en est pas de même pour le renouvellement chimique ; sans toucher à la forme anatomique, il vient nécessairement combler le déficit créé par l'accomplissement de la fonction nerveuse. Pour les muscles les faits sont mieux connus.

Il faut bien distinguer *le renouvellement chimique des parties solides des tissus* de celui de leurs *parties liquides.* Le contenu liquide des cellules et des autres éléments

histologiques équivalents de la formation cellulaire primitive, se renouvelle beaucoup plus vite que ne le font la
membrane et le noyau de la cellule. Le processus de la
combustion organique, de la calorification animale est
très-probablement fourni par le renouvellement du contenu liquide de ces éléments, lequel peut être lent ou rapide, suivant la rapidité variable du courant endo et exosmotique, la pression du sang dans les capillaires, etc.; si
bien que nous pouvons distinguer des organismes à renouvellement lent, et d'autres à renouvellement rapide. Le
renouvellement de ce contenu liquide économise certainement les éléments solides, lesquels se renouvellent aussi
chimiquement, mais avec plus de lenteur, à part les cas
de faim, ou de fièvre de longue durée.

Pour vivre, l'homme n'a rigoureusement besoin que des
aliments chimiques suivants : albumines, graisses ou hydrocarbures, sels minéraux, et eau. L'absence de l'un ou
de plusieurs de ces corps chimiques a sur l'organisme une
influence funeste, mais à des degrés divers. Alimenté exclusivement avec les hydrocarbures, l'organisme résistera
moins longtemps ; il résistera davantage à l'alimentation
par les graisses seules, et plus longtemps encore si l'aliment exclusif est fourni par les albuminates : même dans
ce cas, il succombera à la fin.

Quant à l'*équilibre du bilan*, il faut distinguer un équilibre général et un équilibre partiel. L'*équilibre général*
peut être mesuré au moyen de la *balance*, dont nous faisons grand usage dans notre clinique, et dont je n'exagère pas l'importance, en disant qu'elle est pour l'appréciation du renouvellement moléculaire, ce qu'est le thermomètre pour l'appréciation de la température. La balance accuse le total des pertes, ou des productions de
l'organisme en un temps donné. A la fin des fièvres, elle
mesure l'effectif total de la consommation organique sur-

venue pendant leur durée, comme le thermomètre mesure l'intensité de la fièvre, la rapidité de la réduction d'un moment à l'autre.

L'*équilibre partiel* du bilan : cette expression a trait aux *altérations de proportions* de chacun des éléments constitutifs du corps. Ici une rigueur mathématique n'est plus possible : car en supposant que le poids du corps reste constant, comment démontrer que la proportion reste la même entre les divers éléments qui le constituent? Il peut très-bien arriver que l'un d'eux ait augmenté, et un autre ou plusieurs diminué. La polysarcie et l'hydrémie en sont de frappants exemples. Cependant la mensuration par la balance de l'*équilibre complet* nous suffira le plus souvent dans la clinique et dans la pratique, quand nous aurons admis pour règle qu'à l'*égalité de poids* doit s'ajouter la *bonne santé*, le *fonctionnement régulier* de tous les organes, et la *conservation du caractère général* de l'individu observé.

Les quantités d'aliments à introduire ont été calculées, mais ces calculs ne sauraient être qu'approximatifs, et dans de larges limites. Selon *Valentin* chaque kilogramme du corps absorberait, en 24 heures, 54, 9 gram. et rendrait 54, 1 gram. Selon *Vierordt*, l'homme doit nécessairement absorber chaque jour 120 gram. d'albumine, 90 gram. de graisse, 330 gram. de carbures hydratés, 2,635 gram. d'eau et 32 gram. de sels minéraux. Ces chiffres seraient une moyenne. Nous pouvons les tenir pour tels, et les prendre pour point de départ dans nos études ou nos expériences.

Étudions maintenant le *bilan des carnivores*, et remarquons que la viande n'est pas seulement de l'albumine, qu'elle contient quantité de substances combustibles : gélatines, graisses, sucre musculaire, acide lactique. Pour nourrir un chien *exclusivement avec de la viande*, il faut

lui en donner chaque jour 40 à 50 gram. par kilogram.
de son poids : au-dessous il maigrira, au-dessus il augmentera de poids. *Voit* a constaté que, dans ces conditions,
un chien absorbe *plus d'oxygène* qu'avec une alimentation mixte et au point de vue thérapeutique, ceci est
très-important : cette *augmentation* est due à l'albumine,
non aux graisses ni aux gélatines.

L'albumine digérée et assimilée n'est pas utilisée sous
une seule forme : suivant les usages auxquels elle doit
être employée, elle sera transformée de diverses façons ;
elle revêtira deux formes principales que *Voit* a ainsi dési-
gnées : *albumine de tissu* (*Organeiweiss*), et *albumine circulante* ou *albumine* de *provision* (*Circulirendes Eiweiss,
Vorrathseiweiss*), ou encore *blastème* ou *plasma*. Sur ce
point *Voit* est d'accord avec *Bischoff*, *J. Ranke* et *Weige-
lin*, et aussi avec nos propres recherches. « L'albumine de
tissu » que nous aimons mieux appeler *albumine organisée*,
constitue les parties solides des tissus, les membranes et
les noyaux cellulaires, elle n'est pas aussi facilement atta-
quée par l'oxygène que « l'albumine circulante » que je
nomme *albumine fluide* et qui constitue le contenu *liquide
amorphe* des tissus.

Plus il est mangé de viande, et plus il s'accumule dans
l'organisme d'albumine fluide circulante, plus il s'absorbe
d'oxygène pour brûler cet excès d'albumine, et produire
de l'urée ou de l'acide urique.

Quand un chien est nourri de *viande* et de *graisse*, cette
dernière substance est un excellent combustible, qui
épargne beaucoup les albuminates, en se brûlant à leur
place, et en leur prenant leur oxygène, ce qui les rend
moins combustibles. De cela résulte ce fait, qu'une
telle alimentation augmente le poids du corps, la masse
des chairs, et parfois aussi les dépôts graisseux.

Dans le *bilan des omnivores*, il s'agit d'épargner autant

que possible les albuminates, en fournissant au processus d'oxydation organique un autre combustible plus économique encore que les graisses. En donnant au chien de la *viande* et de *hydrocarbures*, on pouvait théoriquement s'attendre à une plus grande économie des albuminates, puisque les hydrocarbures sont plus combustibles, plus oxygénés encore que les graisses. C'est ce qui a lieu en effet : les albuminates sont épargnés, les graisses aussi, dont l'accumulation est ainsi favorisée ; si les hydrocarbures sont introduits en excès, ils diminuent très-nettement, d'après *Voit*, la consommation organique. Selon *Pettenkofer* et *Voit*, *deux* parties d'hydrocarbures équivalent pour le carnivore à *une* partie de graisse.

Le *pain* seul ne suffirait pas à nourrir les carnivores, ni même l'homme ; pour introduire une quantité normale d'azote, il faudrait absorber une trop grande quantité d'amidon, laquelle ne serait pas longtemps supportée.

'Suivant *Ranke*, les *collagènes* n'épargneraient pas seulement les albuminates, mais aussi les graisses et même les hydrocarbures en circulation dans le courant plasmatique : toutefois cet excellent combustible fournirait peu de chaleur.

Les *substances inorganiques* contenues dans nos aliments sont aussi d'une très-grande importance pour la nutrition et l'échange matériel ; les principaux sont : le chlorure de sodium, les sels de soude, de potasse, de chaux, de magnésie, l'acide phosphorique, l'eau. Tous ces corps inorganiques accélèrent le courant endo- et exosmotique, le courant plasmatique et accroissent l'oxydation de l'albumine circulante. Les *sels de potasse* et spécialement le *phosphate de potasse* favorisent, selon *Kemmerich*, la production du tissu musculaire ; suivant *Ranke*, ces sels de potasse diminueraient la résistance vitale des cellules, permettraient un plus facile passage du courant plasmatique, et favoriseraient aussi l'organisation de l'albumine ou formation d'albumine de tissu. La potasse en excès deviendrait nuisible par la trop grande dépression de l'activité végétative. L'*eau* est indispensable comme menstrue liquide de tous les processus de diffusion ou de transformation, d'oxydation ou de décomposition, d'introduction ou d'exportation. Mais l'eau en excès dans les tissus indique une vie peu active, un renouvellement lent et paresseux.

Le *bilan des herbivores* n'est pas essentiellement différent de celui des carnivores. Les matériaux employés sont différents, mais les résultats sont sensiblement les mêmes. Les herbivores introduisent beaucoup plus d'aliments combustibles, ce qui favorise les dépôts graisseux ; il semble en outre qu'ils digèrent au moins une partie de la cellulose, ce que ne fait aucun carnivore, l'homme compris. En donnant à l'herbivore des aliments azotés, on n'augmente pas sa musculature, mais seulement sa réserve de graisse.

L'homme, lui, est *omnivore*, il mange de tout : il offre une résistance considérable, vit plus longtemps que la plupart des animaux, grâce à son alimentation variée et réparatrice, mais grâce surtout à l'influence qu'a son système nerveux si développé, sur l'activité végétative et le renouvellement de ses tissus. La viande est certainement son premier aliment, car la chasse, la pêche et la conduite des troupeaux ont précédé l'agriculture ; le pain s'est introduit plus tard. Mais la chair, que l'homme digère très-bien crue, reste son meilleur aliment ; elle le rend plus fort, plus énergique, plus résistant que ne l'est l'homme vivant exclusivement de légumes et de fruits. Et il en est des peuples comme des individus : les peuples herbivores dégénèrent, les carnivores progressent : en ce sens on a pu dire que la cuisine des peuples fait partie de leur histoire nationale.

Le renouvellement matériel varie d'intensité suivant les *divers âges*. L'enfant oxyde davantage, mais produit plus encore qu'il ne consomme : c'est l'âge le plus plastique. De même, mais à un moindre degré chez le jeune homme. Dans l'âge mûr, l'équilibre est établi. Chez le vieillard, malgré une moindre consommation, la production ne suffit plus à couvrir le déficit ; la métamorphose régressive l'emporte ; c'est un premier pas de l'organisme vers le retour à l'état inorganique.

Notons encore l'*individualité organique* comme cause d'un renouvellement variable, trop rapide chez les uns, trop lent chez les autres.

En supposant exactes les proportions des aliments introduits, nous pouvons distinguer quatre manières d'être du renouvellement matériel : 1° *Renouvellement régulier et équilibré ;* 2° *consommation excessive ;* 3° *auto-consommation* ou *autophagie ;* 4° défaut d'eau.

Dans le premier cas, les physiologistes admettent que tous les albuminates introduits viennent remplacer une égale quantité de substances organiques ; plus on en introduirait, plus aussi il se consommerait de tissus à renouveler ; tous les produits de décomposition que l'on trouve dans les urines et les autres excrétions proviendraient donc des tissus brûlés et consommés, et non des albuminates introduits par l'alimentation.

Dans la *consommation excessive*, il y aurait introduction en excès des albuminates, dont une partie seulement servirait à renouveler les tissus, tandis que l'autre se brûlerait directement dans le sang. Le corps n'augmenterait pas de poids, puisque la quantité des albuminates destinée à accroître la masse du corps serait employée comme combustible. Pour moi, je crois que même chez l'homme bien portant il y a un peu de consommation excessive, laquelle n'est pas une exception, mais bien la règle ; car je ne saurais croire que le fait de manger davantage accélère proportionnellement la consommation des tissus et leur renouvellement matériel. Si donc, après un repas abondant, l'urée s'accroît, cela n'indique pas pour moi une majeure combustion des tissus, mais bien la simple combustion des albuminates alimentaires introduits dans le sang. Du reste le poids peut augmenter avec un peu de consommation en excès, si *toute* la quantité d'albuminates excédant les besoins n'est pas brûlée dans le sang. Il y a sur ce point de nombreuses variations individuelles ; mais entre les types extrêmes, ceux qui mangent beaucoup et restent très-maigres, et ceux qui, mangeant très-peu, deviennent très-gras, se place l'homme bien équilibré, malgré un peu de consommation excessive.

Cette manière de voir se concilie très-bien avec les idées de *Voit* : l'albumine circulante provenant des aliments se brûlerait dans le sang des capillaires, comme elle se brûle dans les cellules, car, en fin de compte, le sang est un véritable tissu possédant ses éléments cellulaires. De ce fait résulterait une épargne véritable des tissus, non un renouvellement plus rapide.

Dans l'*autophagie* ou *auto-consommation* on brûle ses propres tissus, on produit de l'urée à ses propres dépens, sans pouvoir remplacer l'albumine, au moins en quantité suffisante ; d'où un véritable déficit. Ici ce n'est pas seulement l'albumine circulante qui est consommée, mais aussi celle des éléments histologiques ; ce sont les tissus eux-mêmes qui se brûlent. L'homme atteint d'autophagie est comme un affamé qui respire et ne peut manger : l'organisme résiste un temps, mais s'affaiblit, et finit par se détruire, par inanition progressive. Les plus remarquables exemples d'autophagie nous sont fournis par le marasme sénile et, en pathologie, par la fièvre et le diabète. Les divers tissus ne souffrent pas également ; suivant *Heiberg*, chez les jeunes gens, le squelette continue à se développer aux dépens des autres organes ; de même le cerveau souffre peu d'abord.

Le *défaut d'eau* peut arriver par défaut d'introduction ou par perte excessive, comme dans le choléra, le diabète, le rhumatisme aigu, la fièvre. L'épaississement du sang rend la circulation difficile, tue les globules, détruit les tissus et cause une infection générale qui atteint son maximum dans le choléra. L'état choléro-typhoïde, qui succède au choléra et qui a été pris pour une urémie, n'est pour nous qu'une infection générale de l'organisme par une décomposition excessive des tissus, qu'un empoisonnement par rétention *dans les tissus eux-mêmes* et *dans le sang* d'une grande quantité de substances excrémentitielles, résultant d'un dépérissement amené par la soustraction aux éléments histologiques de la quantité d'eau nécessaire. Quand l'eau manque, tous les processus de renouvellement se ralentissent, et tous les produits excrémentitiels s'accumulent dans l'organisme.

Les aliments introduits pour servir au renouvellement matériel subissent *une série de transformations* dont quelques-unes seulement nous sont connues.

Les *albuminates* seuls peuvent former presque tous les corps organiques qui prennent part, dans les buts les plus variés, au renouvellement matériel. Ils peuvent être utilisés directement comme albuminates, ou fournir les produits d'oxydation ou de décomposition de l'albumine, ou bien se transformer en graisse ou en glycogène, et aussi en sucre. D'après *Wundt* ils fournissent par oxydation du glycogène et de l'inosite.

Les *muscles* ne contiennent pas seulement de l'*inosite* : en outre de la *dextrine* trouvée par *Limpricht*, ils renferment une espèce de sucre fermentescible, voisin du sucre glycose, et auquel *Meissner* a donné le nom de *sucre carné*. Selon les calculs de *Nasse* les muscles du lapin contiennent 4 à 5 grammes de *glycogène* par kilogramme. Dans les muscles tétanisés le sucre augmente de quantité, et l'albumine circulante diminue. Le processus de contraction consiste en ceci : l'albumine fournit de l'urée et du glycogène ; le glycogène fait du sucre carné et de l'inosite : les sucres à leur tour font de l'acide lactique et de l'acide carbonique.

Les *gélatines* peuvent fournir des hydrocarbures dans l'organisme ; elles augmentent aussi la quantité d'urée.

Les *graisses* introduites dans l'organisme s'y brûlent, et donnent comme derniers résidus de l'eau et de l'acide carbonique.

Les *carbures hydratés* sont l'amidon et le sucre, et comme l'amidon se transforme toujours en sucre, tous les hydrocarbures doivent être considérés comme sucre. Par oxydation ils se transforment en acide lactique, et donnent pour derniers résidus de l'eau et de l'acide carbonique, comme le font les graisses. Quelques physiologistes nient absolument que les hydrocarbures puissent fournir des graisses. La question n'est pas complétement tranchée ; mais il semble cependant très-probable qu'une partie des graisses provient de ces substances.

Le renouvellement moléculaire est encore sous la dépendance de plusieurs autres facteurs indispensables, car c'est le phénomène le plus complexe qui se puisse étudier. Tout d'abord il est soumis *aux lois naturelles qui régissent la matière*, comme le sont tous les corps organiques ou inorganiques, sans exception. Les lois de l'attraction, de la diffusion des gaz et de leur absorption, de la capillarité, de l'imbibition, de l'évaporation, de l'endosmose et de l'exosmose, de la solubilité, de l'affinité

chimique, de la fermentation, etc., l'influence de la température, de la lumière, de l'électricité, etc., s'appliquent
ici comme partout. Si, comme l'a démontré *Ranke*, l'imbibition et la diffusion des liquides se modifient après la
mort, ce fait n'est dû qu'à la disparition des processus
dont les diverses parties du corps étaient le siége, lesquels
créaient des conditions chimiques différentes de celles qui
s'établissent *post mortem*. De plus, dans l'organisme vivant, les causes n'agissent pas simplement : il s'établit
souvent un véritable *cercle vicieux de causes et d'effets* qui
redeviennent causes à leur tour : et, grâce à ce concours
très-compliqué, toutes les fonctions vitales s'accomplissent
avec le moins de dépenses possible. Ainsi, par exemple,
l'organisme a les moyens de limiter la production de la
chaleur (1), mais ces moyens sont eux-mêmes réglés de
façon que la source de chaleur ne soit pas appauvrie,
mais que sa production soit assurée.

C'est sur cet ensemble de cercles vicieux qu'est fondé le
processus normal, le cercle de la vie dans tous ses détails :
sans lui l'existence ne saurait se prolonger ; de sa perfec-
tion dépend en grande partie la durée de la vie chez les
divers animaux.

Les facteurs prochains du renouvellement matériel de
tout organisme vivant animal ou végétal, sont donc :

1° *Les constructeurs de l'édifice organique*, c'est-à-dire
l'organisme lui-même dans toutes ses parties, ses groupes
cellulaires, ses organes végétatifs, *ses systèmes histologiques et physiologiques*, bâtissant ou démolissant, retenant,
employant ou rejetant les matériaux dont il dispose. Dans

---

(1) Faut-il croire, d'après cette phrase, que l'auteur admet l'existence d'un
centre nerveux régulateur de la thermogénèse ? Cette théorie, d'origine alle-
mande, et trop rapidement adoptée par beaucoup de gens, ne nous paraît pas
reposer sur des données bien positives. Elle a été combattue, victorieusement
selon nous, par les expériences du Dr *Murri*, de Rome, publiées dans *Lo sperimentale*, et dont nous avons rendu compte dans le *Lyon Médical*, juillet 1874.

(Note du traducteur.)

cet ensemble, chaque système a ses besoins alimentaires propres, son affinité spéciale pour certaines substances ; ainsi les os retiennent la chaux; de même pour les autres systèmes, chacun choisissant ce qui correspond à ses besoins.

2° Les *matériaux de construction*, c'est-à-dire les aliments dont nous nous sommes déjà occupé.

3° Les *régulateurs* de l'échange, qui sont tous les agents externes ou internes qui influent sur la vie organique, et deviennent, pour elle, des stimulus physiques, chimiques ou physiologiques.

Les *stimulus physiques* dépendent surtout du *miliei ambiant*. Chacun sait l'importance de l'air pur, de la sécheresse ou de l'humidité, de la pression atmosphérique, de la température, de la lumière, des bains chauds ou froids, d'eau douce ou saline, etc.

Les *stimulus chimiques* se rapportent, pour la plupart, à l'influence de l'*affinité chimique* et suivent des lois déterminées. Nous ne devons pas ici oublier les divers *ferments physiologiques* qui existent dans diverses sécrétions et humeurs de l'organisme, et auxquels incombe un rôle important.

Enfin les *stimulus physiologiques* sont fournis par l'*activité fonctionnelle* et *végétative* de chaque organe, de chaque système, de chaque groupe cellulaire. L'exercice forcé, s'il dépasse l'activité végétative d'un organe ou d'un système amène son dépérissement. Mais aussi l'inertie fonctionnelle ralentit l'expulsion des substances devenues inutiles, et favorise la dégénérescence des éléments histologiques. Tout le monde connaît l'importance de la gymnastique, comme aussi celle des émotions morales, des distractions, ou bien de la tristesse et du chagrin.

Toutes ces circonstances influent sur le renouvellement moléculaire : de leur concours dépend un fonctionnement régulier ou non, une bonne ou une mauvaise santé.

TROISIÈME LEÇON

Des altérations du renouvellement en général.

SOMMAIRE. — Altérations transitoires et permanentes. — Altérations *quantitatives* avec variation du *bilan général*. — Intensité diverse du renouvellement chez l'enfant, le vieillard, l'adulte. — Accélérations et ralentissements. — Altérations *quantitatives* avec variation du *bilan partiel*. — Troubles proportionnels du renouvellement matériel. — Altérations *qualitatives*. — Revue des principales anomalies spéciales du renouvellement matériel. — Maladies avec changement dans le type végétatif de l'organisme entier. — Systémopathies. — Importance des altérations du renouvellement dans toutes les maladies en général.

MESSIEURS,

Comme nous le disions dans la leçon précédente, le renouvellement subit des altérations diverses, suivant les influences auxquelles il est soumis.

Si l'un de ses facteurs nécessaires manque ou agit irrégulièrement, cette anomalie réagit sur le processus et sur ses produits.

Les altérations du renouvellement peuvent être légères ou graves. Dans le premier cas, la santé souffre peu ; dans le second il y a maladie. De même les altérations *passagères*, c'est-à-dire dues à des influences passagères, ne retentiront que peu ou point sur l'organisme ; par exemple, quelques heures ou quelques jours passés dans un endroit obscur ou mal aéré, un jeûne de vingt-quatre heures, ou bien une succession de plusieurs repas trop copieux, tout cela est d'ordinaire bien toléré. Mais si l'excès en plus ou en moins dépasse certaines limites et se prolonge trop, il en résulte un trouble du bilan général, et aussi, comme certains éléments se décomposent dans l'organisme plus facilement que d'autres, un trouble du bilan partiel, une altération du renouvellement quant à certains composants organiques.

Les troubles *permanents* sont donc beaucoup plus importants pour la santé : ils peuvent en venir au point de changer la constitution. Un homme mangeant trop et vivant dans un milieu humide, peut devenir gras et mou, et facilement vulnérable, un enfant sain et robuste peut acquérir, par le fait de mauvaises conditions hygiéniques, une constitution scrofuleuse.

Les altérations du renouvellement peuvent être *quantitatives* et *qualitatives*.

Les altérations *quantitatives* peuvent amener des variations dans le *bilan général* ou dans le *bilan partiel* de l'économie.

Parmi les *altérations qui amènent des variations dans le bilan général* nous avons à noter surtout, *la plus grande rapidité ou intensité* et *la plus grande lenteur ou inertie* du renouvellement.

L'intensité du renouvellement matériel varie physiologiquement aux divers âges; ses expressions extrêmes sont l'*enfance* et la *vieillesse*. Dans l'enfance, il y a élévation de température, pouls rapide, une véritable fièvre physiologique ; chez le vieillard, température basse, lenteur du pouls, ralentissement croissant de l'échange matériel, allant peu à peu jusqu'à son arrêt complet. Dans l'*âge mûr*, le renouvellement doit se faire sans altération du bilan organique. Ceci ne peut être obtenu que par un concours régulier de tous les facteurs, c'est-à-dire des organes sains, une alimentation parfaite en quantité et en qualité, des stimulus correspondant exactement au but. Dans ces conditions le renouvellement sera rapide, les substances vieillies seront activement remplacées par des éléments nouveaux. Mais souvent le renouvellement matériel devient irrégulier, tantôt avec accélération, tantôt avec ralentissement des processus végétatifs ; il en résulte toujours des altérations du bilan, et presque toujours une moindre production.

Passons en revue les influences qui *accélèrent le renouvellement matériel*.

La principale est dans l'organisme lui-même, elle est *individuelle* et ordinairement *congénitale :* c'est une aptitude naturelle, liée à certaines conditions organiques inconnues, peut-être à une moindre quantité d'eau en stagnation dans les tissus ou à une juste proportion entre la potasse et la soude, entre les acides et les bases, ou à un plus grand diamètre des artères et surtout des capillaires, etc.

Les *causes physiologiques* qui accélèrent le renouvellement matériel sont :

1° Le *travail soutenu*, tant *musculaire* que *cérébral*. D'après les expériences de *Voit*, *Fick* et *Wislicenus*, *Ranke* et autres, les fatigues musculaires accroissent surtout l'élimination de l'acide carbonique. Il est d'observation générale et quotidienne qu'elles accroissent l'appétit, et rendent nécessaire une alimentation plus riche que celle qui suffit à l'homme inactif. Si on n'a constaté qu'une petite augmentation dans l'élimination de l'urée après les efforts musculaires, cela paraît tenir à ce que l'organisme épargne l'azote, pour l'employer à la production d'autres corps. Il en est du travail cérébral comme du musculaire : ici la perte est plus importante par la qualité des substances dépensées que par leur quantité, et doit être réparée avec les matériaux les plus parfaits. Enfin, on a constaté que le travail mental accroît la proportion d'azote contenue dans les urines.

2° Les *excitations psychiques*, en particulier les *émotions morales excitantes*, la joie, la distraction, les divertissements, etc. *Prout* et *Haughton* ont constaté encore une augmentation de l'urée après les émotions de la crainte ou de la terreur.

3° Les *bains* de toute sorte, par leur influence sur les vaisseaux et les nerfs d'une très-grande portion de la surface cutanée. Parmi ces bains, citons d'abord les *bains hydrothérapiques froids*, puis les *bains de mer, de rivière*, les *bains d'air*, les *bains minéraux*, sulfureux, salins, alcalins, surtout ceux qui sont chargés d'acide carbonique, les *bains russes*, etc.

4° L'*air pur*. Tout le monde connaît l'importance du changement d'air, de l'air des montagnes, de l'air de mer, etc. Cette action stimulante est due, non pas à une plus forte proportion d'oxygène, bien que l'ozone puisse être plus abondant sur certains points, mais à une meilleure oxydation du sang, ce qui amène la destruction des matériaux vieillis ; en outre, l'air pur a certainement une influence sur les fonctions de la peau. Ce dernier point de vue nous amène à dire un mot des *vêtements*, qui seront meilleurs pour le renouvellement moléculaire s'ils permettent à la couche d'air qui est au contact de la peau de se déplacer. Trop épais ou d'un tissu trop serré, ils tiennent la surface cutanée comme emprisonnée dans une atmosphère viciée par ses propres excrétions.

5° La *lumière*. Les hommes, comme les plantes, ont besoins de lumière ; ils s'étiolent en vivant à l'ombre, car la lumière stimule les fonctions du renouvellement.

6° L'*absorption de beaucoup d'eau*. Il a été démontré par les recherches de *Mosler* et *Vogel* que l'eau, bue en grande quantité, augmente beaucoup l'élimination de l'urée, et par conséquent accélère et augmente le renouvellement des azotates et surtout des albuminates.

7° L'introduction d'*un grand nombre de sels*, spécialement du *chlorure de sodium* et des *sels alcalins*. Ceci se rapporte à l'alimentation par les *viandes salées*, et aux eaux minérales, surtout aux *salines* et *alcalines*. Dès long-temps il est reconnu que ces dernières réussissent dans tous les états morbides qui réclament une accéléra-tion et un accroissement du renouvellement matériel.

Parmi les *causes pathologiques*, qui accélèrent l'échange matériel, il faut citer : 1° toutes *les fièvres*. L'accélération du renouvellement, avec accroissement de la consomma-tion, est le caractère général des fièvres.

Dans la fièvre l'élimination de l'urée augmente, celle de l'acide carbonique aussi, comme l'a démontré *Lieber-meister :* le malade perd en poids et en volume.

2° Les *excitations excessives du système nerveux*, quand elles durent et se répètent, ainsi les douleurs, les convul-sions, etc. Ici l'urée augmente encore, et dans le dernier cas, la combustion accrue peut s'expliquer en partie par les contractions musculaires.

La *lenteur* et l'*inertie du renouvellement matériel* dépen-dent souvent d'une *manière d'être congénitale* de l'orga-nisme. Cette torpeur se voit souvent dans des familles entières ; les causes en sont inconnues. Mais il est d'autres cas dans lesquels l'inertie du renouvellement est un *vice acquis* qui devient constitutionnel par la persistance des causes qui dépriment l'activité végétative. Ces causes sont :

1° L'*insuffisance de l'alimentation* et la *mauvaise nourri-ture*. Mangeant peu et mal, l'individu a peu d'énergie fonctionnelle, la digestion et l'assimilation se font mal, les matériaux vieillis s'accumulent. Il s'élimine moins d'urée et moins d'acide carbonique, le sujet maigrit, de-vient anémique et faible ; tout cela caractérise la lenteur du renouvellement.

2° *Une alimentation excessive*. Au début, l'augmenta-tion des aliments augmente l'élimination des produits de combustion et de décomposition. *Pettenkofer* et *Voit* ont démontré ce fait pour les albuminates et pour les graisses. On a admis dès lors un renouvellement accéléré ; mais il me semble qu'il ne s'agissait que d'un fait de consommation excessive. Quoi qu'il en soit, il est certain qu'un régime trop abondant ralentit peu à peu le renouvellement qui finit par être lent et incomplet : l'organisme ne suffit plus à élaborer tous les matériaux introduits, ses forces ne lui permettent plus de faire de l'urée et de l'acide carbonique en suffisante quantité, les produits inférieurs s'accumulent, acide urique, acide oxalique, sucre diabétique, etc.

3° La *qualité de l'alimentation*. Il est des substances qui ralentissent le renouvellement en épargnant les albuminates, en diminuant la consommation : parmi celles-ci, il suffit de rappeler les alcools, le café, les aromes, qui peuvent dans une certaine limite soutenir la nutrition, dans les cas d'alimentation insuffisante, mais dont l'abus est nuisible à la longue, par l'accumulation des éléments vieillis et hors d'usage.

4° Le *repos*, ou un moindre travail musculaire et cérébral. La *vie sédentaire*, le *sommeil prolongé*, l'*oisiveté*, la *paresse mentale* exercent une influence déprimante sur les processus de végétation, et ralentissent le renouvellement malgré une alimentation normale.

5° Les *émotions morales déprimantes*, surtout de longue durée, les chagrins, la tristesse habituelle, la mélancolie. Un grand nombre de maladies, souvent incurables, succèdent aux grands chagrins : pour la phthisie pulmonaire le fait n'est pas douteux. Mais je suis certain que les germes de beaucoup d'autres maladies se développent à la suite de souffrances morales, quand il existe une prédisposition. La dépression devient alors la cause occasionnelle, comme pourrait le faire un traumatisme.

6° *Une habitation malsaine, anti-hygiénique*. Ici, l'air

appauvri d'oxygène, humide, chargé de miasmes pernicieux, l'absence de lumière, tout est malsain. Les visages
pâles et décharnés des gens qui habitent les caves et les
souterrains des grandes villes, montrent assez le ralentissement de leur végétation, l'inertie de leur renouvellement, et la vieillesse anticipée.

Parmi les occasions *pathologiques* qui ralentissent le renouvellement, nous devons rappeler :

1° Toutes les maladies qui amènent la cachexie ou l'appauvrissement de l'organisme, sans allumer la fièvre ;

2° Toutes celles qui gênent la circulation et la respiration, en diminuant l'absorption de l'oxygène ;

3° Toutes les pertes organiques qui affaiblissent la crase
sanguine et diminuent le nombre des globules, et leur
reproduction ;

4° Les psychopathies, qui produisent d'ordinaire un
singulier ralentissement de l'échange, poussé parfois jusqu'à la paralysie et l'atrophie progressive ;

5° Les affaiblissements excessifs, à la suite de veilles
prolongées, de surexcitations nerveuses, d'abus sexuels...
qui créent un déficit impossible à couvrir.

Les *altérations quantitatives du renouvellement matériel
avec modification du bilan partiel*, ont ordinairement une
importance plus grande, parce que leur nature est le plus
souvent *pathologique* et qu'elles finissent par produire des
troubles qualitatifs de la nutrition générale. Il s'agit ici
des *troubles dans les proportions* des éléments qui servent
à la nutrition. Ici encore si le trouble a peu de durée, on
s'en aperçoit peu ; ainsi l'abus des graisses pendant quelques jours sera compensé par une consommation excessive
correspondante ; de même pour les albuminates et les hydrocarbures. Mais à la longue il en résultera des désordres
importants : les humeurs seront altérées.

Les *causes* les plus fréquentes des altérations du renouvellement par défaut dans les proportions de chaque élément organique sont :

1° L'*alimentation mal équilibrée*, certains éléments étant pris avec excès, d'autres trop rares ou manquants ;

2° L'*eau potable* trop privée de certains éléments minéraux et spécialement de chaux ;

3° Les *maladies de divers organes*, et surtout de ceux qui sont proposés à la digestion, à l'assimilation, à l'élaboration des substances alimentaires ; maladies du foie, de l'estomac, des intestins, etc.

Les *altérations qualitatives* du renouvellement sont jusqu'ici moins faciles à démontrer et encore plus difficiles à apprécier. Elles ont presque exclusivement trait *aux anomalies dans l'action des ferments physiologiques*, et peuvent se classer ainsi :

1° Par *altérations des conditions nécessaires* pour que le ferment agisse ;

2° Par *altérations des ferments eux-mêmes* et dès lors des organes qui les produisent ;

3° Par *disparition de ferments* importants ;

4° Par *développement de ferments anormaux*, nouveaux dans l'organisme.

Nous ne connaissons les ferments les mieux étudiés que par leur action : *leur nature* nous est inconnue. Nous pensons que ce sont des corps chimiques. Mais, considérant que les ferments étrangers à l'organisme sont en général des microrganismes végétant aux dépens du liquide qui fermente, et que leur action suit des règles fixes ; considérant aussi que, dans l'organisme sain, on trouve dans la salive, le suc gastrisque et entérique, dans le sang, dans la lymphe, etc., des microrganismes et spécialement des microphytes ou fungus-ferments, lesquels ont nécessairement une influence sur la marche des processus de fermentation et de décomposition qui ont lieu dans l'organisme, il devient probable que les ferments normaux sont constitués par des corps organisés, dont l'organisme animal est le réceptacle normal. Cette opinion peut sembler étrange au premier abord ; mais je n'entends pas résoudre ce problème, me contentant d'appeler l'attention sur la probabilité ou tout au moins la possibilité de la nature cellulaire, de l'activité végétative propre des ferments physiologiques, lesquels peuvent, quoiqu'en très-petite quantité, transformer de grandes masses de matière fermentescible, *sans s'affaiblir eux-mêmes, sans être eux-mêmes consommés*. Il est certain que la plupart des ferments ont leur origine dans les organes glandulaires, et que l'action de plusieurs ferments dépend des organes cellulaires. Disons cependant que plusieurs physiologistes illustres doutent encore de l'existence des ferments normaux spéciaux : les fermentations physiologiques, d'après *Ranke*, ne seraient que des modifications chimiques dues aux sécrétions.

Les modifications dans les ferments normaux, soit en quantité, soit en qualité, la production de ferments anormaux, sont certainement choses possibles, comme aussi, dans les maladies, les changements dans les conditions des substances fermentescibles.

Les anomalies du renouvellement sont causes des maladies constitutionnelles les plus importantes. A ce point de vue, on peut les diviser ainsi :

1° Anomalies du renouvellement matériel par altération du chimisme organique dans l'élaboration des éléments alimentaires, et dans la décomposition des produits de digestion absorbés dans le sang : ici nous devons distinguer encore.

(a) Les anomalies du renouvellement avec influence consécutive sur le chimisme de l'organisme entier, lequel tend alors à changer son type de végétation, à dévier de sa direction chimique dans la production de certaines sécrétions et excrétions. A cet ordre d'anomalies appartiennent d'après nous :

Le diabète sucré,

L'oxalurie,

La goutte,

La gravelle urique et calcaire,

La polysarcie adipeuse.

(*b*) Les anomalies du renouvellement avec systémopathie consécutive par élaboration anormale des matériaux de nutrition absorbés dans le sang, parmi lesquelles nous notons :

Le rachitisme,

L'ostéomalacie,

(*c*) Les anomalies du renouvellement avec systémopathie consécutive, par excès ou insuffisance dans l'absorption de certaines substances alimentaires, qui seraient

Le scorbut,

L'hydrémie et l'hydrorganie.

2° Anomalies du renouvellement avec systémopathie par vice constitutionnel, lequel réside primitivement dans les tissus eux-mêmes, irrégulièrement développés, et, pour cela, doués de réactions anormales ou peu résistants : les principales sont :

L'éréthisme nerveux,

La scrofulose,

L'hémophilie,

La chlorose.

3° Anomalies du renouvellement matériel avec systémopathie, ayant le caractère de réaction aux agents hostiles à la vie organique, qui ont pénétré dans les tissus ou dans le sang en circulation : ces agents nuisibles proviennent soit de l'économie elle-même, soit du monde extérieur, et troublent le renouvellement moléculaire chimique et morphologique. Ici nous trouvons :

La fièvre,

La phlogose primitive en général, et en particulier le rhumatisme aigu ou chronique, certains eczémas genéralisés, certains erythèmes fugaces, l'urticaire, etc.,

L'infection virulente(maladies contagieuses et miasmatiques),

L'empoisonnement chimique (acétonémie, cholémie, ammoniémie, dissolution sanguine),

Les intoxications chimiques (saturnisme, arsenicisme, hydrargyrose, etc., ergotisme, lathyrisme, etc.).

Dans les maladies où l'*organisme entier change son type de végétation, de direction chimique*, l'organisme transforme jusqu'à un certain point les substances alimentaires, sans les conduire jusqu'à complète décomposition, interrompant ainsi la série des transformations normales. Ses processus de chimie biologique ne suffisent plus à leur tache, et les produits imparfaits de leur élaboration restent inutiles ou nuisibles : ces produits, en s'accumulant, deviennent tous à la longue très-nuisibles. Comme exemples, citons le diabète, la goutte, la polysarcie, l'oxalurie.

Les maladies de ce groupe peuvent atteindre plus ou moins gravement l'économie entière, sans frapper de préférence aucun organe. D'autres fois les produits anormaux ou retenus frappent presque exclusivement certains organes ou tissus déterminés, qui auraient dû les éliminer sous une autre forme, comme cela arrive pour les calculs rénaux, y compris l'oxalurie. D'autres fois encore l'organisme entier est atteint, mais certains organes s'en ressentent surtout et d'une manière toute spéciale, présentant même des altérations locales variables dans leurs caractères pathologiques et anatomiques, comme on le voit dans la goutte.

Par *systémopathies*, j'entends ces maladies du renouvellement, ces anomalies du chimisme organique, dans lesquelles le trouble des processus de transformation chimique frappe moins la nutrition de l'organisme entier, que celle d'un type déterminé de tissu, d'un système physiologique et histologique de nos tissus. Étant donnée une altération de la crase sanguine, on comprend facilement que certains tissus en souffrent plus que d'autres, et que cette influence s'étende à tous les tissus ayant entre eux une certaine affinité de besoins nutritifs, et appartenant au même système histologique. Une substance chimique dont la présence ou la prépondérance dans le sang altérera la nutrition d'un os, pourra et devra nuire à la nutrition des autres os : dès lors tous les autres os seront disposés à devenir malades, si une cause occasionnelle intervient. De même une substance capable de rendre malades les séreuses des articulations, pourra agir sur le péricarde, l'endocarde, la plèvre et les autres séreuses.

Il en est ainsi dans le rachitisme, l'ostéomalacie, le scorbut, l'hydrémie, l'hémophilie, la scrofulose, l'éréthisme nerveux.

Enfin, dans les maladies qui ont un caractère de réaction aux agents nuisibles qui ont pénétré dans le sang, nous trouvons surtout atteint un système physiologique : la peau et les muqueuses dans les fièvres éruptives, les glandules hémocytopoétiques et lymphatiques dans l'iléotyphus, les muscles et les nerfs dans le saturnisme, les muscles dans le lathyrisme, etc. Dans les phlogoses qui présentent plusieurs foyers, nous voyons les substances phlogogènes frapper des tissus voisins par leur nutrition physiologique et leur valeur histologique : le rhumatisme frappant successivement ou simultanément un grand nombre de séreuses, est l'exemple le plus net possible des systémopathies.

On comprend qu'il n'y ait pas une seule maladie sans altération secondaire dans la composition du sang, et sans un trouble au moins local du renouvellement moléculaire. Ce trouble peut s'étendre secondairement à l'économie tout entière.

Dans le cours de ces leçons, nous traiterons principalement des maladies sur lesquelles se sont portées nos études au point de vue du renouvellement moléculaire. La plus complétement traitée sera le diabète sucré. Nous parlerons des autres, autant qu'il est possible de le faire dans l'état actuel de nos connaissances, en nous plaçant au point de vue pathologico-étiologique et thérapeutique.

QUATRIÈME LEÇON

Historique du diabète depuis l'antiquité jusqu'à Claude Bernard.

SOMMAIRE. — Première période. Le diabète dans le sanscrit. — *Hippocrate, Celse, Aretée.* — A. Courant galénique. — *Galien, Arnaud, Trincavella.* — *Amato et Zacuto Lusitano.* — *Cardano, Fernet, Donato, Cesalpino, Alpino.* — B. *Paracelse, Van Helmont, Sylvius.*
Seconde période. — *Willis.* — *Sydenham, Morton, Mead.* — *Dobson.* — *Cullen, Home, Cowley.* — *Brown.* — *De Sauvages, Kratzenstein, Hoffmann, Vogel, Isenflamm, Boerhaave.* — *Borsieri, Troia, Gio.-P. Frank, Guiseppe Frank.*
Troisième période. — *Rollo.* — *Bouchardat, Prout, Gregor, Griesinger.* — *Mialhe, Marchal, Reynoso.*

MESSIEURS,

Commençons l'étude du diabète sucré par une revue succincte de son historique.

Selon *Christie* le diabète était connu des anciens médecins des Indes ; il en serait question dans le sanscrit sous le nom de *urine de miel*, ce qui montrerait que, dès ces temps-là, la saveur douce des urines diabétiques était connue. *Christie* conclut ainsi d'après deux livres étudiés par lui à Ceylan. L'un, écrit en vers Cingalais, et nommé *Yoga Ratnakere* appelle le diabète *madu méhé* ce qui veut, dire urine de miel ; ce livre aurait été traduit, il y a plus de trois cents ans, du sanscrit en cingalais, par *Monara Gamuva Unnanse.* L'autre est un livre traduit de la langue des Palis, intitulé *Bayajja Manjussy*, où le diabète est aussi nommé *madu méhé.*

En Europe, au contraire, ce n'est que vers 1675, que *Willis* conçut nettement la méliturie, c'est-à-dire la présence du sucre dans les urines diabétiques.

Nous diviserons en quatre périodes l'histoire du diabète :
la *première* qui commence avec *Arétée* et *Galien*, et pendant
laquelle on ignorait l'existence du sucre dans les urines
diabétiques : la *seconde*, qui commence à *Willis*, et dans
laquelle fut exactement établie la symptomatologie du
diabète : la *troisième*, inaugurée par *Rollo*, qui poursui-
vit surtout un but pratique, tout en discutant avec plus
de méthode qu'auparavant des théories plus ou moins ac-
ceptables, et la *quatrième*, qui commence avec *C. Bernard*
et dans laquelle on étudie le diabète, à l'aide de la méthode expérimentale, au point de vue de la pathogénèse
et de la thérapeutique tout à la fois.

La *première période* est dominée par les idées galéniques,
si ce n'est vers sa fin où quelques-uns acceptent les idées
chimiques de *Paracelse*.

Hippocrate n'a sans doute pas observé le diabète : il l'aurait certainement décrit de manière à le faire reconnaître.
Le diabète existait pourtant chez les Grecs, mais il devait
être rare.

Cornelius Celsus parle le premier du diabète, mais sans
lui donner un nom particulier (1).

Arétée enregistre la maladie sous le nom de *diabète*, lequel viendrait suivant lui, de ce fait que les boissons tra-
versent le corps sans s'arrêter, « ὅκως διάβαθρη ». Il traite
longuement de la maladie et même de sa nature : ce
serait, suivant lui, une hydropisie avec issue de l'eau par
les reins ; le siége principal de la soif serait l'estomac : le
collapsus et l'émaciation seraient dus à une liquéfaction de
la chair, transformée en urine. Il est intéressant de noter
que l'idée de placer le siége du diabète dans l'estomac est
redevenue récemment le pivot de la théorie de *Rollo*,
adoptée par *Bouchardat*. Quant à l'étiologie, *Arétée* croit

____

(1) C. Celsus, de Medicina, livre IV, chap. xx.

que le diabète peut succéder à une maladie aiguë, ou résulter de l'introduction dans le corps d'un poison hostile à la vessie et aux reins, et semblable à celui du *serpent dipsas*, dont la morsure produisait une soif inextinguible, mais avec rétention d'urine et brisure du ventre. Pour calmer la soif des diabétiques, *Arétée* recommande les fruits et le vin doux.

Galien perfectionna la symptomatologie du diabète, et le considéra comme une maladie des reins, avec élimination, par les urines, des boissons non altérées. *Aétius*, *Alexandre de Tralles* et *Paul d'Égine*, ont adopté les mêmes vues.

Arnaud de Villeneuve, sans s'éloigner des idées galéniques, ajoute que les reins attirent seulement l'urine, et qu'ils la prennent au foie. Voici déjà trois idées différentes, destinées à reparaître dans les théories les plus modernes : celle d'*Arétée* qui rapporte la maladie à l'*estomac*, celle de *Galien* qui l'attribuent aux *reins*, et celle d'*Arnaud* qui introduit le *foie* sur la scène.

Le Vénitien *Vittorio Trincavella* est le premier à tenter une épreuve objective sur la qualité des urines, laquelle n'aboutit qu'à confirmer une antique erreur. Voulant démontrer que dans de diabète, il s'agit bien de boissons sortant inaltérées par les urines, *Trincavella* cite le fait d'urines goûtées par les parents d'un malade, et trouvées du même goût que les tisanes bues par ce dernier. Il est fort probable que ces tisanes étaient sucrées.

Le Portugais *Amato Lusitano* dit avoir guéri deux diabétiques, par un régime très-nourrissant et l'usage des purgatifs. — Peut-être s'agissait-il de cas commençants traités par la diète surtout carnée.

Un autre Portugais, *Zacuto Lusitano* guérit deux cas avec le lait d'ânesse : ceci est très-intéressant si nous pensons aux avantages indubitables que nous avons retirés de l'usage de l'acide lactique, et à la cure par la diète lactée proposée aujourd'hui en Angleterre par *Donkin*.

L'Italien *Cardano* eut occasion d'étudier le diabète sur lui-même, probablement c'était un diabète insipide. Il décrit aussi un cas observé chez une jeune fille, et le premier il pesa l'urine : d'après son calcul, cette jeune fille n'absorbait chaque jour que 7 livres d'aliments solides ou de boissons, et rendait 36 livres d'urine. Ce fait absolument impossible montre que *Cardano* ne pesait qu'une partie des substances absorbées : probablement aussi ce n'était pas un cas de diabète, mais une polyurie hystéri-que, avec dissimulation.

Fernel, *Donato* et *Cesalpino* ne parlent que peu du dia-bète et se rangent à la doctrine galénique. *Prospero Alpino* ne croit pas, dans le diabète, à une phlogose rénale, mais à un relâchement des veines du mésentère, du foie et des reins, curable par les astringents : il exprime le premier une idée d'accord avec l'opinion actuelle, que le diabète insipide provient d'une dilatation des vaisseaux sanguins des reins.

Dans toute cette période et jusqu'à *Willis*, les idées ga-léniques ne rencontrèrent qu'un seul opposant : ce fut, vers 1500, ce génie bizarre dans ses allures et ses opinions, que l'on nomme *Paracelse*. Il soutint que le diabète est une *maladie générale*, dont la principale altération réside dans le sang, et consiste dans le développement d'un prin-cipe anormal, salin, lequel transporté aux reins produit la polyurie. Ce sel pourrait être obtenu en évaporant l'u-rine, qui en fournirait quatre onces par mesure. Au fond de tout cela il y a beaucoup de vrai, et cet homme étrange eut sur le diabète des idées beaucoup plus justes que tous ses prédécesseurs, et même que tous ses successeurs jusqu'à *Rollo*. Voilà donc un quatrième siége du diabète, *le sang*.

Les conceptions chimiques de *Paracelse* ne firent guère

d'adeptes : en France et Italie, les traditions galéniques se maintinrent comme nous l'avons vu. Cependant en Hollande, *Van Helmont* tint le diabète pour une maladie générale, une maladie du sang : *Sylvius Deleboe*, le vrai père de l'école chimiâtrique, parle aussi d'un sel volatil dans le sang des diabétiques, qu'il traitait avec des huiles et des acides : en Allemagne, *Ettmüller*, contemporain de *Willis*, distinguait un diabète vrai et un diabète faux, et admettait un ferment nuisible, âcre-diurétique dans le sang.

La *seconde période* commence à *Willis* : elle est surtout anglaise.

Tom Willis découvrit que l'urine diabétique possédait une saveur douce « *comme si elle contenait du miel ou du sucre.* » Il pensa que cette saveur était due à une fermentation, à une neutralisation de la saveur naturellement salée de l'urine, par un mélange de divers sels et acides : mais l'existence du sucre lui-même dans les urines diabétiques, lui échappa encore. Pour *Willis*, comme pour *Paracelse*, le diabète est une maladie du sang, lequel altéré, dissous, ne serait plus retenu par les organes solides, et s'échapperait par les larges voies rénales : l'épaississement du sang et le desséchement des tissus produiraient la soif : de plus une partie des solides se liquéfierait, d'où l'émaciation. C'est donc *Willis* qui le premier a établi la pathogénèse de la polydipsie. Quant aux causes, il cite les maladies nerveuses, les émotions morales, la *mauvaise nourriture*, l'abus du vin. Son traitement est moins heureux : le lait, les narcotiques, les amylacés.

Sydenham émit une idée, qui est comme le prélude des idées actuelles. D'après lui le diabète est une *maladie de l'assimilation*, en ce sens que le chyle ne serait pas complétement digéré dans le sang, et devrait être dès lors éliminé par les reins à titre de corps étranger. Pour traitement il recommandait beaucoup un régime riche en viande, et les narcotiques, surtout la thériaque.

Morton considérait le diabète comme une espèce de phthisie, et attribuait la saveur douce des urines à l'afflux du chyle doux vers les reins. Dans l'étiologie, il cite l'influence de l'hérédité, de la parenté, de la race. Il a rencontré le diabète chez le père et le fils, et une autre fois, chez un petit enfant qui avait perdu trois frères du diabète.

Mead soutient que le diabète est une maladie du foie : il veut le prouver par des autopsies qui lui ont toutes montré des stéatomatoses du foie. Il explique la saveur douce de l'urine par la séparation du sel d'avec la bile:

Dobson démontra que l'urine diabétique peut produire par fermentation de l'alcool et du vinaigre : il réussit à *préparer très-nettement du sucre* en faisant *évaporer l'urine :* il découvrit aussi la saveur douce du sérum du sang des diabétiques, et démontra ainsi que le *sucre existe dans le sang* de ces malades et ne se forme pas dans les reins. D'après lui, c'est un défaut d'assimilation du chyle qui cause la glycosurie : le sucre du chyle s'accumulant inaltéré dans le sang, sortirait par les urines. Ceci montre que *Dobson* admettait déjà le passage dans le sang du sucre des aliments ; il admettait en outre une fermentation anormale, et croyait que l'haleine acide des diabétiques était due à la fermentation acide du sucre contenu dans la salive.

Cullen a déclaré que le diabète était une névropathie, une maladie spasmodique. Il reconnut cependant le vice d'assimilation du chyle. Il dénonça l'inefficacité de tous les remèdes.

Home reconnut qu'en pesant non-seulement les boissons introduites, mais aussi les aliments plus ou moins liquides, la quantité d'urine ne dépasse pas la quantité des liquides absorbés ; il remarqua aussi que la quantité d'urine émise est plus grande à certaines heures. Home fit des analyses quantitatives, et pesa le sucre obtenu ; il eut, chez un malade, une once de sucre pour une livre d'urine, chez un autre une once et demie. Il confirma la capacité de fermentation de l'urine additionnée de *levûre*, et montra qu'elle perdait ainsi sa saveur douce pour prendre celle de la *small beer*. Quant à la théorie, il accepta celle de *Dobson* : il traitait ses malades avec un régime composé principalement de viandes.

Cowley montra le premier un cas de diabète sucré, sans polyurie.

Parmi tous ces auteurs anglais, *Brown* détonne par ses idées rétrogrades. Il regardait le diabète comme une maladie *asthénique*, et plus heureux en pratique qu'en théorie, le traitait par les excitants énergiques, la viande, l'opium, le vin.

En dehors de l'Angleterre, le diabète ne provoqua pas beaucoup de recherches pendant le cours de cette période.

En France, *Boissier de Sauvages* tenta d'établir une théorie physique du diabète : il le prenait pour une maladie d'évacuation, dans laquelle la force expulsante dépassait la force entretenante.

En Allemagne, *Kratzenstein* chercha à expliquer et à guérir le diabète *géométriquement*, et, *Hoffmann*, qui reconnut que la vie n'était que le mouvement, se contenta de compter le diabète au nombre des maladies atoniques. *Vogel* admit, en outre du diabète vrai et faux, un autre diabète congénital, persistant pendant toute la vie. *Isenflamm* cite le cas de huit frères, tous morts de diabète entre huit et neuf ans. Le célèbre *Boerhaave* ne s'occupa pas du diabète de façon à ouvrir un nouveau point de vue.

En Italie, *Borsieri de Kanilfeld* resta sur ce point en arrière de *Willis*, tandis que *Michele Troja* connut et adopta la théorie anglaise. *Giovanni Pietro Frank*, professeur à Pavie, décrivit si exactement le diabète, qu'il laissa peu à faire au point de vue symptomatologique. Il accepta et distingua le *diabète sucré ou vrai* et le *diabète insipide ou faux*, mais nia l'existence de la *lientérie urinaire*, ou passage des boissons non altérées à travers les reins. Pour la marche de la maladie, il admet des cas aigus et des cas chroniques ; en outre, il établit un *diabète insidieux*, avec peu d'urine et beaucoup de sucre, fait déjà noté par *Cowley*, et un *diabète intermittent*. Quant à la symptomatologie, rien n'y manque : mais les idées théoriques sont aussi malheureuses que possible. Croyant improbables toutes les idées émises sur la pathogénèse du diabète, il pensa que cette maladie dépendait de la production dans le sang d'un certain poison, lequel rappelant le mythologique serpent dipsas, faisait reculer *Frank* jusqu'à *Arétée*.

Son fils, *Guiseppe Frank*, trouva que le diabète dépendait simplement de la faiblesse générale et que les frictions mercurielles le guérissaient.

Ici nous clorons notre seconde période, en faisant remarquer que plusieurs des auteurs cités vivaient après la publication des ouvrages de *Rollo*, ouvrages destinés à préparer l'ère des études expérimentales.

La *troisième période, période thérapeutique*, est encore inaugurée par un Anglais, *John Rollo*, qui publia à la fin du siècle passé l'histoire de deux cas de diabète.

Rollo émit le premier, sur la pathogénèse du diabète, une théorie qui, modifiée sur divers points, s'est beaucoup répandue plus tard ; beaucoup d'auteurs en attribuent la paternité à *Bouchardat*. D'après cette théorie, le diabète serait une *maladie de l'estomac avec suractivité*, avec sécrétion exagérée d'un suc gastrique anormal, lequel transformerait toutes les substances amylacées en sucre ; ce sucre absorbé dans le sang en sortirait avec les urines. Notons, cependant, que *Rollo* n'a pas su que normalement l'amidon se transforme en sucre. C'est pourquoi il conseille de traiter le diabète par un régime surtout animal, et par les médicaments qui ralentissent l'activité de l'estomac : *viandes* et *graisses* seules au dîner et au souper : à déjeuner un litre et demi de *lait*, avec du *pain beurré*. Comme médicaments, le *sulfure d'ammonium*, l'*opium* et les *émétiques*. Ce traitement, on le voit, ressemblait quelque peu au régime de *Bouchardat* ou de *Seegen*. Entre les mains de *Rollo* et de ses contemporains, il donna des résultats médiocres, que l'auteur attribue à l'inexactitude des malades à suivre leur régime : il constate qu'ils ont de fréquentes indigestions, du dégoût pour la viande, des catarrhes gastro-entériques, et il attribue tout cela à la diète carnée : il nous semble que l'on pourrait, avec toute apparence, l'attribuer aux médicaments indiqués ci-dessus, sulfure d'ammonium, ipéca, tartre stibié, etc. *Mes* malades tolèrent une diète bien autrement rigoureuse et cela pendant *plusieurs mois ;* ils digèrent fort bien et se nourrissent parfaitement.

Après *Rollo* nous avons *Bouchardat* qui adopta les mêmes théories, les modifiant cependant de manière à les adapter : 1° à la découverte faite par *Tiedemann* et *Gmelin*, que l'amidon se transforme normalement en sucre dans l'intestin, par l'action de la salive, du suc pancréatique et entérique, 2° à ce fait, démontré par *Magendie*, que ce sucre est normalement absorbé dans le sang. *Bouchardat*, admettant aussi que le diabète a pour cause une maladie de l'estomac, dit que, par ce fait, l'amidon est si rapidement transformé en sucre, qu'il en pénètre dans le sang une trop grande quantité en un temps donné, et que le sang surchargé de sucre, en laisse échapper une partie par les urines. Voilà bien la théorie de *Rollo* et la même *suractivité de l'estomac :* c'est encore la même thérapeutique. Les menus de *Bouchardat* sont devenus célèbres : la viande, les choux, les pêches, les citrons, le pain de gluten, qui ne devrait contenir que des substances azotées, et qui, en fait, contient beaucoup trop d'amidon. On ne peut nier que, de tous les traitements proposés jusqu'ici, celui de *Bouchardat*, qui au fond est celui de *Rollo*, moins le sulfure d'ammonium et les émétiques, ait eu la meilleure fortune et l'ait méritée. Le but n'a pas été complétement atteint, parce que le régime n'est pas assez sévère, mais il se rapproche beaucoup du vrai : aucun des auteurs et des praticiens venus après *Bouchardat* n'a pu négliger l'emploi de sa carte culinaire.

Prout aussi croyait que le diabète est *une forme de la dyspepsie :* mais il y voyait un *défaut d'activité de l'estomac*, une difficulté dans l'assimilation des aliments sucrés.

Gregor, de Londres, soutenait que le diabète réside dans l'estomac.

Griesinger émit cette opinion, que le diabète dépend de *troubles plutôt qualitatifs des fonctions digestives de l'estomac*, parce que la maladie commence souvent par des troubles notables de la digestion. D'après lui, la grande soif du diabétique qui mange des amylacés, sa soif moindre quand il se nourrit de viande, ne peuvent être expliquées, avec les théories hépatiques du diabète, mais bien par des troubles de digestion gastrique, par la rapide transformation de l'amidon en sucre, et la rapide absorption du sucre dans le sang. En outre, l'altération du ferment digestif de l'estomac serait un fait démontré; le suc stomacal d'un diabétique à jeun, obtenu par le vomissement, contiendrait un ferment qui transformerait rapidement l'amidon en sucre, ce que ne ferait pas le sucre gastrique normal. *Griesinger* déplore que cette différence n'ait pas été assez prise en considération; il admet aussi comme possible que, dans l'estomac et l'intestin, *les albuminates ingérés fournissent du sucre* chez les diabétiques.

La théorie de *Mialhe* nous ramène au diabète dans le sang. Pour lui le diabète est ceci : les diabétiques transpirent peu, et ne peuvent éliminer les acides qui se trouvent dans la sueur : ceux-ci restent dans le sang, *l'alcalinité du sang diminuerait ;* d'où moindre oxydation organique dans le sang, et incomplète combustion du sucre normalement contenu dans le sang. De même que la théorie de *Rollo* avait conduit au régime carné, la théorie de *Mialhe* introduisit les alcalins dans le traitement du diabète, affirmant ainsi l'utilité pratique de cette conception : le traitement par les alcalins est resté dans la pratique générale.

Les idées de *Mialhe* trouvèrent, en 1864, un défenseur dans *Marchal*, qui chercha aussi la cause du diabète dans une moindre alcalinité du sang, dans une production excessive d'acide urique, dans la diathèse urique enfin. Mais que de goutteux et de graveleux sans diabète, et que la coïncidence est relativement rare !

La théorie de *Reynoso* suppose un *obstacle à l'entrée de l'oxygène dans le sang.* D'après cet auteur, la glycosurie se présenterait nécessairement, toutes les fois que le sucre normalement contenu dans le sang ne pourrait pas être brûlé ; dès lors la glycosurie se rencontrerait dans le cours des affections pulmonaires et cardiaques, et quelquefois après les inhalations d'éther et de chloroforme. L'idée de *Reynoso* correspond bien à certaines mélituries passagères, mais non au véritable diabète sucré. Comme conséquence thérapeutique, augmenter l'introduction d'oxygène par des inhalations, par l'usage de l'eau oxygénée, essais à peu près oubliés, mais qui ont encore trouvé quelques partisans ces années-ci en Angleterre et en Amérique.

Avec *Reynoso* nous allons clore la période thérapeutique pour aborder la période expérimentale.

CINQUIÈME LEÇON

Les théories sur la pathogénèse du diabète pendant la période expérimentale.

Sommaire. — Quatrième période. *Claude Bernard :* la piqûre diabétique, la découverte du glycogène, la glycogénèse hépatique par les albuminates. — *Pavy :* la glycogénèse hépatique est un phénomène cadavérique : le glycogène (amidon hépatique) provient des hydrocarbures et fournit normalement de la graisse, et du sucre seulement dans le diabète. — *Schiff :* le diabète vient de l'hy;pérémie du foie : le ferment glycosifique se produit dans toute stase périphérique du sang. — *Tommasi :* deux formes distinctes du diabète : importance de l'urée-urie dans le diabète. — *Tscherinoff :* le foie détruit chez l'homme sain, mais non chez le diabétique, le sucre reçu. — *Saikovsky :* le mercure produit la glycosurie, l'arsenic fait disparaître le glycogène. — *Popper, Zimmer :* le diabète réside dans le pancréas. — *Munk* et *Klebs :* dans le ganglion solaire. — *Pettenkofer* et *Voit :* dans le diabète les globules sanguins normaux par le nombre, sont moins capables d'absorber et fixer l'oxygène. — *Tigel :* le dépérissement des globules sanguins produit le diabète. — *Gaethgens, Huppert.* Seconde théorie de *Zimmer, Bence Jones, Jaccoud, Schultzen.*

Messieurs,

Arrivons à la quatrième période, très-importante, car ici les recherches pathogénetiques s'appuient vraiment sur l'expérience physiologique et sur la chimie.

Claude Bernard, qui inaugura ces nouvelles études, amena une véritable révolution dans les idées reçues, par la découverte de deux faits très-importants, et basés tous deux sur l'expérience. Le premier est celui-ci : la piqûre du quatrième ventricule du cerveau produit la glycosurie, d'où le mot de *piqûre diabétique ;* le second est la découverte du glycogène dans le foie, et de la production du sucre glycose par le foie lui-même. Le glycogène est un « amidon hépatique » qui se trouve normalement dans le foie, et qui, d'après les expériences de *Cl. Bernard,* provient des albuminates introduits dans le tube digestif : le glycogène du foie, sous l'influence d'un ferment hépatogène normal se transforme normalement en glycose dans le foie lui-même. *Cl. Bernard* démontra ce fait au moyen de l'analyse du sang de la veine porte et de celui des veines hépatiques : des animaux nourris exclusivement avec des albuminates furent tués, et tandis que le sang de la veine porte était exempt de sucre glycose, le sang des veines hépatiques en contenait certainement une quantité notable. *Bernard* concluait de cela qu'il doit normalement se produire du sucre dans le foie, lequel sucre passe dans la circulation par les veines hépatiques. Ce sucre se transformerait en acide lactique pendant son passage à travers le poumon, et dès lors ne paraîtrait plus ni dans la circulation artérielle, ni dans les urines. Et cela, *Bernard* le déduisait de ce fait, qu'en analysant le sang tiré du cœur droit d'un animal vivant, on y trouvait du sucre, tandis que le sang tiré des carotides, ou du cœur gauche, ne contenait pas trace de glycose. De cette théorie de la glycogénèse normale du foie, de la destruction du sucre dans la petite circulation, et aussi des effets de la piqûre diabétique, résulta l'hypothèse la plus complexe et la plus ingénieuse qui eût été encore trouvée au sujet de la pathogénèse du diabète.

Dans le *diabète*, il y aurait, à la suite des troubles nerveux, une production exagérée de sucre dans le foie : ce sucre ne pouvant pas, à cause de son abondance, être complétement transformé et brûlé dans les poumons, arriverait dans la circulation artérielle, et passerait nécessairement dans les reins et dans les urines : en outre, il pourrait y avoir une moindre destruction du sucre dans les poumons.

Pavy, qui avait travaillé dans le laboratoire de *C. Bernard*, et qui avait quitté Paris partisan très-convaincu de sa théorie, voulut continuer les expériences, afin de mieux connaître le processus en vertu duquel le sucre est détruit dans les poumons. Il n'arriva qu'à battre en brèche la théorie de *Bernard*, et même à lui contester très-explicitement la réalité de la glycogénèse hépatique chez l'homme sain et vivant. Recueillant le sang du ventricule droit des animaux vivants vivisectionnés, au moyen d'un cathéter introduit par la veine jugulaire, il trouva que ce sang ne contenait pas plus de sucre que celui du ventricule gauche : de plus, il remarqua que le foie ne contenait plus de sucre, si pendant la vie on injectait une solution de potasse caustique dans la veine porte ; que de petits morceaux de foie congelés ou bouillis immédiatement après avoir été enlevés à des animaux vivants, n'en contenaient pas non plus ; dès lors, il conclut que le foie ne contient pas vraiment, au moment de la mort, la quantité de sucre que supposait *Bernard*, et que ce sucre se développait après la mort de l'animal. En d'autres termes : à la glycogénèse hépatique vitale chez l'homme sain qu'admettait *Bernard*, *Pavy* substitua la *glycogénèse hépatique post mortem*, comme fait cadavérique constant. L'expérience de *Pavy* relative à ce fait fut plus tard confirmée par *Meissner*, *Schiff*, *Ritter*, *Eulenberg*, *Tscherinoff* et autres. J'ai moi-même assisté dans le laboratoire de *Schiff* à des expériences décisives sur ce point (1).

---

(1) Les mots peuvent ici introduire dans l'esprit du lecteur une certaine confusion, et l'on peut regretter que certaines idées théoriques aient présidé au choix des noms donnés à diverses substances. Pour éviter toute erreur, il nous semble nécessaire de rappeler ici : que *glycogénèse hépatique* signifie génération ou formation du *sucre* dans le foie, et non pas formation du *glycogène* ; l'amidon hépatique a été nommé aussi *glycogène*, parce que *Cl. Bernard supposait qu'il se transforme toujours en sucre*, au moins normalement. Voilà *Pavy* qui pense qu'il ne se transforme en sucre que dans certaines circonstances pathologiques, sa fonction normale étant de produire de la graisse ; dès lors le mot de glycogène aurait dû être abandonné, du moins par les adeptes de Pavy ; leurs livres seraient devenus plus faciles à lire, et leurs idées plus claires ; tout le monde y aurait gagné.

(*Note du traducteur.*)

Pavy montra aussi que la quantité de glycogène qui se produit dans le foie, dépend, pour une bonne part, de l'alimentation : qu'après une alimentation amylacée, il y a plus d'amidon hépatique qu'après une alimentation purement animale ; que l'addition du sucre au régime carné fait remonter la production du glycogène au niveau qu'elle atteint avec un régime végétal. Il conclut de cela que le glycogène est produit dans le foie par une transformation du sucre ou de l'amidon ingérés. De plus *Pavy*, niant que le glycogène produise jamais du sucre dans l'organisme sain, a émis cette hypothèse très-importante : le glycogène est destiné à produire de la graisse, et, dans le foie lui-même, la graisse provenant du glycogène prend part à la formation de la bile, ce qui fait que les proportions quantitatives du glycogène et de la bile produite sont toujours en complet accord. D'après *Pavy*, à l'état normal le glycogène ne passe jamais dans le sang, mais il peut le faire dans certaines conditions anormales : alors il se transforme en sucre, grâce à un ferment contenu dans le sang, et dont l'action sur le glycogène est semblable à celle que la salive ou la diastase exercent sur l'amidon.

Quant à la théorie pathogénique du diabète, *Pavy* ne la formule pas avec toute la précision désirable : mais voici ce que l'on peut conclure de son très-intéressant ouvrage. De quelque façon que le sucre ait pénétré dans le sang, il sera toujours éliminé par les urines, car il résiste à toute altération, à part une très-petite quantité qui se transforme en acide lactique. Les petites quantités de sucre trouvées dans les urines de l'homme sain par *Brucke*, *Bence Jones* et autres, montrent que le sucre parvenu dans le sang doit nécessairement produire la méliturie. Or le sucre peut arriver dans le sang, si le glycogène passe des cellules hépatiques dans les vaisseaux sanguins, ce qui

peut avoir lieu, 1° si les cellules hépatiques sont comprimées par une hypérémie du foie consécutive à un trouble
de la respiration, pneumonie, asthme, inhalations de chloroforme, etc., ou bien pressions sur l'abdomen, efforts
musculaires comprimant le foie ; 2° si le sang est altéré
dans la veine porte, dont la ligature amène immédiatement la production dans le foie, d'une grande quantité de
sucre ; 3° à la suite de troubles de l'innervation, comme
ceux que l'on obtient par la piqûre du plancher du quatrième ventricule, la section de la moelle allongée ou de
la moelle épinière au-dessous des nerfs phréniques, par
l'empoisonnement avec le curare ou la strychnine, etc. :
ces troubles nerveux font que le foie ne s'opposerait
plus à la transformation du glycogène en sucre, transformation à laquelle il tend, mais qu'empêche à l'état
normal l'influence nerveuse. En réalité, on n'obtient dans
tous ces cas qu'une glycosurie passagère. Dans le véritable
diabète sucré, il faudrait admettre, selon *Pavy*, un défaut
d'activité du foie : grâce à ce défaut, le sucre des aliments
ne se transformerait pas en glycogène, il traverserait le
foie sans se modifier, et atteignant ainsi la grande circulation, il produirait la glycosurie continue, le *vrai diabète
sucré*. C'est ainsi que s'expliquerait la disparition de certains diabètes par la suppression des aliments hydrocarburés, tandis que la persistance de la glycosurie, malgré
la diète carnée exclusive, s'expliquerait par la transformation en sucre du glycogène produit par les aliments albumineux, ou par les tissus même de l'organisme malade.

Schiff a voulu refaire, avec son exactitude minutieuse
bien connue, les expériences de *Bernard* et de *Pavy*. Il a
d'abord élargi le point de vue de *Bernard*, en montrant
que la section de la moelle allongée, celle de la moelle épinière jusqu'au niveau de la séparation des nerfs phréniques,
la paralysie des nerfs splanchniques, peuvent amener la

glycosurie tout aussi bien que la piqûre du quatrième ven
tricule : il croit que cet effet est dû à une hypérémie du foie
causée par les troubles nerveux.

Selon *Schiff* la cause principale et prochaine du diabète serait précisément cette hypérémie du foie, par paralysie ou par irritation, suivant les cas. *Schiff* a encore
élargi les bases de la théorie de *Pavy*, d'un côté en confir-
mant la non-existence de la glycogénèse hépatique normale dans l'organisme vivant, et de l'autre, en enseignant
que le ferment transformateur du glycogène en glycose ne
préexiste pas dans le foie sain, ni dans le parenchyme
hépatique, ni dans le sang en circulation, mais qu'il a
toujours une signification pathologique, et qu'il se forme
simplement à la suite d'une stase sanguine, en quelque
point du corps que celle-ci se produise. Ses expériences
lui ont démontré que le ferment se produit partout, dès
que cesse le mouvement du sang. Toute ligature de vaisseaux, même aux extrémités des membres, toute paralysie vaso-motrice, toute stase sanguine enfin, aurait, selon
Schiff, pour effet de produire, dans le sang stagnant, ce
ferment qui, atteignant le foie, transformerait le glycogène
en sucre glycose.

Donc, la glycogénèse hépatique n'existerait pas pendant
la vie chez l'homme sain : elle se produirait dans tout état
morbide qui causerait une stase sanguine en un point quelconque, et par là le développement du ferment nécessaire. Ainsi, pour *Schiff*, le diabète n'est pas une maladie
spéciale, un processus ou état morbide particulier, mais
un symptôme commun à toutes les maladies qui ont pour
faits principaux des altérations importantes dans le système
nerveux, ou dans la circulation sanguine, et qui amènent
des paralysies vaso-motrices, et un ralentissement du courant sanguin.

Tommasi, à Pavie, jeta les fondements d'une théorie très-importante : frappé de ce fait, que j'ai moi-même constaté en 1864-65, dans mes analyses quantitatives, que les urines contenaient d'autant plus d'urée qu'elles contenaient aussi plus de sucre, *Tommasi* pensa que, dans le diabète, la glycosurie avait peut-être encore moins d'importance que la déperdition d'urée, car cette déperdition indique une grande consommation d'albuminates, cause principale de l'amaigrissement. Cette étude des rapports entre la glycosurie et l'urée-urie contenait le premier germe d'une étude plus précise du diabète. Cependant mes calculs sur l'urée des urines diabétiques furent contredits par le professeur *Primavera*, de Naples, qui tient pour trop inexacte la méthode de *Liebig* que j'avais employée : ému de cette contradiction chimique, *Tommasi* renonça à développer, comme elle le méritait, sa belle théorie. Adoptant les doctrines de *Pavy*, il établit avec clarté et précision, que le diabète se présente sous deux formes différentes : dans la première, les urines ne contiennent de sucre que si le malade absorbe des hydrates de carbone, de l'amidon ou du sucre, et n'en contiennent pas si on exclut ces substances de l'alimentation, — dans la seconde forme, le sucre persiste dans les urines, même avec un régime exclusivement carné. La première forme, ou *diabète par les hydrocarbures*, résulterait d'une paralysie hépatique qui rendrait impossible la transformation des hydrocarbures en glycogène ; la seconde forme, ou *diabète par les albuminates*, dépendrait aussi d'une paralysie hépatique, laquelle rendrait impossible la transformation du glycogène en graisse : et le glycogène, obéissant à sa tendance à devenir sucre, se transformerait en glycose, grâce au ferment qui existe dans le foie, précisément comme cela a lieu dans un foie mort, ou enlevé à un animal sacrifié. L'explication de la seconde forme du diabète, donnée par *Pavy* comme une simple hypothèse, est formulée par *Tommasi* avec tant de précision et de clarté, que la théorie entière de *Pavy* en a reçu une empreinte pratique qui lui manquait d'abord, et qui l'a fait accepter par un grand nombre de cliniciens, surtout en Italie.

Tscherinoff, tout en adoptant la plupart des idées de *Pavy*, a modifié moins le fond que la forme de la théorie au sujet de l'action du foie sur les substances sucrées. Selon *Tscherinoff*, non-seulement le foie ne produit pas de sucre, mais il le détruit, car il sécrète une substance qui a cette propriété, et que l'auteur nomme glycophthinine (de γλυκύς, doux, et φθίω, détruire) : au lieu de s'attacher au glycogène producteur du sucre, il faut étudier la glycophthinine qui le détruit. Pour *Tscherinoff* comme pour *Pavy*, le glycogène fournit de la graisse, et non du sucre, comme le démontreraient les animaux nourris de sucre de canne, qui bientôt prennent le foie gras et surchargé de glycogène. La glycophthinine manquerait dans le foie diabétique, et le sucre non détruit passerait dans le sang, et de là dans les urines.

Un voit que, depuis *Bernard*, les théories se succèdent, ayant toutes un même point de départ, *une maladie du foie* comme cause du diabète.

Les expériences de *Saikovsky* ont quelque peu confirmé cette manière de voir. Cet auteur vit apparaître le sucre dans les urines des lapins après les frictions mercurielles, l'usage du sublimé et du calomélas : et il ne trouva jamais que de très-petites quantités de sucre, après la piqûre diabétique ou l'injection de curarine pratiquées chez des animaux précédemment empoisonnés avec l'arsenic, lequel fait disparaître le glycogène du foie.

Passons à d'autres théories qui placent autre part le siége du diabète. D'abord celles qui le localisent dans le *pancréas*.

Il est hors de doute, et nous le montrerons plus tard, que le pancréas peut avoir un rôle dans le diabète. Déjà *Griesinger*, *Rokitansky*, *Skoda* et *Oppolzer* parlent d'atrophie du pancréas constatée sur plusieurs cadavres de diabétiques : *Fles*, *Hartsen*, *Munk* et *Klebs* ont constaté une atrophie très-avancée du pancréas dans un cas de diabète, atrophie que *Klebs* a encore trouvée dans deux autres cas, un à *Frerichs* et l'autre à *Traube;* d'autres auteurs, comme *Chopart*, *Cowley* et *Recklinghausen*, etc., ont trouvé, dans les cadavres de diabétiques, d'autres lésions du pancréas, des concrétions, des calculs ; *Bright* et *Frerichs* la dégénérescence cancéreuse. D'autre part, il est des cas évidents de grave dégénérescence du pancréas, ceux décrits par *Grisolle*, *Lebert* et autres (et moi-même j'en ai observé deux), dans lesquels il n'y avait ni diabète, ni même méliturie passagère.

Popper admet, sans le démontrer cependant, que le pancréas a pour fonction de décomposer la graisse des aliments en glycérine et en acides gras : on sait que les graisses sont formées par la combinaison de la glycérine ou hydrate d'oxyde de glycile ($C^6H^7O^5,HO$) avec un des nombreux acides gras connus. Cette décomposition n'aurait pas lieu dans les maladies du pancréas, et, comme pour la production de la bile, il faut le concours du glycogène et des graisses ainsi décomposées, cette décomposition manquant, le glycogène devenu inutile se transformerait en sucre et passerait dans le sang.

Zimmer aussi, dans sa première théorie, plaçait le siége du diabète dans le pancréas. Il croyait que le suc pancréatique transformait normalement le sucre des aliments en acide lactique et en acide gras : le suc pancréatique manquant ou altéré, le sucre ne se transformait pas assez vite, était absorbé inaltéré et passait dans le sang.

Munk et *Klebs*, étudiant à leur tour les rapports du

diabète et des maladies du pancréas, conclurent non pas à une relation de cause à effet, mais à une cause commune des deux maladies : cette cause commune serait une altération morbide du plexus solaire, une paralysie ou une atrophie de cet organe nerveux. Cette conclusion s'appuie sur l'expérience qui montre que l'extirpation du plexus solaire chez les animaux amène l'atrophie du pancréas.

Venons maintenant aux théories qui recherchent la cause du diabète dans les *processus chimiques vitaux de l'organisme.*

Pettenkofer et *Voit* furent les premiers à chercher dans cette voie. D'après eux, il est d'abord certain que le sucre se brûle dans l'organisme, et que normalement il brûle seul, donnant pour résidu de l'acide carbonique et de l'eau. Chez les carnivores purs, le sucre est fourni par les albuminates et les graisses : chez l'homme, c'est par les graisses et les hydrocarbures. Le foie est le siége probable de la transformation des graisses en glycogène et en glycose. Pour se transformer en sucre, les albuminates doivent d'abord se transformer en graisse. Dans l'état de santé, la graisse se dépose si elle est peu oxygénée ; en absorbant plus d'oxygène, elle se brûle. Si l'oxygène trop rare ne suffit pas à la combustion complète des graisses, mais si pour une raison quelconque celles-ci se décomposent en absorbant juste assez d'oxygène pour se transformer en sucre, il en résultera le diabète sucré.

Le diabétique, d'après *Pettenkofer* et *Voit*, élimine moins d'acide carbonique, et absorbe moins d'oxygène que l'homme sain, eu égard à la quantité des aliments absorbés. De cette production d'acide carbonique relativement moindre, on doit conclure que le diabétique oxyde moins, *parce qu'il absorbe et fixe moins d'oxygène, relativement à ce qu'il mange.* Il y aurait donc dans le diabète, une plus grande activité du renouvellement moléculaire, avec moindre absorption d'oxygène, une disproportion entre le sucre produit et l'oxygène introduit : le sucre non brûlé s'échapperait par les urines. Ce défaut d'oxydation dépendrait, non d'un moindre nombre de *globules sanguins*, mais d'une altération de ceux-ci, altération qui les rendrait *incapables d'absorber et de fixer une suffisante quantité d'oxygène ;* telle est la vraie base de la théorie de *Pettenkofer* et *Voit*.

Tigel ayant observé que le sang des animaux les plus divers peut à un certain moment transformer le glycogène et l'amidon en sucre, arrive à cette théorie : le diabète peut résulter de l'*accélération dans le dépérissement des globules sanguins*. Le ferment glycosifique naîtrait normalement des globules sanguins dépérissants dans le foie, et il en naîtrait une quantité suffisante pour transformer en sucre le glycogène formé : dans le diabète il y aurait destruction plus rapide des globules sanguins, et augmentation dans la production du sucre.

Gaethgens a vécu avec un diabétique, mangeant absolument les mêmes aliments. Il a démontré que le diabétique produit beaucoup plus d'urée que l'homme sain : donc cette production d'urée doit être prise en considération. Suivant *Gaethgens*, les albuminates fournissent normalement de l'urée et du sucre, mais ce dernier corps est brûlé et ne paraît pas dans les urines ; au contraire dans le diabète, il y a accroissement de ce processus, de telle sorte que, par le fait d'une plus grande consommation d'albumine, il se produit à la fois plus d'urée et plus de sucre, d'où apparition du sucre dans les urines. *Une altération des albuminates* qui impliquerait une moindre résistance à la décomposition serait la cause du diabète.

Huppert croit que le diabétique décompose plus rapidement les albuminates, tout en employant moins d'oxygène, parce que son albumine organisée est moins résistante : de plus il ne peut brûler tout le sucre qui provient des aliments ou de cette albumine peu résistante, puisqu'il absorbe peu d'oxygène. Et la cause de cette moindre absorption serait dans ce fait que l'albumine décomposée ne fournit pas de globules sanguins.

Mentionnons maintenant la seconde théorie de *Zimmer*, publiée dans un livre très-récent et très-instructif dans sa partie négative, moins heureux dans sa partie positive. *Zimmer* établit avec raison que le glycogène existe non-seulement dans le foie, mais dans tous les autres organes, et spécialement dans les muscles : la transformation du glycogène en glycose est analogue à celle de l'amidon des plantes en sucre : pour l'une et pour l'autre transformation, certaines conditions suffiraient et notamment la présence de l'eau.

Or dans tout organisme animal le glycogène se trouve déposé en grande quantité dans les muscles et dans le foie ; dans l'organisme sain la cellule animale résisterait à l'endosmose de l'eau libre, ne permettant que celle de l'eau engagée dans une combinaison chimique. Si, comme cela arrive dans le diabète, le glycogène du foie et des muscles se transforme en sucre, cela tient à ce que la cellule animale résiste moins à la pénétration de l'eau chimiquement libre, laquelle produit cette transformation. *Zimmer* rappelle aussi que, dans la contraction musculaire, il se produit du peroxyde d'hydrogène, qui fournirait, sous l'action du ferment, de l'oxygène libre et à l'état naissant : cet oxygène transformerait le glycogène en glycose. A l'appui de ces assertions, l'auteur cite quelques expériences, et il croit que les causes du diabète si souvent énumérées, lésions traumatiques du système nerveux, chagrins, refroidissements, inhalations d'éther et de chloroforme, empoisonnements par les acides, et notamment l'acide lactique

(*Goltz*), ne produisent, en somme, qu'*une dilatation vascu-laire*, amenant une plus grande quantité de sang et d'eau dans le territoire vasculaire atteint. Pour *Zimmer* le dia-bète n'est donc qu'*une moindre résistance présentée par la cellule animale à la pénétration de l'eau chimiquement libre*. Au fond, c'est une manière différente d'expliquer com-ment la stase sanguine de *Schiff* produit le diabète sucré. Mais nous avons lieu de nous étonner, en voyant l'acide lactique, à qui nous devons d'avoir pu guérir plusieurs diabétiques, cité par *Goltz* et par *Zimmer* parmi les cau-ses du diabète!

Bence Jones croit que le diabète résulte d'une *combus-tion incomplète du sucre*, laquelle serait due, non à l'ab-sence de l'oxygène, mais à une introduction excessive de substances amylacées et sucrées dans l'estomac, ou à une production exagérée de glycogène dans le foie, ou à la mauvaise qualité du ferment qui produit le sucre en ex-cès, et enfin à un abaissement notable de la température, lequel empêche les processus d'oxydation : il cite le fait de lapins exposés à la congélation, et dont l'urine contenait du sucre.

Jaccoud déclare que le diabète est simplement une *dys-trophie générale*, c'est-à-dire une anomalie de nutrition dans laquelle, probablement par le fait d'un ferment con-tenu dans le sang, les tissus eux-mêmes qui produisent le glycogène se transformeraient en sucre : au début, une plus grande consommation de graisses pourrait compen-ser l'excessive consommation des albuminates transfor-més en sucre : mais plus tard la transformation et l'assi-milation des matériaux albumineux seraient troublées dans ce milieu ambiant chargé de sucre, la dystrophie d'abord partielle deviendrait totale, et dès lors l'organisme se dé-truirait tout entier. Le *ferment diabétique*, qui converti-rait en sucre le glycogène du foie et de tous les tissus, serait dans tous les cas un ferment anormal : il est possible qu'il ait l'origine que lui ont assignée *Pavy* et *Schi* : il n'existe pas chez l'homme bien portant, parce que là le glycogène ne se transforme jamais en sucre, ainsi que l'a déjà dit *Pavy*. Cette théorie de la dystrophie générale, avec transformation des tissus en sucre, rappelle l'antique hypothèse d'*Arétée* sur la transformation de la chair des diabétiques en urine, et le fait admis par *Willis* que, dans le diabète, une partie des solides se transforme en urine.

Schulzten a observé que, dans l'empoisonnement par le phosphore, on voit, après l'ingestion des amylacés et du sucre, augmenter dans les urines la quantité d'aldéhyde glycérinique (qu'il prenait autrefois pour l'acide lactique des muscles, corps isomérique) : de là, il a déduit une théorie d'après laquelle le diabète est tout simplement l'*opposé de l'empoisonnement par le phosphore*. Tandis que, dans ce dernier cas, la faculté oxydante du sang lui semble diminuée, tandis que les processus de fermentation marchent régulièrement, on voit dans le diabète l'oxydation se faire normalement, et manquer les processus de fermentation qui devraient décomposer le sucre en glycérine et en aldéhyde glycérinique : dès lors le sucre serait éliminé à l'état de sucre, et le diabétique perdrait ses meilleurs combustibles, la glycérine et l'aldéhyde glycérinique, qui constitueraient avec les graisses les principaux matériaux de la thermogénèse organique.

Je ferai plus tard mes observations sur les théories que je viens de résumer brièvement : il me semble utile de faire connaître maintenant mes propres études sur le diabète.

SIXIÈME LEÇON.

Observations cliniques des cas de diabète complétement guéris.

Sommaire.—Une nouvelle théorie de l'auteur. — Cas de diabète sucré observés par moi. — Observations cliniques des cas de diabète guéris (I à LXXIII). — Guérisons obtenues par d'autres et qui m'ont été communiquées. — Statistique des guérisons du diabète.

Messieurs,

A tant de théories sur le pathogénèse du diabète, nous allons en ajouter encore une, qui nous est propre : elle est basée sur nos observations cliniques, s'appuie sur l'efficacité singulière du traitement correspondant, et se trouve *démontrée* par la preuve suivante : *le sucre du sang diabétique n'est pas de la glycose*, mais *un sucre nouveau*, dont la découverte donne à notre théorie la sanction de l'expérience positive.

Mais il faut d'abord que je vous rende compte des cas observés, afin que vous puissiez voir, comme nous-même, la théorie jaillir des observations cliniques, avec cette spontanéité qui impose une conviction scientifique. J'ai observé *en tout* plus de *cent cinquante cas* de diabète. Plusieurs ont été étudiés avec toute la rigueur possible devant vous, dans cette clinique : d'autres ont été traités par nous dans notre clientèle privée, et ceux-là ont été observés le mieux que nous avons pu.

Il m'a semblé utile de diviser tous ces cas en deux grands groupes : dans le premier je mets les diabétiques complétement guéris, dans le second les diabétiques non guéris, que leur état ait été ou non amélioré par le traitement, que le traitement lui-même ait été ou non rigoureusement suivi.

Parmi les cas de guérison il y en a qui datent de trois ou quatre ans, et qui se sont parfaitement maintenus, car j'ai des preuves récentes que *les urines de ces anciens malades ne contiennent aucune trace de sucre, bien qu'ils soient revenus depuis plusieurs années à l'alimentation mixte*, avec cette seule précaution *de ne plus jamais faire abus* des farineux, et surtout des sucreries. Je dois avertir que j'ai rangé aussi parmi les cas guéris, les malades qui, après une guérison complète maintenue un an ou deux, ont repris le diabète pour être revenus à une alimentation *exclusivement* amylacée et sucrée. Selon moi, ce ne sont pas là des cas de *récidive* : ce sont *des diabètes contractés à nouveau ;* car on ne peut pas exiger, pour déclarer un traitement efficace, qu'il assure l'*immunité* à l'égard du diabète, si le malade guéri se replace dans les conditions où il a contracté sa maladie la première fois.

Observation I. — M. *Ferdinando Grosso*, tailleur d'habits, de Naples, 36 ans, entré à la Clinique le 22 février 1870. Cet homme ne s'est presque jamais nourri que de farineux et de fruits, ne mangeant de la viande que dans de rares occasions : avant d'être malade, il a éprouvé de longs et cruels chagrins. Il était diabétique depuis deux ans environ, et déjà réduit à une grande faiblesse, un amaigrissement considérable, avec impuissance sexuelle, et impossibilité de continuer son travail : faim et soif extraordinaires, polyurie si abondante et mictions si fréquentes qu'il ne pouvait dormir. Quand il entra à la Clinique, il nous assura qu'il était déjà beaucoup mieux, parce que depuis un mois il avait suivi le traitement par la diète carnée exclusive et l'acide lactique, qui lui avait été conseillé par un jeune médecin distingué, notre élève et votre condisciple ; cependant la cure n'était pas assez rigoureuse ; il y avait moins de soif et de polyurie, et un peu plus de forces.

Au moment de son entrée, il émettait 2,700 c.c. d'urine, poids spécifique 1029 ; 168 gr. de sucre dans les vingt-quatre heures. Après huit jours de diète exclusivement carnée, avec un peu d'acide lactique, il ne restait que quelques traces de sucre dans les urines : le dixième jour, elles avaient complétement disparu. Après avoir fait l'expérience de notre cure dans sa rigueur absolue, notre malade avoua qu'il n'avait pas cru d'abord à une diète aussi rigoureuse, et que chez lui, il avait mangé, quoique avec modération, des aliments qui lui étaient maintenant interdits. Au jour de son entrée, il pesait $58^{kil},5$; après six semaines de diète rigoureuse, il pesait $59^{kil},3$. Rentré chez lui, mais continuant exactement la cure, il pesait le 1er mai 60 kil. En janvier 1871, il pesait $65^{kil},3$, et bien que revenu, depuis quatre mois, à l'usage modéré des farineux, ses urines étaient libres de sucre ; en fait, il ne présentait plus aucun symptôme de diabète, mais il était gros et robuste, plus qu'avant d'être malade. Je l'ai prié de venir aujourd'hui, afin de vous le présenter, il a gentiment répondu à mon appel, et vous le voyez si frais et si fort, que ceux d'entre vous qui l'ont vu diabétique doivent avoir grand'peine à le reconnaître. Le professeur *Primavera* a examiné ses urines aujourd'hui même : pas de sucre, guérison complète depuis deux ans (1). A chaque nouvelle année, ce brave homme m'envoie une lettre de bons souhaits dans laquelle il m'informe de son état de santé ; je l'ai revu en juin 1874, il va parfaitement, bien que ses ressources ne lui permettent pas toujours de se procurer un plat de viande à son dîner.

OBSERVATION II. — M. *Luigi Vinci*, de Naples, retraité de l'armée italienne, 46 ans, entré à la Clinique le 9 mars 1870.

Malade depuis un temps indéterminé, à la suite d'abus de farineux : quatre mois avant son entrée à la Clinique, l'analyse des urines avait fait reconnaître le diabète, accusé aussi par la faiblesse extrême, la maigreur, la soif ardente, la polyurie excessive : plusieurs semaines avant d'entrer à la Clinique il s'était décidé, sur le conseil du docteur *Fienga*, à se soumettre à la diète carnée exclusive, qui améliora beaucoup plusieurs symptômes, notamment la polyurie et la soif ; mais il ne se sentait pas capable de continuer le régime.

(1) Nous voulions ajouter à cette observation, et à plusieurs autres, les tableaux chromolithographiques qui les accompagnent dans l'édition italienne, et qui établissent, jour par jour, la quantité des urines, leur densité, la quantité du sucre, la température du malade, le nombre des pulsations, etc. Des difficultés matérielles d'exécution s'y sont opposées.

(*Note du traducteur.*)

Le 10 mars il émit 2900 c.c. d'urine : poids spécifique 1031 ; 229 gr. de sucre dans les vingt-quatre heures. Le même jour, le malade fut mis à la iète carnée : le 12 mars, après n'avoir mangé que de la viande, si ce n'est chaque jour, au déjeuner, où il avait pris du café au lait avec un peu de pain, on eut 1755 c.c. d'urine, poids spécifique 1033 ; 83 gr. de sucre par litre, 142 gr. dans les vingt-quatre heures. Soumis alors à toute la rigueur de la cure, le sucre diminua rapidement et descendit à 66 gr. par jour, puis à 42^{gr},5 pour remonter à 64, et redescendre à 25, puis à 28, à 25, à 20, à 8, à 11, à 4 et enfin à zéro. Le 26 mars le sucre disparut complétement, mais un catarrhe aigu de l'estomac et des intestins avec vomissements nous obligea à modifier la diète, et le sucre reparut : enfin, l'acide lactique aidant, le catarrhe fut vaincu, la diète carnée reprise le 29 mars, le sucre redescendit le 31 mars à 23 gr., puis à 15, 12, 4, et enfin le 6 avril il disparut de nouveau et cette fois pour ne plus reparaître. Il est intéressant de noter que, dans ce cas, la disparition constante du sucre n'a eu lieu qu'après avoir refusé au malade même les limons, le vinaigre, les œufs, le beurre, le vin, l'huile de foie de morue, et jusqu'aux côtelettes, quand nous nous sommes aperçu que le cuisinier y mettait un peu de panure. En somme, la glycosurie cessa complétement après 27 jours de traitement : elle aurait cessé plus tôt avec un traitement plus rigoureux dès le premier jour, et sans l'intervention du catarrhe intestinal.

A son entrée, ce malade pesait 48^{kil},7, en six semaines il arriva à 54 kilog. Sorti de l'hôpital le 26 avril, il continua la cure pendant un mois, puis se remit à manger de tout. Je l'ai revu un an après, il me dit avoir gagné encore 12 kilog. depuis sa sortie de la Clinique, ce qui ferait en tout près de 18 kilog. Notons que chez Grosso comme chez le capitaine, nous n'avons vu la graisse s'accumuler qu'au moment où les malades ont pu manger de tout : avec la diète carnée, ils augmentaient de poids, jusqu'à un certain point, mais il fallait une alimentation plus complète pour grossir rapidement. Cet accroissement de poids est à coup sûr très-important pour juger les effets d'un traitement sur le renouvellement matériel de certains individus : avec lui finissent tous les doutes sur l'efficacité de la cure, et aussi sur sa raison d'être. Avant le traitement, ce malade présentait une température abaissée, comme beaucoup de diabétiques, 35 à 36° C., et je n'ai pas hésité à le considérer comme fébricitant, quand il arriva tout à coup aux 37° normaux, sous l'influence du catarrhe gastro-entérique aigu. Il présentait aussi une grande quantité d'urée dans ses urines, et cette quantité augmentait en proportion de la viande mangée : cela prouve qu'il a brûlé en grande abondance les albuminates introduits, s'en servant pour la combustion physiologique. De ce fait qu'il brûlait l'albumine en excès, tandis qu'il ne brûlait pas le sucre, on doit conclure à un déplacement de la combustion organique, déplacement qui a pour but de maintenir la température à un degré compatible avec la conservation de la vie, quoiqu'inférieur à celui de la santé. On comprend aussi pourquoi les forces reviennent, ainsi que la chair et la graisse, quand on a introduit une quantité d'albumine beaucoup plus considérable, et dès lors suffisante pour les besoins de la combustion, de la respiration et de la thermogénèse.

M. Vinci se porta bien jusqu'en octobre 1871 ; cependant il mangeait, et jusqu'à l'abus, des farineux et même des bonbons ; lui-même l'avouait, mais il alléguait ses médiocres ressources financières. J'ai appris plus tard, que de nouveaux abus de farineux l'avaient rendu de nouveau malade, qu'il n'avait suivi aucun traitement, et qu'il était mort, en janvier 1872, d'une phthisie suivant les uns, d'une pneumonie suivant les autres.

OBSERVATION III. — M. *Nicola Cardinale*, prêtre, 65 ans, reçu à la Clinique le 3 mai.

Diabétique par abus des farineux depuis un an, avec grande soif, polyurie, amaigrissement ; lui aussi suivait notre traitement depuis deux mois, mais pas avec une rigueur suffisante, et il continuait à avoir 74 gr. de sucre par litre d'urine, quantité totale des vingt-quatre heures ; poids spécifique 1028. Soumis à la pleine rigueur du traitement, il s'améliora rapidement, mais persista à présenter de 4 à 8 gr. de sucre par jour. Après avoir étudié les causes de cette persistance singulière, *je lui interdis de célébrer la messe. Le sucre disparut immédiatement.* Ce fait montre à quel excès de rigueur il faut conduire ce traitement dans les cas avancés du diabète. L'urine descendit comme poids à 1014. — Ce malade pesait en entrant 49^{kil},5, après six semaines 50^{kil},2 ; eu égard à son âge avancé, au marasme sénile déclaré, cette augmentation de poids n'est pas à dédaigner.

OBSERVATION IV. — M. *Salvatore Musdace*, 57 ans, de Naples, trompette de la Garde nationale.

Impuissant et maigrissant depuis trois ans, avec faim, soif et polyurie de 5 à 6 litres par jour, sans cause connue, si ce n'est l'alimentation presque exclusivement amylacée, il entra à la Clinique le 26 février 1871 ; il émit 3 litres d'urine, poids spécifique 1042 ; 372 gr. de sucre par jour. Après douze jours de cure rigoureuse, absence complète de sucre, quantité quotidienne 1200 c.c., poids spécifique 1022 qui descendit le 14 mai à 1017. Cette lente diminution du poids spécifique après la disparition du sucre est intéressante, car elle indique une majeure combustion des albuminates. On nota ici la rapide diminution du sucre, et la persistance des petites quantités, après quelques jours de traitement ; cela est ainsi dans les cas avancés : ce n'est que dans les cas légers, commençants, que le sucre disparaît tout de suite complétement. Ce malade est encore intéressant par sa température, restée basse, 35°,7 C., 36°, rarement |36°,5, tant qu'il a du sucre, et 12 à 14 respirations ; dès que les forces sont revenues, la température est remontée à 37° et la respiration à 16-18.

La guérison de ce malade persista quand il reprit le régime ordinaire : à sa sortie de la Clinique, après quatre mois de séjour, il pesait 5^{kil},6, de plus qu'au moment de son entrée ; rentré chez lui, il fut obligé de reprendre un régime presque exclusivement composé de fécules et d'herbages. Dix-huit mois plus tard, il eut un abcès du périnée, qui guérit après opération, et bientôt après, la faim, la faiblesse et la polyurie revenant, il se mit spontanément à la diète carnée : puis il rentra à la Clinique le 9 février 1873, présentant 107 gr. de sucre pour 1530 c.c. d'urine. Après deux jours de diète mixte, il avait 255 gr. de sucre sur 2410 c.c. d'urine dans les vingt-quatre heures. Après six jours seulement de diète rigoureuse, le sucre disparut pour ne plus revenir. Le 13 mai le malade sortit, très-bien guéri.

OBSERVATION V. — M. *Francesco Maria R.*, 60 ans, d'Aversa. Il aimait peu la viande, et n'en mangeait presque jamais : aucune cause que l'abus des farineux et des sucreries : ni émotions morales, ni chagrins. S'affaiblissant et maigrissant depuis longtemps, depuis trois ou quatre ans, il éprouvait une grande sécheresse de la bouche : depuis un an très-grande polyurie, soif extraordinaire, et émaciation encore plus rapide. Depuis six mois la glycosurie était connue, et traitée par les alcalins, sans aucun avantage : la polyurie même s'était accrue. Dans la première analyse quantitative, le 20 septembre 1870, le professeur *Prima-vera* nota 4 litres d'urines très-pâles, d'une pesanteur spécifique de 1034, avec 100 gr. de sucre par litre. Dans la seconde ana·lyse, on trouva 5 litres d'urine avec 550 gr. de sucre. Le 2 octobre le professeur *Buonomo* le soumit à ma cure carnée, avec 5 gr. d'acide lactique. Après *quatre* jours, les urines examinées de nouveau étaient entièrement libres de sucre : un litre en vingt-quatre heures : poids spécifique 1018 ; couleur normale : acide urique abondant.

C'est à ce moment, 2 octobre 1870, que je vis le malade, en consultation avec les professeurs *Buonomo* et *Ramaglia*, et les docteurs *Ruffo* et *Grimaldi* d'Aversa. On décida de continuer la cure, ce qui fût fait très-scrupuleusement par le malade, bien que ce fut un grand sacrifice. Tous les huit ou dix jours, on refit l'examen des urines, qui restèrent exemptes de sucre, avec un poids de 1017 à 1020, et riches en urée et en urates. La cure fut ainsi suivie très-rigoureusement jusqu'à la fin de décembre. Le malade commença alors à manger des légumes verts, puis des fruits : au mois de février un peu de pain et de pâtes; et peu à peu il en augmenta la quantité, préférant les haricots, les pois et les lentilles aux céréales, mais mangeant surtout de la viande et des œufs. En juin, il commença à manger des sucreries. La glycosurie ne reparaissait pas. Aujourd'hui encore ce monsieur, que vous avez vu ici, car il a voulu entendre une de mes leçons sur le diabète, jouit de la meilleure santé. Son poids a augmenté de plusieurs kilogrammes, il est robuste et bien portant. En septembre 1874, la guérison persiste, complète.

Observation VI. — Mgr *B.*, patriarche archevêque d'Antioche, né à Candie, 64 ans, diabétique depuis quatre ans, avait eu auparavant des fièvres intermittentes en Syrie ; grands chagrins antérieurs, grandes fatigues morales et physiques, et enfin, il y a quatre ans, grande frayeur par le fait d'une agression dans laquelle il fut menacé de mort ; à titre de traitement, il fut saigné jusqu'à devenir exsangue, et tomba en syncope. Notons que ce malade se nourrissait presque exclusivement de farineux et de douceurs.

En 1867, Mgr commença à éprouver de l'ardeur de la bouche et des lèvres, avec soif ardente et polyurie, surtout la nuit; il observa dès lors que les mouches se jetaient en grand nombre sur ses urines, dont les gouttes tachaient ses vêtements. Peu à peu la faim augmentait, et cependant le malade maigrissait, la polyurie s'accroissait toujours. En novembre 1870, il fut vu par deux de mes collègues qui lui ordonnèrent mon traitement : les urines qui pesaient d'abord 1042 descendirent rapidement à 1020 : le sucre disparut ; mais après huit jours, il mangea du pain, et rechuta immédiatement : trois fois il reprit la cure rigoureuse, mais chaque fois il revint trop vite au pain, et rechuta. Cependant il y eut une amélioration notable en ce sens que la soif et la polyurie diminuèrent beaucoup.

Quand il vint à Naples, au printemps de 1871, il émettait trois litres d'urine par jour, d'après l'analyse du professeur *Primavera :* poids spécifique 1035, sucre 240 gr. par vingt-quatre heures. Après cinq jours seulement de cure rigoureuse, le poids spécifique des urines descendit à 1018 et le sucre disparut. Quinze jours plus tard, le malade ayant pris une limonade un peu sucrée, eut de nouveau un peu de sucre : puis il fit la cure très-rigoureusement pendant deux mois, et dès lors, complétement guéri, il put revenir d'abord à l'usage des fruits et des légumes, le mois suivant à l'usage du pain : la guérison persiste encore aujourd'hui, d'après les nouvelles que j'ai reçues. Il sait lui-même analyser ses urines et surveiller ainsi les résultats de son régime. Tous les diabétiques devraient apprendre à le faire aussi : les rechutes seraient beaucoup plus rares.

OBSERVATION VII. — Le baron archiprêtre *Girolamo M. di G.*, d'Andiano (Lecce), 52 ans, me fut envoyé par le docteur *Stasi* de Spongano, après que le docteur *Voccoli* l'eût soumis quelques temps à ma cure. Deux de ses sœurs étaient mortes phthisiques ; lui-même était grêle, sujet à des fièvres intermittentes et à des troubles digestifs, dont la chasse l'avait guéri. A 32 ans, il était entré au séminaire ; peu après fut repris par sa dyspepsie acide et eut des crachements de sang ; il se nourrissait de légumes et de fruits, ne mangeant qu'exceptionnellement de la viande. Quand je le vis, il souffrait depuis un an de la soif avec polyurie ; depuis le même temps, il mangeait et digérait bien. *Voccoli* avait constaté la présence du sucre, et ordonné mon traitement ; sous son influence la santé du malade s'améliora bien vite ; la soif et la polyurie disparurent : le sucre diminua très-rapidement. Mais les douleurs d'entrailles revinrent et le sucre augmenta à chaque nouvelle atteinte, oscillant entre 30 et 40 gr. par litre. Le docteur *Voccoli* nota que la glycosurie disparaissait, ou à peu près, quatre heures après le dîner, pour ne reparaître très-abondante que trois heures avant le dîner du lendemain.

Le catarrhe gastro-intestinal traité et amélioré, la cure anti-diabétique réussit très-bien : mais le sucre reparaissait dès que le malade mangeait du pain. A travers tous ces essais, l'état général était meilleur : le malade, de 61 kilog. et demi, était arrivé à 63 kilog. en trois mois. Il en était là quand je le vis, en avril 1871. Je ne fis qu'écarter les derniers vestiges de farineux que le malade avait conservés dans son régime, et après plusieurs mois de traitement, il put revenir impunément à l'usage modéré du pain.

Ce malade très-intelligent vérifie encore quotidiennement l'état de ses urines.

OBSERVATION VIII. — M. *Filoteo V.* de Furci (Chieti), 51 ans. Il se découvrit le diabète en avril 1871, après une période de malaises indéfinis : alimentation presque exclusivement amylacée. Il vint à Naples, où, le 4 octobre, *Primavera* trouva 60 gr. de sucre par litre d'urine, et environ 4 litres d'urine par jour. Il était aussi maigre que possible, très-faible, impuissant, souffrant de la soif, de la faim. Il fit une cure très-rigoureuse de 55 jours, mangeant un kilogramme de viande par jour : puis retourna peu à peu, suivant les règles tracées, à l'alimentation mixte. Le 8 octobre 1872, il revint à Naples, et on constata la disparition définitive de la glycosurie ; M. V. était plus fort qu'avant d'être diabétique, et débarrassé d'un rhumatisme auquel il était sujet autrefois. Voilà un malade auquel l'acide lactique n'a pas donné un rhumatisme, comme le craint *Foster*. En septembre 1874, la guérison se maintenait complète.

OBSERVATION IX. — M. *Leopoldo Lam...* de constitution grasse, 60 ans, propriétaire à Naples ; abus constant des farineux. Malade depuis plus de deux ans, atteint de la cataracte depuis un mois, éliminant 6 litres d'urine, contenant 730 gr. de sucre, et du poids spécifique de 1037, avec quelques traces d'albumine, d'après l'analyse de *Primavera* du 9 décembre 1870. Soumis au traitement rigoureux, diète carnée et acide lactique, il éprouva dès les premières vingt-quatre heures, une amélioration extraordinaire : après trois jours, la polyurie et la glycosurie avaient disparu. Le 4 janvier, le malade remarqua une amélioration de la vue : il se remit à manger du pain et même des sucreries, sans rechute. Le 18 janvier 1871, le poids des urines était de 1011 :

le malade resta bien portant pendant quelques mois, puis mourut d'une pneumonie lobaire aiguë intercurrente.

OBSERVATION X. — Madame *M.*, de Malte, 52 ans. Vivant presque exclusivement de farineux, de fruits et de pâtes, souffrant depuis longtemps de soif et de polyurie, elle a notablement maigri depuis deux ans ; il y a neuf mois, le diabète a été reconnu ; la malade a été soumise à ma cure, laquelle n'a pas été assez rigoureusement suivie. Je la vis en consultation avec le professeur *Cesare Olivieri* et le docteur *J. B. Sammut*, médecin anglais : nous découvrîmes chez elle un épithelioma utérin. Les urines, analysées par *Primavera*, donnèrent : 4 litres par jour, poids spécifique 1032, 400 gr. de sucre par jour (8 mai 1871). Soumise immédiatement à la cure rigoureuse, dès le 14 mai il n'y avait plus ni polyurie, ni soif, et les urines, du poids spécifique de 1026, ne contenaient plus que 25 gr. de sucre par jour : le 22, elles ne contenaient plus de sucre, et ne pesaient plus que 1026. Les urines restèrent ainsi, même après que la malade fut revenu à manger des fruits doux, et surtout des oranges, jusqu'au moment de sa mort, survenue longtemps après, par le fait de sa tumeur utérine.

OBSERVATION XI. — M. *Angelo N.*, architecte à Palma (près Nola), 47 ans, diabétique depuis quatre ans environ. Il abusait des farineux et des fruits. Il y a trois ans, il eut une apoplexie avec hémiplégie droite : son bras droit est resté faible : depuis deux ans, la voix est éteinte, par paralysie des muscles glottiques. Le 10 novembre 1870, l'analyse de *Primavera* montra : 6 litres d'urine par jour : poids spécifique 1035 : 900 gr. de sucre par vingt-quatre heures. Soumis à ma cure par *Primavera* lui-même, dès le 22 novembre, les urines étaient descendues à 1 litre environ, poids spécifique 1022, pas trace de sucre. Le malade pesait 66 kilog., le 31 janvier il pesait 71 kilog. Ce monsieur mourut plus d'un an après avoir été guéri du diabète, d'une attaque d'apoplexie : bien qu'il eût repris depuis longtemps l'alimentation mixte, ses urines étaient restées exemptes de sucre : leur poids à 1016-1018.

OBSERVATION XII. — M. *Adamo A.*, artiste célèbre du théâtre Italien, souffrant depuis longtemps de soif, polyurie et faiblesse générale, reconnu diabétique depuis quelques mois : causes inconnues à part l'abus habituel des farineux. Il présentait 65 gr. de sucre par litre d'urine, et le poids spécifique de 1030, quand, le 22 avril 1872, il fut soumis à mon traitement par M. *Finizio*, pharmacien de Naples. Le 25 mai, les urines pesaient 1013 : elles étaient exemptes de sucre, et sont restées telles jusqu'à ce jour (septembre 1874) : M. *A.* se porte très-bien, et continuera ainsi, s'il n'abuse plus des farineux : nous l'espérons dans l'intérêt de l'art italien.

OBSERVATION XIII. — M. *Raffaelle de P.*, de *Pianella* (Teramo), amylivore acharné, diabétique dès longtemps, avec 50 gr. de sucre par litre, fut soumis à ma cure le 12 mars 1872 : très-rigoureusement observée jusqu'au 30 mars seulement, jour où le malade a commencé, mais avec beaucoup de modération, à manger des féculents. Les urines analysées le 22 avril et le 12 mai 1872 avaient un poids spécifique de 1013, et manquaient absolument de sucre. Bien que le malade n'eut, pour ainsi dire, jamais mangé de viande avant ce traitement, il s'en trouva très-bien : la guérison se maintint une année entière. En mai 1873, redevenu diabétique, après un nouvel abus des farineux, il guérit de nouveau par une courte reprise du traitement. En janvier 1874, ses urines étaient toujours exemptes de sucre.

OBSERVATION XIV. — M. *Rodolfo S.*, prêtre de Palma, âgé de 60 ans, ne vivait presque que de farineux et de fruits. Il éprouva en décembre 1870 les premiers symptômes du diabète, soif, polyurie, et amaigrissement progressif ; l'insomnie le fatiguait beaucoup. Les urines, examinées le 7 février 1871, contenaient 38 gr. de sucre par litre : le malade commença ma cure le 8 février, et déjà, le 18, les urines réexaminées étaient exemptes de sucre ; le 8 mars, le malade commença à manger des noix, des amandes, des limons : les urines restèrent normales ; de même le 11 août, après que le malade fut revenu à l'usage modéré du pain. Il continue à se très-bien porter, en septembre 1874. Je l'ai su par le docteur *Carbone* de Vico di Palma.

OBSERVATION XV. — Le docteur *Francesco B.*, de Frascineto de Calabre, médecin à Castrovillari, 39 ans, se nourrissait surtout de farineux ; il avait survécu à deux atteintes du choléra, en 1867, et éprouvé de grands chagrins : reconnu diabétique depuis six mois, après une analyse des urines, à laquelle il se décida, parce qu'il souffrait de soif, faim, polyurie, impuissance et faiblesse extraordinaire. Il vint me voir le 5 novembre 1871 ; ses urines, examinées par le professeur *Primavera*, pesaient 1029 et contenaient 80 gr. de sucre par litre : soumis à mon traitement, diète carnée absolue et acide lactique, après huit jours la glycosurie avait disparu. Il quitta Naples quelques mois après : le sucre était toujours absent, bien qu'il eût repris l'usage des œufs, des légumes verts, des fruits et quelque peu des farineux. Il m'a écrit le 5 mars 1873 : il m'assure qu'il se porte parfaitement, « bien qu'il mange de tout. »

OBSERVATION XVI. — M. *Raffaele C.*, perruquier, 26 ans, de Naples. Souffrant depuis deux mois d'une grande soif, de la faim, de polyurie, impuissance, faiblesse et amaigrissement général, sans autre cause appréciable que son alimentation presque exclusivement farineuse, a été traité à Paris avec des boissons sucrées et acidulées qui améliorèrent le catarrhe gastrique, mais aggravèrent les autres symptômes. — Quand je le vis, le 15 novembre 1871, il avait une polyurie de 5 litres par jour, les urines présentaient le poids spécifique de 1043, et contenaient, d'après l'analyse du professeur *Primavera*, 90 gram. de sucre par litre, ce qui faisait environ 450 gr. de sucre perdus en vingt-heures : il pesait 49^{kil},3. Soumis à la cure le 16 novembre, ses urines furent examinées le 23 novembre : elles étaient *privées de sucre;* tous les symptômes de diabète avaient disparu ; le poids du malade arrivait à 50 kilogr. A dater de ce jour, l'amélioration continua progressivement ; le 20 janvier 1872, le malade pesait 52^{kil},7, le 26 janvier 53^{kil},1, le 4 février 54^{kil},8, le 8 mars 56^{kil},3, le 27 mars 56^{kil},6, le 8 avril 57^{kil},1, le 27 avril 57^{kil},7, le 30 avril 58 kilog., le 24 mai 59 kil. Il avait donc gagné, en six mois, 10 kilogr. Aujourd'hui il va très-bien, mange de tout et engraisse toujours : revu par moi au printemps de 1874, il se montra sous un aspect extrêmement florissant : il était heureusement marié depuis plusieurs mois. Aujourd'hui encore (septembre 1874), il se porte parfaitement bien.

OBSERVATION XVII. — M. N. N., de Malte, âgé de 40 ans. Ce monsieur, que j'ai vu pour la première fois en consultation avec le docteur *Jos. B. Sammut*, était enclin par tempérament à la polysarcie; toute sa vie il avait fait abus des farineux et des bonbons, ne mangeant jamais de viande. Diabétique depuis six mois, il avait déjà suivi mon traitement à Malte. Il n'en vint pas moins à Naples, avec 30 gr. de sucre par litre, avec trois litres d'urine par jour, donc 90 gr. de sucre dans les vingt-quatre heures. Soumis à toute la rigueur de notre cure, après huit jours seulement, le 14 juin 1872, les urines présentaient le poids spécifique de 1020, leur quantité était de 1750 c. c., et le sucre avait complétement disparu. Ainsi rétabli, il fit un voyage dans toute l'Europe, consultant tous les médecins de quelque renom, et fit encore une cure aux eaux de Carlsbad et à celles de Vichy. Il m'envoya de Carlsbad une analyse de ses urines et quelques lignes du docteur *Seegen*, desquelles il résulte que le sucre n'avait plus reparu bien qu'il eût élargi son régime : je le revis aussi en décembre, complétement rétabli. Il m'a écrit encore le 25 mars 1873 qu'il se portait complétement bien. En date du 10 mars 1874, il m'écrivit de nouveau pour me dire que ses forces et sa nutrition allaient bien, mais qu'à la suite de quelques excès de nourriture, de petites quantités de sucre avaient reparu et persistaient dans les urines, bien qu'il eût repris un régime composé de viandes, de légumes verts et de pain de gluten; il me demandait conseil à ce sujet. Je lui répondis de reprendre la cure dans toute sa rigueur, pendant un temps assez long (trois mois au moins), et surtout de renoncer au pain de gluten, qui contient toujours trop d'amidon pour un diabétique; cependant le malade n'a pas voulu, jusqu'à présent, y renoncer.

OBSERVATION XVIII. — Mademoiselle *Rosina G.*, de Piedimonte d'Alife, âgée de 20 ans, fille d'une mère phthisique : une de ses sœurs est devenue diabétique avant elle. Elle se nourrissait presque exclusivement d'amylacés et de sucreries. Depuis trois ans elle souffre de polyurie, faim, soif et grand amaigrissement : depuis deux ans, elle est reconnue diabétique, grâce à une analyse faite par le professeur *Primavera* en 1868; elle a été soumise à diverses cures, notamment à celle des eaux de Casamicciola d'Ischia : tout cela ne servit à rien. Au printemps de 1870, elle reçut les soins des docteurs *Caso* et *Paterno* qui lui ordonnèrent mon traitement; elle gagna rapidement en bien-être et en nutrition; en quinze jours ses urines devinrent exemptes de sucre, et bien que, peu de temps après, elle fut retournée au régime mixte, à l'usage du pain et des fruits, son urine resta libre de sucre : moi-même ai revu la malade en septembre, en bon état de nutrition, avec des urines normales, du poids spécifique de 1019, privées de sucre. Voyant qu'elle désirait beaucoup manger des aliments amylacés et sucrés, je le lui permis, tout en lui recommandant chaudement de ne jamais abuser, comme elle le faisait autrefois, des farineux et des bonbons, qui lui avaient une fois déjà procuré le diabète, et pourraient très-bien le lui

rendre une seconde fois. Il est intéressant de noter dans ce cas
que, avant la disparition du sucre des urines, celles-ci contenaient une très-grande quantité de *cristaux d'oxalate de chaux*, ce
qui me suggéra l'idée que, l'acide oxalique, dans certains cas,
pouvait, pour ainsi dire se substituer au sucre, en ce sens que,
la combustion des hydrocarbures étant améliorée dans l'organisme, ceux-ci commencent bien à se brûler, mais ne peuvent
arriver à une parfaite oxydation et décomposition en eau et
acide carbonique, et se transforment ainsi en acide oxalique
par combustion incomplète. Dans le diabète la combustion du
sucre manque absolument, il reste à l'état de sucre : les conditions de l'organisme s'améliorant, la combustion arriverait à
produire de l'acide oxalique, avant d'arriver à être complète.
Notez que le fait de l'apparition d'une quantité considérable d'oxalate de chaux, dans les urines, après la disparition du sucre, a
été plus tard vérifiée par moi à plusieurs reprises, et plusieurs
autres fois par le professeur *Primavera*. — Cette jeune fille
va bien jusqu'à présent : le 18 avril 1873, j'ai reçu une lettre de
son frère, M. *Alfonso G.*, qui me recommandait une autre malade
de sa connaissance, ajoutant que sa sœur se portait parfaitement bien : je l'ai revue en août 1873, et dernièrement, en septembre 1874, j'ai su par son frère qu'elle jouit d'une santé flo-
rissante.

OBSERVATION XIX. — Le prêtre C., de Caserte, âgé de 38 ans,
se nourrissant surtout d'amylacés, diabétique depuis 4 ans, avec
100 gr. de sucre par litre, après avoir consulté divers médecins
primaires de Naples, et été soumis à diverses cures par l'arsenic,
la strychnine, l'huile de foie de morue, le fer, l'hydrothérapie, etc., fut mis, en janvier 1871, à la diète carnée exclusive,
grâce à laquelle le sucre disparut totalement après un traitement rigoureux de 40 jours. J'ai revu le malade le 28 septembre 1871 pour un catarrhe chronique de l'estomac, bien nourri
cependant, avec l'urine normale, un litre à un litre et demi
par jour, sans trace de sucre, bien que depuis longtemps il fût
revenu à l'alimentation mixte. J'ai eu encore des renseignements
directs sur ce malade le 30 mai 1873, et j'ai su qu'il se portait
complétement bien; aujourd'hui encore il jouit d'une santé
parfaite, à ce que m'a appris en juin 1874, un de ses amis, officier
dans l'armée.

OBSERVATION XX. — M. *Michele L.*, d'Acireale, a toujours abusé extraordinairement des fruits et des sucreries : il fut soumis par le docteur *Vigo*, d'Acireale, à ma méthode curative, et guérit parfaitement. En août 1872, il vint lui-même à Naples, et voulut me voir pour s'assurer que sa santé était bien revenue : il m'apporta l'analyse de ses urines, faite le 22 août par le professeur *Primavera*, analyse qui attestait l'absence complète de sucre. Une lettre du docteur *Vigo*, datée du 4 juin 1873, m'affirme de nouveau la parfaite bonne santé de ce malade.

Observation XXI. — M. *Antonio G.*, notaire d'Ajello del Sabato (Avellino), souffrait depuis deux ans d'une sécheresse de la bouche, et depuis un an d'une soif vive, avec polyurie, accroissement de l'appétit, impuissance et transpiration : depuis trois mois, très-remarquable amaigrissement, avec faiblesse générale. C'est un homme à tempérament flasque, avec tendance adipeuse, il a eu déjà dix attaques de goutte; depuis deux ans, il en est débarrassé : il abusait singulièrement des aliments farineux. Reconnu diabétique par le docteur *De Capraris*, d'Atripalda, le 12 septembre 1870, il se présenta à moi le 15 septembre avec une polyurie de 5 à 6 litres, le poids spécifique étant 1032, et 72 gr. de sucre par litre. Soumis à la cure, et revu le 24 novembre 1870, il se portait parfaitement bien, avait gagné en force et en nutrition et présentait des urines du poids de 1022, entièrement libres de sucre. Il reprit impunément l'usage modéré des farineux ; depuis longtemps je l'ai perdu de vue.

Observation XXII. — Le chanoine *Vito M.*, de 59 ans, de S. Agata dei Goti, archiprêtre de T., abusa pendant toute sa vie des farineux et des fruits; il était diabétique depuis huit mois, avec 8 à 10 litres d'urine par jour, grand amaigrissement, et obscurcissement commençant de la vue. Il vint me voir en mars 1872. Après vingt jours de traitement, il ne présentait plus de sucre : il continua la cure pendant quelques mois, puis revint à l'alimentation mixte. — Aujourd'hui encore (septembre 1874), il se porte parfaitement bien, mange de tout, et par précaution a adopté le régime suivant : trois jours par semaine, il ne mange absolument que de la viande.

Observation XXIII. — Le chanoine *Francesco F.*, âgé de 61 ans, vicaire épiscopal de Malte, mangeait de la viande très-rarement, se nourrissait presque exclusivement de farineux et de fruits doux, et abusait aussi du sucre, au point d'en avoir presque constamment un morceau dans la bouche. Depuis longtemps souffrant, affaibli, amaigri, reconnu diabétique depuis sept mois, il vint me voir le 3 août 1872, avec une polyurie notable (3 à 4 litres par jour) : les urines, du poids spécifique de 1032, contenaient 60 gr. de sucre par litre : soumis à la cure, les urines, après huit jours, étaient exemptes de sucre, et leur poids descendait à 1018. Il revint peu à peu à l'usage des amylacés, sans qu'il en résultât rien de fâcheux, et jusqu'aux dernières nouvelles, il continuait à jouir de la meilleure santé. J'ai eu encore un rapport à son sujet au mois de juin 1874, par son frère venu à Naples pour une maladie; j'ai appris avec plaisir qu'il va très-bien, mange de tout, mais des farineux avec une sage modération.

OBSERVATION XXIV. — M. *C. Pietro B.*, âgé de 44 ans, de Malte, grand consommateur de farineux, de fruits et de sucreries, car il mangeait, même la nuit, des fruits confits et des bonbons. Reconnu diabétique depuis deux ans, il se présenta à moi le 14 juillet 1872, avec 100 gr. de sucre par litre; le poids spécifique de ses urines était 1041 : il avait, en outre, une faiblesse de la vue, attribuée par les professeurs *Castorani* et *Del Monte*, qu'il avait consultés successivement, à une hypérémie de la papille optique. Soumis à ma cure, les urines étaient exemptes de sucre dès le 22 juillet, leurs poids spécifique réduit à 1025 ; il crut alors pouvoir faire usage du lait, mais en fut vite puni par la réapparition du sucre dans les urines à la dose de 6 gr. par litre, avec augmentation à 1028 de leur poids spécifique : le lait supprimé, et la cure rigoureuse instituée de nouveau, l'analyse des urines exécutée le 3 août, par le professeur *Primavera*, démontra que le sucre avait disparu, et que le poids spécifique était revenu à 1025 (poids encore élevé et dû à l'abondance de l'urée et des urates); cet état a persisté longtemps, puis le malade a été perdu de vue.

OBSERVATION XXV. — M. *Domenico Z.*, avocat, d'Oppido (Calabre), 56 ans, de constitution adipeuse, se présenta à moi le 14 mai 1871. Il n'a jamais eu que des fièvres intermittentes, et a toujours mangé beaucoup d'aliments amylacés. Étant venu habiter un pays très-humide, il commença à éprouver une torpeur dans les pieds et dans les mains, et puis des tiraillements et des contractions dans toute sa personne que ses médecins attribuaient à des rhumatismes (?). En même temps, il souffrait d'une polyurie qui lui faisait remplir deux ou trois vases par jour. Le

16 mai son urine présentait 100 gr. de sucre par litre : soumis au traitement, le 19 mai le sucre était à peine appréciable : ce malade ayant éprouvé un peu de diarrhée et quelques douleurs viscérales, on dut à ce moment ordonner de l'opium et de la gomme. Il reprit plus tard la cure, et se guérit tout à fait du diabète, comme me l'affirment les nouvelles reçues au commencement de 1874.

OBSERVATION XXVI. — M. *Francesco P.*, de Corato (Bari), propriétaire, âgé de 44 ans, ne mangeait que rarement de la viande, et toujours en très-petite quantité : il se nourrissait presque exclusivement de fécules, de fruits et surtout faisait un très-grand abus des bonbons. Malade depuis trois ans, sans cause connue : impuissance, soif, polyurie jusqu'à 4 litres environ par jour, et, depuis quelques mois, affaiblissement de la vue; il vint vers moi le 29 juillet 1872; ses urines analysées par le professeur *Primavera* contenaient 45 gr. de sucre par litre, et présentaient un poids spécifique de 1033. Soumis à la cure le 31 juillet, les urines étaient, dès le 8 août, du poids spécifique de 1014, et complétement privées de sucre. Ces urines étaient donc très-pauvres en urates. Après trois mois de cure très-rigoureuse, le malade fit deux mois de régime mixte, mais mangea surtout de la viande : les urines se maintinrent normales. A partir du 23 décembre 1872, le malade mangea de tout, comme un homme bien portant, et cependant les urines, examinées le 12 janvier et le 7 juin 1873 par le professeur *Primavera*, se trouvèrent complétement libres de sucre : ainsi le malade pouvait se considérer comme guéri du diabète, par cette épreuve de huit mois de régime mixte suivi impunément : cela n'empêche pas que, craignant son penchant ancien et prononcé pour les douceurs, je lui aie recommandé instamment de ne retourner jamais à cette funeste habitude, qui pouvait lui donner le diabète une seconde fois, comme elle avait fait une première (1).

---

(1) J'apprends, au moment où je corrige les épreuves, qu'un diabétique de Corato, vu par moi et par le professeur PRIMAVERA, et qui, pendant un an, s'était parfaitement bien porté, était retombé malade du diabète, à la suite d'un nouvel abus des farineux et des sucreries, et que, comme il n'avait pas voulu se remettre immédiatement à une cure rigoureuse, il était réduit au plus triste état. C'est peut-être Francesco P., mais ça pourrait être aussi M. *Mat.*, de Corato, que j'ai traité aussi, mais que je n'ai plus revu, ce qui fait que je n'ai rien su de positif à ce sujet.

(Note de l'auteur.)

Observation XXVII. — M. le baron *D'A.*, de Naples, âgé de 50 ans, grand consommateur de farineux et de bonbons glacés, souffrait, sans cause appréciable, depuis deux ans et demi, de polyurie, de faiblesse générale et d'impuissance ; depuis un an, la soif, spécialement après les repas, était si extraordinaire que, pour l'éteindre, il prenait d'ordinaire trois ou quatre glaces (riches en sucre, comme on sait), après lesquelles il avait encore plus soif qu'avant. Le 3 juillet 1872 il fit examiner ses urines par le professeur *Primavera*, et l'on y trouva 40 gr. de sucre par litre : le poids spécifique était de 1025. Soumis à la cure, ses urines présentèrent le 26 juillet, le poids spécifique de 1017, et se trouvaient absolument libres de sucre : il a continué depuis lors à se très-bien porter, quoiqu'il soit revenu à la nourriture ordinaire. Dans l'automne 1873, à la suite d'une absorption excessive de farineux et de bonbons glacés, le sucre reparut dans les urines, mais pris à temps, et traité pendant un mois seulement, la santé revint, les urines restèrent exemptes de sucre, jusqu'en mars 1874 : je n'ai pas de renseignements ultérieurs.

Observation XXVIII. — M. *Diego della R.*, diabétique depuis deux ans, qui ne mangeait absolument jamais de viande, et qui, soumis pourtant à mon traitement rigoureux, s'y habitua si bien qu'il la digérait parfaitement, même sans acide lactique. Ses urines avaient, le 18 juillet 1872, pour poids spécifique 1040, et contenant 100 gr. de sucre par litre : le 15 août, elles étaient privées de sucre, et leur poids spécifique était 1014. Il a continué à se porter bien, jusqu'aux dernières nouvelles reçues : mais il y a quelque temps déjà de cela.

Observation XXIX. — Le baron *Francesco T. S.*, de Nicastro, client du docteur *Staglianò* : cas intéressant surtout par les *intermittences de son diabète*. Ce malade se portait bien quand il se mettait à la diète carnée absolue, et même quand il ne prenait que de modiques quantités de substances amylacées. Mais quand il en faisait grand usage pendant quelques jours consécutifs, il redevenait méliturique, et souffrait de sécheresse, de soif et de polyurie. Sa nutrition restait cependant assez bonne. Il fit mon traitement, pas cependant avec toute sa rigueur, sur le conseil du docteur *Staglianò*, et guérit au point de se bien porter pendant toute une année, en mangeant de tout. En dernier lieu cependant, il y a eu rechute, et cette fois plus grave. Le 15 octobre, ses urines avaient le poids spécifique de 1029, et contenaient 50 gr.

de sucre par litre. Le malade soumis à la cure, le sucre disparut très-rapidement, reparut quelquefois pour très-peu de temps, à ce que j'ai appris depuis, et disparut de nouveau, tout cela comme réglé par le régime. — D'après des nouvelles postérieures reçues en janvier 1873, ses urines étaient libres de sucre, mais il était atteint de fièvres intermittentes avec hémoptysies ; ce dernier accident, était, suivant son médecin, sous la dépendance de l'infection malarique. En septembre 1874, j'ai su qu'il allait bien.

OBSERVATION XXX. — M. *Antonio Tirabelli*, de Villarica, propriétaire, âgé de 35 ans, client du docteur *Domenico Majone*, abusait des farineux et des sucreries, avait eu des fièvres intermittentes, et s'était exposé à des refroidissements : on ne peut constater chez lui aucune autre cause de diabète. Depuis quelques temps, il souffrait de polyurie avec soif, sans grande faim, et sans impuissance. Depuis deux mois, on avait constaté, dans l'urine, la présence du sucre, qui, le 5 janvier 1872, atteignait 80 gr. par litre. Le malade se soumit à mon traitement, et après trois jours seulement, les urines étaient exemptes de sucre. Il continua la cure pendant deux mois, très-rigoureuse pendant 25 jours, mais en se permettant trois fois l'usage de la chicorée : plus tard il l'adoucit encore. Les urines, examinées de nouveau, le 31 janvier, pesaient spécifiquement 1019 et ne contenaient pas le moindre sucre : elles restèrent ainsi, comme je m'en suis convaincu en faisant moi-même l'analyse qualitative des urines. Le malade se porta bien pendant plus d'un an, et se regarda comme guéri complétement, ayant gagné beaucoup en nutrition, en force et en belle apparence.

Les derniers renseignements reçus en 1874, par le docteur *Majone*, sont les suivants : le malade se sentait si bien portant que, se fiant trop à sa guérison, il s'est mis à manger des sucreries avec grand excès, et spécialement des mets sucrés : il remarqua en même temps que, chaque fois qu'il commettait semblable écart de régime, la soif et la polyurie reparaissaient : on constata même du sucre dans les urines. S'il reprenait un seul jour la cure rigoureuse, les urines redevenaient libres de sucre. Mais il répéta trop souvent ces abus de douceurs, car il lui déplaisait fort de se soumettre à cette suggestion, et, dans un accès de défiance, il décida qu'il courrait la chance, sans plus suivre aucun traitement : il finit par contracter de nouveau de la soif et de la polyurie en permanence, avec faiblesse de la vue, amaigrisse-

ment notable, impuissance, aphonie et faiblesse générale. Cette
dernière récidive dura quatre mois, pendant lesquels il continua
à abuser ainsi des aliments sucrés, à en manger chaque jour pour
3 ou 4 francs..... et il fit tous ces écarts, parce que, devenu œdé-
mateux jusqu'aux aines par faiblesse cardiaque, et aussi un peu
par une fatigue excessive des reins qui provoqua une légère
néphrite avec albuminurie, il se persuada qu'il mourrait fatalement d'hydropisie, alors même qu'il guérirait du diabète. Enfin
sur les insistances de ses amis, il reprit la cure, mais pas assez rigoureusement : après quinze jours, le sucre, très-abondant d'a-
bord, était redescendu à 30 gr. par litre, l'œdème diminuait,
les forces revenaient un peu, tandis que, la soif et la quantité
des urines étaient normales, et que la puissance virile avait reparu. Le 9 mars 1874, il se soumit à la cure rigoureuse que je
lui avais prescrite de nouveau, et après peu de jours, l'œdème
avait disparu entièrement. Les urines examinées le 27 avril 1874,
par le professeur *Primavera*, étaient complétement exemptes de
sucre, mais contenaient une quantité d'albumine petite, quoique
bien évidente. Cependant il était survenu un grave catarrhe gastrique avec inappétence complète ; les évacuations alvines étaient
abondantes et décolorées, à ce que m'affirma son médecin traitant, ce qui me fit soupçonner que l'atrophie du pancréas et
du foie était trop avancée, ainsi que le défaut d'assimilation et
d'absorption des intestins, d'où l'amaigrissement et la décolora-
tion des matières fécales. Dans l'espoir cependant qu'il ne s'agissait pas d'une dégénérescence primitive du pancréas et du foie,
mais d'une *atrophie incomplète* de ces organes, à laquelle on pouvait encore remédier, (si elle était consécutive à l'*épuisement diabétique*, auquel on pouvait opposer une amélioration de nutrition), je conseillai d'ajouter à l'acide lactique et à la pepsine,
déjà ordonnés par le médecin traitant, des graisses pancréatisées ;
et voici qu'immédiatement après leur emploi, le malade se mit
à mieux digérer, les selles s'améliorèrent et la nutrition se réta-
blit. Le docteur *Majone* m'écrivit alors : « Sous l'influence de ce
traitement, le malade est toujours allé de mieux en mieux. Après
cinq jours, la voix est devenue naturelle, les forces se sont amé-
liorées progressivement, le pouls est devenu plus fort et plus fréquent, l'état moral s'est amélioré, la soif complétement éteinte,
car il ne boit jamais en dehors des repas ; l'appétit est devenu
normal, avec désir d'aliments variés, et avec cette particularité

6

remarquable, une tendance instinctive vers les bouillons et vers les graisses pancréatisées, toutes choses qu'il détestait d'abord ; les selles sont régulières dans leur quantité, et même dans leur couleur, bien qu'elles ne soient pas absolument normales. » Les urines examinées par le professeur *Primavera* le 18 mai 1874, avaient pour poids spécifique 1018, et, quoiqu'elles fussent exemptes de sucre, contenaient quelques traces d'albumine, avec une normale proportion d'urée et d'urates. — Ce malade se porte encore bien actuellement, septembre 1874.

Ce cas est encore très-important, par sa forme apparente de *diabète intermittent* ; les intermittences étaient en rapport avec l'alimentation. Après avoir guéri du diabète, le malade continuait à se bien porter, quoique faisant usage d'une alimentation mélangée, pourvu qu'elle ne fut pas trop riche en matériaux sucrés, et ses urines restaient normales : à chaque excès de douceurs, les urines devenaient sucrées et abondantes. L'organisme pouvait donc vaincre et brûler une quantité médiocre d'hydrocarbures, mais il ne pouvait surmonter l'excès de ceux-ci, et quand il avait été, pendant quelques temps, encombré de ces éléments hydrocarburés, il perdait toute tolérance à leur égard, — et le diabète intermittent repassait à l'état de diabète continu. Ce cas démontre encore que l'on peut guérir le diabète, en suivant le traitement assez longtemps et rigoureusement, et que l'on peut le continuer encore quand on se porte bien ; mais qu'il ne faut plus *retomber* dans l'excès des hydrocarbures, et surtout des *bonbons* ; il démontre aussi que, un cas même très-léger de diabète, peut se transformer et devenir des plus graves, au point de menacer prochainement la vie.

Observation XXXI. — Le prêtre *Francesco Antonio San Germano*, curé de Carrano, âgé de 54 ans, se nourrissait presqu'exclusivement de farineux. Le 17 janvier 1871, il avait 75 gr., de sucre par litre d'urine (plus 10 gr. d'albumine), et le 5 avril 51 gr., de sucre (et 5 gr. d'albumine) ; soumis à mon traitement et reçu à la clinique, ses urines devinrent libres de sucre, et sont restées telles, même avec une alimentation mixte, jusqu'aux dernières nouvelles que j'ai reçues.

Observation XXXII. — M. le chanoine *Francesco G*. de Serra S. Bruno (Catanzaro), âgé de 65 ans, grand amateur d'amylacés, vint le 12 juillet 1872, avec 50 gr. de sucre par litre d'urine, avec le poids spécifique de 1023 : examinées le 25 juillet, après quelques jours de traitement, elles pesaient 1015 et le sucre avait disparu. Le malade continua à se bien porter, même avec une alimentation mixte, mais depuis quelques temps je n'en ai pas eu de nouvelles.

OBSERVATION XXXIII. — L'avocat *Michelangelo T.*, de 37 ans, de Trani, amateur de farineux, diabétique depuis un temps indéterminé ; le 17 janvier 1872, ses urines du matin contenaient 60 gr. de sucre par litre, et celles qu'il avait émises le soir (un même nombre d'heures après le repas) 160 gr. par litre ; après trois jours de cure, ses urines étaient exemptes de sucre ; j'ai revu le malade le 9 juin 1872, les urines ont été examinées de nouveau, et ont été trouvées absolument normales, bien que depuis plusieurs mois, le malade fut revenu à l'alimentation mixte.

OBSERVATION XXXIV. — Madame *C.* âgé de 22 ans, de S., fille d'un homme mort du diabète. Elle-même ne peut pas encore être considérée comme diabétique dans le vrai sens de ce mot, mais chaque fois qu'elle mange beaucoup de bonbons, elle est atteinte de soif avec polyurie, et à ce moment ses urines contiennent du sucre. C'est un *diabète intermittent*, qui menace de se transformer en diabète continu, si cette dame, avertie du péril ne savait pas se limiter beaucoup dans l'usage des farineux, et ne renonçait pas surtout à l'abus des bonbons. En somme, c'est un *diabète commençant*, ce sont les prémices du diabète, qui ne nécessitent pas une cure rigoureuse, mais seulement une alimentation rationnelle, non pas exempte de farineux, mais bien de tout excès de pain, pâtes, fruits et sucreries, une nourriture mixte et suffisamment riche en azote.

OBSERVATION XXXV. — M. *Vincenzo d'A.*, propriétaire, âgé de 38 ans, de Trigiano (Bari), malade depuis trois ans pas faiblesse générale et aussi mentale, impuissance, soif, faim modérée ; il a considérablement maigri, de manière à perdre 12 kilogr., en deux ans environ. Il mangeait bien un peu de viande, mais surtout du pain et des pâtes. A la suite d'une consultation, en 1869, avec un professeur distingué de Naples, il prit de l'arsenic, et plus tard de la strychnine, mais sans aucun avantage. En octobre 1870, le docteur *Nicola Scarpelli*, de Trigiano, le soumit à ma méthode curative, qu'il ne suivit cependant pas rigoureusement, car il continuait à manger un peu de pain. Son état s'améliora beaucoup, mais comme il ne guérissait pas complétement, il vint me trouver le 2 mai 1871, avec 16 gr. seulement de sucre par litre d'urine, afin de se guérir entièrement. Après vingt-quatre heures seulement de cure rigoureuse, les urines étaient libres de sucre. J'ai trop vite perdu de vue ce malade pour être certain que le traitement a été continué, et pour connaître son résultat définitif.

OBSERVATION XXXVI. — M. *Giuseppe I.*, âgé de 45 ans, de *Castellamare di Stabia*, grand amateur de fécules, reconnu diabétique depuis un an environ, et traité comme tel depuis huit mois par d'autres docteurs et professeurs napolitains, se présenta au professeur *Primavera* le 19 novembre 1870, après avoir, pendant plusieurs mois, suivi un régime où les viandes dominaient : il avait encore 75 gr. de sucre par litre d'urine, et celle-ci avait le poids spécifique de 1032. Le professeur *Primavera* lui recommanda de suivre rigoureurement le traitement que j'ai institué, mais le malade, prenant toujours certaines libertés, on n'arriva jamais à avoir les urines exemptes de sucre. Le 16 mars 1871, ses urines pesaient encore 1032, et contenaient toujours 75 gr. de sucre par litre. A ce moment la cure fut appliquée avec toute sa rigueur, et après quinze jours seulement, les urines étaient complétement privées de sucre; mais le malade, se fiant trop à ce résultat, retourna presqu'immédiatement à l'usage du pain, des pâtes et du café sucré, et reprit la sécheresse de la bouche, la soif, la polyurie : le 17 mai, ses urines contenaient encore 40 gr. de sucre par litre, et leur poids spécifique était 1030. La cure reprise rigoureusement, le 2 juin, les urines ne pesaient plus que 1020, et le sucre était de nouveau entièrement absent. Je ne sais si le malade a eu plus tard assez de persévérance pour continuer le traitement pendant un temps suffisant pour être assuré de ne pas rechuter.

OBSERVATION XXXVII. — M. *Nicola dell' E.*, âgé de 51 ans, juge, de Castellana de Bari, amateur de féculents, souffre depuis trois ans de soif, faim et polyurie, et aussi de torpeur des membres, grande faiblesse générale et impuissance. La présence du sucre dans les urines fut constatée en mars 1871, quand il commença à tousser, à avoir de l'amblyopie; déjà il avait extraordinairement maigri. Les urines examinées à ce moment, contenaient 48 gr. de sucre par litre, et présentaient le poids spécifique de 1028. Un médecin distingué lui ordonna mon régime rigoureux, plus de quina et de l'arsenic : le malade alla mieux de toute façon, et le sucre disparut des urines; cependant la digestion se faisait mal. C'est alors que le malade vint me voir. L'addition à la diète carnée absolue, de 5 gr. d'acide lactique par jour, rendit les digestions faciles, et possible la continuation de la cure. Tous les symptômes s'améliorèrent rapidement, la soif et les urines devinrent normales, et en quelques jours, la puissance virile reparut.' Le 16 juin 1871, les urines furent de nouveau examinées à Naples : elles étaient entièrement exemptes de sucre. J'ai su encore, en juillet 1874, que M. *dell' E.* se portait parfaitement.

OBSERVATION XXXVIII. — Madame *Cristina P.*, âgée de 33 ans, de Salerne, grande amie des douceurs, présenta le 14 septembre 1870, à l'analyse du professeur *Primavera*, des urines du poids spécifique de 1035, avec 140 gr. de sucre par litre, et des symptômes diabétiques, spécialement une grande polyurie, avec soif et amaigrissement. Elle fut soumise au traitement, je ne sais pendant combien de temps. Il y a un an, un médecin m'assura qu'elle se portait très-bien.

OBSERVATION XXXIX. — Le docteur *Sch.*, de Basilicate, âgé de 40 ans, est devenu diabétique, après avoir abusé des farineux et des douceurs, un peu aussi du café, et à la suite de chagrins prolongés : après avoir constaté chez lui la maladie, il se soumit à mon traitement : après quatre jours seulement, les urines étaient complétement libres de sucre, et restèrent telles jusqu'en janvier 1874, moment où j'ai eu de ses nouvelles par un de ses parents, professeur distingué à l'école polytechnique de Naples.

OBSERVATION XL. — L'avocat *Domenico B.*, de Conversano, âgé de 50 ans, amylivore par excellence, et diabétique depuis trois ans, avec aggravation notable des symptômes depuis huit mois, présenta, le 26 avril 1872, des urines du poids spécifique de 1030, et contenant 35 gr. de sucre plus un demi-gramme d'albumine par litre. Le malade mis à la cure rigoureuse, ses urines furent examinées à nouveau le 3 mai : elles étaient absolument exemptes de sucre ; de même le 15 et le 30 mai. Depuis j'ai eu avis du complet rétablissement de ce malade, bien qu'il fût revenu depuis longtemps à l'alimentation mixte.

OBSERVATION XLI. — M. *Félice F.*, de Cajazzo, 66 ans, propriétaire, amylivore presqu'exclusif, reconnu diabétique depuis deux mois, quand il présenta, outre les symptômes du diabète, des signes d'aliénation mentale : il fut soumis le 4 avril

1872 à la cure rigoureuse : après quatre jours le sucre avait disparu, et ne reparut pas, bien que le malade fut vite revenu à l'alimentation mixte. Dans ce cas, on n'a jamais fait d'analyse quantitative. Le malade a continué à être exempt de diabète, jusqu'aux dernières nouvelles, qui datent de quatre mois environ.

OBSERVATION XLII. — Le docteur *Francesco A.*, médecin de la province de Salerne, agé de 53 ans, grand amateur de farineux, fut traité par le professeur *Primavera*, lequel trouva, dans la première analyse, 105 gr. de sucre par litre : après une semaine de cure rigoureuse accomplie selon mes prescriptions, les urines ne contenaient plus que 25 gr. de sucre par litre : le malade avoua qu'il avait continué à manger quelque peu de pain : l'ayant tout à fait laissé, le sucre disparut entièrement, et le malade jouit depuis lors de la meilleure santé.

OBSERVATION XLIII. — M. *Nicola C.*; de Pisticci (Basilicate) 25 ans, amylivore presqu'exclusif, malade depuis un temps indéterminé, mais souffrant depuis un an d'ardeur, de soif, d'affaiblissement sexuel, de catarrhe gastro-entérique avec coprostasie, présentait le 22 juillet 1873, d'après l'analyse du professeur *Primavera*, 135 gr. de sucre par litre d'urine, et le poids spécifique de 1042 : soumis à ce moment à la cure; dès le 29 juillet les urines étaient exemptes de sucre ; elles l'étaient encore en novembre 1873, d'après ce que me manda son médecin de Pisticci, qui m'écrivit pour me demander conseil au sujet d'une ischialgie dont souffrait ce malade, ses urines restant toujours absolument normales : elles étaient telles aussi dans la dernière analyse, faite par le professeur *Primavera* le 21 février 1874, bien que le sujet fut depuis quelques temps revenu à l'alimentation mixte, et même aux farineux. J'ai revu ce malade le 24 juin 1874; ses urines analysées encore par le même professeur, étaient absolument libres de sucre, bien qu'il mangeât pendant tout ce temps-là, des farineux en quantité modérée.

OBSERVATION XLIV. — M. le baron *Rodolfo A.*, de Naples, 34 ans, a toujours fait grand usage des amylacés ; depuis deux ans seulement, il souffre d'une grande soif avec polyurie, son état général s'aggrave progressivement, ainsi que la faiblesse et la maigreur; c'est pourquoi en octobre 1872, il fit examiner ses urines; on y constata la présence du sucre. Ce qui effraya le plus le malade, ce fut un obscurcissement de la vue par *opacité com-*

mençante du cristallin ; les différentes cures auxquelles il fut soumis n'eurent qu'un médiocre succès, car il vint me voir le 30 mars 1873, avec 100 gr. de sucre par litre d'urine, d'après l'analyse du professeur *Primavera*, et le poids spécifique de 1040. Soumis à ma cure dans toute sa rigueur, dès le 6 avril ses urines étaient exemptes de sucre, pesaient 1020 et le 10 avril, 1015. Depuis ce temps, il s'est parfaitement porté. Le professeur *Primavera* a encore examiné les urines le 19 juin ; elles étaient complétement libres de sucre, bien que le malade eut, depuis quelques temps déjà, laissé de côté le traitement rigoureux. Il est allé bien, jusqu'aux dernières nouvelles reçues.

OBSERVATION XLV. — M. *Gennaro M.*, propriétaire à Santa Maria di Capua Vetere, âgé de 40 ans ; il abusait grandement des farineux et des fruits, et aussi des mets sucrés ; il éprouvait depuis quelques temps une ardeur de la bouche, avec soif et polyurie, et en juin 1873, il présenta tous les autres symptômes du diabète, faiblesse sexuelle, amaigrissement, anéantissement. En octobre, il s'y ajouta de la furonculose, et celle-ci, par son obstination décida le médecin traitant, docteur *Salvatore Fossataro*, à faire examiner les urines par le professeur *Primavera*, lequel constata le 15 octobre 1873, la présence de 110 gr. de sucre par litre, le poids spécifique de 1037, une polyurie de 5 à 6 litres par jour (ce qui fait 5 à 600 gr. de sucre par 24 heures), et la presque disparition des urates. Soumis à ma cure dans toute sa rigueur, les urines ne contenaient plus, après trois jours que 50 gr. de sucre, et, après huit jours que 25 : après huit autres jours, seize à partir du début du traitement, le sucre était descendu à 4 gr., et dans la quatrième semaine à zéro, avec abondance d'acide urique et d'urates. — J'ai revu ce malade le 16 décembre ; je le trouvai en parfaite santé, toutefois il se plaignait d'une faiblesse musculaire plus marquée même qu'auparavant, quoiqu'il eut beaucoup grossi en apparence : plus tard il reprit toutes ses forces. — Le docteur *Fossataro* m'a affirmé aussi que ce malade, quand il prenait *beaucoup de bicarbonate de soude* avec de l'acide lactique, avait les *urines limpides* avec un léger sédiment d'urates après refroidissement (notez qu'on était en hiver), tandis qu'en ne prenant que *peu ou pas de bicarbonates*, il émettait fréquemment des *sables uriques libres*. Le 3 février 1874, on examina de nouveau les urines, alors que depuis un mois le malade prenait de nouveau des herbages, des oranges, des noix, des amandes, du laitage, du café et du vin ; ses urines étaient toujours libres de sucre : elles sont restées telles après que le malade eût repris l'usage du pain et des pâtisseries à dose modérée. — Quant aux causes, il faut noter que ce malade a toujours beaucoup abusé des farineux : les causes occasionnelles du diabète, admise par le malade, auraient été l'exposition répétée au froid humide, et la peur : mais en examinant les choses de près, on voit que celles-ci ont agi alors que le diabète avait débuté depuis longtemps : la secousse de la peur n'a fait qu'attirer davantage l'attention du malade sur son état de santé ; tout au plus peut-on admettre après cette émotion morale, une aggravation de la maladie. — J'ai revu le malade en juillet 1874, il était parfaitement bien portant (et c'était après quatre mois d'alimentation mixte), d'aspect florissant et de couleur rubiconde, avec des urines absolument normales (*d'après l'analyse du professeur Primavera*) ; il est donc légitime de considérer ce monsieur comme parfaitement guéri. J'ai eu encore des nouvelles en septembre 1874 : il allait le mieux du monde.

OBSERVATION XLVI. M. le chanoine *Vincenzo C.*, de 68 ans, de San Severino Lucano, homme doué d'une forte constitution, et grand chasseur, se nourrissant surtout de fécules, a souffert de coliques néphrétiques, dues à des calculs uriques, comme l'atteste le rapport de son médecin, le docteur *Santagata*. Depuis quelque temps, il souffrait d'une grande soif avec appétit exagéré, et urinait beaucoup plus abondamment qu'à l'ordinaire. Les urines examinées le 10 juillet 1873, firent découvrir du sucre à la dose de 30 gr. par litre, accusèrent le poids spécifique de 1025, avec 3 litres d'urine environ par jour ; soumis alors à la cure rigoureuse, dès le 21 juillet les urines étaient libres de sucre ; depuis il s'est toujours bien porté. En janvier 1874 j'ai eu encore de bonnes nouvelles de lui, et cependant il était revenu à l'alimentation mixte.

OBSERVATION XLVII. — M. *Filippo F.*, âgé de 34 ans, orfèvre à Naples, d'une famille très-saine, et lui-même d'une bonne santé et d'une constitution robuste, éprouva peu à peu un accroissement dans la quantité des urines, jusqu'à 16 ou 20 mictions par jour ; en même temps, il ressentait de la sécheresse à la bouche, et une brûlure à l'estomac. Ses urines ayant été examinées par le professeur *Primavera*, d'après le conseil d'un médecin, on trouva le 5 septembre 1873, qu'elles avaient le poids spécifique de 1040 avec

100 gr. de sucre sur litre : elles étaient abondantes jusqu'à 6 ou 8 litres par jour, ce qui faisait de 6 à 800 gr. de sucre en 24 heures. Le malade ne pouvait absolument indiquer aucune cause à sa maladie ; il n'avait éprouvé aucun chagrin, aucun traumatisme, aucun antécédent morbide : notons cependant qu'il mangeait beaucoup des féculents, et abusait extraordinairement *des gelées sucrées*. Soumis à ma cure, et la suivant dans toute sa rigueur, les urines avaient, le 15 septembre, le poids spécifique de 1021, leur quantité était réduite à un litre ou un litre et demi, et le sucre avait complétement disparu. Une autre analyse du 11 décembre donna le même résultat, mais par le fait de l'oligurie, le poids spécifique était de 1027. Il commença alors à manger des herbages, du lait et du laitage, du fromage, des olives, des salades : il buvait du vin : plus tard il essaya d'un petit morceau de pain. Il continua à se bien porter, après être revenu à une alimentation mixte modérée, bien qu'il éprouvât un chagrin très-grand en février 1874, par le fait d'une maladie de son père, qui mourut le 18 février, et qu'il eut très-peur « d'une récidive » à la suite de ce grand chagrin. A ce moment on analysa ses urines, car il était profondément frappé ; cependant le 3 mars elles étaient complétement libres de sucre, rares dans leur quantité (800 gr. en 24 heures) et faisaient spécifiquement 1026 : elles contenaient aussi de très-nombreux *cristaux d'oxalate de chaux* ; ainsi l'oxalurie s'était substituée dans ce cas, comme dans plusieurs autres, au biabète sucré. Ce malade jouit encore aujourd'hui (septembre 1874) de la meilleure santé.

OBSERVATION XLVIII. — M. *T. R.*, de Roccasecca, âgé de 40 ans, amylivore par habitude, souffrait depuis deux mois environ, d'après la relation de son médecin, docteur *Giovinazzi*, d'une soif intense avec polyurie de 7 à 8 litres par 24 heures, faim médiocre, grande émaciation et faiblesse dans la marche. L'examen chimique fit constater la présence du sucre, qui ne fut cependant pas dosé. Soumis le 23 avril 1873 à la cure rigoureuse, le sucre, après quatre jours, était réduit à des traces : le 29 août, on envoya de l'urine au professeur *Primavera*, et celui-ci, ne sachant pas comment on avait précédemment reconnu l'existence du diabète, crut à un diagnostic erroné, tant était absolue l'absence de toute trace de sucre. M. T. R a continué à se bien porter jusqu'aux dernières nouvelles reçues, bien qu'il soit retourné à une alimentation prudemment mélangée.

Observation XLIX. — Le rêver. M. *A Camilleri*, de 62 ans, de Nadur del Gozo (Malte), habitué à vivre de farineux et de bonbons, cas observé en janvier 1873, par le docteur *P. Sammut*, du Gozo, et déjà publié par celui-ci (1). En proie à un amaigrissement progressif et à des troubles de digestion depuis un an, quand il fut observé pour la première fois, avec une émission d'urine de 6 à 7 litres par 24 heures, et une soif considérable ; ces symptômes fit soupçonner le diabète au docteur *P. Sammut* ; l'analyse des urines, dont le poids spécifique était 1048, confirma ce diagnostic. Le malade était si faible à ce moment, qu'il ne pouvait éteindre une chandelle à 20 centimètres. Soumis à mon traitement, il s'améliora rapidement : en peu de jours, le poids spécifique descendit à 1032, après huit autres jours, à 1026. On découvrit qu'il mangeait secrètement la sixième partie d'un biscuit, et on supprima encore cela : après douze autres jours, les urines étaient complétement exemptes de sucre, d'après l'épreuve de Trommer, et pesaient 1012. Le docteur *P. Sammut* remarque que c'est le premier cas de diabète guéri dans l'île de Gozo, où autrefois tous les diabétiques mourraient sans rémission (comme partout ailleurs), des tristes conséquences de cette maladie.

Observation L. — Le docteur *Salvatore Grima*, de 32 ans, de Casal Kala del Gozo (Malte), courageux amylivore, reconnu diabétique le 29 mars 1873, par le docteur *P. Sammut*, avec 8 litres par jour d'urine, d'un poids spécifique de 1045 : il avait maigri extraordinairement. Soumis à mon traitement, son état s'améliora en peu de jours ; dès le 12 avril 1873, les urines étaient entièrement libres de sucre, et tous les symptômes diabétiques avaient disparu ; depuis il s'est bien porté. Cette observation a été déjà publiée par le docteur *P. Sammut* (2).

Observation LI. — M. *R. G.*, 47 ans, de Terra di Lavoro, amylivore habituel, de constitution adipeuse, s'est aperçu lui-même en 1871 de la polyurie, et quelques mois après des progrès de l'amaigrissement et de la faiblesse : pour cela, et pour la soif inextinguible, avec sécheresse continuelle et ardeur de la bouche, et surtout pour l'affaiblissement sexuel, il eut recours à son médecin, le distingué docteur *Leonardo Bian-*

(1) Dans *Barth*, Gazzetta di medicina e di scienze naturali, di Malta, di Gavino Gulia, Anno II, nov, 15 et 16. Malta 22 luglio 1873.
(2) Dans *Barth*, loc. cit.

chi. En avril 1873, les urines, environ 7 litres par jour, avaient le poids spécifique de 1035, avec 130 gr. de sucre par litre, environ 900 gr. par jour. Après une cure presqu'exclusivement carnée, avec tolérance de quelques herbages, d'un peu de beurre, d'un peu de vin rouge, qui lui fut prescrite par le docteur *Bianchi*, le malade s'améliora extraordinairement vite, si bien qu'après huit jours, il n'émettait plus que 2 litres d'urine, avec 70 gr. de sucre par litre, 140 gr. environ de sucre par jour ; après cinq autres jours, il n'émettait plus qu'un litre et demi d'urine, avec 49 gr. de sucre par litre. Consulté le 4 mai, j'insistai pour que la cure devint rigoureuse, je prohibai le beurre, les légumes et le vin, concedés par la transaction du docteur *Bianchi* : après quinze jours, le sucre disparut complétement des urines, dont le volume descendit à 700 c.c., le malade reprit ses forces et s'est bien porté jusqu'à ce jour (septembre 1874), où j'ai reçu de ses nouvelles : depuis plus d'un an, il est revenu à l'alimentation mixte.

OBSERVATION LII. — M. *Guiseppe Durini*, 47 ans, de Bolognana (Chieti) (1) très-gros en 1866, mangeant d'ordinaire de grandes quantités de farineux, de fruits et de douceurs, commença peu à peu, sans aucune cause connue, et spécialement sans avoir éprouvé aucune émotion morale, à maigrir ; dans les derniers sept mois, il s'émacia extraordinairement : au début, ce symptôme fut attribué à une diarrhée survenue entre temps. Enfin il se fit voir au docteur *Colombo de Nicola*, lequel constatant la polyphagie, la polyurie, la polydipsie, l'affaiblissement de la vue et l'impuissance, soupçonna le diabète et confirma ce soupçon par l'analyse des urines. Le 2 janvier 1874, le malade émet 5 litres d'urine en vingt-quatre heures, avec 65 gr. de sucre par litre, ce qui fait 325 gr. de sucre par jour ; après huit jours de cure rigoureuse, *Primavera* constata la complète disparition du sucre. Le malade continua à se porter parfaitement ; il revint me voir le 7 avril 1874, réconforté, d'aspect florissant, de couleur parfaitement saine, rubiconde, avec une vue très-améliorée. Je lui permis les herbages, le vin, le café (sans sucre), quelques fruits non sucrés. Je l'ai revu dans le meilleur état de santé le 17 mai 1874 : ses urines étaient complétement libres de sucre, pesaient 1022, car elles étaient riches d'urée par le fait de la

(1) Lui-même a voulu être nommé ici, je l'en remercie vivement.

diète carnée ; je lui permis alors les féculents : aux dernières nouvelles, il continuait à se porter très-bien, et à se sentir plus fort que jamais.

OBSERVATION LIII. — M. le docteur *G.*, médecin très-distingué et directeur d'un hôpital dans l'une des villes les plus considérables de la Campanie, âgé de 50 ans environ, de constitution adipeuse, amateur d'amylacés, contracta le diabète sucré en 1871, présentant les symptômes ordinaires, avec amaigrissement et faiblesse considérable. Ayant eu connaissance des heureux résultats que j'avais dès lors obtenus à ma Clinique, que fréquentait un jeune étudiant de ses parents, il se soumit à mon traitement, et le suivit avec beaucoup de rigueur. Il guérit complétement, et use depuis longtemps de l'alimentation mixte : aujourd'hui il a engraissé de nouveau, il est florissant de santé, et, il y a peu de semaines (août 1874), je l'ai vu en consultation pour un de ses malades (1).

OBSERVATION LIV. — Le docteur *Pasquale M.*, médecin distingué de Salerne, âgé de 60 ans environ, de constitution normale, extrêment amylivore, atteint depuis deux ans de diabète, avec tous les symptômes ordinaires ; si amaigri et affaibli qu'il lui était difficile de continuer ses visites, et un peu effrayé aussi par la vue des progrès du diabète chez le doyen et le plus renommé des médecins de Salerne, docteur *Centola* (qui ne fit jamais la cure de diète carnée rigoureuse, perdant son temps à prendre de l'arsenic, de la strychnine, et à suivre le régime de Bouchardat), le docteur *P. M.* se soumit à ma cure, la suivit avec rigueur, et güérit complétement ; c'est ainsi que, parfaitement rétabli en possession de ses forces et avec des urines normales, bien qu'il soit revenu depuis un an environ à l'alimentation mixte, je l'ai revu il y a peu de mois (en mars 1874), dans une consultation à Salerne, à laquelle il assistait comme médecin traitant.

OBSERVATION LV. — M. le docteur *Guiseppe B.*, de Randazzo, qui mangeait habituellement beaucoup de féculents, malade, d'après ce qu'il m'a écrit, depuis trois ans et demi, est aujourd'hui complétement rétabli : ses urines sont normales en poids spécifique, exemptes de sucre, bien que, depuis plusieurs mois,

____

(1) Des égards particuliers, et les désirs de ce distingué confrère lui-même, m'imposent la suppression des autres détails : il en est de même pour les cas suivants.

il soit revenu à l'alimentation mixte. Le 26 février 1874, ce distingué collègue m'écrivit qu'ayant interrompu trop tôt la cure
rigoureuse, il a rechuté quatre fois, si bien qu'il commençait à
regarder mon traitement comme un palliatif qui supprimait,
mais ne guérissait pas le diabète ; mais après l'avoir suivi pendant un temps suffisant, il a pu revenir à un régime mixte sans
voir reparaître le sucre dans les urines : il revint alors sur sa précédente opinion.

OBSERVATION LVI. — M. *F. Saverio M.*, de Borgia (Cantanzaro),
53 ans. A l'âge de 40 ans il éprouva, à la suite de graves chagrins,
des souffrances du côté de l'estomac et de l'intestin, avec diarrhée : mais il se guérit complétement, se maria à 44 ans, eut des
enfants et se porta bien jusqu'à 49 ans. A cet âge, et sans cause
connue (à part l'abus quotidien des farineux), il commença à
présenter les premiers symptômes du diabète, que reconnut chez
lui un an plus tard le docteur *Cirillo*, lequel lui prescrivit un
traitement qui fut suivi pendant deux mois et demi, et qui consistait en un régime composé surtout de viandes, d'œufs et de
lait, avec limitation pour l'usage des farineux, le tout accompagné d'une prescription de quinquina, strychnine, rhubarbe et
bicarbonate de soude. Une grande amélioration suivit, mais à
peine la cure cessée, le malade rechuta et plus gravement que
la première fois. Alors le docteur *Cirillo* prescrivit un traitement
plus rigoureux, le nôtre, défendant l'usage des fruits, du lait,
des légumes et des farineux, et ajoutant l'acide lactique aux médicaments précédents. De nouveau le malade alla mieux, mais
comme il n'était pas suffisamment rigoureux dans son régime, il
présentait le 27 janvier 1874, quand je fus consulté, 30 gr. de
sucre par litre, avec une polyurie de 2 à 3 litres par jour, et le
poids spécifique de 1023. Soumis à ma cure rigoureuse, les
urines, examinées le 15 février par le professeur *Primavera*,
avaient le poids spécifique de 1015 et étaient complétement libres de sucre ; elles étaient semblables encore le 27 avril 1874.
Le malade continue à se bien porter, quoiqu'il ait repris l'usage
modéré des farineux.

OBSERVATION LVII. — M. *Giacamo F.*, 33 ans, de Tunis (Afri-
que), client du docteur *Quintilio Mugnaini*. Il a eu deux frères
morts diabétiques, le second par phthisie après avoir consulté les
meilleurs médecins des plus grandes villes d'Italie, lesquels lui
firent suivre le traitement ordinaire de Bouchardat, jamais avec

la rigueur de ma cure. Le malade lui-même, comme avaient fait ses frères, se nourrissait presque exclusivement de farineux et aimait beaucoup les bonbons ; il n'eut jamais d'émotions morales.

En septembre 1873, il remarqua qu'il avait une légère polyurie, qu'il se levait trois fois la nuit pour uriner, tandis qu'auparavant il dormait toujours pendant toute la nuit. L'exemple de ses frères lui fit demander conseil à son médecin, le docteur *Quintilio Mugnaini*, lequel analysa les urines avec le concours du pharmacien *Sinigaglia*, et les trouvant sucrées, diagnostiqua le diabète, et soumit le malade à ma cure. Après trois jours, les urines étaient libres de sucre ; après dix jours, il mangeait un peu de pain, et les urines reprenaient un peu de sucre, mais avec une réaction beaucoup moins nette que la première fois : ce sucre disparut de nouveau après une cure plus attentive de deux mois. Après quarante-cinq jours, le malade revint à une nourriture variée, car il se sentait tout à fait bien, et sa nutrition était bonne. Le 25 février 1874, il vint à Naples, et voulut me consulter : ses urines examinées par le professeur *Primavera* étaient exemptes de sucre.

Ce cas est très-intéressant parce qu'il démontre, non-seulement que le diabète est souvent une maladie de famille, affirmant ainsi son caractère constitutionnel, mais encore, par les tristes antécédents des deux frères jamais assez longtemps, ni assez rigoureusement traités, que le troisième frère suivait la même route et eut succombé, s'il n'eut pas été sauvé en venant à temps se traiter et suivre exactement la cure. Il démontre aussi, qu'il n'y a pas deux sortes de diabète, l'un curable, l'autre incurable : la curabilité dépend du degré atteint par la maladie, de la période à laquelle le mal est reconnu, et le malade soumis à la cure rigoureuse.

Observation LVIII. M. *Carlo de S.*, 44 ans, employé militaire à l'île de San Stefano. A la suite d'un grand abus de substances féculentes, car il ne mangeait que rarement de la viande, et sans autre cause connue, il fut atteint de diabète ; pendant quelques temps il tint sa maladie cachée, bien qu'il souffrit de la polyurie, avec soif, impuissance, grand amaigrissement et faiblesse extrême. En juin 1873, on constata la présence du sucre dans les urines, et il suivit un traitement, mais non avec une rigueur suffisante : il mangeait presqu'exclusivement de la viande, mais il prenait aussi du vin rouge, et un petit morceau de pain bis. Le sucre disparut peu à peu des urines, et le traitement continua pendant cinq mois. Les urines restèrent exemptes de sucre, et le malade revint à la santé, prit un aspect florissant et se sentit robuste et fort. Étant revenu alors à abuser des farineux et à abandonner la viande presque complétement, après un mois on retrouva le sucre dans les urines, mais en petite quantité. Le professeur *Primavera*, le 1 mars 1874, trouva seulement 5 gr. de sucre par litre dans les urines émises à jeun à 11 heures du matin ; les urines présentaient cela d'intéressant, qu'elles étaient rares le matin, mais très-abondantes après le repas, pendant lequel il consommait tant de farineux. Les urines, après le repas, contenaient jusqu'à 50 gr. de sucre pour mille. C'est une espèce de *diabète intermittent* dépendent de l'alimentation, comme *le diabète commençant*. — Le 23 mars commença ma cure rigoureuse, et peu après les urines étaient complétement libres de sucre. En juin 1874, il allait encore parfaitement bien, quoiqu'il fut revenu à l'alimentation mixte, après un mois seulement de cure rigoureuse.

OBSERVATION LIX. M. *Nicolangelo S.*, de 53 ans, de Forino (Avellino). Diabétique depuis août 1873, par abus des farineux et sans autre cause connue, il présenta aussi un symptôme de *diabète commençant*, celui de l'*intermittence des phénomènes diabétiques*, (polyurie, soif et sucre dans les urines, seulement après les repas, habituellement riches en fécules ; le matin les urines sont normales et complétement exemptes de sucre). — Venu à Naples pour me consulter, il me présenta, le 3 janvier 1874, des urines émises après les repas, et dont le poids spécifique était de 1034, avec 60 gr. de sucre par litre : il se soumit tout de suite à ma cure rigoureuse ; dès le 22 janvier les urines étaient sans sucre, et pesaient 1018 : de même le 23 février. La cure sévère ne fut continuée que peu de temps : néanmoins d'après les nouvelles reçues, il se porte encore aujourd'hui parfaitement, bien qu'il fasse un usage modéré de l'alimentation mixte.

OBSERVATION LX. M. *Aniello S.*, avocat, 47 ans, de Carbonara de Nola. Reconnu diabétique par le docteur *Mele* en avril 1872 ; après 2 jours de cure rigoureuse, ses urines ne contenaient plus de sucre ; il continua ainsi pendant un mois seulement, et puis se porta très-bien, quoique mangeant de tout ; cependant se fiant trop à sa santé reconquise, ensuite il abusa longtemps des farineux, des sucreries et du vin, si bien qu'en décembre 1872 ses urines contenaient de nouveau du sucre ; pourtant le malade se trouvait subjectivement bien portant. Il reprit la cure en janvier 1873, pendant 40 jours ; ses urines se débarrassèrent du sucre, et il se porta bien, quoique mangeant de tout. Mais dans le carnaval 1874, revenant à l'abus des bonbons, il se remit à uriner davantage, et sentit s'en aller sa puissance virile : les urines examinées contenaient du sucre : voilà donc une rechute après 13 mois de bien-être et de régime mixte, amenée par l'abus des aliments sucrés. Le 7 mars 1874, les urines examinées par le professeur *Primavera*, présentaient le poids de 1035 avec 70 gr. de sucre par litre : mais il n'y avait pas encore de polyurie. La cure reprise, le sucre disparut bientôt, et le malade reprit la puissance virile. — Il continue à se bien porter, à ce que m'assure le docteur *Mele* en septembre 1874. — Ce qu'il y a de remarquable dans ce cas, c'est qu'il montre qu'un individu, qui a une fois contracté le diabète, ne doit plus jamais faire abus des douceurs, qui sont encore plus périlleuses et plus nuisibles que les farineux eux-mêmes. Ce cas enseigne aussi qu'il n'est pas besoin de traumatisme, ni de souffrances morales pour reproduire le diabète : l'abus des hydrocarbures suffit.

OBSERVATION LXI. — M. *Guiseppe d'A.*, prêtre, 56 ans, d'*Acireale*. Selon la relation de son médecin traitant, le distingué docteur *Gaetano Vigo*, ce malade a longtemps abusé des farineux et des mets sucrés, et mangeait beaucoup tout en brûlant peu, grâce à son genre de vie. Après la mort de sa mère, arrivée le 14 février 1871, et qui l'affligea beaucoup, il commença à éprouver une grande sécheresse de la bouche, avec soif, polyurie, et prostration générale des forces : il s'aperçut aussi que quelques gouttes d'urines tombées sur du drap noir, y laissèrent une tache blanche visqueuse. L'examen chimique des urines ne fut faite qu'en 1872, quand le malade consulta le docteur *Vigo*, qui le trouva notablement amaigri, affaibli au point de ne pouvoir faire une courte promenade, et qui constata dans les urines, du poids spécifique de 1038, environ 120 gr. de sucre par litre. Le malade suivit alors la cure rigoureuse qui lui fut prescrite par le docteur *Vigo*, et les urines devinrent libres de sucre ; mais il ne ne voulut pas la continuer au delà de 25 jours, et s'adonnant encore à l'*abus* des farines et des bonbons, il retomba bientôt dans la méliturie, et plus gravement encore qu'auparavant. Les urines arrivèrent au poids spécifique de 1042. Le malade reprit la cure, et, encouragé par le docteur *Vigo*, qui avait bien compris le point culminant de ma conception thérapeutique dans cette maladie, il la suivit cette fois-là dans toute sa rigueur, durant quatre mois entiers, pendant lesquels le poids de son corps s'accrut de 4 kilogr. Depuis le 10 août 1872, le sucre n'a pas reparu dans les urines, dont le poids spécifique oscilla autour de 1035, et le malade jouit de la meilleure santé, bien qu'il soit rétourné, cette fois avec plus de modération, à l'usage des farineux. J'ai eu vraiment plaisir à recevoir une lettre du docteur *Vigo*, qui confirme expressément mon opinion, quant à la fréquence du diabète dans ces régions, fréquence qui est en rapport direct avec la misère, d'autant plus que « l'alimentation amylacée ou sucrée est presque exclusive, même pour la classe aisée. » Et très-savamment, le docteur *Vigo* ajoute que l'*oisiveté* peut contribuer beaucoup au développement du diabète ; je crois que cela est très-probable, à cause du ralentissement que l'oisiveté amène dans le renouvellement matériel, dans la combustion en général, et, chez les amylivores, dans la combustion des hydrocarbures, ou du sucre.

Observation LXII. — M. *B.*, de Trani, client du brave docteur *Nanula*, qui constata l'existence du diabète chez lui, avec 25 à 30 gr. de sucre par litre : le malade se nourrissait surtout de féculents, et souffrait d'une notable faiblessse générale, avec polyurie et soif ardente. Après quinze jours de cure, les urines contenaient encore 15 gr. de sucre par litre, mais elles avaient diminué de quantité, et l'état des forces était meilleur : après un mois, le sucre avait complétement disparu : le malade resta sain, reprit des forces et de l'embonpoint : d'après les dernières informations, il continue à jouir de la meilleure santé, bien qu'il soit revenu à l'alimentation mélangée.

Observation LXIII. — M. *G.* avocat, de Trani, 60 ans, amylivore par excellence, me fut présenté comme diabétique par le docteur *Nanula*, il y a environ trois ans ; grande prostration, impuissance, soif et surtout polyurie gênante. Les urines contenaient de 30 à 35 gr. de sucre par litre. Soumis à ma cure, qu'il suivit rigoureusement pendant deux mois, les urines devinrent libres de sucre ; il s'améliora rapidement en force et en nutrition, et reprit ses plaidoiries au tribunal, avec toute l'ardeur de ses meilleurs années. Les urines examinées à nouveau par le

7

docteur *Nanula* ces jours-ci, sont libres de sucre, bien que, depuis plusieurs mois, il mange de tout.

OBSERVATION LXIV. — M. *Domenico Castronuovo*, médecin de Carbone (Basilicate), de 52 ans, amylivore presque exclusif, malade depuis octobre 1873, avec faiblesse insolite et croissante des membres inférieurs, impuissance virile, aridité de la bouche, fut reconnu diabétique par le docteur *Maturi*, et sur son conseil commença le traitement, diète carnée rigoureuse (accompagnée d'hydrothérapie). Le 17 décembre, la quantité des urines était réduite presque à la normale, et le docteur *Maturi* constata par des analyses répétées la diminution graduelle du sucre. La cure rigoureuse fut continuée jusqu'au 30 janvier 1874 ; après ce jour, le malade se sentant guéri revint à l'alimentation mixte, et y revint un peu trop brusquement, car il se permit tout de suite l'usage du pain, des pâtisseries, même du café sucré — et cela surtout à cause des conditions peu florissantes dans lesquelles il se trouvait, et qui ne lui permirent pas de maintenir plus longtemps la diète absolument carnée. Néanmoins il se portait bien, ses forces augmentaient : il était complétement rétabli. Vers les premiers jours de février, il se présenta à la clinique, où il fut reçu à titre d'observation ultérieure de la maladie. Il allait très-bien, avec le régime mixte ordinaire, sa température oscillant autour de 36°,5 C. ; avec 64 à 68 pulsations, et 12 à 16 respirations à la minute, les urines se maintenaient complétement exemptes de sucre, leur poids spécifique variait entre 1022 et 1025, et leur quantité tantôt dépassait, tantôt n'atteignait pas un litre par 24 heures. Le 5 mars, le malade quitte la clinique dans le meilleur état. — Ce malade est guéri assez rapidement parce qu'il a commencé et suivi la cure rigoureuse bientôt après le le début du diabète, alors que celui-ci était encore à la période de *diabète commençant*.

OBSERVATION LXV. — *Luigi B.*, 31 ans, négociant de Soriano (province de Rome). Souffrant de grande soif et polyurie, avec faim et faiblesse générale croissante, faiblesse aussi des organes reproducteurs, il fut reçu à ma clinique le 5 mars 1874. Il n'a jamais mangé que peu de viande, mais se nourrissait surtout de farineux, abusant spécialement des pâtes sucrées ; il n'a eu ni émotions morales, ni blessures : depuis dix ans, il éprouvait une sensation de brûlure à l'épigastre, qui disparaissait quand plusieurs verres de rhum, et beaucoup de café avaient amené

quelques éructations : ces souffrances disparurent avec le début
du diabète. Il a eu des souffrances morales, mais longtemps après
que l'existence du diabète a été constatée. Il a perdu son père
de la phthisie. — A la clinique, il présenta plus de deux litres et
demi d'urines dans les 24 heures ; leur poids spécifique était 1042 ;
elles contenaient 277 grammes de sucre par jour. Le 10 mars, il
fut mis en traitement, on ne lui donna que de la viande, avec
de l'acide lactique dans de l'eau, et de l'alcool mélangé d'eau,
au lieu de vin : le 11 mars, il n'élimina plus que 1400 cent. cub. d'u-
rine, avec un poids spécifique de 1021 et 15 grammes de sucre par
litre, environ 22 grammes par jour. Le 12 mars, la solution de
Fehling, indiqua déjà la disparition du sucre ; la quantité des urines
était 1970 c. c., leur poids spécifique 1015. — Les urines restèrent
libres de sucre, leur quantité oscillant entre 1200 et 1700 c. c.,
et leur poids spécifique entre 1018 et 1023. La température de
ce malade se maintint pendant tout son séjour à la clinique
entre 36°,2 et 36°,5 C. ; une seule fois elle monta à 37°,9 C.
par le fait d'un accès fébrile passager : le pouls oscillait entre
54 et 74, arrivant rarement à 70 ou 72 ; les respirations étaient
presque toujours un peu fréquentes, entre 20 et 24, sans aucune
maladie pulmonaire. — Le malade quitta la clinique le 3 avril,
dans le meilleur état de santé et de forces : depuis quelque
temps il était revenu à un régime mixte modéré.

Observation LXVI. — M. *Francesco S.*, de 60 ans, propriétaire à
Castellana di Bari, diabétique depuis un an, à la suite d'abus de
farineux et de fruits, fumeur acharné, et goutteux, fut soumis
à la cure rigoureuse par le docteur *Nicola dell' Erba* en novembre 1872. Il avait alors 50 gr. de sucre par litre, avec une
polyurie de 5 à 6 litres par jour ; dix jours après le début du traitement les urines étaient normales en quantité et en qualité, et
tous les symptômes diabétiques avaient disparu. Après une cure
très-rigoureuse, prolongée pendant deux mois et régulièrement
suivie, et un retour rationnellement gradué à l'alimentation
mixte, il put revenir à l'usage des farineux, bien qu'avec modération : aujourd'hui encore il jouit de la meilleure santé.

Observation LXVII. — M. *Carmine di F.*, d'Alatri (prov. de
Rome), de 54 ans, diabétique par abus des farineux depuis
janvier 1872, recourut au traitement du docteur *Raffaele Giorgi*,
quand il souffrit d'une soif inextinguible avec urines décolorées,
très-abondantes, 10 à 15 litres par 24 heures, et très-chargées

de sucre (non dosé). Le docteur *Giorgi*, après avoir reconnu le diabète, soumit le malade à mon traitement, diète carnée absolue et acide lactique ; six jours seulement après, il examina les urines, il n'y trouva plus que quelques traces de sucre : cependant le malade se sentait déjà amélioré : il était plus fort, et n'éprouvait plus les symptômes propres au diabète. Après 34 jours de cure très-rigoureuse, le malade ne pouvant plus se soumettre à si grande pénitence, le docteur *Giorgi* lui permit l'usage modéré du pain ; les urines restèrent exemptes de sucre. — Revu deux mois après, ce malade présenta des urines normales, et se portait bien de toute façon. D'après ce que m'a écrit le doct. *Giorgi*, en juin 1874, le malade continue à se bien porter ; ses urines sont restées normales.

OBSERVATION LXVIII. — M. *N. N.*, propriétaire à Chieti, 40 ans, grand consommateur d'hydrocarbures. En 1872, il eut un eczéma ; en mai 1873, il commença à éprouver une prostration générale extraordinaire, surtout une faiblesse des membres inférieurs, avec amaigrissement simultané, soif intense, inextinguible, et émission d'urines très-abondantes : le moral aussi fut atteint, le malade devint inquiet, irascible, ce qu'il n'était pas précédemment. Dans les premiers jours de juillet 1873, en causant avec deux médecins distingués, il leur fit soupçonner qu'il s'agissait d'un diabète sucré : les urines furent examinées, et l'on constata que leur poids spécifique était 1033, qu'elles contenaient 40 gr. de sucre par litre, et qu'il était émis 3 litres par jour. Condamné à la diète carnée, le sucre disparut complétement en trois jours, le poids spécifique des urines descendit à 1020, et dès le premier jour de la cure leur quantité était redescendue à la normale. Seule, la faiblesse générale s'accrut avec la diète carnée, fait qui s'observe dans plusieurs cas (mais non dans tous) au début de cette modification radicale dans l'alimentation, pour faire place plus tard à un accroissement progressif des forces. La cure fut interrompue pendant dix jours, et l'on vit la quantité des urines s'accroître une seconde fois, le sucre y reparaître, et leur poids spécifique remonter à 1030. Après cela le traitement le plus rigoureux fut repris, et continué pendant six mois : les trois derniers mois on l'adoucit avec un peu d'herbage. Le sucre disparut de nouveau et promptement des urines, et, après six mois d'abstinence de tout aliment farineux ou sucré, le malade revint à l'alimentation mixte qu'il suivit pendant plusieurs mois sans qu'il reparût trace de sucre dans l'urine, laquelle au contraire se montra plus riche qu'auparavant en acide urique et en urates, depuis que le malade mangeait de tout. Les dernières nouvelles sur ce malade m'ont été communiquées par le docteur *Paolucci*, mon coadjuteur clinique (je les ai eues en septembre au moment où je corrigeais ces épreuves); elles confirment sa complète bonne santé, et l'absence absolue du sucre dans ses urines.

OBSERVATION LXIX. — *Monseigneur B.*, évêque de C., 49 ans, se nourrissait surtout d'hydrocarbures, et, sans autre cause connue, était malade depuis quelque temps, souffrant de la soif avec polyurie, affaiblissement général et amaigrissement médiocre, car il était gras avant d'être malade. Ses urines montrèrent, à *Primavera* le 27 janvier 1874, un poids spécifique de 1033, une quantité de 6 à 7 litres par jour, et contenaient 100 gr. de sucre : 600 à 700 gr. par 24 heures. Il se soumit à la cure rigoureuse, moins d'après le conseil des médecins, que par sa propre conviction, car il avait eu connaissance de notre traitement, et avait pu se rendre compte, grâce à sa grande intelligence, de la nature de la maladie et de la méthode curative. Au début, il voulut expérimenter sur lui-même la valeur de notre traitement, et essaya d'un peu de pain, après plusieurs jours de régime carné absolu : mais l'apparition constante du sucre après chaque essai, car cet intelligent évêque avait appris à merveille à se servir des réactifs chimiques, le décida à suivre pendant trois mois consécutifs le régime le plus rigoureux ; du 1ᵉʳ mars au 30 mai, pendant trois mois entiers, il le suivit sans la moindre interruption, avec toute la rigueur que je pouvais exiger. En juin, il commença à manger des herbages, du pain de son, et à boire du vin, toujours en examinant les urines, qui restèrent exemptes de sucre; le 25 juin, elles furent encore examinées par le professeur *Primavera*, qui leur trouva le poids spécifique de 1008 (il y avait encore une polyurie de 3 à 4 litres en 24 heures), mais complète absence de sucre.

OBSERVATION LXX. — M. le chanoine *Giovannandrea G.*, d'Ischitella del Gargano, 67 ans, atteint d'un diabète léger à la suite d'une alimentation trop féculente, et qui paraît avoir débuté en septembre 1873 ou quelque temps avant : examiné par le professeur *Fede*, qui constata la présence de 50 gr. de sucre par litre d'urine, il fut mis en traitement par celui-ci le 5 avril; dès les premiers jours de mai, à la seconde analyse, les urines étaient exemptes de sucre. A la fin de juin, le professeur *Fede* constata encore chez ce malade (que j'ai vu aussi en consultation avec *Fede*) la complète absence du sucre, bien qu'il fût revenu depuis plus d'un mois à l'emploi modéré des aliments féculents.

OBSERVATION LXXI. — M. *Cesare de S.*, 54 ans, propriétaire à Catanzaro. Souffrant d'ardeur à la bouche et de polyurie depuis 1871, a pris un traitement qui lui fut prescrit par le professeur *Villanova*, et qui consistait dans le menu de *Bouchardat*, avec du fer et de la strychnine, et plus tard de l'acide lactique; les symptômes morbides diminuèrent à la suite de ce traitement longtemps suivi; le 19 juillet 1873, il offrait encore 30 gr. de sucre par litre d'urine, la polyurie était de 4 à 5 litres par jour' et le poids spécifique 1036. Ce malade affirmait avoir de tout temps singulièrement abusé des farineux et des fruits, mais n'avoir été atteint par le diabète qu'après le chagrin que lui avait causé la mort de sa femme. Il affirme du reste, avec toute la précision possible, qu'il n'a commencé à se mieux trouver, à gagner en forces et en embonpoint, qu'après avoir commencé l'usage de l'acide lactique : il assure que, chez lui, la diète carnée absolue a plutôt diminué les forces générales. Après qu'il eut été soumis à ma cure rigoureuse (en juillet 1873), les urines se débarrassèrent vite du sucre, et le 15 avril 1874, longtemps après que le malade fut revenu à l'usage du pain et des pâtes (quoique avec une modération bien différente de l'abus d'autrefois), les urines avaient le poids spécifique de 1,023, et le sucre y manquait absolument, ainsi que le constata le professeur *Primavera;* leur quantité était parfaitement normale. J'ai eu plus tard encore d'excellentes nouvellesde ce malade.

OBSERVATION LXXII. — M. *Guiseppe Ti...*, 46 ans, notaire à S. Elia Pianise (province de Molise), client du docteur *Colaviti*, me consulta en mai 1872 ; il était atteint d'un diabète récent, avec 50 à 60 gr. de sucre par litre, et une polyurie de 3 à 4 litres par jour. Soumis à ma cure rigoureuse, après quatre jours les urines étaient libres de sucre; il revint, après avoir rigoureusement suivi pendant deux mois la diète carnée, à l'alimentation modérement mixte, et resta parfaitement guéri. — Dans ce cas, le diabète s'était développé sans aucune cause connue du malade, excepté l'abus des farineux, des fruits et aussi des sucreries : il affirme n'avoir jamais reçu de coups, et dit n'avoir jamais éprouvé de chagrin avant d'avoir le diabète. Mais il a éprouvé de graves refroidissements, et de violents chagrins deux ans environ après avoir été guéri du diabète, et comme, à la suite de cela, il éprouva des douleurs dans les lombes et une faiblesse générale croissante, avec enflure des jambes et forts accès de dyspnée surtout pendant la nuit, il eut peur d'un retour du diabète, et fit examiner ses urines par le professeur *Primavera* le 18 septembre 1874. Les urines furent trouvées parfaitement exemptes de sucre, elles pesaient 1014, et étaient chargées d'albumine (10 gr. par litre). De cela il résulte qu'un homme guéri du diabète ne le reprend pas, même après de graves chagrins, pourvu qu'il n'abuse pas de nouveau des hydrocarbures, même si, par d'autres causes morbides, il a acquis, en ce moment-là, une autre maladie.

Le cas suivant ne peut jusqu'à présent être donné pour une guérison définitive ; mais de toutes façons, il mérite d'être cité après les cas guéris, parce qu'on a obtenu une guérison (au moins transitoire) dans des circonstances très-difficiles, et parce que, si le malade était prudent et sage, on pourrait même regarder comme assurée une guérison durable.

OBSERVATION LXXIII. — M. *Odoardo G.*, de Bologne, 22 ans, étudiant en médecine vétérinaire.

Il dit qu'il a souffert pendant six mois d'une polyarthrite, pendant son adolescence, et après cela il perçut des battements de cœur plus forts. Il a eu la rougeole, la variole et la fièvre intermittente. Il a abusé de Vénus, du tabac et du vin. Il était très-amateur des féculents, et particulièrement des douceurs ; de celles-ci surtout il a grandement abusé.

En septembre 1873, pendant le cours d'une maladie lente dont il ne sait pas préciser le point de départ, il s'aperçut qu'il urinait énormément, qu'il éprouvait une soif extraordinaire et un grand appétit, tandis qu'il s'affaiblissait et maigrissait notablement. L'analyse fit dès lors constater la présence dans l'urine d'une grande quantité de sucre. Mais déjà, un an et demi auparavant, il s'amusait, il dit lui-même plus pour jouer que pour calmer sa soif, à boire 14 ou 15 grandes verrées de suite d'eau sucrée gazeuse ; il semble donc que la soif était déjà accrue. Notons pourtant que, quatre mois avant de s'apercevoir de sa maladie actuelle, en mai environ, il est tombé en montant un escalier, et s'est violemment heurté la région occipitale : quoi qu'il en soit, on peut croire que la maladie avait débuté lentement beaucoup plus tôt, d'autant plus que le malade, au mois de septembre, alors que l'on constata la présence du sucre en grande proportion dans l'urine, était déjà notablement affaibli et amaigri.

Il entra, le 3 octobre 1873, dans une des plus importantes cliniques d'Italie. Mis au régime rigoureux de la diète carnée, le sucre disparut complétement après six jours ; mais après diverses tentatives de retour au régime ordinaire, et surtout plusieurs écarts de régime chez lui, le sucre ne disparut plus complétement. Il quitta définitivement cette clinique le 9 janvier : en revenant à ses anciennes habitudes, il remarqua une aggravation dans tous les symptômes, soif, faiblesse générale, impuissance virile, amaigrissement. Le maximum des urines émises en 24 heures pendant son séjour dans cette clinique était, d'après lui, de six litres.

Venu à Naples, il fut reçu à notre clinique le 19 janvier 1874, présentant un amaigrissement extraordinaire, faiblesse générale, impuissance virile. Dans le thorax un peu assymétrique, on notait une légère différence dans la hauteur du son à la percussion, et dans la prolongation du bruit expiratoire. Sur le cœur, un peu agrandi, un très-léger souffle péricardique : la rate est grossie, le foie n'est pas accessible au toucher. Aucun autre symptôme, pas de douleurs dans la poitrine, ni dans le reste du corps, pas de toux, ni de sentiment d'inquiétude ; mais faim, soif, et beaucoup de sucre dans les urines. Le 20 janvier, il émit 3 litres, 460 d'une urine qui contenait 100 gr. de sucre par litre, soit 346 gr. par jour ; le jour suivant il en rendit 5 litres, 760 avec 570 gr. de sucre en 24 heures.

Le 23 janvier, il fut mis en traitement. Dès le premier jour, les urines furent de 1440 c. c. en quantité, avec 60 gr. de sucre par litres, soit 86 gr., 4 par jour. Les jours suivants la quantité des urines resta normale, en moyenne de 1 à 2 litres, avec un poids spécifique élevé, entre 1030 et 1034, tandis que la quantité de sucre oscillait entre 30 et 35 pour mille, entre 40 et 70 gr. par 24 heures.

On ordonna le 4 février, *le premier jeûne absolu de 24 heures*, pendant lequel le sucre disparut entièrement : mais il reparut à la dose de 30 gr. par litre, dès que le malade mangea, même de la viande seulement. Alors on diminua sa ration, et on lui administra une boisson gazeuse faite avec du bi-carbonate de soude, de l'acide lactique, et du carbonate de potasse 1/2 gr., dans de l'eau : après ce traitement (avec diminution de moitié dans la quantité de viande), le sucre descendit le 12 et le 13 février à la proportion de 1 à 2 gr. par litre. Quelque étourderie commise de temps en temps, le faisait remonter à 20 pour 1000. La ration augmentée, le sucre revint à 30 gr. par litre, mais un nouveau *jeûne* le 23 février le fit disparaître de nouveau complétement : le retour à la ration ordinaire de viande fit, encore cette fois, reparaître des traces de sucre, qui augmentèrent de jour en jour jusqu'à 5, 10 et 15 gr.; notons que le chiffre le plus élevé était atteint seulement quand le malade fumait en cachette ; quand il ne fumait pas, le sucre diminuait, et se tenait entre 4 et 5 gr. pour 1000. *Ces petites quantités disparurent définitivement le 19 mars*, après qu'on eut administré, pendant quatre jours, le carbonate de potasse pur dissous dans l'eau, à la dose de 4 gr. en 24 heures. Depuis lors, le sucre resta absent, la quantité des urines fut normale, et leur poids spécifique oscilla entra 1026 et 1014.

Notons que ce malade, en entrant à la Clinique, pesait nu (avec sa chemise et ses caleçons, et il s'est toujours pesé avec les même vêtements) :

le 19 janvier 1874...................... kil. 49,500

il continua d'abord à perdre de son poids et pesait,

le 21 janvier......................... kil. 48,900
le 24 — .... » 48,600
le 29 — .... » 48,300
le 2 février......................... » 48,000
le 4 — .... » 47,500

après quoi, il commença à reprendre,

le 7 février......................... kil. 48,200
le 11 — .... » 48,600
le 12 — .... » 48,800
le 13 — .... » 49,200

pour diminuer et descendre

le 15 février à..................... kil. 48,500

et revenir

le 20 février à..................... kil. 48,700

et redescendre à la suite d'une diarrhée

     le 22 février jusqu'à..................... kil.　47,200

Le poids remonta rapidement, si bien qu'il atteint,

     le 23 février........................ — kil.　47,800
     le 27　— .... »　48,800

et resta tel quelque temps, avec des oscillations insignifiantes, après une purgation, il descendit

     le 8 mars à..................... kil.　47,500

oscillations qui se comprennent en grande partie par le fait de l'intestin plus ou moins rempli.

Après la disparition complète du sucre le poids du corps augmenta progressivement : on constata

le 19 mars......................	kil.	48,200
le 24　—	»	48,700
le 28　—	»	49,300
le 11 avril......................	»	49,600
le 13　—	»	49,800
le 17　—	»	50,100
le 19　—	»	50,700
le 27　—	»	51,000
le 1er mai......................	»	51,700
le 5　—	»	51,900
le 6　—	»	52,700
le 22　—	»	53,100

Ce qui fait que depuis le 22 février, jour de poids minimum, il avait gagné en trois mois de cure, 5 kil. 900 gr.

La température oscillait toujours entre 36 et 37° C., les pulsations qui d'abord étaient entre 50 et 60, se maintenait plus tard entre 64 et 72, allant parfois jusqu'à 80 : les respirations étaient toujours entre 20 et 24 à la minute.

Le 20 mai, ce malade, qui comme étudiant avait, depuis le mois d'avril, obtenu la permission de sortir chaque jour, présenta tout à coup du sucre dans les urines, 8 gr. par litre et par jour. Malgré que le malade affirmât n'avoir pas mangé en dehors de la Clinique, j'appris que, depuis plusieurs jours, il prenait du rhum, qui à Naples contient toujours beaucoup de sucre : nous voulons bien croire qu'il n'avait pas mangé autre chose. En outre, il reçut dans la rue un coup de pierre dans la poitrine, et si violent qu'il fût jeté par terre, sans connaissance. A la suite de cet accident, il

ressentit des douleurs à la région sous-claviculaire droite, région
qui avait été directement frappée : il eut aussi un peu de fièvre
avec des râles sonores à petites bulles. Le 21 mai, le sucre avait
atteint 10 gr. par litre, dès le 22 il redescendait à 4 gr., le 23 et le
24 il se maintenait à 3 gr. pour disparaître le 25 et rester absent
jusqu'au 30, jour où le malade échappa à notre surveillance
Depuis plus de 15 jours ce malade, d'après sa propre confession,
faite au moment où je le présentais à mon auditoire pour prendre
congé, mangeait des fèves fraîches (!), des cerises, d'autres fruits
encore, et buvait du vin. Malgré cela la glycosurie avait cessé.
Elle n'avait pas encore reparu à la fin de juillet, à ce que le malade m'assura dans une lettre, bien que depuis 12 jours il mangeât non-seulement des légumes verts, mais aussi du lait, du
fromage et des fruits (parmi lesquels les plus doux, comme les
poires, les prunes, etc.) et des demi-farineux, haricots, pois frais,
et qu'il en mangeât jusqu'à deux kilogrammes par jour (!).

La pneumonie circonscrite avait quelque peu fait diminuer le
poids du malade : de 53^{kil},1, poids maximum du 22 mai, il était
descendu peu à peu à 51^{kil},4, le 28 mai, pour remonter à 53^{kil},2,
le 23 juin.

Chez un malade aussi avancé que celui-ci, je n'aurais pas permis le retour de la diète mixte, ni même à la carte de Bouchardat,
avant *six mois au moins* de cure rigoureuse, après la disparition du
sucre. — Si je rapporte cette observation parmi les cas de guérison
et le dernier, je dois faire cette réserve que je suis dans le doute
à son sujet : la cure n'est pas définitive : il y a trop peu de
temps qu'il est revenu à l'usage du lait et des fruits, etc., et puis
il en fait *abus* de nouveau. En tous cas ce malade a démontré que
le diabète même très-avancé *peut guérir* quand la cure est faite
avec toute sa rigueur (1).

(1) Au moment où je corrige les épreuves, je reçois une dernière note au
sujet de ce malade. Dans la seconde moitié d'août, après de nouveaux abus
de fruits et de vin, ce malade aperçut de nouveau du sucre dans ses urines, et
par un calcul approximatif l'évalua à 5 ou 10 grammes par litre. Il suspendit un
seul jour l'usage des fruits, et le sucre disparut. Au commencement d'octobre,
je reçus une lettre du père qui me dit : « Depuis un mois le sucre avait reparu
à la suite d'un nouvel *abus* de fruits et même de *pain :* nous avons su après
qu'il avait aussi *abusé des liqueurs et des pilules contenant de la noix vomique :*
il en a pris *huit en un seul jour*, alors qu'il ne devait en prendre que deux ou
trois. Cela lui a donné une vive inflammation intestinale, dont il est mort le
28 septembre ». Donc il est mort d'une inflammation intestinale !
(Note de l'auteur.)

Je ne veux pas parler ici des malades que je traite actuellement, bien que dans tous ces cas-là il y en ait un grand nombre en voie de parfait rétablissement, et que plusieurs soient déjà revenus depuis quelque temps à l'usage des farineux : mais un temps suffisant ne s'est pas encore écoulé, et je ne peux pas les regarder comme entièrement guéris.

En outre, il y a quantité de cas de diabète guéris suivant ma méthode, par d'autres médecins : si bien que l'on peut dès aujourd'hui compter le diabète au nombre des maladies les plus guérissables.

Prétendre qu'un homme guéri du diabète ne saurait le reprendre, même se plaçant dans les conditions où il l'a contracté une première fois, serait une niaiserie : tout comme de prétendre qu'on ne peut plus contracter une pneumonie, un catarrhe aigu ou un rhumatisme, quand on est guéri d'une première atteinte, ou de plusieurs. De même qu'il serait peu judicieux de prétendre que c'est la même maladie qui récidive après plusieurs années, il serait inexact de soutenir qu'un homme, guéri du diabète depuis un, deux ou trois ans et mangeant de tout, *éprouve une « rechute »* s'il contracte à nouveau la maladie après un nouvel abus des farineux ou des sucreries, et sous l'influence de conditions débilitantes. Faudrait-il donc que le traitement procurât l'*immunité* future, et que le malade eut acquis l'impunité à l'égard des abus de féculents et de fruits ? Ce serait vraiment trop demander à un traitement, que d'exiger une semblable immunité avant de le déclarer efficace. On n'en demande pas autant à la quinine et au mercure, que l'on dit être des spécifiques, et qui n'empêchent pas même toujours les récidives des manifestations morbides.

Je ne peux citer ici les noms de tous ceux de mes confrères d'Italie ou de l'étranger qui ont obtenu des succès à l'aide de mon traitement : mais il faudrait ajouter aux 73 cas publiés plus haut, 52 autres cas guéris par d'autres que par moi, ce qui ferait 125 succès obtenus en 4 ans (1), chiffre qui n'est pas à dédaigner dans

(1) J'ai demandé au professeur *Primavera* des notes sur les cas de diabète traités par lui seul. Il m'a répondu par la lettre suivante, que je publie sans commentaires :

Naples, 25 janvier 1874.

Très-honoré professeur Cantani,

Vous me demandez des notes sur les diabétiques que vous n'avez pas vus, mais dont j'ai analysé les urines et suivi la maladie. Rigoureusement, je ne

une maladie regardée naguère comme incurable. Du reste, cette cure est devenue populaire dans nos provinces méridionales, où tout le monde l'ordonne, même les pharmaciens, les prêtres et les anciens malades. Le succès est assuré *pourvu que le traitement ne soit pas commencé trop tard, pourvu qu'il soit suivi avec toute la rigueur nécessaire et pendant un temps suffisant.* La grande fréquence du diabète dans ces contrées fait que ses débuts n'échappent pas aussi facilement à l'attention que cela arrivait autrefois, et arrive encore dans les pays où le diabète est plus rare, et dès lors se reconnaît souvent trop tard, si le malade ne se surveille pas, ou s'il tombe sur un médecin peu attentif.

puis en dire le nombre exact, mais je puis assurer qu'ils sont à peu près au nombre de vingt : les uns du dehors ont été soignés suivant votre méthode par des médecins étrangers, d'autres traités de même par des médecins napolitains, quelques-uns enfin ont absolument voulu être traités par moi, toujours d'après votre méthode, désormais connue de tous.

Le premier renseignement que je dois vous donner est celui-ci : je n'ai jamais vu un seul de ces malades ne pas guérir, et si quatre d'entre eux ont paru résister au traitement, c'est qu'ils ne le suivaient pas avec assez de rigueur ; mais avertis par moi, ils l'ont fait, et sont arrivés eux aussi, à la guérison complète.

Ce fait à coup sûr très-consolant, je ne l'explique pas par la pratique des autres médecins qui ont administré en outre à leur malade plusieurs agents thérapeutiques étrangers à votre médication, comme la décoction de quina, la strychnine, l'opium et ses similaires ; mais, en réfléchissant bien, je me l'explique parce que les diabétiques de la clientèle civile, c'est-à-dire riches ou pour le moins aisés, ne laissent pas vieillir leur maladie : au contraire, les diabétiques pauvres, qui recourent aux hôpitaux quand ils n'en peuvent vraiment plus, doivent nécessairement fournir un contingent de guérisons incomplètes.

Mon second renseignement, que je garantis exact, a trait à ce fait : les malades qui ne suivent pas rigoureusement la diète carnée, émettent souvent dans leurs urines, en même temps qu'un peu de sucre, de *l'oxalate de chaux* ; si bien que la présence de ce sel m'est très-utile pour démentir ceux qui affirment s'en tenir rigoureusement à votre cure, et la transgressent plus ou moins, en mangeant un peu de pain ou de fruits (souvent par ignorance).

Quant au retour du diabète, j'en ai observé plusieurs cas après huit mois et plus, jusqu'à deux ans ; mais j'ai vu toujours les malades guérir de nouveau par le même traitement. Si bien que l'on peut affirmer, avec de grandes probabilités, sinon une certitude complète, qu'un diabétique quelconque pourrait, une fois guéri par votre méthode, s'assurer une guérison pour toute sa vie, s'il avait la patience de répéter la cure rigoureuse pendant deux mois à chaque semestre, et cela pendant un certain nombre d'années. Si j'étais diabétique c'est ainsi que j'agirais, avec la ferme conviction de n'en jamais mourir.

Enfin j'ai noté chez tous ces malades, comme cause constante, l'abus habituel des farineux (pain, pâtes en général) : une seule fois cet abus manquait, mais il y avait, par contre, abus du sucre de canne (douceurs, sorbets, gelées, café sucré, etc.).

G. PRIMAVERA.

Mes 73 cas de guérison peuvent se diviser, au point de vue d'une statistique de guérison rigoureuse, en 8 catégories :

1re *Catégorie*. — Cas guéris et restés bien portants jusqu'à ce jour (septembre 1874) : ce sont les n⁰ˢ I, V, VI, VIII, XII, XIV, XV, XVI, XVIII, XIX, XXII, XXIII, XXXII, XXXVII, XXXIX, XLII, XLIII, XLV, XLVII, LI, LII, LIII, LIV, LV, LXII, LXIII, LXIV, LXVI, LXVII, LXXII. En tout trente cas.

2e *Catégorie*. — Cas de diabète guéris, morts, plus d'un an après être revenus à l'alimentation mixte, par le fait d'une maladie intercurrente quelconque, sans que le sucre ait jamais reparu dans les urines. Ce sont les n⁰ˢ IX, X et XI. Trois cas.

3e *Catégorie*. — Cas de diabète guéris et restés notoirement sains pendant très-longtemps, jusqu'aux dernières nouvelles, mais perdus de vue depuis quelque temps. Dans cette catégorie nous devons ranger les n⁰ˢ III, VII, XX, XXI, XXIV, XXV, XXVI, XXVIII, XXXI, XXXIII, XXXV, XXXVIII, XL, XLI, XLIV, XLVI, XLVIII, XLIX, L, LVI, LVII, LVIII, LIX, LXI, LXXI. Soit vingt-cinq cas.

4e *Catégorie*. — Cas de diabète guéris, assez pour pouvoir revenir à l'alimentation mixte, mais étant retombés malades, à la suite d'un nouvel abus des farineux, des pâtes et des douceurs, et guéris de nouveau par le traitement. Les n⁰ˢ IV, XIII, XVII, XXVII, XXX, XXXVI, LX. Soit sept cas.

5e *Catégorie*. — Cas de diabète guéris depuis peu, pouvant user modérément des farineux, des fruits et même des douceurs, sans que le sucre reparaisse dans les urines : ce sont les n⁰ˢ LXV, LXVIII, LXIX, LXX. En tout quatre cas.

6e *Catégorie*. — Cas de diabète resté intermittent à de longs intervalles, quand le malade abuse des douceurs : à ce fait se rapportent les n⁰ˢ XXIX, XXXIV. Soit deux cas (1).

(1) On a encore observé l'intermittence passagère du diabète dans le cas XXX après guérison obtenue : mais ici elle fut suivie du retour complet du diabète avec ses plus terribles phénomènes. Il y a encore intermittence dans le cas LVIII, quand le malade, la guérison obtenue, revint à l'usage des féculents. Enfin on l'a encore notée dans le cas LIX, et là elle vint après abus des farineux, quand le malade avait pris un repas trop chargé d'hydrocarbures ; elle guérit par un retour au traitement. Dans les cas LVIII et LIX, on observa une *intermittence diabétique avec intervalles réguliers, et avec un type quotidien très-exact :* la méliturie dépendait alors uniquement des repas ; une fois éliminé le sucre que les forces organiques n'avaient pas pû transformer, elle disparaissait de nouveau : il s'agissait là d'une forme de *diabète commençant* dans laquelle le retour quotidien des repas aux mêmes heures conduit au retour régulier du sucre avec le type quotidien.   (*Note de l'auteur*.)

7ᵉ *Catégorie*. — Cas de diabète guéri, mais redevenu malade longtemps après, pour être revenu à une alimentation presque exclusivement amylacée, et mort à la suite du diabète, pour n'avoir pas repris le traitement. Ici nous devons noter le cas II. Il n'y en a donc qu'un seul.

8ᵉ *Catégorie*. — Cas guéri depuis peu de temps et dès lors non encore assuré de la guérison, puis redevenu malade légèrement à la suite d'un abus prématuré des aliments prohibés, et enfin mort, non par le fait du diabète, mais par une maladie intercurrente. Ici il faut citer le cas LXXIII. Il n'y en a donc qu'un seul.

SEPTIÈME LEÇON

Observations des diabétiques non complétement guéris ou morts.

Sommaire. — Cas de diabète qui ne guérissent pas par manque ou insuffisance de traitement. — Cas qui ne guérissent qu'incomplétement avec la cure. — Cas absolument incurables. — Observations cliniques des cas de diabète observés par moi, et qui ne sont pas guéris complétement (LXXIV à XCVII). — Observations des cas de diabète suivis de mort (XCVIII à CV).

Messieurs,

Si les cas exposés dans la leçon précédente doivent être considérés comme des cas de guérison, puisque les malades peuvent revenir à l'alimentation mixte, *pourvu qu'ils ne fassent plus jamais abus des farineux et des douceurs,* les cas que je vous rapporterai aujourd'hui doivent être regardés comme améliorés : on pourra dire que leur *diabète* est supprimé, que les symptômes *diabétiques* sont vaincus; cependant la glycosurie persistant, ou revenant au premier essai d'aliments sucrés, ces cas ne peuvent pas être considérés comme guéris.

Notons d'abord que parmi tous ces malades, il en est qui n'ont pas pu guérir, uniquement parce qu'ils n'ont pas fait la cure pendant un temps suffisant, en fait parce qu'ils *ne veulent pas guérir ;* c'est le plus *grand nombre.*

Le sucre disparu, vite les malades quittent la cure, et le sucre revient. J'ai vu beaucoup de ces cas, et d'autres aussi en ont vu. Un mois, et même deux, de cure très-rigoureuse suffisent rarement, et seulement dans le diabète récent : il faut trois mois au moins, et trois autres mois pour ménager un retour graduel à la diète mixte. Quand le malade n'aura pas une *confiance et une patience suffisantes pour continuer la cure*, il vaudra mieux que le médecin ne la recommande pas : il s'épargnera une désillusion et évitera à son malade un traitement pénible et sans résultats.

Il y a une autre série de malades qui ne guérissent pas parce que, chez eux, la maladie est trop avancée : le traitement peut améliorer leur état, mais non plus supprimer la maladie.

D'autres, que l'on peut considérer comme presque guéris, peuvent manger de tout, excepté du sucre de canne et de l'amidon : d'autres encore ne supportent que les légumes pauvres en matières glycosifiques, mais le lait et les fruits ramènent la méliturie : d'autres enfin ne peuvent manger que de la viande et de la graisse, et sont obligés de continuer indéfiniment la cure rigoureuse, sous peine de voir reparaître la glycosurie : à la longue même, le sucre reparaît dans les urines malgré le régime.

Il y a un autre groupe de cas *dans lesquels on doit déclarer le diabète incurable, bien qu'il s'améliore régulièrement tant que les malades restent soumis à notre traitement.* En effet, on voit disparaître les *symptômes pénibles* que l'on peut appeler *vraiment diabétiques*, la soif, la polyurie, l'impuissance, l'amaigrissement progressif; l'individu vit dans une situation tolérable, il peut satisfaire à ses obligations, pourvu qu'il continue une cure *rigoureuse* ou à peu près. Mais il reste de la *glycosurie*, qui ne peut être supprimée par aucun moyen (excepté les empoisonnements chroniques artificiels avec l'opium, etc.).

Il va de soi que l'on ne peut guérir un diabétique, ni logiquement avoir cette prétention quand la consomption et le marasme général ont amené l'irréparable atrophie ou la destruction d'un organe essentiel à la continuation de la vie. Je ne parle pas ici seulement des poumons devenus tuberculeux durant le cours d'un diabète avancé, mais aussi du dépérissement et de l'atrophie des organes digestifs et assimilateurs, qui participent au marasme général de l'organisme diabétique.

Parmi les symptômes propres au diabète, un seul persiste souvent quand les autres ont disparu, c'est l'appétit exagéré, un certain degré de faim, moindre qu'auparavant à tout prendre. On peut admettre que cette faim dépend souvent de ce fait, que les albuminates, collagènes et graisses doivent, en outre de leur emploi plastique dans l'organisme, satisfaire aux besoins de la combustion, en l'absence du combustible fourni à l'ordinaire par les hydrocarbures. Il est certain que la faim n'est pas toujours en proportion exacte avec l'intensité du processus diabétique : chez beaucoup de malades soumis à la diète carnée exclusive, c'est-à-dire à une nourriture d'un petit volume, la faim résulte de l'habitude de manger beaucoup, de distendre l'estomac, plutôt que d'un besoin du renouvellement organique. Tous ceux qui sont habitués à manger surtout des substances amylacées, confondent la sensation de satiété organique avec celle de réplétion stomacale. Un malade, qui se nourrissait autrefois de farineux, mis à la diète carnée mangera trop de viande, ne pourra pas la digérer entièrement, aura de fréquentes indigestions et des diarrhées : quand 400 ou 500 gram. de viande rôtie suffiraient, les diabétiques continuent longtemps à sentir le besoin de 800 à 900 gram. et même plus, parce que cette quantité de viande n'arrive pas à remplir et dilater l'estomac à leur satisfaction. Si on ajoutait du pain ou de la pâte, ils mangeraient moins d'albuminates. C'est pour cela que les diabétiques traités par notre méthode coûtent aux hôpitaux beaucoup plus qu'il ne serait nécessaire, le sentiment d'humanité faisant que l'on tient trop compte de cette sensation de faim, sensation plutôt subjective que réellement justifiée.

Ces cas qui ne sont plus susceptibles de guérison complète, sont au point de vue de la pathogénèse du diabète, de l'étude du processus morbide, plus intéressants et plus importants encore que ceux qui guérissent. Et c'est pour cette raison que vous trouverez plus de cas traités à la clinique parmi les malades *non* complétement guéris, que vous n'en avez rencontré parmi les cas de guérison. Les fâcheuses conditions dans lesquelles se trouvent nos cliniques, annexées à un hôpital pauvre, m'ont obligé à recevoir fort peu de diabétiques : quand j'ai eu acquis la preuve que le diabète peu avancé guérit certainement et rapidement, tout l'intérêt scientifique de mes études devait se porter sur la recherche des cas les plus graves, de ceux qui *ne laissent aucun espoir de guérison :* cela me permettait d'étudier les conditions particulières de ces cas désespérés, non dans l'espoir de leur trouver un remède, mais pour mettre mieux en lumière, par leur comparaison avec les cas plus facilement curables, la pathogénèse du diabète et la signification de son processus morbide. — Je vous préviens encore que c'est uniquement par le fait des mauvaises conditions de notre clinique, que vous verrez, parmi les cas que je vais vous exposer, plusieurs malades se procurer des aliments venus du dehors, et expressément défendus : ne pouvant nous fier à une exacte surveillance des salles, nous avons dû séparer pour un temps, et fermer sous clef les malades sur lesquels nous faisions des expériences particulières.

Voyons maintenant les observations des malades non guéris.

Observation LXXIV. — Voici d'abord un malade de ma clientèle privée qui n'a jamais fait vraiment la cure rigoureuse, et cela surtout parce que c'était le premier cas dans lequel j'appliquais mes principes thérapeutiques (déjà publiés en 1866, dans mes additions à la seconde édition italienne de *Niemeyer*), et que je ne pensais pas alors à les pousser à leur dernière rigueur.

Ce malade était M. *Masciola*, de Melfi, employé, âgé de 33 ans, qui me consulta en 1868, pour un diabète remontant à un an et dû à un grand abus des aliments hydrocarburés. Il avait beaucoup maigri : sa peau était amincie et ridée; il était pâle, faible, se lassait vite, souffrant d'une faim que rien n'assouvissait et d'une soif inextinguible : il émettait 12 à 15 litres d'urine par vingt-quatre heures, et ne pouvait dormir par le fait de la polydipsie et de la polyurie : l'impuissance virile était complète : l'urine, du poids spécifique de 1035, contenait jusqu'à 650 gr. de sucre par jour. Je recommandai une diète exclusivement animale, viande, œufs, lait et laitages aigris (et il ne s'en tint pas à ce régime), avec acide lactique et bi-carbonate de soude et de lithine. Je le revis un an après, avec les joues roses, redevenu robuste et même gros, virilement puissant, délivré de la soif, de la polyurie, de la faim : il ne se lassait plus, résistait aux fatigues musculaires comme un homme bien portant, transpirait normalement, et émettait 1 litre à 1 litre et demi d'urine par jour, avec le poids spécifique de 1,024 et 35 à 40 gr. de sucre en tout.

Pendant plusieurs années consécutives, 1869-70-71, ce malade fit usage de l'alimentation mixte, tout en continuant avec une grande persévérance, à prendre 4 à 5 gr. d'acide lactique par jour. En 1870, il consentit gracieusement à être présenté à mon auditoire clinique : son excellent état se maintenait : il n'y avait *aucun symptôme diabétique*, excepté la *glycosurie modérée*. J'envoyai ce malade aux bains thermo-minéraux de Casamicciola d'Ischia, et après cela, je lui fis prendre encore pendant quelque temps des bains de mer très-courts : cette cure balnéaire parut améliorer encore la nutrition, mais elle ne modifia pas la méliturie.

Ce cas est très-important, car il est de ceux qui attestent la grande utilité des lactates alcalins, et spécialement de l'acide lactique, grâce auquel l'alimentation mixte fut tolérée sans produire les accidents funestes du diabète, bien que la glycosurie continuât. Et notez que ce malade était un diabétique très-avancé, qu'il est revenu de l'état de squelette à un état très-florissant, sain et valide. — Depuis peu j'ai appris que cet homme, qui avait continué à se bien porter jusque-là, avait été atteint par la diphthérie qui sévissait épidémiquement dans son pays, et qu'en quatre jours, il avait succombé.

OBSERVATION LXXV. — *Guiseppe Cosenza*, de Vico Equense, 19 ans, se nourrissant presque exclusivement de farineux, est entré à la clinique le 28 janvier 1870 : le diabète avait été diagnostiqué depuis sept mois, et, quand nous l'avons observé, nous avons reconnu chez lui les signes de la phthisie pulmonaire, commençante il est vrai, mais bien évidente, aux deux sommets. J'appellerai tout de suite votre attention sur un fait d'une immense importance ; tous les malades dont le diabète est assez avancé pour produire des symptômes distincts de péribronchite ou broncho-alvéolite chronique, avec transformation caséeuse des produits morbides aux sommets des poumons, ne guérissent jamais complétement du diabète, d'après mes nombreuses observations sur ce point. Je peux même ajouter que, pour moi, l'absence ou la présence de lésions chroniques aux sommets des poumons est un signe pronostic suffisamment certain pour que l'on puisse, d'après lui, promettre au malade la guérison, ou au contraire lui déclarer qu'il ne guérira jamais complétement, et qu'il peut tout au plus espérer une amélioration : jusqu'à présent, je ne me suis jamais trompé dans mon pronostic défavorable, toutes les fois que j'ai pu constater que l'affection pulmonaire était *consécutive* au développement du diabète sucré.

Notons que ce malade, reconnu diabétique depuis sept mois, devait l'être depuis un temps beaucoup plus long, car à 19 ans, *il n'avait jamais eu une seule érection ;* d'où l'on peut conclure que le diabète avait empêché la maturation des organes génitaux, la manifestation de la puberté.

Le malade présenta le 31 janvier, 3 litres d'urine : poids spécifique 1,038, avec 137^{gr},5 de sucre dans les vingt-quatre heures : cette polyurie relativement médiocre, comme la glycosurie, était due à l'adoption récente de la diète carnée, sur le conseil d'un de mes élèves. Remis à la diète mixte, il revint le 3 février à 200 gr. de sucre et à la densité de 1041. Après des périodes d'amélioration et de disparition répétées du sucre, sous l'influence de la cure, puis de retour au poids de 1,036 et à 210 gr. de sucre par le régime mixte et la suppression de l'acide lactique, un état stationnaire s'établit, grâce à notre méthode curative : pendant tout le mois de juin, le malade élimina 1 litre à 1 litre et demi par jour d'urine : poids spécifique 1,026 à 1,028 : 30 à 38 gr. de sucre en tout.

Un fait surtout est très-intéressant à noter : c'est chez ce ma lade que nous avons constaté pour la première fois, que l'on peut faire apparaître dans les urines diabétiques les quantités de sucre que l'on veut : et ces quantités de sucre, comme l'intensité de tous les symptômes diabétiques, sont dans la main du médecin, et peuvent, avec une certitude presque mathématique, être augmentées ou diminuées par des modifications correspondantes du régime : tout, dans le diabète, dépend avec une grande précision, de ce qui entre par la bouche. Ainsi chez ce malade, quand il était à la diète carnée absolue, la quantité quotidienne de sucre oscillait entre 30 et 38 gr. de sucre, la quantité des urines entre 1 litre et 1 litre et demi, leur poids spécifique autour de 1,027 : mais, si nous lui donnions un peu d'amylacés, immédiatement, il présentait dans les urines une quantité de sucre très-précisément proportionnelle à la quantité d'amidon ou de sucre absorbée : puis, revenant à la diète carnée, le sucre revenait aux petites quantités indiquées ci-dessus. Et ces expériences, nous les avons répétées plus de dix fois en peu de mois, et avec des résultats si constants que je pouvais dire à mes auditeurs de 1870 : « Voulez-vous que le malade ait demain à peu près tant de grammes de sucre dans ses urines? Eh bien ! je lui donnerai tant de grammes de pain. »... et on ne se trompait guère que de 10, 20 grammes au plus sur la quantité de sucre éliminée le lendemain ! — Il est encore très-important de remarquer que ce cas a contredit les idées de ceux qui admettent deux diabètes différents; car si, au début, les urines devenaient exemptes de sucre par la diète carnée, il n'en fut plus de même après ces expériences, et le sucre ne disparut plus des urines, même avec la diète carnée la plus rigoureuse; du premier degré, le diabète était passé au second; *le diabète de l'amylivore s'était transformé en diabète du carnivore.* Et je suis certain aujourd'hui, que si nous n'avions pas trop fréquemment expérimenté par des retours à l'alimentation mixte, la suppression totale de la glycosurie aurait été obtenue durable, et le diabète des amylivores ne serait pas passé au second degré. Maintenant plus instruit sur ces faits, je regarde comme inhumaines les expériences de ce genre, parce qu'on abrége ainsi la vie du malade : je les défends formellement.

Ce malade présenta d'abord, sous l'influence du traitement, un arrêt complet du processus caséeux des sommets : il montra aussi que sa nutrition s'améliorait, *en augmentant de poids :* de 37^{kil},8 qu'il pesait le 26 avril, il monta à 40 kilogr. vers les derniers jours de juin au moment de la clôture de la clinique, c'est-à-dire en deux mois ; en même temps il prit un aspect florissant, et *fut pendant son séjour à la clinique surpris par ses premières érections*. Ainsi ce jeune homme de 19 ans que l'on ne pouvait pas dire adulte, sous l'influence de la cure, et de la nutrition améliorée, devint *homme*, devint puissant. Cette importante observation montre que l'impuissance des diabétiques ne dépend pas de la présence du sucre dans le sang ou dans l'urine, mais seulement de la dénutrition générale, de la consommation excessive des albuminates, du desséchement des tissus : en fait, l'impuissance tient surtout à la disette d'albumine, et à l'absence ou altération du sperme qui en résulte.

Le malade quitta la clinique, et comme il était pauvre, il dut manger de tout ; tant qu'il se nourrit de lait et de fromage et prit de l'acide lactique, le sucre oscilla entre 10 et 29 gram. d'après les analyses de *Primavera ;* mais plus tard il mangea aussi des farineux et des fruits : la viande était chose rare pour lui : il n'avait plus qu'un seul remède, l'acide lactique, dont nous lui avions donné une bonne provision ; tant qu'il put en prendre, il alla bien, à ce qu'il assurait, en ce sens qu'il se maintint dans le même état, bien que la proportion de sucre se fût accrue dans les urines. Plus tard, quand il eut fini son acide lactique, il commença à maigrir rapidement, le sucre augmenta jusqu'à 120 gram. par litre, puis le malade ne se montra plus ; je suis certain que peu après tout était fini.

Observation LXXVI. — *Antonio Renula,* 37 ans, propriétaire à Carinola de Terre de Labour, entré à ma clinique le 7 novembre 1870.

Au moment de son entrée, on percevait déjà dans ses poumons les signes de la péri-bronchite et de la broncho-alvéolite commençante : dépression de la fosse sous-claviculaire et sus-claviculaire gauche, avec respiration bronchique et râles sonores. Diabétique depuis six mois, à la suite d'un abus excessif et ordinaire des farineux, il avait été, depuis un mois, soumis à ma cure, laquelle, quoique pas assez rigoureuse, avait suffi à supprimer rapidement la grande polyurie et la soif inextinguible, mais non à ramener les forces perdues et la puissance virile. C'est aussi parce que la cure n'était pas assez rigoureusement suivie, qu'en entrant à la clinique, il présenta, le 8 novembre, 3 litres d'urine, avec le poids spécifique de 1,035 et 130 gram. de sucre par litre, soit 490 gram. de sucre par jour; et une grande abondance d'urée.

Dès les premières vingt-quatre heures de cure rigoureuse à la clinique, avec viande et acide lactique, la quantité d'urine descendait à un litre, le poids spécifique à 1,026, et le sucre à 12 gram. seulement dans les vingt-quatre heures, tandis que l'urée restait abondante. Après deux autres jours, le sucre disparut complétement, tandis que dans l'urine se présentait l'oxalate de chaux, substance que je croyais, depuis l'observation de madame *Rosina F.*, au printemps 1870 (voy. observat. XVIII) et que le professeur *Primavera* incline aussi à croire (voy. sa lettre plus haut), produite par une combustion incomplète, mais déjà améliorée, du sucre ; celui-ci au lieu de s'oxyder complétement et de se décomposer en acide carbonique et eau, donnerait de l'acide oxalique, en subissant une moindre oxydation ; au lieu d'avoir CO^2 et HO, on aurait C^2O^3 et HO. Comme ce malade ne suivait pas strictement son traitement, le sucre reparut bientôt dans les urines, et sa quantité oscilla toujours entre 30, 40 et 50 gram., parfois il arriva à 60 et 80 gram., et enfin à 480 gram. par jour, quand le malade pût se procurer en secret des aliments interdits : cependant la quantité des urines ne dépassa jamais deux litres par jour. C'était un malade chez lequel on ne trouvait aucune garantie d'exactitude et de prudence ; il fut surpris plusieurs fois mangeant des figues sèches et du pain, qu'il avait pu se procurer adroitement malgré notre surveillance ; il avait de l'argent, et plusieurs fois il se fit apporter par les autres malades, ou apporta lui-même, du pain et d'autres choses encore : si nous l'avons, malgré tout, gardé à la clinique, c'est que nous avions fait sur lui certaines études que nous ne voulions pas trop vite interrompre.

Je veux vous avertir, à ce propos, que l'on peut savoir si le malade suit son régime de diète carnée absolue ou le transgresse, par la manière dont se comporte le sucre dans les urines de ces diabétiques chez lesquels la méliturie ne cesse pas. Nous avons constaté, en effet, que chez tout malade qui suit sa cure avec rigueur, il s'établit une proportion déterminée de sucre, laquelle oscille dans des limites très-restreintes, chez l'un par exemple, entre 10, 20 et 30 gram., chez un autre entre 40, 50 et 60 gram. par jour, selon la quantité de viande que le malade consomme chaque jour : mais nous n'avons jamais vu ces grands sauts d'un jour à l'autre, qu'après une erreur de régime, une infraction à

la règle curative ; ces sauts, de 20 ou 30 gram. à 70 ou 80 gram.,
quand nous les voyons survenir, nous pouvons affirmer avec toute
certitude que le malade ment, s'il soutient qu'il n'a mangé que
de la viande, et la même quantité que les jours précédents.

Du reste, le malade, malgré la réapparition et plus tard la persistance du sucre dans les urines, gagna beaucoup quant au *poids
du corps*, grâce à la quantité de viande qu'il mangeait et à l'acide
lactique qu'il prenait régulièrement jusqu'à la dose de 10 gr. par
jour; de 39^{kil},8, qu'il pesait en entrant à la clinique, il parvint à
50^{kil},4, c'est-à-dire qu'il prit 11 kilog. à la clinique, sous l'influence de la cure, quoique le sucre n'eût pas entièrement disparu, et qu'il eût commis bien des irrégularités diététiques, ce
qui semble indiquer qu'une grande part de cette amélioration
doit être attribuée à l'acide lactique.

Ce malade est encore très-intéressant pour nous, par les singuliers phénomènes qu'ont présentés, la *température*, la *respiration*
et le *pouls*. En effet, chez lui, la respiration est descendue jusqu'à
neuf par minute, ce qui exprime un moindre besoin d'oxygène, et ceci confirme cliniquement les expériences de *Petten-
koffer* et *Voit*, qui ont démontré, par leurs appareils respiratoires, que le diabétique produit moins d'acide carbonique, et
ainsi introduit moins d'oxygène que l'homme sain, proportionnellement à ce qu'il mange. Je dois noter cependant que ce fait ne
se produit pas régulièrement dans tous les cas de diabète ; il se
vérifie seulement dans les cas de diabète très-avancé, mais dégagé
de complications capables de produire des mouvements fébriles ;
et, à ce sujet, je rappelle que 37° C., température normale pour les
autres individus, peuvent constituer déjà pour le diabétique à
basse température ordinaire, un léger état de fièvre, dû peut-être
aux lents progrès d'une maladie pulmonaire commençante. Chez
ce malade, la température basse était d'accord avec le nombre
des respirations. Avec neuf respirations il s'introduit moins
d'oxygène, et il sort moins d'acide carbonique que chez un individu sain, avec seize à vingt respirations à la minute, et un régime moins abondant. En effet, le malade présentait une température en rapport avec ce petit nombre de respirations : elle
oscillait entre 35°,0 et 35°,5 de l'échelle de *Celsius*, arrivant
rarement jusqu'à 36°. Les pulsations étaient plutôt lentes et rares.
De tout cela, nous devons évidemment déduire, qu'il y avait là
une combustion très-diminuée ; qu'à la basse température, à la

moindre oxydation, correspondait le moindre besoin de respirer, la moindre introduction d'oxygène. Ces observations, faites plusieurs fois par nous chez les diabétiques, donnent un démenti aux théories qui nient la diminution de la combustion du sucre dans le diabète, et qui considèrent au contraire le diabète sucré comme la conséquence d'une production excessive de sucre dans l'organisme.

OBSERVATION LXXVII. — *Luigi Cascarrilli*, 39 ans, maçon à Venafro, reçu à la clinique le 11 mars 1872.

Chez cet individu, le diabète était diagnostiqué depuis deux mois et demi environ ; mais sa maladie durait déjà depuis longtemps, et était consécutive à l'abus constant des fruits et des farineux. Quand il entra à la clinique, il donna, sous l'influence d'une ration commune entière, 10 litres d'urine, avec le poids spécifique de 1,040, et avec la quantité extraordinaire de 1180 gr. (plus d'un kilog.) de sucre par vingt-quatre heures. Mis en traitement, c'est-à-dire soumis à la diète carnée rigoureuse et à l'usage de l'acide lactique, la quantité de sucre descendit en quarante-huit heures de plus d'un kilogramme à 76 gr., tandis que la quantité d'urine se limitait à un litre 200 cent. cubes, avec un poids spécifique de 1,023. Le malade continuaà présenter un peu de sucre dans les urines, entre 24 et 40 gr. par jour (très-petite quantité, euégard à celle qu'il présentait en entrant) ; mais la méliturie ne se supprima plus ; la maladie persista chez lui, comme dans les cas précédents ; elle était trop avancée, au point d'avoir amené des lésions très-nettes dans les sommets pulmonaires. Déjà se manifestaient les signes de la péri-bronchite caséeuse : l'expiration prolongée était manifeste en avant ; en outre, la respiration était bronchique en arrière, et le thorax déprimé nettement au niveau du sommet droit. Ce malade rentrait donc dans la catégorie de ceux qui ne peuvent plus complétement guérir du diabète, chez lesquels le diabète est arrivé au point de faire dépérir l'organisme entier d'une manière trop sensible, et de produire des lésions indélébiles dans les poumons. Du reste, ce malade fut surpris plusieurs fois, mangeant autre chose que ce que nous lui donnions.

Le fait le plus intéressant que ce malade ait présenté est celui-ci : une fois il dut jeûner, parce qu'il avait eu une indigestion, or, *après un jeûne de vingt-quatre heures, le sucre avait presque complétement disparu des urines, à part quelques petites traces ; et je suis persuadé que, s'il eût été possible de le faire jeûner un second jour, ces* traces de sucre auraient elles-mêmes disparu, comme cela eut lieu dans d'autres cas (voyez plus loin), où le sucre disparut vraiment d'une manière complète. Un jeûne de vingt-quatre heures a donc réduit le sucre à de très-petites traces; cela veut dire que ce n'était pas la transformation en sucre de ses propres tissus, de ses muscles, comme d'aucuns pensent que cela a lieu dans le diabète, qui maintenait la méliturie chez ce malade, même avec la diète carnée absolue, puisque le jeûne aurait dû accroître la méliturie par l'auto-consomption, ou tout au moins la laisser égale en quantité.

Nous voyons encore chez ce malade l'*oscillation de température* circonscrite *dans les limites basses*, de 35° à 36°, 5 ; rarement elle arrivait à 37° de Celsius, et quand elle y arriva, nous avons de bons motifs pour penser que cette élévation était due à une accélération fébrile du renouvellement, bien que ne dépassant pas la température de l'homme sain. Le nombre des pulsations oscillait entre 56 et 74; quand la température arriva à 37° C., les pulsations montaient à 88 à la minute. La fréquence des respirations se maintenait entre 12 et 16, montant parfois jusqu'à 20 et parfois descendant à 18. On peut, on doit donc admettre encore chez ce malade une diminution dans la production d'acide carbonique, et par là une moindre introduction d'oxygène, et une moindre combustion organique. Notons cependant que lorsque le malade mangeait beaucoup de viande, sa température (par l'introduction de beaucoup d'oxygène, avec la viande) s'élevait un peu plus qu'avant, et c'est alors que le malade commença à présenter une notable augmentation de poids.

Quand il sortit de la clinique, à la fin de juin de la même année, il urinait un litre et demi environ par vingt-quatre heures; avec 20 gr. de sucre par litre.

Ne pouvant continuer chez lui la diète carnée, il rentra à la clinique le 7 janvier 1873, très-affaibli, émettant 4 à 5 litres d'urine, avec un poids spécifique de 1,034 à 1,036 et avec 130 à 135 gr. de sucre par litre. — Il y avait de l'obscurité dans la percussion aux deux sommets, avec respiration bronchique et râles nombreux à grosses bulles, plus à droite qu'à gauche. Après un jour de traitement, la quantité d'urine éliminée arriva à un peu plus d'un litre, le poids spécifique s'abaissa à 1029, et la quantité de sucre fut de 25 gr. par litre. J'ai ordonné, outre l'acide lactique et l'alcool, la glycérine, qu'il a très-bien tolérée jusqu'à la dose de 25 gr. par jour. Il se maintint ainsi, la quantité des urines, et celle du sucre oscillant dans des limites modérées.

Après *un jour de jeûne*, il émit un peu plus d'un demi-litre d'urine (deux litres de moins que le jour précédent); et tandis que cejour-là le sucre pouvait être dosé à 45 gr. par litre (112 gr. environ pour deux litres et demi), le jour du jeûne cette quantité tombait à 6 gr. pour l'urine des vingt-quatre heures, et à zéro pour les deux dernières mictions.

Dans le cours des deux dernières semaines de janvier, on augmenta et on diminua expérimentalement la quantité de viande qui composait sa seule nourriture, à part les médicaments, et l'on vit que *la quantité de sucre totale émise dans les vingt-quatre heures augmentait et diminuait en proportion de la quantité de viande absorbée*. Le 25 janvier, après avoir mangé 265 gr. de viande, il émit 66 gr. de sucre, tandis que le 28 janvier, après avoir mangé 1195 gr. de viande, il émit dans toute l'urine des vingt-quatre heures 145 gr. de sucre.

Quand le malade était de nouveau soumis à la diète mixte, la quantité des urines augmentait beaucoup, ainsi que leur poids spécifique, et un jour qu'il avait absorbé aussi des bonbons, ses urines continrent 1,012 gr. de sucre en vingt-quatre heures, ce qui, à raison de 135 gr. par litre, donne une quantité de près de 8 litres d'urine. Ce même jour on le *saigna* pour la première fois, expérience qui fut répétée plus tard, *pour étudier le sucre du sang*, et dont je signalerai plus loin les résultats.

Dans ce cas, nous avons essayé l'emploi du carbonate effervescent de lithine à la dose de deux grammes, tout en suspendant l'usage de l'acide lactique, de la glycérine, et de l'alcool : nous n'avons pu noter aucune différence dans le résultat.

Le malade quitta pour la seconde fois la clinique le 7 avril 1873, avec 2,200 c. c. d'urine dans les dernières vingt-quatre heures, un poids spécifique de 1030, et 40 gr. de sucre par litre.

OBSERVATION LXXVIII. — *Luigi Schioppa*, 40 ans, cocher de louage, de Naples, reçu à la clinique le 20 mai 1872.

Diabétique depuis un an, avec affaiblissement de la vue, impuissance, soif, polyurie, et faim si extraordinaire, que son salaire ne suffisait plus à le nourrir lui seul, tandis qu'auparavant il alimentait bien toute sa famille, composée de sa femme et de quatre enfants : il entra à la clinique, quand sa faiblesse était déjà extrême. La cause de cette aggravation extraordinaire et im-

prévue de sa maladie, avait été l'usage de certaines gelées douces, prises à l'occasion d'une fête de famille, après quoi il ne
quitta plus le lit. Son médecin lui prescrivit mon traitement,
mais y ajouta des médicaments amers, dont il crut devoir corriger la saveur avec des sirops... Je laisse à chacun le droit d'ad-
mirer combien ces principes étaient logiquement déduits. Ce
malade abusait ordinairement des farineux, des fruits doux et des
aliments sucrés. Il n'a pas eu de grands chagrins, il n'a été exposé
à aucun traumatisme.

A la clinique, on constata tout de suite la brancho-alvéolite
caséeuse des sommets, particulièrement à droite : on recueillit
plus de 6 litres d'urine par jour, du poids spécifique de 1030,
avec 552 gr. de sucre dans les vingt-quatre heures. Le 25 mai
commença la cure du diabète : en vingt-quatre heures, la quantité des urines descendit à 3 litres, leur poids spécifique à 1,020,
avec 78 gr. de sucre pour le tout ; cet état se maintint, avec des
oscillations, autour de 2 litres par jour, du poids spécifique de
1,020 à 1,025, et de 40 à 60 gr. de sucre.

Chez ce malade aussi, s'observa une température habituellement basse, de 35° à 36° C. : et quand elle s'éleva à 37° C., on
dut la considérer comme fébrile, à cause de la fréquence des
respirations, et des progrès de la maladie des poumons.

Lors de son entrée, ce malade, constipé depuis longtemps,
pesait 45 kil. 600 : mais les fèces expulsées, grâce à une purgation avec le séné et des lavements, arrivèrent, en un seul jour,
à 1,650 gr. d'où le poids du malade devait être réduit à 44 kilogr.
environ. A sa sortie de la clinique, le 25 juin, donc après un
mois environ, il n'avait pas encore gagné en poids, bien qu'il
se sentît plus fort, et que les symptômes vraiment diabétiques
eussent disparu, à l'exception de la méliturie : notons à ce sujet,
qu'en fait la majeure partie des diabétiques ne gagnent en poids
qu'après plusieurs mois de traitement : bien plus *ils perdent souvent de leur poids pendant le premier mois.* — On *fit une saignée* à
ce malade *pour étudier sur lui le sucre du sang :* j'en dirai plus
tard les importants résultats.

Sorti en juin 1872, pendant la clôture des salles cliniques, et
revenu à sa vie habituelle, à l'alimentation exclusive par les
farineux et les fruits, ses souffrances s'aggravèrent une seconde
fois et s'accrurent toujours davantage, surtout la soif et la polyurie (jusqu'à 14 litres environ d'urine par jour) : il entra en jan-

vier à l'hôpital des Incurables, fut soumis à un régime carné non exclusif, et se trouva de nouveau un peu mieux.

Il rentra à la clinique le 26 février 1873. La respiration était rude, avec des râles sonores et des ronchus disséminés aux deux sommets, et surtout à droite ; notable sécheresse de la peau. Nous avons étudié sur ce malade, que nous savions incurable même avec le régime le plus rigoureux, l'augmentation progressive de la quantité des urines et du sucre, les jours où il était mis à l'alimentation mixte : quand on lui donna aussi des bonbons, il émit jusqu'à 10 litres et demi d'urine, contenant 1050 gr. de sucre. La cure carnée exclusive, aidée de boissons gazeuses lactiques, donna pour résultat une décroissance progressive de l'urine et du sucre, jusqu'à 35 à 40 gr. par litre, environ 60 à 70 gr. par jour. *En un jour de jeûne, dans une chambre fermée à clef*, on a pu constater la décroissance progressive du sucre à chaque miction ; mon coadjudeur, docteur *Poalucci*, l'a constatée en examinant un à un le produit de chacune d'elles : de même il a constaté l'augmentation progressive du sucre à chaque miction le lendemain, quand le malade fut revenu à la diète carnée.

Le bisulfate de quinine, donné dans une hostie jusqu'à la dose de 1 gramme et demi par jour, augmentait plutôt la soif et aussi un peu la polyurie et le sucre.

Ici encore la température restait basse (36° à 36° 4 C.) : cependant en continuant cette fois-ci, et pendant plusieurs mois, la cure rigoureuse, il est arrivé à se nourrir, et a pris du poids : il a revu des érections, et perdu cette sécheresse habituelle de la peau ; l'urine elle-même s'est réduite à un peu plus d'un litre, avec une proportion moyenne de 30 gr. de sucre sur 1000.

Il quitta pour la seconde fois la clinique le 2 juillet 1873, notablement amélioré, et cette fois avec une importante augmentation de poids. La balance, qui le 1er mars marquait 44kil, 800 indiqua le 2 juillet 48kil,200, et notez que, durant son séjour à la clinique, le malade avait été soumis à diverses expériences, comme celles de la saignée pour étudier le sang, lesquelles n'étaient pas de nature à assurer un progrès continu dans l'amélioration de son organisme.

OBSERVATION LXXIX. — *Leonardo Ranalli*, 42 ans, mercier à Viesti, amylivore excessif, reçu à la clinique le 8 mars 1874. Diabétique depuis six mois, avec soif, polyurie, impuissance,

mais sans grande faim, il fut tout à coup pris d'une toux obstinée,
et on constata à la clinique, la broncho-alvéolite caséeuse, do-
minant au sommet droit. Il entra avec plus de 5 litres d'urine,
du poids spécifique de 1,030 et 551 gr. de sucre dans les vingt-
quatre heures. Soumis au traitement, les urines étaient, après
vingt-quatre heures, réduites à 2 litres, avec le poids spécifique de
1,031 et 149 gr. de sucre. Après diverses oscillations, la quantité
s'établit entre un litre et un litre et demi d'urine, le poids spécifique entre 1,020 et 1,022 environ, avec 22 à 24 gr. de sucre
dans les vingt-quatre heures. A son arrivée, il pesait 44^{kil},3 et
le 12 mai 48^{kil},700 : il avait donc gagné, en deux mois, 4^{kil},400.
Sa température resta toujours basse, entre 35°, 5 et 36°. Il sortit
le 5 juin.

OBSERVATION LXXX. — *Nicolas Burzac chiello*, 32 ans, menuisier
à Capoue, reçu à la clinique le 20 juin 1872.

Il présentait tous les symptômes du diabète depuis plus de
vingt jours, sans qu'il fût possible de savoir s'il était malade
depuis un plus long temps. Il se nourrissait presque exclusivement de farineux. Ses poumons présentaient déjà des signes de
maladie aux sommets. Depuis six jours, le malade suivait, d'après
le conseil d'un médecin, mon traitement de diète carnée et acide
lactique : il était ainsi très-amélioré, quand il entra à la clinique,
et il n'y venait que pour pouvoir manger plus de viande qu'il
ne l'aurait pu faire chez lui. Mis le 24 juin, et pour un seul
jour, à la ration entière, il présenta tout de suite 168^{gr},7 de
sucre dans les urines des vingt-quatre heures, lesquelles cependant
n'atteignirent pas un litre et demi; le jour suivant, remis à la
diète exclusivement carnée, les urines tombèrent à 800 c. c. en
vingt-quatre heures, avec 39 gr. de sucre seulement; remis tout
exprès à la diète mixte, il donna de nouveau 2600 c. c. d'urine,
avec 100 gr. de sucre par litre (litre pris dans le mélange des
urines de toute la journée), soit 260 gr. de sucre pour les vingt-
quatre heures. Remis à la cure de viande et acide lactique, dès
le 27 juin, après *trois jours* seulement de cure rigoureuse, il
n'eut que 879 c. c. d'urine, et un peu plus d'un gramme de
sucre en 24 heures.., avec lequel il dut quitter la clinique fermée par la clôture de l'année scolaire. — La température de ce
malade oscillait aussi entre 35°, 6 C. et 36° C., deux fois seulement, elle arriva à 36°, 2. — Le poids de son corps ne donna, et
ne pouvait donner lieu à aucune modification appréciable.

— *On fit* aussi *à ce malade une saignée pour examiner la qualité du sucre diabétique dans le sang.* — Je ne mets pas ce cas parmi les cas de guérison, parce que je suis certain que le diabète s'est reproduit rapidement et avec toute son intensité : j'en juge ainsi, sans avoir eu aucune nouvelle, parce que son traitement à la clinique fut trop court, et que le malade, une fois sorti, n'a pas pu le continuer à la maison.

OBSERVATION LXXXI. — *Pasquale Raguzzino*, 46 ans, paysan de Capoue, reçu à la clinique le 4 février 1872.

Diabétique depuis un an environ, sinon depuis plus longtemps, il a été amélioré par la diète carnée et l'acide lactique, qui lui avaient été prescrits par un médecin, mais qu'il n'avait pas suivis avec assez de rigueur. Il présenta à notre examen, *une insuffisance de la valvule bicuspide :* c'est le premier cas de diabète que nous trouvons compliqué d'une altération valvulaire ancienne et prononcée, qui amenait du reflux et de la stase, et qui avait produit aussi une hypérémie avec augmentation de volume du foie, par stase sanguine chronique. Du reste, il se nourrissait presque exclusivement avec des hydrocarbures. — Le malade présenta, le premier jour, 3 litres d'urine, poids spécifique 1,040 et 450 gr. de sucre dans la quantité totale. Mis de la ration entière à la demi-ration, le sucre descendit à 288 gr. dans les 24 heures ; soumis à la cure rigoureuse de viande et acide lactique, les urines, en trois jours, tombèrent à un litre, avec 20 gr. de sucre dans les 24 heures ; la décroissance continuant, le sucre disparut en moins de 20 jours et il eût disparu encore plus tôt, si le malade n'avait pas pu se procurer des amylacés en cachette, et même des douceurs (un jour nous avons trouvé des figues sèches sous son oreiller).

Il dut quitter l'hôpital, pour affaires de famille, et je n'ai pas su ce qu'il était devenu, mais je ne doute pas qu'il ait mal fini, car il n'aura certainement pas continué chez lui le traitement, faute de ressources ; et puis il n'avait pas une conviction assez ferme pour suivre la cure rigoureuse. C'est pourquoi je cite ce cas parmi les non guéris, quoique je n'aie pas connu le dénouement.

OBSERVATION LXXXII. — Madame la baronne *Marianna O.*, épouse *C.*, de 45 ans, domiciliée à Naples et à Portici, mère d'un jeune homme robuste, elle-même diabétique depuis un très long temps, après abus des hydrocarbures, et traitée depuis plusieurs années, sans bénéfice, par les moyens les plus variés, me consulta à la fin de juin 1872. Je la trouvai amaigrie à peau et os, couchée, incapable de se tenir sur ses pieds ou de faire un pas sans s'appuyer sur une autre personne ; les sommets pulmonaires contenaient des râles. Les urines examinées par le professeur *Primavera* le 25 juillet 1872 arrivaient en quantité à 3 ou 4 litres environ par jour : elles avaient le poids spécifique de 1,035 et contenaient 90 gr. de sucre par litre, soit environ 300 à 360 gr. par jour. Soumise au traitement par la viande et l'acide lactique, le 3 août les urines étaient réduites à un litre environ, avec 50 gr. de sucre dans les 24 heures ; le 12 août elles ne contenaient que 25 gr. de sucre, et le 26 août que 8 gr. Les forces étaient revenues ; la malade se sentait bien portante, elle avait engraissé, marchait avec vigueur, se divertissait volontiers en recevant des visites, et sortait même de chez elle. Après avoir pris une glace, elle eut soif, la polyurie revint, et les urines présentèrent le poids spécifique de 1038, avec 50 gr. de sucre par litre : après quoi le sucre diminua comme auparavant. Depuis quelque temps, je n'ai plus vu cette dame, mais quoiqu'elle se sentît complétement (?) bien, je ne crois pas qu'elle se soit complétement débarrassée de sa méliturie, car sa cure était insuffisante.

OBSERVATION LXXXIII. — M. *Carlo B.*, de Benevento, grand mangeur de farineux et de fruits, vint me voir quand déjà il était diabétique depuis un an, et atteint d'une infiltration caséeuse étendue des deux sommets, infiltration progressive, avec fièvre le soir, sueurs nocturnes et émaciation extraordinaire. Il était dans un état si déplorable que je n'avais aucun espoir d'amélioration. Ses urines, examinées par *Primavera* le 28 mars 1871, étaient de 3 à 4 litres par jour, avec le poids spécifique de 1,023, et contenaient, outre une très-petite quantité d'albumine, 25 gr. de sucre par litre. Soumis à la cure rigoureuse, après 17 jours (le 14 avril), il présenta des urines du poids spécifique de 1,017, et complétement exemptes de sucre ; la fièvre avait disparu, ainsi que la toux ; le processus pulmonaire était enrayé ; le malade se sentait beaucoup plus fort. Ce cas semble faire exception à la règle, jusqu'ici observée, que les diabétiques déjà devenus phthisiques ne voient pas le sucre disparaître de leurs urines ; mais une analyse plus attentive fit reconnaître que la maladie de poitrine avait de beaucoup précédé le diabète, que cette dernière affection avait donné un nouvel élan au processus caséeux préexistant, et l'avait fait avancer rapidement : dès lors la guérison du diabète est rendue possible, ce qui probablement ne serait pas arrivé, si la phthisie pulmonaire avait été la conséquence d'un diabète assez avancé pour produire d'irréparables dégâts dans l'organisme. Nous avons appris ici une chose qui s'est vérifiée plus tard dans d'autres cas, à savoir que le sucre peut parfois disparaître de l'urine des diabétiques phthisiques grâce à notre traitement, quand la phthisie a précédé le diabète, et que ce dernier n'a pas trop détruit l'organisme : donc la phthisie, réveillée par le diabète, peut encore *quelquefois* s'arrêter ; là, au contraire, où le diabète a persisté depuis si longtemps, et s'est enraciné tellement dans l'organisme, qu'il a amené la phthisie pulmonaire, bien que celle-ci puisse être enrayée par notre traitement, le sucre ne disparaîtra jamais des urines. — Ce malade continua pendant quelque temps à jouir d'un bien-être *relatif* satisfaisant, mais il n'aura probablement pas résisté longtemps. Du moins je suppose qu'il en fut ainsi, n'en ayant plus reçu de nouvelles.

OBSERVATION LXXXIV. — Un malade de Trani, de 40 ans environ, me fut amené, soutenu sous les bras par deux individus, au commencement d'avril : il était recommandé par le chanoine *N. N.*, et dans un état si désespéré, qu'en le voyant venir à moi, je crus qu'il allait mourir en ma présence : c'est pourquoi, dans un rapide examen, je ne m'informai ni de son nom, ni de son âge exact, et je ne fis pas une analyse détaillée. Il vivait presque uniquement de farineux et de fruits, était diabétique depuis plusieurs années, et présentait de grandes cavernes, dues au ramollissement de l'infiltration caséeuse dans le poumon droit, et de petites dans le poumon gauche ; il avait une fièvre continuelle, avec dyspnée, toux et crachats purulents ; il avait la *diarrhée, quinze à vingt selles par jour*, et répandait une *odeur intense d'acétone*, qui pendant les quelques minutes que dura mon examen, empesta la chambre. Je lui prescrivis la cure ordinaire, impatient de le voir partir. Après deux mois, j'appris que ce malade, que l'on avait à peine pu ramener vivant à la maison, s'était extraordinairement amélioré, dès qu'il avait entrepris la cure de diète carnée et acide lactique ; et peu à peu il alla de mieux en mieux, si bien que le chanoine m'écrivit que le malade se sentait parfaitement bien. Le résultat de ce traitement montre combien est fausse l'assertion de divers physiologistes, qui prétendent que la diète carnée absolue, continuée pendant longtemps, *produit* la diarrhée, car ici elle se supprima rapidement : il démontre aussi combien *l'acide lactique est important pour la digestion de la viande prise seule et en grande quantité*. Une analyse faite, le 17 mai 1871, par le docteur *Biancolillo*, donnait pour la quantité des urines deux litres, pour leur poids spécifique 1,045, avec 60 gram. de sucre par litre. Le sucre persistait donc dans les urines, sans doute en moindre quantité qu'auparavant (je n'ai pas su qu'elle eût jamais été dosée), mais les conséquences terribles de la maladie, l'atrophie organique et les progrès si rapides de la phthisie pulmonaires, avaient été combattus de manière à m'occasionner la plus vive surprise. — Je n'ai plus rien appris sur le compte de ce malade, qui n'a pas dû vivre longtemps, à cause des graves lésions de ses poumons.

OBSERVATION LXXXV. — M.*Sébastiano M.*, de Striano près Nola, propriétaire, 50 ans, amylivore à l'excès, diabétique depuis quatre ans, sans cause à lui connue. Il vint me voir à la fin de décembre 1870, disant qu'il avait déjà suivi mon traitement, sur la prescription d'un autre médecin, mais avec peu de rigueur, et que sa nutrition s'était déjà beaucoup améliorée. Avec tout cela, le 29 décembre il avait encore une polyurie de 8 litres, le poids spécifique était de 1,033, et 800 gram. de sucre dans les 24 heures, outre un demi-gramme d'albumine par litre. Je lui prescrivis la cure carnée rigoureuse avec l'acide lactique, et aussi du soufre, à cause de la grande constipation : je préferai, dans ce cas, cette substance aux autres laxatifs, en me souvenant que le soufre passe pour être utile, non-seulement comme combustible, mais aussi comme comburant, ce qui serait désirable certainement dans un organisme diabétique, car nous savons que l'oxygène ne se fixe pas en suffisante quantité dans cet organisme, et qu'un comburant pourrait être très-utile en supplément. Cette espérance, fondée sur une hypothèse ancienne, quant à l'utilité du soufre dans l'organisme, a été complétement détruite par la pratique. — Le 18 janvier, le malade revint : sans avoir fait la cure avec toute la rigueur que j'avais désirée, il se sentait fort, la quantité des urines était descendue à 2 litres, leur poids spécifique à 1017, avec 60 gram. de sucre par 24 heures, et un gram. d'albumine par litre. Je n'ai plus rien su de ce malade.

OBSERVATION LXXXVI. — *Luigui Montefusco*, de Braciliano (Salerne), 50 ans, agriculteur, fils de goutteux, disait que pendant quatre ou cinq mois chaque année, et pendant deux ou trois ans de suite, il avait souffert d'une fièvre légère, accompagnée de douleurs sous les arcs costaux, et vers la région épigastrique. Il affirmait avoir éprouvé de nombreux chagrins domestiques, et s'être nourri presque exclusivement de farineux et de fruits. En août 1871, il commença à éprouver une grande soif ; il buvait environ 6 litres d'eau par jour ; avec cela une faim intense, faiblesse notable, impuissance virile, et besoins d'uriner extrêmement fréquents : ces symptômes devenant de plus en plus graves, il eut recours aux conseils d'un médecin, qui lui prescrivit une cure baroque, laquelle continuée quelque temps amena un notable accroissement de tous les symptômes ci-dessus, et spécialement de la dépression des forces, avec affaiblissement graduel de la vue.

Il fut reçu à ma clinique le 20 février 1873. Il était très-amaigri, avec la peau sèche, rude, recouverte de plaques épidermiques nombreuses : les pieds étaient œdemaciés, les régions des sommets pulmonaires étaient déprimées, avec percussion obscure, avec expiration bronchiale, sonore et prolongée dans les parties les plus externes. La rate était un peu grossie, l'estomac très-dilaté. A la clinique, tant qu'il fut au régime mixte, la quantité des urines oscilla entre 6 et 8 litres par jour, leur poids spécifique étant de 1,031, et la proportion de sucre de 135 gram. par litre. Un jour où il prit beaucoup de sucreries, il émit 9,500 c. c. d'urine, avec le poids spécifique de 1,030, et 100 gram. de sucre par litre, soit 950 gram. dans les 24 heures. Mis en traitement (viandes seules, boissons gazeuses avec acide lactique, glycérine et un peu d'alcool), la quantité d'urine revint varier entre deux et trois litres, et le sucre descendit à 30 gram. par litre. En un *jour de jeûne*, pendant lequel il ne prit que trois bouillons et de l'eau à discrétion, il émit 805 c. c. d'urine, du poids spécifique de 1,026, avec 20 gram. de sucre dans la totalité : *dans l'urine de la dernière miction de ce même jour de jeûne, il ne se trouva aucune trace de sucre.* L'urine rendue fut examinée à chaque miction, quand l'alimentation fut reprise ; on y trouva du sucre en proportion régulièrement ascendante, eu égard à la quantité d'aliments introduite, bien que le malade ne prît que de la viande. Ayant supprimé de son traitement l'acide lactique, la glycérine et l'alcool, et les ayant remplacés par le bisulfate de quinine, tout en continuant la diète carnée rigoureuse, nous vîmes augmenter la quantité des urines et du sucre, pour se maintenir entre 3 et 5 litres par jour, avec 25 à 40 gram. de sucre par litre. Comme on le voit, cette expérience, ainsi qu'une autre déjà relatée (observation LXXVIII), est peu favorable aux espérances de ceux qui croient trouver dans la quinine un agent compensateur du diabète. — Nous avons aussi tenté chez ce malade l'emploi de l'huile phosphorée, mais sans aucun résultat, comme cela était à prévoir. Nous sommes des adversaires absolus du phosphore en thérapeutique, et nous croyons qu'un médecin qui prescrirait aujourd'hui encore le phosphore, mériterait qu'on lui enlevât le diplôme de docteur : mais comme il a été vanté par quelques-uns dans le traitement du diabète, nous avons voulu pouvoir dire que nous l'avions essayé..... pour pouvoir le condamner avec une entière conviction, même dans le diabète sucré.

Le malade quitta la clinique le 18 mai 1873, ayant encore perdu 2 kilogram. de son poids ; et notons que ce malade, précisément parce qu'il était réfractaire à la cure rigoureuse, fut soumis par nous à diverses expériences, et spécialement à plusieurs médicaments vantés contre le diabète (quinine, phosphore, arsenic, strychnine, etc.), qu'aucun d'eux cependant ne donna le moindre bon résultat,.... et qu'en somme, il eût peut-être mieux valu pour le malade que l'on en n'eût essayé aucun.

Observation LXXXVII. — *Saverio Argentiere*, de Chieti, 29 ans, tailleur, avait eu des accès de fièvre en 1861, se nourrissait avec prédilection de légumes, herbages et farineux. Depuis quelque temps il souffrait de lassitude et maigrissait, mais vers la fin d'avril 1873, il commença à éprouver une soif et une faim extraordinaires, avec faiblesse générale, et fréquents besoins d'uriner : sur le conseil d'un médecin, il commença à se nourrir exclusivement de viande et d'œufs. Il entra à la clinique le 17 mai. Il présentait une légère matité à la percussion, au niveau des deux régions acromio-spinales, avec affaiblissement du murmure respiratoire, plus marqué d'un côté que de l'autre. Soumis d'abord à la diète mixte, on vit, en trois jours, la quantité des urines aller toujours en augmentant, jusqu'à près de 9 litres dans les vingt-quatre heures, avec un maximum de 110 gr. de sucre par litre. Mis au traitement par la viande, l'acide lactique, l'alcool et la glycérine, l'urine se réduisit à 2 litres par jour, et la quantité de sucre à 15 gr. par litre. Cet individu quitta la clinique après deux semaines, parce qu'il ne voulut pas se soumettre à toute la rigueur de la cure, et parce que, surpris par nous en contrebande, il fut menacé des plus grandes rigueurs.

OBSERVATION LXXXVIII. — *Saverio Rossi*, de Melfi, 26 ans, maçon, a souffert, il y a quelques années, d'une blennorrhagie, puis d'un ulcère suivi de bubon suppuré, d'une orchite, et enfin de douleurs nocturnes; tout cela disparut après un traitement anti-syphilitique. Après de nouvelles douleurs nocturnes, éprouvées l'an dernier, il suivit pendant 50 jours un traitement par le sublimé: il dit qu'il n'a pas eu de ptyalisme, que les douleurs disparurent, mais qu'il se mit à avoir faim et soif, une polyurie extraordinaire, avec impuissance : dans ce cas, le début du diabète paraît avoir coïncidé avec le traitement mercuriel, fait qui rappelle les expé-riences de *Saikowsky*, qui a produit la méliturie chez les lapins avec des frictions mercurielles et l'usage interne du sublimé et du calomel. Une cure par les bains froids ne fit qu'aggraver les souffrances. Il avait eu plusieurs fois des accès de fièvre inter-mittente. Il se nourrissait presque exclusivement de farineux et de fruits.

Il entra à la clinique le 10 mars 1873. Au niveau des régions acromio-spinales, on trouvait de l'obscurité à la percussion, et une respiration bronchique prolongée. A la région précordiale, on percevait au toucher, comme à l'auscultation, un léger frotte-ment. La rate était un peu volumineuse, la peau aride. Après deux jours de régime de viande, mais avec addition de fécules et de sucrerie, il émit en 24 heures, 5,300 c.c. d'urine, poids spéci-fique 1,037, 150 gr. de sucre par litre, soit 795 gr. de sucre par jour. Mis à la diète carnée, l'urine descendit en 4 jours à 2,700 c. c., avec 35 gr. de sucre pour 1000, soit 94 gr. de sucre par jour : par la suite, le sucre augmentait de quantité, ou parfois diminuait, suivant que le malade réussissait plus ou moins à tromper la surveillance, au sujet de son régime. Cependant, chez ce malade, le sucre n'a jamais disparu complétement ; excepté *en un jour de jeûne absolu maintenu pendant vingt-quatre heures, dans une chambre isolée et fermée à clef ;* on vit alors le sucre dis-paraître progressivement à chaque miction ; dès que le malade reprit de la viande on vit reparaître le sucre, et sa quantité aug-menter progressivement. En suivant la cure rigoureuse, il s'établit une moyenne de 1500 c. c. d'urine, avec une quantité de sucre relativement faible, 60 à 65 gr. par jour. Le malade sortit de la clinique le 20 mai, plus fort, et ayant gagné, en poids, deux kilogrammes, sur le minimum présenté pendant son séjour à la clinique.

OBSERVATION LXXXIX. — *Pasquale Esposito*, de Naples, âgé de 31 ans, marchand ambulant de vaisselle, entra à la clinique le 29 avril 1872. Il affirmait que depuis un an il ne transpirait plus, et que depuis un temps plus long il éprouvait une faiblesse croissante ; mais qu'il ne ressentait que depuis deux mois une vive soif, avec polyurie et complète impuissance sexuelle. Il racontait qu'il en était arrivé à émettre jusqu'à 12 litres d'urine par jour. Pendant toute sa vie, il s'était nourri presque exclusivement de farineux et de fruits : on n'a pu constater chez lui l'action d'aucune cause occasionnelle, chagrins ou blessures. Il était très-amaigri, et présentait une légère obscurité aux deux sommets, avec respiration bronchique : l'estomac était dilaté, le foie plutôt petit ; soumis à la diète mixte, il présenta, après quelques jours, 935 gr. de sucre sur 8,500 c. c. d'urine. Après deux jours de diète carnée, le sucre se réduisit à 90 gr. sur 3 litres. On a fait chez ce malade un essai, avec l'intention d'étudier l'absorption dans les cas d'épaississement du sang : *on lui refusa l'eau en boisson :* mais on ne put pousser l'expérience au delà d'un jour, à cause des souffrances que produisaient le soif et la sécheresse de la gorge. On put noter cependant que la soif diminuait *après un bain prolongé*, et que l'examen comparatif des urines émises avant et après le bain, faisait voir une moindre concentration dans les dernières, et montrait à la fois un moindre poids spécifique et une moindre proportion de sucre. Ainsi en un jour de diète mixte imposée exprès les urines, émises avant le bain, avaient le poids spécifique de 1,033 avec 140 gr. de sucre par litre ; pendant le bain prolongé, elles furent en quantité 0, litre 825 c. c., leur poids spécifique 1030 avec 110 gr. de sucre par litre : après le bain, le malade émit 300 c. c., poids spécifique 1030, 100 gr. de sucre par litre. — Quant à *l'influence de l'eau bue sur la température*, on a noté ceci : tandis que le matin le malade avait 36° C., avec 78 pulsations et 16 respirations, une fois soumis au *jeûne d'eau*, à deux heures après midi, il avait 36° 8 C. et à huit heures et demie du soir, après avoir *continué à jeûner d'eau* jusqu'à ce moment, et encore un peu après avoir dîné, il avait 38°, 4, avec 106 pulsations, et 20 respirations ; immédiatement après avoir bu, la température tomba de deux dixièmes de degré, à 38, °2 ; trois heures et demie après, elle était à 37°,4 : à quatre heures du matin, elle était de 37°, à six heures et demie à 36°,8, et à huit heures et demie, après avoir bu une autre bouteille, elle était à 36°,4. Et notons que pendant tout son séjour à la clinique, le malade n'a jamais eu plus de 36°,2 C. le soir et 36° C. le matin. Ces expériences ont été répétées plusieurs fois, et toujours avec des résultats analogues, jusqu'au moment où le malade quitta la clinique, le 23 mai, se sauvant presque, tant il avait peur d'être encore soumis au supplice de la soif. — Ces expériences ont été entreprises dans l'intention de démontrer, 1° *l'absorption de l'eau d'un bain général* par un organisme dont le sang est épaissi par une perte d'eau excessive, et 2° *l'abaissement de la température organique par l'introduction d'une grande quantité d'eau.* Ces résultats ont parfaitement répondu à nos prévisions : nous comptons les obtenir plus complets encore dans une autre occasion. Ce que nous croyons pouvoir dire dès aujourd'hui, c'est qu'il est également erroné de vouloir affirmer ou nier l'absorption de la peau dans un grand bain, chez un homme qui ne présente pas, par le fait d'une soif excessive, un épaississement du sang ou des humeurs interstitielles des tissus ; — on peut aussi constater l'influence de l'eau en boisson sur la température de l'organisme.

Observation XC. — *Vito Castellano*, de Positano (côte d'Amalfi), 27 ans, marin et marié, entra à la clinique le 8 janvier 1873. Cinq mois avant, il avait commencé à souffrir de faiblesse générale, avec grande soif et grand appétit. Aucune cause, si ce n'est l'alimentation presque exclusivement composée de farineux et de fruits, ne peut être trouvée quant à l'origine de la maladie. Aux sommets, on constate une respiration bronchique, quelques râles épars et un peu de frottement pleural : râte un peu grossie : impuissance virile ; les urines, examinées dès son entrée à la clinique, étaient de 4 litres par jour : on y trouva 150 gr. de sucre par litre, et le poids spécifique de 1,050.

Le jour suivant, 9 janvier, la quantité d'urine fut de 3 litres, la température 36, 8, le pouls à 58, les respirations à 18. Le poids du corps 58, 7 kilog.

Il fut mis en traitement le 10 janvier, recevant par 24 heures, cinq portions de viande bouillie (chacune de 120 gr.) et deux portions de rôti (de 60 gr. chacune), en tout 720 gr. de viande, plus 5 gr. d'acide lactique, 15 gr. d'alcool rectifié, et de l'eau à discrétion.

Le 11 janvier, on eut le résultat suivant : Urine, 1 litre, poids spécifique 1,036, 25 gr. de sucre. Température 36°, 6 : pulsations 54, respirations 18. Poids du corps 58,300 kil.

J'ajoutai encore la glycérine au traitement ; jusqu'au 27 janvier, la quantité des urines oscilla entre 1 litre et 2 litres et un peu plus, et la quantité de sucre entre 25 et 30 gr. par litre, entre 40 et 70 gr. par jour.

Le 27 janvier, le malade, soumis à une surveillance spéciale rigoureuse, reçut outre la viande des jours précédents, 200 gr. de sucre blanc : dans le cours des 24 heures (du 27 au matin, au matin du 28), les urines arrivèrent à 2835 c. c., leur poids spécifique à 1,036, et le sucre, dans les urines réunies des 24 heures, était à 90 gr. par litre, soit 255^{gr},15 pour toute la journée. — Le 28 janvier, on lui administra 300 gr. de sucre blanc, et le lendemain 29, on eut 3115 centimètres cubes d'urines, avec le poids spécifique de 1,039, et 120 gr. de sucre par litre, ce qui donne 373^{gr},80 de sucre en 24 heures. Le sucre blanc supprimé la quantité des urines et du sucre redevint bientôt ce qu'elle était auparavant; le 30 janvier les urines contenaient encore, dans les 24 heures, 138 ^{gr}, 60 de sucre, la quantité de viande restant la même : le 31, elles n'en contenaient plus que 60 gr., et elles se maintinrent ainsi, avec la viande seule, entre 60 et 70 gr. De cette expérience (reproduite sur divers malades, et toujours avec des résultats analogues), il résulte évidemment que le sucre éliminé, chez un diabétique parvenu à un certain degré (diabète des carnivores), est en proportion exacte avec le sucre introduit : 200 gr. de sucre administrés exprès, plus 55^{gr},15 correspondant aux 40 à 70 gr. de sucre que le malade rendait les jours précédents, alors qu'il ne mangeait que de la viande. Dans les 373,80 gr. de sucre des urines, nous retrouvons aussi les 300 gr. de sucre introduits, plus 73^{gr}, 80, correspondant à la quantité de sucre éliminée d'ordinaire, peut-être aussi à quelque résidu du jour précédent laissé dans le sang, et peut-être encore à l'*augmentation dans l'élimination du sucre animal, augmentation due à l'influence du sucre introduit du dehors.* A ces causes réunies, est certainement due une partie des 158^{gr},60 éliminés le jour suivant, avant que la quantité de sucre redescendît à la normale, 60 à 70 gr.

Le 3 février *Vito* prenait 25 gr. de glycérine ; la viande lui fut donnée seule, à la dose de 870 gr. de viande bouillie, et 230 gr.

de viande rôtie dans les 24 heures : la viande fut pesée cuite. Le jour suivant (du 3 février à midi, au 4 à midi) le malade émit 2200 c. c. d'urine, poids spécifique 1033, et 35 gr. de sucre par litre, soit 67 gr. pour le tout. La quantité de viande mangée fut réduite de moitié dans la journée du 4, soit 480 gr. de viande bouillie et 65 gr. de viande rôtie, et, dans les 24 heures suivantes, les urines descendirent à 1600 gr. leur poids spécifique à 1030, avec 20 gr. de sucre par litre et 32 gr. en tout. Continuant le même régime pendant 24 heures encore, on eut 1600 c. c. d'urine, du poids spécifique de 1019, avec 5 gr. de sucre par litre, 8^{gr},05, en tout. Ceci démontre que la quantité de viande mangée a de l'influence sur la quantité de sucre que contiennent les urines ; on voit aussi que l'augmentation de sucre dans les urines se fait *non en raison simple*, mais en *raison géométrique* de l'augmentation des substances saccharifiques.

Le 6 février on ordonna la *ration ordinaire* de l'hôpital. A la suite de la diète mixte, consistant pour le déjeuner en un simple bouillon de 300 gr. avec un pain de 201 gr., pour le dîner en un morceau de viande bouillie de 120 gr., un bouillon aux pâtes de 520 gr., deux pains de 400 gr., vin rouge 141 gr., une orange (pesée avec l'écorce 120 gr.), et pour le souper en un bouillon aux pâtes de 468 gr., l'analyse du 7 février donna 3700 c. c. d'urine, avec le poids spécifique de 1037, et 110 gr. de sucre, soit 407 gr. en tout. Continuant le même régime, le 8 février au matin, on eut 3600 c. c. d'urine, avec le poids spécifique de 1040 et avec 110 gr. de sucre par litre, soit 396 gr. dans les 24 heures.

Le 8 février, à midi, il revint à la *diète carnée exclusive avec des bouillons*, et prit à déjeuner un bouillon simple de 265 gr., et deux bouillis de viande pesant ensemble 230 gr., à dîner un bouillon de 272 gr., deux bouillis de 240 gr., et deux rôtis de 150 gr., et à souper un bouillon de 310 gr., un bouilli de 130 gr., et un rôti de 70 gr. (toutes les viandes pesées cuites) ; dès le matin du 9 février, les urines étaient redescendues à 1515 c. c. du poids spécifique de 1037, avec 50 gr. de sucre par litre, ou 75^{gr},75 de sucre en tout. — Le 10 février au matin, après avoir continué le régime de viande seule, et de bouillons, les urines étaient à 1500 c. c. du poids spécifique 1029, avec 20 gr. de sucre par litre, et ainsi 30 gr., seulement de sucre par jour.

Le 10 février à midi, il revint à la *diète mixte* des jours précédents, et le matin du 11 février, il avait émis de nouveau 3 litres d'urine, du poids spécifique de 1037, avec 130 gr. de sucre par litre, soit 390 gr. de sucre en 24 heures. — Le matin du 12 on trouva 3530 c. c. d'urine, poids spécifique 1030, avec 125 gr. de sucre par litre, soit 441^{gr},25 en 24 heures. Comme on voulait *examiner le sang* de ce malade, on augmenta la dose des farineux, et ainsi le matin du 13 février, après avoir mangé aussi des bonbons, il émit 5 litres d'urine, qui contenaient 720 gr. de sucre : ce jour-là on pratiqua une saignée de 200 gr.

Remis à la cure rigoureuse, et après avoir constaté que la quantité de sucre était revenue, comme avant, à 30 gr. environ par litre, *on commença à lui administrer les boissons gazeuses lactiques ; à la suite de cet emploi, le sucre alla toujours en diminuant jusqu'à disparaître tout à fait,* et cet heureux résultat fut obtenu *en moins d'une semaine de cure rigoureuse, diète carnée exclusive et généreuse administration de boissons gazeuses lactiques.* Celles-ci furent ordonnées pour la première fois le 21 février, alors que le sucre des urines du malade oscillait depuis plusieurs jours, entre 40 et 50 gr. par 24 heures ; du premier coup, et avec le même régime, le sucre descendit le 22 février à 12 gr. dans les 24 heures, le 24 février à 4^{gr},50 le 25 à 3^{gr},40, le 26 il remonta à 10^{gr},80, le 27 il disparut entièrement, et resta absent jusqu'à la sortie du malade de la clinique.

Quant à la *température,* aux *pulsations* et aux *respirations,* il faut noter que la première oscillait continuellement entre 36° C. et 36° 2, montant rarement à 36° 5, et très-exceptionnellement certain soir où il allait mal et digérait mal à 36°, 8 : cependant les pulsations variaient de 48 à 64, à la minute, le plus souvent de 52 à 58 : les respirations de 17 à 18, montant rarement à 20, et parfois descendant à 12 par minute.

Quant au *poids du corps,* ce malade en entrant à la clinique, pesait.

le 8 janvier........................... kil. 58,700

On trouva, mais comme simple résultat de la constipation,

le 10 janvier........................... kil. 59,300

et après avoir évacué l'intestin.

le 11 janvier........................... kil. 58,300

De même que dans tous les autres cas, nous voyons ici le

poids du corps diminuer au début de la diète carnée exclusive, mais lentement, comme le montra la balance (en ne tenant pas compte des petites oscillations intermédiaires, dues surtout à la rétention des fèces dans l'intestin).

le 14 janvier......	kil.	57,600
le 19 —	»	57,400
le 21 —	»	57,000
le 23 —	»	56,900
le 27 —	»	57,000

Pendant les premières expériences avec addition de sucre au régime carné, on observa une plus rapide diminution dans le poids du corps : tandis que le sucre augmentait dans les urines, la balance montrait :

le 28 janvier......	kil.	56,600
le 29 —	»	56,500

Et après la reprise de la diète carnée absolue,

le 31 janvier......	kil.	56,700
le 2 février......	»	57,100
le 6 —	»	56,800

A la suite des expériences avec la diète mixte, tandis que le sucre augmentait de nouveau dans les urines, le poids du corps valait :

le 8 février......	kil.	56,100
le 9 —	»	56,000

pour remonter, après être revenu à la diète carnée exclusive à

le 10 février......	kil.	56,500
le 11 —	»	56,800

et redescendre, après un nouveau retour à la diète mixte et au sucre à

le 12 février......	kil.	56,200
le 13 —	»	55,400

et remonter encore par la diète carnée absolue à

le 13 février......	kil.	56,000
le 15 —	»	56,700
le 19 —	»	57,200

Après quoi, sans cause apparente, le poids du corps diminua, tout en continuant le même régime.

> le 20 février................................ kil. 56,000
> le 21   —   ....   »   55,800

C'est alors que l'on ordonna les boissons gazeuses lactiques, et à dater de ce jour, on nota une augmentation progressive du poids du corps (avec quelques légères irrégularités que l'on doit attribuer au contenu de l'intestin) : la balance indiqua :

> le 22 février........................... kil. 56,600
> le 23   —   ....   »   57,000

et après la disparition du sucre dans les urines,

> le 1er mars........................... kil. 57,200
> le 11   —   ....   »   57,600
> le 21   —   ....   »   58,300

En considérant que le poids de ce malade était descendu jusqu'à 55^{gr},400, il a donc regagné presque *trois* kilogr. en un mois, sous l'influence de la diète carnée exclusive, *surtout depuis l'emploi des boissons gazeuses lactiques*, dont on ne peut ici méconnaître l'importance, d'autant plus qu'il s'agissait d'un diabète très-grave et très-avancé.

Le malade quitta la clinique le 26 mars, beaucoup amélioré au point de vue des forces et de la nutrition, avec de fortes et fréquentes érections spontanées.

Nous n'avons pas voulu citer ce cas parmi les cas guéris, bien que ses urines fussent depuis plus d'un mois exemptes de sucre quand il quitta la clinique, parce que l'épreuve du retour à l'alimentation mixte n'était pas encore faite, et parce que nous ne pouvions pas chez lui espérer une guérison durable, ses conditions de vie devant le ramener trop vite à l'usage presque exclusif des farineux et des fruits. Nous n'avons eu aucune nouvelle de lui, et aujourd'hui encore nous ignorons son sort.

OBSERVATION XCI. — *Carlo Tancredi*, de Naples, 20 ans, joaillier. Le diabète avait été diagnostiqué neuf mois avant son entrée à la clinique, mais depuis plus d'un an, il urinait et buvait énormément. Il était très-friand de sucreries, et se nourrissait habituellement de farineux et de fruits, et aussi de légumes. Il n'a reçu aucun coup, et n'a éprouvé aucun chagrin avant de contracter le diabète : une frayeur suivie d'ennuis (aggression et vol) fut ressentie alors que le diabète était déjà constaté chez lui, et amélioré par un régime surtout carné ; cependant après cette peur, il se sentit plus faible, et les urines augmentèrent momentanément.

Il entra à la clinique le 14 janvier 1873, alors que le sucre était descendu à 25 gr. par litre d'urine, grâce à un traitement par la diète carnée peu rigoureuse, tandis que neuf mois auparavant, avant que le régime fût suivi, le malade urinait trois fois davantage, et chaque litre d'urine contenait 150 gr. de sucre.

Il était d'une constitution organique faible ; sur le thorax, on remarquait les fosses intra-claviculaires aplaties ; une certaine obscurité de la résonnance au niveau de la portion la plus externe des fosses sus-épineuses, avec respiration inégale et quelques râles épars. La température toujours basse a oscillé entre 35°, 4 C. et 36°, 2.

En augmentant ou diminuant la quantité quotidienne de viande absorbée, on vit augmenter ou diminuer la quantité des urines et la quantité du sucre. Pendant *un jeûne d'un jour*, durant lequel il ne fut pris que trois bouillons simples (on était aux premiers jours de février), la quantité du sucre subit, dans chaque miction, examinée l'une après l'autre, les mêmes modifications que chez les autres malades soumis à la même expérience : le sucre diminua à chaque miction, il finit par disparaître, pour reparaître peu à peu quand l'alimentation fut reprise (absolument carnée cependant), et pour revenir à la quantité habituelle chez ce malade.

Plus tard on obtint des oscillations dans la quantité de sucre et cela à volonté, démontrant aussi qu'elles étaient évidemment sous la dépendance des quantités de viande, absorbées comme seul aliment : ainsi, lorsque le malade mangeait un jour *beaucoup* de viande, il donnait constamment plus de sucre que lorsqu'il en mangeait moins : et, en diminuant progressivement la quantité de viande, on obtint une diminution graduelle du sucre, et sa disparition complète ; *notons que le sucre continuait à manquer dans les urines, quand on maintenait le malade à un régime moins copieux que précédemment*, c'est-à-dire réduit à la moitié, ou à une livre environ de viande par jour, régime qui, après un jeûne incomplet de 24 heures, pouvait être considéré comme insuffisant à satisfaire le goût et à produire la sensation de plénitude de l'estomac, mais qui parut néanmoins très-suffisant pour *les besoins de la combustion et de la nutrition d'un corps, dont le sang ne contient pas un sucre incombustible dans l'organisme vivant*. Nous donnerons plus tard un exemple, sous forme de tableau de l'alimentation quotidienne, et de la quantité de sucre trouvé dans les urines, pour chaque jour.

Plus tard, après une forte impression morale, ce malade eut un accès convulsif de forme hystérique, à la suite duquel une petite quantité de sucre reparut dans les urines; elle disparut bientôt de nouveau sans aucun remède. On aurait pu espérer ici une guérison complète, si une petite quantité de sucre n'avait pas reparu de temps en temps dans les urines, et cela sans cause connue : cependant il y a de fortes raisons de croire que ces rechutes doivent être attribuées à des erreurs volontaires de régime, car cet individu était doué de peu de raison. Un jour, par exemple, on trouva une grande quantité de sucre de canne dans l'eau qu'il buvait. Le malade quitta la clinique le 18 avril ; il était très-amélioré, et ses urines ne contenaient pas de sucre : nous le citons cependant parmi les cas de non-guérison, parce que, en l'absence de nouvelles ultérieures, et considérant l'imprudence ordinaire de ce malade, nous n'avons aucun espoir que *Tancredi* ait continué son traitement chez lui, de façon à pouvoir revenir impunément à l'usage modéré des farineux.

OBSERVATION XCII. — *Vincenzo d'Alissanti*, de Roccadaspide, 42 ans, paysan. A l'âge de 18 ans, il a eu une maladie aiguë fébrile, qui dura très-longtemps, et à 27 ans, un ulcère qui dura trois mois, et pour lequel il a pris le sublimé. Depuis la guérison de l'ulcère, il a eu une éruption pustuleuse, et rien autre chose; il avait cependant des douleurs articulaires. Au mois d'août dernier, à la suite de fortes douleurs abdominales traitées par les purgatifs et d'autres remèdes encore, il éprouva une grande soif, avec grande faim, et faiblesse générale croissante. Il abusait ordinairement des farineux et des fruits; aucun traumatisme, aucune émotion, aucune autre cause appréciable n'a agi sur lui.

Il entra à la clinique le 21 mai 1873. Il avait le visage tuméfié, les paupières évidemment œdémaciées, et de l'œdème aux membres inférieurs. Son obscur à la percussion, respiration bronchique au niveau des régions acromio-spinales, et épanchement liquide dans les plèvres. Urines des vingt-quatre heures, 8 litres, poids spécifique 1,031; 100 gr. de sucre par litre, soit 800 gr. en tout. La faiblesse était extrême, et l'appétit très-grand, la température restait toujours basse, entre 35° et 36° C. Quand il fut mis en traitement, la quantité des urines se réduisit en quatre jours à deux litres, et celle du sucre à 60 gr. en tout. Il avait fréquemment la diarrhée ; et comme après chaque atteinte, on diminuait de plus en plus la quantité de ses aliments, le sucre diminuait aussi toujours davantage, mais la faiblesse croissait, ainsi que l'œdème, sans que les urines continssent trace d'albumine. Quand le régime fut réduit à une très-petite quantité de viande, le sucre disparut, mais la prostration des forces empêcha que l'expérience fut continuée : dès que la quantité de viande fut augmentée, le sucre reparut dans les urines. Ce malade quitta la clinique le 27 juin, ne pouvant pas y être traité convenablement, pensait-il.

Observation XCIII. — *Nicola Perrella*, de Naples, 36 ans, chapelier, diabétique depuis dix-huit mois, avec soif, polyurie, faim insatiable, impuissance, affaiblissement général, amaigrissement et altération de la vue. Il abusait ordinairement des farineux et des fruits : il n'a éprouvé aucune violence, aucune émotion morale. — Il entra à la clinique le 31 janvier 1873, présentant 5 litres et demi d'urine, du poids spécifique de 1,030, avec 110 gr. de sucre par litre, soit 605 gr. dans les vingt-quatre heures. Mais il y resta peu, car il savait d'avance que nous traitions les diabétiques par la diète carnée : quand on voulut à titre d'expérience d'essai, le soumettre à la diète ordinaire, il devint insolent, et on dut le renvoyer le 7 février.

Observation XCIV. — *M. I.*, avocat à Trani, diabétique depuis un temps que l'on ne peut pas exactement déterminer, fut reconnu pour tel par le docteur *Nanula*, qui trouva dans ses urines 25 gr. de sucre par litre. Je vis ce malade dans les premiers jours de mars 1873, et je lui prescrivis la cure rigoureuse, qu'il affirme avoir suivie pendant deux mois et demi. Pendant ce laps de temps, ses urines furent examinées par le professeur *De Luca*, et trouvées exemptes de sucre, au dire du malade. Alors celui-ci imagina d'interrompre brusquement son traitement, et de retourner sans transition à l'usage immodéré des farineux. Cependant sa santé resta longtemps subjectivement bonne, mais sans que ses urines fussent examinées. Le 18 mai 1874, un an après avoir abandonné la cure et repris sans précaution l'usage illimité du pain et des pâtes, il présenta de nouveau au docteur *Nanula* 20 gr. de sucre par litre, et se plaignit de soif, polyurie, impuissance, faiblesse générale, et notable émaciation.

Observation XCV. — *M. Enrico M.*, 26 ans, de Vasto. Malade depuis quelque temps, il fut reconnu diabétique en août 1873 par le docteur *Cauti*, à Ortona-a-Mare; il souffrait d'une grande soif, avec polyurie, émettant jusqu'à 8 litres d'urine par jour, avec 100 gr. de sucre par litre, avec faim, affaiblissement viril, et amaigrissement notable. L'*unique cause* que l'on pût retrouver fut l'abus *des farineux, des sucreries et des fruits doux*. — Il commença la cure du diabète, d'après l'ordonnance du docteur *Cauti;* mais il ne la suivit jamais avec cette rigueur complète, que nous voulons obtenir des malades qui prétendent à une guérison durable : cependant il s'améliora du tout au tout, et crut à la fin qu'il se portait parfaitement : en novembre, le sucre était réduit à 8 gr. par litre, et la quantité des urines était descendue à un litre environ. Au commencement de décembre *le sucre disparut complétement*. Immédiatement le malade se remit à manger comme auparavant, et de préférence des farineux, puis une quantité de sucreries : bientôt la quantité des urines augmenta de nouveau, et arriva en janvier 1874 à 4 litres par jour; la soif et la faim redevinrent plus vives, et l'urine de la nuit, examinée le 30 janvier 1874 par le professeur *Primavera*, contenait 120 gr. de sucre par litre. Je lui prescrivis alors et de nouveau la cure rigoureuse, et le malade s'en félicitait beaucoup, d'après les nouvelles que je reçus quelque temps après. Je ne sais pas cependant, s'il aura continué le traitement pendant un temps suffisamment long pour assurer un retour inoffensif à l'usage modéré des farineux.

OBSERVATION XCVI. — *Luigi Sarno*, de Naples, 40 ans, revendeur, était habitué à se nourrir presque exclusivement de farineux et de fruits; en outre, il s'enivrait. Aucune autre cause appréciable.

A la fin de mai 1873, il se présenta à l'ambulance de notre clinique, pour une maladie qui avait débuté deux mois auparavant, se manifestant par une faim insolite, une soif intense, faiblesse toujours croissante et impuissance. L'analyse des urines fit constater que celles-ci contenaient presque 100 gr. de sucre par litre. Le malade pesait 52 kilogr. — On lui prescrivit la cure rigoureuse de viande et acide lactique, qu'il n'a jamais pu ou jamais voulu pratiquer exactement. C'est pourquoi les urines quotidiennes ont toujours oscillé entre 7 ou 8 litres.

Il fut reçu à la clinique le 3 janvier 1874, et se présenta très-amaigri, surtout aux membres, très-affaibli et impuissant, mais doué d'un appétit extraordinaire. Il émettait de 6 à 7 litres d'urine, du poids spécifique de 1036 avec 130 gr. et parfois 150 gr. de sucre par litre. La température presque toujours à 36° C., avec de rares oscillations en plus, plus fréquentes en moins. Le pouls peu fréquent, les respirations, 16 à la minute. Au niveau des fosses sus-épineuses, la percussion est sensiblement obtuse dans les parties externes, avec quelques râles à l'auscultation. Mis en traitement le 18 janvier, la quantité d'urine diminua beaucoup dès le jour suivant. Mais, comme il ne voulait pas se soumettre à toute la rigueur du traitement, il fut renvoyé de la clinique le 21 janvier.

Rentré à la clinique le 2 juin, il dit qu'il a continué à faire grand abus des amylacés et du vin, après quoi les urines devinrent plus copieuses, la faim, la soif et la faiblesse s'accrurent. Vers le commencement de mai de cette année les membres inférieurs se gonflèrent, et un peu aussi le ventre, mais on reconnut que le liquide péritonéal était en très-petite quantité : il présentait ainsi un léger œdème du visage. Le 3 juin, il émit de 6 à 7 litres d'urine en 24 heures : poids spécifique 1,034 ; 120 gr. de sucre par litre. — Il fut mis en traitement le 8 juin, mais il ne voulut pas le suivre exactement : après peu de jours, le 12 juin, il sortit de nouveau de la clinique. L'œdème avait quelque peu augmenté.

Observation XCVII. — *Carminella Mazzotta*, de Cava dei Tirreni (Salerne), 13 ans, entrée à la clinique le 12 avril 1874, se disait malade depuis six mois, mais l'était probablement depuis beaucoup plus longtemps. En tous cas, depuis six mois la faim s'était beaucoup accrue, grande soif avec polyurie : à la suite, elle avait beaucoup maigri. Dans le cours de la maladie, les forces ont beaucoup diminué : depuis quelque temps, faiblesse de la vue. — Il n'y a eu encore aucune menstruation. Aucune cause de diabète ne peut être invoquée dans ce cas : la malade se nourrissait surtout d'amylacés et de fruits.

Quand elle entra à la clinique, elle était si amaigrie, et ses tissus étaient tellement desséchés qu'elle avait le visage d'une vieille ; toute la surface de la peau était couverte de squames épidermiques très-fines, à moitié détachées. Rien d'anormal dans les organes internes, sauf une expiration prolongée limitée à la fosse sus-épineuse droite, et un léger accroissement de la rate. — Elle pesait le 13 avril 26^{kil},500 : pendant tout son séjour à la clinique, la température se maintint à 36° C., rarement à 37° C. : les pulsations étaient à 72, les respirations entre 16 et 24. Pendant les premiers jours, avant d'être mise en traitement et quand elle recevait la portion entière (à savoir : trois pains, viande bouillie, viande rôtie, vin et fruits, bouillons aux pâtes le soir) elle buvait énormément, jusqu'à 12 et même 14 litres d'eau en vingt-quatre heures; elle émit jusqu'à 13 litres d'urine par jour, avec une quantité de sucre qui variait entre 70 et 90 gr. par litre, ce qui faisait presque 1 kilogr. de sucre en tout.

Le 20 avril, elle pesait 25^{kil},500, elle fut mise à la diète carnée exclusive (consistant en quatre portions de bouilli, quatre rôtis et bouillons à déjeuner et à dîner, trois bouillis, un rôti et un bouillon à souper); elle but ce jour-là 4 litres et demi seulement et émit 5 litres d'urine, poids spécifique 1,029, sucre 65 gr. par litre des urines réunies de toute la journée. Le 27 avril les urines étaient d'un peu plus d'un litre, poids spécifique 1024, 25 gr. de sucre par litre.

Le 30 avril, *la ration étant diminuée*, elle émit 780 c. c. d'urine, du poids spécifique de 1,017, avec 5 *gr. seulement de sucre par litre*. Le sucre fut absent le 1er mai, remonta à 25 gr. le lendemain, après que la malade eut mangé un morceau de pain qu'un chien avait laissé à terre : le même jour, elle fut mise à un *jeûne rigoureux*, et le sucre disparut de nouveau; mais les urines persistant ensuite à en présenter des petites quantités, je soupçonnai que le régime n'était pas rigoureusement suivi, et j'isolai la malade dans une chambre; le sucre disparut définitivement le 25 mai.

Le poids du corps de cette malade diminuant constamment, était descendu le 13 mai à 24^{kil},200 ; il remonta ensuite peu à peu. Le 9 juin, elle pesait 25^{kil},600 ; et le 28 juin, avant de quitter la clinique 26^{kil},900. Elle sortit le 30 juin, à la clôture de la clinique, très-améliorée en force et en aspect. On trouvera plus loin un tableau des rapports quotidiens entre le régime de la malade et la quantité de sucre contenue dans ses urines.

Voici enfin les observations des malades qui sont morts après avoir été soumis à ma cure.

Observation XCVIII. — M. *de C.*, pharmacien de Salerne, amylivore exagéré, diabétique depuis longtemps, que j'avais vu en consultation avec les docteurs *Filippone*, *Montani* et *Giovine* à Salerne, quand il était déjà phthisique très-avancé. Après la cure, le sucre diminua beaucoup, et les forces s'améliorèrent pour un temps, mais la phthisie le tua peu de temps après.

OBSERVATION XCIX. — L'ing. *Enrico J.*, des Abruzzes, 38 ans, a toute sa vie été grand mangeur de fruits et de légumes verts, et moins de farineux. Il a eu à subir divers chagrins. — Diabétique depuis deux ans, mais en souffrant peu, car la transpiration n'a jamais disparu, non plus que la puissance sexuelle, il a suivi à plusieurs reprises les traitements qui lui ont été indiqués, d'abord par le professeur *Ramaglia*, et plus tard par le professeur *Tommasi;* il mangeait surtout, mais jamais exclusivement, de la viande, et prenait de la strychnine, de l'arsenic, et aussi pendant longtemps de l'opium. Il y gagna d'avoir seulement 100 gr. de sucre par litre, et 6 litres d'urine par jour, soit 600 gr. de sucre par vingt-quatre heures, ce qui fut, à ce qu'il assure, une notable amélioration sur l'état antérieur. — Il commença ma cure, qui lui fut prescrite par le docteur *Corrado*, de Caulonia, le 2 janvier 1871, dans les Calabres, où il travaillait : mais il ne la fit jamais rigoureusement, car il se permettait d'abord un peu de *pain*, puis du café avec un peu de *sucre*. Il y gagna cependant, car le 18 janvier 1871, venu à Naples, il n'avait plus que 2 litres d'urine par jour, du poids spécifique de 1,033, avec 70 gr. seulement de sucre en 24 heures. — Il présentait cependant un frottement pleural à gauche, avec des râles et expiration bronchique, et des râles sonores épars au sommet gauche. — Très-irrégulier dans son régime, car il était très-impatient, ne réunissant jamais à le continuer plus de deux jours, et ne pouvant, comme il disait, renoncer absolument au pain et aux herbages, il présenta, quant à ses urines, de grandes variations quotidiennes, et continua à maigrir ; le processus qui envahissait déjà le poumon gauche s'étendit notablement et grandit au point de détruire presque entièrement le poumon. Je le revis un an après, émacié à l'extrême : peu de temps après il mourut phthisique.

OBSERVATION C. — M. *A. V.*, tailleur à Naples, 38 ans. Il est devenu diabétique après avoir abusé longtemps des farineux et des bonbons, mais ce qui est plus intéressant, il a eu, d'après ce que m'a appris son médecin, le docteur *Visco*, une sœur diabétique à douze ans et morte de cette maladie. Ceci confirme encore une fois la possibilité de ce fait, que le vice organique du renouvellement moléculaire, qui constitue le diabète, peut être commun à plusieurs membres d'une même famille ; ici le diabète sucré s'affirme vraiment comme vice constitutionnel ; la *disposition* à le contracter peut être *congénitale* et *héréditaire*, ou tout au moins être *dans la famille*. — Le malade, quand il me consulta pour la première fois, le 7 mars 1871, était diabétique depuis déjà trois ans ; parfois amélioré, mais jamais guéri, grâce à la cure, presque constamment suivie, de *Bouchardat* qu'il avait été consulter à Paris, et qui avait trouvé 70 gr. de sucre par litre d'urine. Le 6 mars 1871, ses urines examinées par *Primavera* présentaient, dans leur ensemble, le poids spécifique de 1,035, et 50 gr. de sucre par litre, ce qui, pour 3 à 4 litres d'urine par jour (malgré une diète *surtout* carnée, selon le menu de *Bouchardat*), donnait de 150 à 200 gr. de sucre en 24 heures. Son corps était extraordinairement amaigri et desséché ; il éprouvait une grande faiblesse générale, et des troubles de la vue ; le sommet du poumon droit présentait une diminution notable de la respiration, et des râles sonores : il y avait en outre un catarrhe diffus des bronches : de la diarrhée depuis 8 jours. — Le malade suivit ma cure (qui au début lui réussit incontestablement) avec une grande irrégularité, de continuelles interruptions, et des licences poétiques impardonnables : la conséquence de tout cela fut que l'amélioration du début se perdit vite, le malade alla de mal en pis, et mourut environ six mois après.

OBSERVATION CI. — Le père *Celestino Berruti*, 68 ans, de Pugliese de Bisceglie. Reconnu diabétique depuis un an, à la suite d'une alimentation presque exclusivement composée de farineux, et sans autre cause particulière, extrêmement débilité, émettait 5 à 6 litres d'urine par jour : poids spécifique 1,034, avec 5 à 600 gr. de sucre par 24 heures, et un peu d'albumine. Je le vis, sur le conseil du docteur *Silvestris*, le 8 février 1872 : depuis ce moment soumis à ma cure, et la pratiquant dans toute sa rigueur, il présenta, après peu de jours, une amélioration générale extraordinaire ; ses urines examinées de nouveau le 14 février, étaient réduites à un demi-litre par jour, et ne contenaient que 10 gr. de sucre par litre (soit 5 gr. par 24 heures), et le 25 février 3 gr. par litre. Mais le malade, ne pouvant pas s'en tenir à la cure rigoureuse, un peu par répugnance pour la viande, qu'autrefois il ne mangeait jamais, un peu par le fait d'un catarrhe chronique de l'estomac, abandonna le traitement : dès le 15 mars, ses urines contenaient de nouveau 100 gr. de sucre par litre, et le 20 mai, il mourut à bout de forces. *Un peu avant la mort, le sucre disparut spontanément des urines malgré l'alimentation amylacée ;* c'est là une *cessation des fonctions d'ab-sorption,* un épuisement des processus chimiques vitaux dans l'organisme, c'est *l'épuisement de la production du sucre et même du glycogène* dans l'organisme vivant, une mort préventive des organes producteurs du glycogène, qui précède très-souvent dans le diabète, la mort du cœur et du cerveau.

OBSERVATION CII. — M. *Panfilo C.*, 42 ans, de Chietino. Dia-bétique depuis longtemps, après grand abus ordinaire de farineux et de fruits, il me consulta le 25 janvier 1872 ; à ce moment, les urines réunies des 24 heures contenaient 50 à 60 gr. de sucre par litre, et leur quantité atteignait à 5 ou 6 litres par jour. Après avoir suivi ma cure avec beaucoup de rigueur, les urines au quinzième jour étaient *exemptes de sucre ;* le malade prenait des forces et sentait sa santé revenir ; les malaises diabétiques avaient disparu. Après cela il cessa la cure rigoureuse : surtout il y ajouta du vin. Bientôt il redevint souffrant, le sucre reparut dans les uri-nes, toutefois en petite quantité, et les urines normales dans leur quantité atteignaient le poids spécifique de 1,030, et contenaient 12 gr. de sucre par litre (outre beaucoup d'urée et d'urates).

La cure reprise, le sucre disparut de nouveau, mais le malade n'ayant pas continué le traitement pendant un temps suffisant, rechuta plus tard, et enfin mourut d'un catarrhe vésical avec ammoniémie consécutive, et toujours du sucre dans les urines.

OBSERVATION CIII. — *Antonio Menestrina,* de 42 ans, prêtre de Roveredo (Trentino). De 20 à 30 ans, il a éprouvé des affections vermineuses et alors il buvait beaucoup d'eau : il a eu plusieurs fois des bronchites et quelques hémoptysies. En mars 1858, il a eu une maladie fébrile qui a duré 21 jours, suivie de prostration des forces : celle-ci persistant longtemps, il pensa s'en guérir, en août 1860, avec un régime composé de chicorée et de po-lenta, qui le fit beaucoup maigrir et tripla son appétit. De-puis 1860, il s'en allait dépérissant rapidement et perdant ses forces, bien qu'il mangeât trois fois plus qu'auparavant. En no-vembre 1870, le diabète se déclara avec tout son développement, et tous ses caractères symptomatiques : grande soif, grand appétit, impuissance virile et faiblesse générale, affaiblissement passa-ger de la vue et sécheresse de la peau. L'excellent docteur *Emilio Dalla Rosa,* de Trente, constata dès lors d'évidents lésions aux sommets des poumons avec une fièvre obstinée chaque soir ; donc un processus progressif dans les poumons.

En cet état le malade vint à Naples chercher la santé à notre clinique, et y entra le 25 novembre 1872.

Nous constatâmes que l'émaciation générale était très-avancée, que le diabète avec toutes ses conséquences pernicieuses avait trop pénétré dans l'organisme pour que l'on pût espérer une heureuse issue, d'autant plus que l'on rencontrait dans ses poumons les signes caractéristiques de l'infiltration caséeuse et de vastes cavernes: Dans tous les autres organes, et dans l'économie entière, le marasme diabétique était aussi très-avancé. Durant les premiers jours, et avec le régime mixte, il émettait 3 à 4 et une fois 5 litres d'urine dans les 25 heures ; poids spécifique 1,030 ; 100 à 120 gr. de sucre par litre. Les organes digestifs, l'intestin en particulier, fonctionnaient très-imparfaitement, à tout moment le malade avait la diarrhée ; et si l'on considère quelles pertes multipliées et abondantes éprouvait ce malade, pertes de sucre et d'urée par les urines, expectoration considérable et purulente, diarrhée fréquente et profuse, tandis que l'absorption des intestins était réduite au minimum, on comprendra que le marasme faisait de tels progrès qu'il devait amener bientôt la mort. Ce n'était plus le diabète seul qui menaçait ses jours : il y avait là des maladies secondaires, plus ou moins consécutives au diabète, et qui se montraient plus menaçantes encore que la déperdition du sucre, pour la vie du malade.

Malgré tout, l'apparence grave de la maladie diminua, après qu'il eut été mis en traitement : la quantité quotidienne des urines descendit à 1 litre ou 1 litre et demi, leur densité vint à osciller entre 1025 et 1020, la proportion de sucre se réduisit à 20 ou 30 gr. par litre ; elle s'abaissa plus tard jusqu'à 2 gr., et *à zéro après un jour de jeûne*, mais pour reparaître après le retour à la diète carnée, et revenir au maximum de 30 gr. par litre, 50 gram. par jour ; plus tard, et en maintenant le même régime, le sucre diminua de quantité au point de *disparaître complétement le 1er février*. Cependant la température habituelle de ce malade oscillait toujours entre 36° et 37°, malgré les graves lésions pulmonaires et le processus caséeux : le degré fébrile le plus élevé que l'on ait eu à noter est 38° C. : quelquefois la respiration, qui était à 17 ou 18, montait jusqu'à 22 actes respiratoires à la minute. La prostration des forces augmentant toujours, le malade mourut d'épuisement le 28 février 1873, sans présenter aucun sucre dans les urines. — L'autopsie complète n'a pu être pratiquée : nous n'avons eu que le *foie*, qui *était exempt de sucre parce qu'il ne contenait pas de glycogène :* chez ce malade, comme chez la plupart des diabétiques morts, la production du glycogène était tarie, et avait amené, avant la mort, la disparition de la méliturie.

OBSERVATION CIV. — *Salvatore Silvestro*, portefaix, de Naples, 47 ans, marchant ambulant, qui se nourrissait presque exclusivement de farineux et de fruits, et souvent restait exposé à la pluie, depuis deux ans polyurique, avec soif, faim, amaigrissement prononcé et complète impuissance virile, entra à la clinique le 8 janvier 1872 : la quantité des urines variait entre 3 et 4 litres par jour : leur poids spécifique était de 1,037 : le premier jour il y avait 135 gram. de sucre par litre, 420 gram. en 24 heures : soumis à la cure, la quantité quotidienne des urines était descendue, après 7 jours, à un demi-litre, le poids spécifique à 1,023, sans aucune trace de sucre. Ce malade présentait une température moyenne de 35° 5 C. et 12 à 15 respirations à la minute. En quatre semaines son poids monta de 50^{kil},4 à 53,7.

Il sortit de la clinique après trois mois : dès sa sortie de l'hôpital, non-seulement il ne put pas continuer le traitement, mais il dut nécessairement s'adonner à un régime entièrement opposé, composé presque exclusivement de farineux et de fruits : aussi la rechute fut prompte. Il supporta la maladie pendant un certain temps : enfin il revint dans le courant de l'année scolaire suivante, et nous le reçûmes volontiers, malgré la situation médiocre des finances de la clinique, et malgré notre peu d'espoir d'améliorer son état, car nous prévoyions une prochaine autopsie.

C'est ainsi qu'il entra à la clinique le 9 février 1873, dans un état déplorable, pouvant à peine marcher tant il était faible, extrêmement amaigri, et très-affaibli dans ses facultés mentales : tout cela par suite de la mauvaise alimentation due à sa triste condition. Il était arrivé au dernier degré du marasme diabétique, avec toutes ses conséquences dans les autres appareils organiques, notamment dans les poumons. Après 15 jours passés à la clinique, sans avoir présenté aucun autre phénomène nerveux, excepté l'extrême faiblesse générale et la forte dépression des facultés mentales, il mourut d'épuisement. Les urines, pendant ce second séjour, oscillaient entre un litre et un litre et demi par jour, avec le poids spécifique de 1,025 dans les premiers jours, de 1,017 dans les derniers. Le sucre, avec la diète mixte du début, arriva à 90 gram. en vingt-quatre heures ; mais, après avoir mis le malade à la diète carnée exclusive, il disparut entièrement en vingt-quatre heures, et les urines en restèrent exemptes du 14 au 25 février, jour où le malade mourut, après deux jours de perte de mémoire et de faiblesse croissante. L'autopsie sera rapportée autre part. Notons seulement que l'encéphale contenait, dans son hémisphère cérébelleux droit, un petit sarcôme qui n'avait donné pendant la vie, ni en 1872, ni en 1873, aucun signe de sa présence, le malade n'ayant jamais présenté aucun symptôme que l'on pût rapporter à une tumeur cérébrale, et surtout à une tumeur du cervelet ; il n'est pas à supposer au moins que cette tumeur existât dès 1870, époque certaine du début du diabète. Les lésions constatées dans le tube digestif furent, au point de vue du diabète, de plus grande importance : nous les décrirons dans une autre leçon. — Cependant chez ce malade, le foie ne fut pas examiné chimiquement.

OBSERVATION CV. — *Gioacchino Di Fiore*, de Massa di Somma, 47 ans, maçon, avait eu une pleurésie il y a nombre d'années, et s'adonnait quelque peu aux boissons spiritueuses ; sa nourriture était entièrement végétale, et surtout composée de fruits et de légumes. En octobre 1869, il eut une violente frayeur : la peur lui fit faire un saut d'un point très-élevé : il se blessa : une semaine après il commença à éprouver de la faiblesse dans les membres inférieurs, une grande soif, de la polyurie, un grand appétit, avec impuissance virile. Le 25 février 1873 il fut apporté à la clinique sur une chaise, et nous l'y reçûmes, non dans l'espoir d'améliorer son état, mais pour pouvoir faire une autopsie de diabète, occasion assez rare. La percussion était obscure, la respiration bronchique ; il y avait des râles sonores aux deux sommets, mais surtout à gauche. Il n'émettait que deux litres d'urine par jour, contenant au maximum 90 gram. de sucre en tout. L'affaiblissement s'aggravant, *le sucre disparut spontanément, sans que le malade ait jamais été mis à la diète carnée exclusive :* il mourut quatre ou cinq jours après, le 10 mars. Nous dirons plus loin les résultats de cette autopsie : notons seulement ici que le foie extrait du cadavre ne contenait pas de sucre ; donc pendant la vie, il ne contenait plus de glycogène.

J'ai encore été consulté par beaucoup d'autres malades : mais je ne les ai vus qu'en passant et n'en parlerai pas ici, non plus que de ceux que je traite actuellement.

HUITIÈME LEÇON

Corollaires de nos observations cliniques.

SOMMAIRE. — Il y a chez l'homme divers degrés mais non diverses espèces de diabète sucré. — Différence de gravité dans les cas du premier et du second degré. — Diabète intermittent. — Le sucre introduit ou produit dans l'organisme sort inaltéré par les urines, et, dans les cas graves, il en sort autant qu'il en est entré. — Tout le sucre des urines diabétiques est du sucre introduit ou normalement produit dans l'organisme ; le sucre de provenance anormale n'existe pas. — Chez les diabétiques mis à la diète carnée exclusive, le sucre provient de la viande mangée. — Influence de la quantité de viande mangée et du jeûne absolu sur la quantité de sucre contenue dans les urines. — Influence de l'heure des repas sur l'heure des mictions sucrées. — Influence de la fièvre, de la diarrhée et de la mort prochaine. — Le glycogène musculaire ne fournit pas de sucre aux urines diabétiques : le travail musculaire ne produit pas la glycosurie. — Le diabétique brûle les graisses et les albuminates plus que ne le fait l'homme bien portant, et cela pour remplacer le sucre qui est épargné : il y a là une modification qualitative, un déplacement de la combustion. — Température, pulsations et respirations normales dans les cas légers, déprimées dans les cas graves et avancés, par insuffisance de combustible. — Accroissement de la quantité d'urée dans les urines diabétiques. — Oxalate de chaux dans la convalescence du diabète. — L'acide urique et les urates dans le diabète. — Les individus gras supportent mieux le diabète que les maigres, les vieillards mieux que les enfants.

MESSIEURS,

Diverses considérations pathologiques se déduisent avec évidence de nos observations cliniques : nous allons les exposer d'abord, puis nous étudierons les corollaires qui en découlent avec plus ou moins de certitude.

I. Nous sommes convaincu que les divers cas de diabète présentent *différents degrés*, ou divers *stades*, mais jamais *diverses espèces* de diabète. Nous devons distinguer *deux principaux degrés*.

Les malades chez lesquels la diète carnée exclusive fait entièrement disparaître le sucre des urines représentent le premier degré du diabète ; ceux chez qui le sucre ne dispa-

rait pas des urines, *malgré la diète carnée absolue la plus rigoureuse, représentent le second degré, une phase plus avancée du diabète, et non une espèce différente de maladie.*

Nous distinguons donc deux degrés : le premier dans lequel le sucre animal se détruit encore, l'autre dans lequel
il ne se détruit plus. Dans le *premier* degré, non-seulement le régime absolument carné supprime momentanément la méliturie, fait qui a été déjà reconnu par
plusieurs auteurs, mais la suppression longtemps maintenu de tout aliment de nature végétale ou pouvant
fournir du sucre, *est régulièrement suivie, dans tous les cas,
de la guérison complète et durable du diabète,* même quand
celui-ci date de plusieurs années; si bien que le malade
peut, après un certain temps, revenir impunément à l'u-
sage d'une alimentation mixte. Dans cette première phase
du diabète, ce n'est donc que le sucre de provenance *végétale* qui n'est pas employé dans l'organisme, c'est-à-dire
le sucre de canne, la glycose, le sucre provenant de la transformation de l'amidon, tandis que, sauf le sucre lactique,
les sucres de provenance animale se consomment, le sucre
musculaire comme celui qui provient du glycogène ou
amidon animal. Le sucre lactique seul fait exception, et
doit être considéré, au point de vue du renouvellement
chimique de l'organisme, comme plus voisin des sucres végétaux, que des sucres des parenchymes animaux. Dans
le *second* degré, la diète carnée absolue diminue la méliturie, mais ne la guérit pas complétement, et la quantité
de sucre éliminée par les urines est proportionnelle à la
quantité de viande mangée. Ici, le sucre de provenance
animale est lui-même soustrait à la combustion.

Et ce qui prouve qu'il s'agit bien de deux degrés divers
de la même maladie, c'est que nous avons observé plusieurs fois le diabète du premier degré, que l'on peut appeler *diabète des amylivores* passant peu à peu au second

degré, ou *diabète des carnivores*. Citons le malade *Renula* (obs. LXXVI) chez lequel le sucre avait disparu ; un retour trop prompt au régime amylacé le fit reparaître, et la diète carnée ne suffit plus à dissiper la glycosurie. De même pour *Cosenza* (obs. LXXV), pour *Tirabelli* (obs. XXX), et *Oduardo G*. (obs. LXXIII), qui ont montré qu'un retour prématuré à l'alimentation mixte rend le diabète plus grave et le fait *résister* plus longtemps au traitement carné rigoureux. Et le malade de Tunis (V. obs. LVII) et tant d'autres, que nous pourrions citer. Mais ceux-ci suffisent pour infirmer la théorie d'après laquelle il y a deux espèces de diabète, l'un cédant, et l'autre résistant dès le principe à la soustraction de tout aliment saccharifique.

II. La gravité de la maladie est notablement différente d'un cas à l'autre, même parmi les diabètes du *premier degré*. Il faut surtout distinguer à ce sujet, les cas dans lesquels le sucre disparaît tout de suite ou en peu de jours par la diète carnée absolue, de ceux dans lesquels il faut plusieurs semaines pour le faire disparaître entièrement et définitivement. Outre cela, nous avons plusieurs gradations bien marquées. Il est des cas légers du premier degré dans lesquels, pour faire disparaître le sucre, il n'est pas besoin de recourir à la diète carnée absolue : la seule prohibition du sucre de canne, et la réduction des aliments farineux à de minimes proportions suffisent : ces cas-là, on peut en être sûr, sont des cas de *diabète tout à fait récent*, de diabète à peine *commençant*. D'autres fois il faut exclure entièrement les farineux et les douceurs, mais le malade tolère et utilise le sucre lactique ; on peut le guérir de sa méliturie avec la diète lactée absolue : ces cas sont un peu plus avancés, mais encore très-légers. Quelques malades peuvent encore *libérer leurs urines de tout sucre* tout en se permettant quelques fruits, du vin, du vinaigre, du café sans sucre, mais à condition qu'ils ne prendront ni sucre de canne, ni amidon, ni lait, ces cas-ci constituent déjà *les cas graves parmi les cas légers.* — Viennent ensuite les cas où, pour supprimer la méliturie, il faut prohiber encore les fruits, le vin et même le vinaigre (jamais entièrement exempt de sucre) ; les légumes verts étant seuls tolérés ; ceux-ci sont plus graves que les précédents : après eux viennent les cas dans lesquels la *diète carnée la plus absolue* est nécessaire, cas que nous devons regarder comme *les plus graves du premier degré*, et qui, non traités à temps, ou avec toute la rigueur possible pendant un temps suffisant, passent plus ou moins vite, mais inévitablement au second degré, diabète des carnivores.

Dans le *second* degré nous avons aussi des gravités diverses : tel malade, mangeant la même quantité de viande qu'un autre, éliminera moins de sucre : un autre ne paraît pas pouvoir utiliser la moindre quantité de sucre, même provenant des albuminates ; ce dernier cas est le plus grave du second degré, et laisse bien peu d'espoir de prolonger longtemps la vie.

Le diabète du premier degré peut être supporté facilement pendant plusieurs années ; il reste léger tant que l'organisme emploie encore à ses besoins économiques une partie du sucre de provenance végétale : le diabète, même au premier degré, devient très-grave, si tout le sucre introduit abandonne l'organisme sans avoir été utilisé, — et dans de telles conditions, le diabète du premier degré est bien près de passer au second.

On peut jusqu'à un certain point juger de la gravité d'un cas de diabète, par la quantité de sucre éliminée en vingt-quatre heures, mais jamais par la quantité de sucre contenu dans un litre d'urine, comme on le fait d'ordinaire. Certains malades sont beaucoup plus polyuriques que d'autres, et, tout en éliminant plus de sucre dans les vingt-quatre heures, en fournissent moins pour cent ou pour mille grammes. Le sucre éliminé dans les vingt-quatre heures, mesure seul la relation entre le sucre perdu et les substances saccharifiques introduites : seul il permet de voir s'il y a encore une partie du sucre employée dans l'organisme. On comprend que *dans la mensuration du sucre des vingt-quatre heures, on doit toujours calculer sur les urines réunies de toute la journée :* nous avons mesuré *ainsi la quantité de sucre par litre, sur les urines des vingt-quatre heures réunies en un seul récipient,* excepté quand nous avons voulu étudier isolément les urines de chaque miction. Ces précautions sont nécessaires, car la proportion de sucre change à chaque miction, comme on le voit aux tableaux XVII–XVIII d.

III. Parmi les cas de *diabète intermittent,* nous en avons vu où les urines ne contenaient de sucre qu'après un repas chargé de farineux et de sucreries (obs. XXIV et XXXIV). Plus souvent (obs. LIX et autres) l'intermittence se produisait dans la journée, et dépendait de l'heure des repas et de la digestion. Tous ces cas de *diabète intermittent* ou *périodique,* et qui au fond ne sont que des *glycosuries passagères,* forment indubitablement un *premier début* du diabète, et indiquent pour le moins une *grande disposition* au diabète, bien que l'éclosion de la maladie ne soit pas fatale, si les conditions de vie redeviennent favorables à l'organisme. Ces faits rappellent la méliturie passagère obtenu chez les chiens après l'ingestion d'une grande quantité de sucre de canne ; ici l'homme n'élimine encore par les urines que l'excès de sucre absorbé. J'ai vu aussi, chez plusieurs *convalescents de diabète grave,* reparaître la méliturie, d'abord avec un caractère intermittent, le sucre se montrant après chaque abus de sucre et de farineux (Voy. obs. XXX et LVIII) ; j'ai actuellement à la clinique un diabétique avancé du second degré qui, avec la *diète mixte,* avait une *glycosurie continue,* tandis que, mis à la *diète exclusivement carnée*, il présente une *glycosurie inter-mittente*, c'est-à-dire du sucre à certaines mictions seule-ment, toujours également distantes des repas (voy. les ta-bleaux XVIII et XIX.

Dans les cas ordinaires et légers de glycosurie intermit-tente, on-voit reparaître dans les urines précisément cette quantité de sucre qui, après un repas trop chargé de sub-stances saccharifiques, n'a pas pû être transformée et dé-composée par les forces organiques. C'est pour cela que la glycosurie ne dure qu'un seul jour. Tels sont les *diabètes intermittents* décrits par *Frank* et d'autres, et pris pour une espèce particulière de diabète. Mais ce fait, de ne pouvoir à un moment donné utiliser tout le sucre introduit, doit être un avertissement de n'en plus faire *abus*, car il dé-montre qu'il y a là une certaine difficulté à consommer régulièrement le sucre, difficulté qui peut s'accroître et rendre la glycosurie continue. Je dois citer ici le fait d'une jeune et belle femme, robuste en apparence, mais fille d'un diabétique, laquelle me disait récemment que chaque fois qu'elle mange des douceurs, surtout après dîner, elle souf-fre d'une soif et d'une polyurie extraordinaires, et que ses urines deviennent semblables à celles de son père. Voilà une dame qui a déjà un diabète intermittent héréditaire, qui se transformera en diabète continu, si on n'y prend pas garde, et surtout si elle fait abus des amylacés et des sucreries.

IV. *Dans les cas légers, le sucre introduit ou produit dans l'organisme peut s'y brûler encore en partie, mais, dans les cas très-avancés, il abandonne tout entier l'organisme*, et s'échappe par les urines et les autres excrétions. Ce fait très-important nous a été montré par toutes nos observa-tions sur les cas graves. Rappelons les obs. III, LXXVII et XC (voy. le tableau IV page 17).

Évidemment le sucre, chez les diabétiques, n'est pas

utilisé comme combustible ; il ne subit pas sa transformation normale. Dans les cas légers ou commençants, la quantité de sucre éliminée dans les vingt-quatre heures ne correspond pas à la quantité des substances saccharifiques absorbées, mais se tient plus ou moins au-dessous ; donc une partie du sucre est utilisée. Plus tard, et surtout au second degré, il n'en est plus ainsi, et le sucre de provenance animale devient lui-même indécomposable dans l'organisme : cette dernière phase est parfois très-courte, et amène rapidement la mort.

Si donc le sucre devient absolument inutilisable *dans l'économie du diabétique*, nous pouvons dire que *pour lui le sucre n'existe pas*. Cette forme peut paraître paradoxale, surtout en face des théories de *Bernard*, *Pavy*, et autres, qui admettent une *excessive* production de sucre : mais, en nous plaçant en face de ce fait que le sucre n'est utile en rien au diabétique, qu'il lui est même nuisible, nous pouvons bien dire qu'il est, pour lui, un corps étranger, *vraiment vénéneux*. Ceci explique en partie l'immense désir qui tourmente les diabétiques, de manger des fécules et du sucre : leur instinct les trompe, car même en mangeant des fécules et du sucre, ils ne procureront pas à leur organisme la substance qu'il réclame, le sucre décomposable dans l'économie.

V. Voici un fait qui est pour moi d'une importance capitale pour la juste appréciation du diabète ; *le sucre qui paraît dans les urines est, pour sa totalité, du sucre introduit ou produit par l'organisme :* et cette production a lieu *selon les mêmes lois physiologiques et dans la même quantité,* que chez l'homme bien portant. Ce fait constitue le pivot de ma théorie ; il me sépare de tous ceux qui admettent une provenance anormale du sucre, ou une fabrication supérieure à la quantité normale. Pour moi *le sucre produit anormalement dans l'organisme diabétique n'existe pas.*

Un premier fait le démontre : c'est le rapport constant qui existe entre les quantités de sucre éliminées et les quantités de sucre introduites ou produites, quand le diabète est confirmé. Dans le *diabète des amylivores*, nous avons pu à loisir diminuer ou augmenter la quantité de sucre, le faire disparaître entièrement ou le faire reparaître, selon que nous donnions au malade peu ou beaucoup de pain, de la viande seulement ou un régime mixte. Notez sur ce point, le fait très-intéresssant des prêtres diabétiques, qui conservaient quelques traces de sucre tant qu'ils disaient la messe, c'est-à-dire prenaient une petite quantité de sucre et d'amidon.

Quant à *ceux qui ne mangent absolument que de la viande*, il faut remarquer que la viande n'est pas seulement de l'albumine : sans parler des substances gélatineuses, elle contient surtout du *glycogène*, découvert dans les muscles par *Bernard* et *Kühne*, fait qui a été confirmé par *Mac Donnel* et *O. Nasse*, puis la *dextrine*, découverte par *Limpricht*, et confirmée par *Scherer*, l'*inosite*, ou sucre musculaire, découverte par *Scherer*, et enfin le *sucre carné* de *Meissner*, qui est semblable à la glycose. Le glycogène et la dextrine, qui se transforme si facilement en glycose, les deux sucres animaux musculaire et carné, doivent nécessairement reparaître dans les urines d'un diabétique d'un haut degré, quand la raison qui s'oppose à la combustion du sucre d'origine végétale, a étendu son action jusqu'au sucre d'origine animale. Il n'y a donc rien d'étonnant à voir un diabétique avancé, éliminer du sucre, bien que vivant exclusivement de viande.

On peut se demander si normalement les *collagènes*, souvent si abondants dans la viande, se transforment en sucre. *Bödecker* est parvenu à faire, en dehors de l'organisme, du sucre avec de la gélatine ; il est connu aussi que les substances gélatineuses augmentent la production de l'urée. On pourrait conclure de cela que, dans l'organisme, les collagènes se décomposent normalement en sucre et en urée, ou en substances qui aboutissent à fournir de l'urée, de l'acide carbonique et de l'eau. Tel est aussi l'avis de *Moleschott*.

Quant au sucre *produit d'une manière normale par les albuminates,* il est suffisamment établi qu'une partie de l'albumine digérée fournit du glycogène, duquel il naît du sucre soit dans le foie, soit plus certainement encore dans les muscles. Ce sucre ne se brûle pas non plus chez certains diabétiques (du moins celui qui provient du foie).

Mais ce qu'il m'importe surtout d'établir et de faire reconnaître, c'est qu'il n'y a, dans le diabète, ni une production *exagérée* de sucre par le fait du glycogène, glycogénèse hépatique *augmentée*, comme le croyait *Bernard*, ni une *cause anormale* de transformation du glycogène hépatique en sucre, comme le disent *Pavy* et ses adeptes. On ne croira pas facilement à une production de sucre anormale et nouvelle, si l'on voit, dans les cas graves du premier degré, le sucre éliminé se maintenir dans des relations exactes avec la quantité d'aliments saccharifiques introduits, et disparaître entièrement par l'exclusion de ces mêmes aliments ; si, dans le diabète du second degré, la quantité de sucre éliminée est proportionnelle à la quantité de viande mangée, et si le jeûne absolu fait entièrement disparaître le sucre des urines. Chez tous les diabétiques avancés, il s'établit une moyenne d'oscillations quantitatives du sucre, qui ne change que lorsqu'on change la quantité de viande absorbée chaque jour. On comprend que, grâce à l'existence d'une certaine réserve de glycogène dans l'organisme, les résultats ne se produisent pas en vingt-quatre heures ; mais ils sont évidents au bout de quelques jours : plus on donne de viande, plus il y a de sucre. Cette quantité de sucre se maintient dans de certaines limites non-seulement pour un seul malade, mais encore pour plusieurs malades, quand ils mangent la même quantité de viande, et se trouvent dans des conditions végétatives analogues. *La réduction à moitié de la ration de viande, les demi-jeûnes* prolongés ont toujours fait diminuer, et souvent disparaître la glycosurie, dans les cas avancés : le sucre reparaissait dès qu'on augmentait la ration de viande ; si bien que nous sommes arrivé à cette conviction que la petite quantité de sucre qui se montrait alors dans les urines correspondait à l'*excès* de viande absorbée, que l'organisme ne suffisait pas à transformer et à brûler directement, et dont il avait fait du glycogène. Le *jeûne absolu*, ou pour mieux dire, la soustraction *complète* même de la viande, *a réussi dans toutes mes expériences à faire disparaître complétement la glycosurie.*

TABLEAUX.

Observation LXXIII. — Odoardo G.

Tableau I.

ANNÉE 1874.	RÉGIME.	URINES RÉUNIES DES 24 HEURES.			
		Quantité en c. c.	Poids spécifique.	SUCRE	
				Par litre grammes.	En tout grammes.
20 janvier.	Pain, 403 gram.; herbages, 200 gram.; bouilli, 70 gr.; rôti, 50 gr.; vin, 150 gr.; en plus bouillon, deux œufs et une orange..............	3460	1034	60	195,70
21 —	Pain, 565 gram.; pâte pesée crue, 100 gr.; viande bouillie et rôtie, 120 gr.; vin, 150 gr.; en plus bouillon, deux œufs et une orange.......	5760	1028	43	248,92
22 —	Pain, 570 gram.; semoule, 100 gr.; pâtes, 100 gr.; viande bouillie et rôtie, 110 gram.; vin, 150 gram.; une orange plus 3 bouillons..........	5160	1026	56	290,00
23 —	Pain, 574 gr.; pâte, 200 gr.; viande bouillie et rôtie, 158 gram.; plus vin, 150 gr. et trois bouillons.............	7030	1027	57	401,13
24 —	*Diète carnée exclusive :* 6 bouillis et 3 rôtis, 552 gr.	1440	1033	34	48,63
25 —	Idem, 630 gram.............	1420	1030	20	29,06
26 —	— 773 —	1810	1028	13	23,89
27 —	— 715 —	1790	1031	18	32,55
28 —	— 740 —	1790	1033	19	33,69
29 —	— 818 —	2000	1033	25	51,15
30 —	— 825 —	1840	1034	13	24,53
31 —	— 853 —	2400	1034	30	72,00
1 février.	— 904 —	2000	1033	30	60,00
2 —	— 883 —	2000	1033	35	70,00
3 —	— 762 —	2300	1034	35	80,50
4 —	*Jeûne absolu*...............	1828	1026	5, 12	5,27 (1)
5 —	*Diète carnée exclusive:* viande, 843 gram.................	1210	1031	25	31,98 (2)

(Suite I. b. c.)

(1) Les deux premières mictions contenaient seules du sucre : la première de 222 c. c., à raison de 23 gram. par litre, et la seconde de 87 c. c., à raison de 2 gr. par litre; toutes les autres, total 682 c. c., étaient exemptes de sucre (cela se voit mieux encore table VIII.

(2) Les trois dernières mictions contenaient de nouveau du sucre; l'antépénultième, de 84 c. c., à raison de 12 gram. par litre, la pénultième de 310 c. c., et la dernière de 575 c. c., à raison de 35 gram. par litre (voy. tableau VIII).

SUITE DE L'OBSERVATION LXXIII. — ODOARDO G.

Tableau I. b.

ANNÉE 1874.	RÉGIME.	Quantité en c. c.	Poids spécifique.	SUCRE. Par litre grammes.	En tout grammes.
6 février.	*Diète carnée exclusive :* viande, 830 gram............	1720	1032	30	51,60
7 —	— 863 —	1180	1033	30	35,40
8 —	— 475 —	1000	1034	30	30,00
9 —	— 425 —	1200	1033	30	36,00
10 —	— comme hier	1430	1031	15	21,45
11 —	— 360 gram....	2460	1020	0,83	2,08
12 —	— 450 —	1855	1020	1	1,85
13 —	— 450 — plus 3 bouillons................	1800	1026	2	3,60
14 —	— 450 gr., plus 3 bouillons et quelques écarts avoués..	1800	1025	20	36,00
15 —	— comme hier...........	1550	1025	20	31,00
16 —	— comme hier...........	1890	1031	30	56,70
17 —	— 630 gram., plus 3 bouillons................	1450	1032	30	43,50
18 —	— comme hier...........	1850	1029	25	46,25
19 —	— comme hier (1)	3780	1033	30	113,40
20 —	— comme hier...........	2000	1030	25	50,00
21 —	— comme hier...........	2240	1030	30	67,20
22 —	*Jeûne* (un seul bouillon le matin)...................	1300	1020	1,76	2,30 (2)
23 —	*Diète carnée exclusive,* avec viande bouillie et rôtie, 400 gram., plus 3 bouillons.....	1580	1022	0	0
24 —	Idem, 500 gram., plus 3 bouillons................	1600	1022	0	0
25 —	— comme hier...........	2150	1019	0,5	1,05
26 —	— 550 gram., plus 3 bouillons................	1590	1020	5	7,95
27 —	— comme hier...........	1400	1025	10	14,00
28 —	— comme hier...........	1250	1020	10	12,50
1 mars.	— comme hier...........	1800	1016	0	0
2 —	— comme hier...........	2100	1025	15	31,50 (3)

(Suite I. c.)

(1) L'écart de régime est avoué (le malade sortait depuis plusieurs jours).

(2) Pendant le *jeûne*, il n'y eut du sucre que dans l'urine de la première miction, et dans la proportion de 10 gr. par litre; les autres urines étaient exemptes de sucre, comme on le voit aussi à la table IX. — Depuis ce jour le malade prit 30 gr. d'acide lactique par jour, avec 6 gr. de bicarbonate de soude et 60 centigr. de carbonate de potasse; en plus 18 gr. d'alcool rectifiée dans de l'eau, et 3 gr. d'acide lactique dans de l'eau sans alcalins.

(3) Écart de régime probable : le malade avoue seulement avoir fumé. Mais ses aveux à la fin de l'année scolaire font croire que ce jour-là aussi il s'est écarté du régime rigoureux.

Suite de l'Observation LXXIII. — Odoardo G.

Tableau I. c

ANNÉE 1874.	RÉGIME.	URINES RÉUNIES DES 24 HEURES.			
		Quantité en c. c.	Poids spécifique.	SUCRE.	
				Par litre grammes.	En tout grammes.
3 mars.	*Diète carnée exclusive,* avec viande bouillie et rôtie, 550 gram......................	1400	1027	15	21,00
4 —	Idem, comme hier...........	1600	1023	5	8,00
5 —	— comme hier...........	1900	1022	5	9,50
6 —	— comme hier...........	2000	1022	8	16,00
7 —	— comme hier...........	1490	1021	4	5,96
8 —	— comme hier...........	1350	1023	5	6,75
9 —	— comme hier...........	1900	1026	10	19,00
10 —	— comme hier...........	2000	1023	8	16,00
11 —	— comme hier...........	2100	1019	5	10,50
12 —	— comme hier...........	2160	1017	2	4,32
13 —	— comme hier...........	1420	1021	0	0
14 —	— comme hier...........	1000	1032	15	15,00
15 —	— comme hier...........	1500	1027	2	3,00
16 —	— comme hier (1)........	1650	1024	2	3,30
17 —	— comme hier...........	1500	1021	1	1,50
18 —	— comme hier...........	1380	1023	1	1,38
19 —	— comme hier...........	1540	1020	disparu	disparu
20 —	— comme hier...........	2000	1020	—	—
21 —	— comme hier...........	1830	1017	—	—
22 —	— comme hier...........	1500	1024	—	—
23 —	— comme hier...........	2500	1022	—	—
24 —	— comme hier...........	1750	1023	—	—
25 —	— comme hier...........	1450	1024	—	—
26 —	— comme hier...........	2000	1023	—	—
27 —	— comme hier...........	1500	1024	—	—
28 —	— comme hier, plus du beurre, qu'il mangea en cachette....................	2000	1023	—	—
29 —	— comme hier...........	2000	1015	—	—
30 —	— comme hier...........	1650	1020	—	—
31 —	— plus deux œufs........	1350	1023	—	—

(1) On ajouta encore aux boissons lactiques gazeuses et à la limonade lactique pure 3 gr. de carbonate de potasse par jour, à prendre sous forme de boisson lactique gazeuse.

Analyse des urines de chaque miction après quelques jours de diète carnée.

Du 10 février 10 heures du matin au 11 février 10 heures du matin.

SUITE DE L'OBSERVATION LXXIII. — ODOARDO G. — 1874.

Tableau II.

HEURES des repas.	POIDS DE LA VIANDE	HEURES de chaque miction.	C. C.	P. S.	SUCRE (grammes).
10 h. m.	Viande, 60 gr. et 1 bouillon.				
		10,30 m.	260	1024	—
		12,45 s.	180	1020	—
1 h. s.	Viande, 180 gr. et 1 bouillon.				
		2,30 »	500	1007	—
7 h. s.	Viande, 120 gr..........				
		7,20 »	310	1020	—
		9,40 »	180	1025	3 gr. par 1000
		1 m.	650	1010	traces.
		6,45 »	380	1022	4 gr. par 1000
			2460		

OBSERVATION LXXVII. — LUIGI CASCARILLI.

Tableau III.

ANNÉE 1874.	RÉGIME.	URINES RÉUNIES DES 24 HEURES.			
		Quantité en c. c.	Poids spécifique.	SUCRE.	
				Par litre grammes.	En tout grammes.
8 janvier.	*Ration entière* (1)............	4900	1034	130	637,00
9 —	id.	4000	1033	135	600,00
10 —	id.	3250	1036	135	438,75
11 —	*Diète carnée :* 740 gr. de vian-de cuite.................	1080	1019	25	27,00
12 —	id.	2000	1021	30	60,00
13 —	id.	2200	1023	25	55,00
14 —	id.	2500	1027	35	87,50
15 —	id.	2800	1025	45	126,00
16 —	id.	2600	1025	40	104,00
17 —	id.	3000	1025	35	105,00
18 —	id.	2700	1028	45	121,50
19 —	*Jeûne absolu surveillé*.......	610	1024	10	6,10 (2)
20 —	*Viande cuite* 869 gr........	1800	1026	35	63,00
21 —	id. 840	1530	1029	45	68,85
22 —	id. 320	2400	1031	45	108,00
23 —	id. 820	2000	1027	40	80,00
24 —	id. 850	2300	1029	45	103,50
25 —	id. 850	3000	1027	38	114,00
26 —	id. 565	1900	1025	35	66,50
27 —	id. 830	1900	1030	40	76,00
28 —	id. 840	2350	1025	40	94,00
29 —	id. 1195	2900	1027	50	145,00
30 —	id. 1215	2000	1030	55	110,00
31 —	id. 1215	2200	1028	60	132,00
1 février.	id. 390	1700	1025	35	59,50
2 —	id. 415	1820	1021	24	43,68
3 —	id. 405	1700	1017	10	17.00
4 —	id. 390	1680	1026	38	64,50
5 —	id. 875	2240	1026	39	89,40
6 —	id. 819	2180	1023	30	65,21
7 —	id. 819 (3).....	2870	1030	39	103,51
8 —	*Diète mixte :* pain, 809 gr.; pâtes, 150 gr.; viande bouil-lie, 120 gr.; vin, 151 gr.; en outre des bouillons et une orange..................	5380	1040	98	529,02

(Suite b. c.)

(1) Pain, 400 gr.; pâte, 150 gr. (pesée crue et 412 gr. pesée cuite avec le bouillon); viande bouillie, 60 gr.; viande rôtie, 60 gr.; vin rouge, 140 gr.; une orange.
(2) Les deux dernières mictions complétement libres de sucre.
(3) Écart de régime avoué.

SUITE DE L'OBSERVATION LXXVII. — LUIGI CASCARILLI.

Tableau III. b.

ANNÉE 1874.	RÉGIME.	URINES RÉUNIES DES 24 HEURES.		SUCRE.	
		Quantité en c. c.	Poids spécifique.	Par litre grammes.	En tout grammes.
9 février.	Diète mixte : pain, 564 gr.; pâte, 150 gr.; viande bouillie, 445 gr.; vin rouge, 141 gr.; plus bouillons et une orange....................	5210	1039	93	486,56
10 —	Diète mixte : pain, 600 gr.; pâtes, 150 gr.; bouilli, 350 gr.; vin rouge, 141 gr. ; plus des bouillons et une orange.	4040	1041	110	445,80
11 —	Diète mixte : id.............	4000	1038	100	400,00
12 —	Diète mixte : id.............	5000	1034	135	675,00
13 —	Diète mixte : id., plus 200 autres gr. de pain et 100 gr. de bonbons...............	7500	1035	135	1012,50
14 —	*Diète carnée :* viande cuite, 820 gr....................	2700	1036	40	108,00
15 —	id.	2615	1031	35	91,53
16 —	id.	1535	1032	38	58,33
17 —	id.	1650	1035	42	69,30
18 —	id.	2000	1031	42	84,00
19 —	id.	1500	1028	45	67,50
20 —	id.	1300	1030	42	54,60
21 —	id.	1340	1030	45	60,30
22 —	id.	1600	1034	48	76,80
23 —	id.	1400	1033	45	63,00
24 —	id.	1600	1032	45	72,00
25 —	id.	1710	1030	45	76,95
26 —	id.	1600	1030	40	64,00
27 —	id.	2000	1030	47	94,00
28 —	id.	1525	1030	48	73,20
1 mars.	id. (diarrhée).	1150	1038	48	55,20
2 —	Diète carnée : viande cuite, 500 gr....................	1800	1024	25	45,00
3 —	id.	1100	1032	45	49,50
4 —	id.	1325	1032	45	59,62
5 —	id.	1200	1033	40	48,00
6 —	id.	1150	1031	35	40,25
7 —	id.	1300	1031	35	45,50
8 —	id.	1400	1032	40	56,00
9 —	*Diète mixte :* un peu de pain ajouté à la viande........	2800	1035	95	266,00
10 —	id.	3400	1033	115	391,00
11 —	id.	3900	1030	115	448,50

(Suite c.)

SUITE DE L'OBSERVATION LXXVII. — LUIGI CASCARILLI.

Tableau III. c.

ANNÉE 1874.	RÉGIME.	URINES RÉUNIES DES 24 HEURES.			
		Quantité en c. c.	Poids spécifique.	SUCRE.	
				Par litre grammes.	En tout grammes.
12 mars.	Régime surtout féculent, plus 200 gr. de sucre blanc.....	8200	1030	115	943,00
13 —	*Diète carnée* avec du vin de Marsala.................	3200	1031	50	160,00
14 —	*Diète carnée absolue*.........	2300	1028	40	92.00
15 —	id.	1700	1025	45	76,50
16 —	id. (1)	3010	1030	40	120,40
17 —	id.	2800	1030	40	112,00
18 —	id.	3720	1030	30	111,60
19 —	id.	3000	1029	45	135,00
20 —	id. (2)	2300	1030	30	69,00
21 —	id.	1800	1030	35	63,00
22 —	id.	1900	1032	40	76,00
23 —	id.	1700	1032	35	59,50
24 —	id.	1500	1031	40	70,00
25 —	id.	2000	1032	45	90,00
26 —	id.	1400	1031	45	63,00
27 —	id. (3)	2300	1030	35	80,50
28 —	id.	2000	1029	35	70,00
29 —	id.	2100	1030	40	84,00
30 —	id.	3000	1030	35	105,00
31 —	id.	3000	1031	40	120,00
1 avril.	id.	2150	1030	40	86,00
2 —	id.	3000	1031	45	135,00
3 —	id.	1400	1034	40	56,00
4 —	id.	2800	1034	45	126,00
5 —	id.	2500	1032	45	112,50
6 —	id.	2900	1031	50	145,00
7 —	id.	2200	1030	40	88,00

(1) Depuis ce jour le malade a souvent mangé en cachette du pain et des fruits.
(2) On suspend l'usage des boissons gazeuses lactiques, et on donne 1 gr. de carbonate effervescent de lithine.
(3) On suspend tout remède pharmaceutique, en continuant la seule diète carnée.

OBSERVATION XC. — VITO CASTELLANO.

Tableau IV.

ANNÉE 1873.	RÉGIME.	URINES DES 24 HEURES.			
		Quantité en litres.	Poids spécifique.	SUCRE diabétique.	
				Par litre grammes.	En tout grammes.
8 janvier.	*Ration entière* (1)	2,500	1050	150	375,00
9 —	id.	3,000	1042	120	360,00
10 —	id.	2,900	1039	135	391,00
11 —	*Diète carnée exclusive*........	1,000	1036	25	25,00
12 —	Viande, 800 grammes	1,200	1030	25	30,00
13 —	id.	1,400	1030	20	28,00
14 —	id.	1,500	1031	25	37,50
15 —	id.	1,300	1033	30	39,00
16 —	id.	1,800	1033	26	46,80
17 —	id.	1,800	1033	25	45,00
18 —	id.	1,500	1032	30	45,00
19 —	id.	1,900	1030	30	57,00
20 —	id.	1,700	1028	25	42,50
21 —	id.	2,000	1030	30	60,00
22 —	id.	2,100	1030	30	63,00
23 —	id.	2,200	1030	30	66,00
24 —	id.	2,110	1029	30	63,30
25 —	id.	2,000	1032	35	70,00
26 —	id.	1,600	1032	32	51,20
27 —	id.	1,900	1032	30	57,00
28 —	Idem, plus 200 gr. de sucre blanc......................	2,835	1036	90	255,15
29 —	Idem, plus 300 gr. de sucre blanc......................	3,115	1039	120	373,80
30 —	Idem, sans addition de sucre	2,310	1034	60	138,60
31 —	id.	2,000	1032	30	60,00
1 février.	Viande, 1150 grammes.......	2,800	1032	35	98,00
2 —	id.	2,225	1034	35	73,87
3 —	Viande, 1200 grammes.......	2,525	1032	34	85,85
4 —	1100 id.	2,200	1033	35	67,00
5 —	510 id.	1,600	1030	20	32,00
6 —	543 id.	1,610	1019	5	8,05
7 —	*Régime mixte* : pain, 601 gr.; pâtes, 150 gr.; viande bouillie, 120 gr.; vin, 142 gr.; trois bouillons, 900 gr.; une orange	3,700	1037	110	407,00

(Suite b. c.)

(1) La ration entière se composait pour toute la journée de pain 400 gr., pâte 150 gr., viande bouillie, 60 gr., rôtie, 60 gr., vin rouge, 150 gr., plus une orange.

Suite de l'Observation XC. — Vito Castellano.

Tableau IV. b.

ANNÉE 1873.	RÉGIME.	URINES DES 24 HEURES.		SUCRE diabétique.	
		Quantité en litres.	Poids spécifique.	Par litre grammes.	En tout grammes.
8 février.	Pain, 603 gr.; pâte, 150 gr.; viande bouillie, 120 gr.; vin, 141 gr.; trois bouillons, 850 gr.; une orange…………	3,600	1040	110	396,00
9 —	*Diète carnée :* viande bouillie, 590 gr.; rôti, 230 gr.; plus trois bouilons……………	1,515	1037	50	75,75
10 —	Viande bouillie, 615 gr.; rôti, 210 gr.; plus trois bouillons.	1,500	1029	20	30,00
11 —	*Ration entière,* avec trois pains………………	3,000	1037	130	390,00
12 —	id.	3,530	1039	125	441,25
13 —	Idem, avec quatre pains, plus des pâtes sucrées………	4,800	1041	150	720,00
14 —	*Diète carnée :* viande bouillie ou rôtie, 750 gr…………	1,515	1041	45	68,17
15 —	id.	1,500	1034	30	45,00
16 —	id.	1,700	1030	30	51,00
17 —	id.	1,610	1030	28	45,08
18 —	id.	1,600	1032	30	48,00
19 —	id.	1,715	1031	30	51,45
20 —	id.	1,500	1035	30	45,00
21 —	id.	1,100	1035	35	38,50
22 —	id.	1,000	1032	12	12,00
23 —	id.	1,500	1033	25	37,50
24 —	id.	1,500	1021	3	4,50
25 —	id.	1,715	1021	2	3,40
26 —	id.	1,800	1020	6	10,80
27 —	id.	1,610	1025	disparu.	
28 —	id.	1,700	1021	—	
1 mars.	id.	1,010	1026	—	
2 —	id.	1,500	1022	traces.	
3 —	id.	1,525	1022	—	
4 —	id.	1,400	1018	disparu.	
5 —	id.	1,010	1028	traces.	
6 —	id.	1,250	1028	disparu.	
7 —	id.	1,500	1024	—	
8 —	id.	1,500	1020	—	
9 —	id.	1,500	1026	—	
10 —	id.	1,500	1024	—	
11 —	id.	1,500	1021	—	
12 —	id.	1,900	1023	—	
13 —	id.	1,700	1023	—	

(Suite c.)

SUITE DE L'OBSERVATION XC. — VITO CASTELLANO.

Tableau IV. c.

| ANNÉE 1873. | RÉGIME. | URINES DES 24 HEURES. | | SUCRE diabétique. | |
		Quantité en litres.	Poids spécifique.	Par litre grammes.	En tout grammes.
14 mars.	*Diète carnée :* viande bouillie et rôtie, 750 gr............	1,610	1021	disparu.	
15 —	id.	1,900	1022	—	
16 —	id.	1,700	1021	—	
17 —	id.	1,010	1030	traces.	
18 —	id.	1,300	1025	disparu.	
19 —	id.	1,400	1024	—	
20 —	id.	2,400	1025	—	
21 —	id.	1,400	1020	—	
22 —	id.	1,400	1025	—	
23 —	id.	1,300	1030	—	
24 —	id.	1,300	1024	—	
25 —	id.	1,200	1025	—	
26 —	id.	1,200	1023	—	

OBSERVATION XCI. — CARLO TANCREDI.

Tableau V.

ANNÉE 1873.	DIÈTE CARNÉE.	SUCRE dans les urines des 24 heures.
19 janvier	955 grammes	50 grammes.
20 —	1015 —	51 —
21 —	685 —	46 —
22 —	685 —	45 —
23 —	1070 —	51 —
24 —	1070 —	60 —
25 —	575 —	35 —
26 —	1035 —	32 —
27 —	995 —	43 —
28 —	1005 —	51 —
29 —	635 —	66 —
30 —	490 —	28 —
31 —	545 —	30 —
1 février	640 —	25 —
2 —	645 —	15 —
3 —	620 —	25 —
4 —	seulement trois bouillons...	17 —
5 —	812 grammes	3 —
6 —	799 —	24 —
7 —	950 —	26 —
8 —	830 —	50 —
9 —	820 —	50 —
10 —	710 —	13 —
11 —	512 —	9 —
12 —	545 —	0 —

OBSERVATION LXXVIII. — LUIGI SCHIOPPA.

Tableau VI.

ANNÉE 1873.	RÉGIME.	URINES RÉUNIES DES 24 HEURES.			
		Quantité en c. c.	Poids spécifique.	SUCRE.	
				Par litre grammes.	En tout grammes.
27 février..	*Diète mixte :* ration entière...	3000	1032	100	300,00
28 —	id.	6400	1027	90	576,00
1 mars ...	id.	7700	1031	110	847,00
2 —	id.	6800	1030	105	714,00
3 —	id., ration de viande augmentée	5800	1029	100	580,00
4 —	id.	6600	1031	130	858,00
5 —	id., nouvelle augmentation de viande	7440	1026	50	374,00
6 —	id.	7800	1025	70	546,00
7 —	id.	7300	1026	80	584,00
8 —	id.	7300	1026	85	620,00
9 —	id.	6000	1026	70	420,00
10 —	id.	7500	1026	95	712,50
11 —	id.	8300	1028	80	684,00
12 —	id., *plus* 200 *gr. de suere de canne*	10500	1026	100	1050,00
13 —	*Diète carnée :* avec boissons lactiques gazeuses et vin de Marsala	4500	1025	45	202,50
14 —	id.	3600	1024	40	144,00
15 —	id.	3800	1025	45	171,00
16 —	id.	3700	1025	48	179,60
17 —	id , sans Marsala...........	2620	1024	35	91,70
18 —	id. (1)	4000	1023	40	160,00
19 —	id.	3600	1025	30	108,00
20 —	id.	3100	1026	30	93,00
21 —	id.	3700	1024	35	129,50
22 —	id.	3400	1027	30	102,00
23 —	id.	3200	1025	40	144,00
24 —	id.	2500	1027	38	95,00
25 —	id.	3430	1027	45	154,35
26 —	id.	3500	1025	35	122,50
27 —	id.	3800	1023	40	152,00
28 —	id.	3000	1023	40	120,00
29 —	*Jeûne absolu et surveillé*.....	1440	1026	21	31,49
30 —	*Diète carnée :* 1080 gr. (2)....	1750	1026	23	40,26
31 —	id.	3000	1025	40	120,00

(1) On découvre qu'il a mangé un peu de pain en cachette. Le même soupçon pour les jours suivants bien que l'on n'ait pas pu surprendre le malade en faute.

(2) Le jeûne et la diète carnée furent suivis dans une chambre close et surveillés par le médecin assistant; la dernière miction à jeûn fut trouvée exempte de sucre. Le 31 mars, le malade fut replacé dans la salle et de nouveau surpris mangeant des fruits en cachette.

Observation XCVII. — Carminella Mazzotta.

Tableau VII.

ANNÉE 1873.	RÉGIME des 24 heures.	URINES DES 24 HEURES.		
		Quantité en c. c.	Poids spécifique.	SUCRE.
13 avril....	*Ration entière*...............	4550	1029	318 grammes.
14 —	idem, un pain de plus.......	6500	1030	307 —
15 —	id.	7450	1029	670 —
16 —	id.	9300	1031	744 —
17 —	id.	11000	1025	790 —
18 —	id.	11000	1029	770 —
19 —	*Double ration entière*........	13000	1025	910 —
20 —	id.	12350	1027	988 —
21 —	*Viande*, 1190 gr., plus deux bouillons................	5100	1029	331 —
22 —	id., 1430 gr., plus deux bouillons.....................	3150	1024	110 —
23 —	id., 1430 gr., plus trois bouillons.....................	2400	1022	72 —
24 —	id.	2200	1023	66 —
25 —	id., 1170 gr., plus trois bouillons.....................	1750	1022	52 —
26 —	id.	1670	1023	31 —
27 —	id., 880 gr., plus trois bouillons.....................	1160	1023	28 —
28 —	id., il y a une légère diarrhée.	680	1025	16 —
29 —	id.	1000	1019	20 —
30 —	id., 310 gr., plus trois bouillons.....................	780	1017	3 —
1 mai.....	id., 690 gr., plus trois bouillons.....................	740	1012	disparu.
2 —	id., elle a mangé du pain en cachette.................	950	1017	22 grammes.
3 —	id.	1000	1015	3 —
4 —	id.	570	1017	disparu.
5 —	id (1).	500	1020	12 grammes.
6 —	*Diète absolue*............	500	1018	disparu.
7 —	*Viande*, 810 gr., plus trois bouillons.................	980	1020	5 grammes.
8 —	id.	1100	1017	11 —
9 —	id.	1250	1023	18 —
10 —	id.	950	1017	5 —
11 —	id.	980	1018	4 —

(Suite b. c.)

Ayant découvert que la malade se procurait de petites quantités de pain, les dérobant au besoin aux autres malades, malgré la surveillance d'une infirmière attentive, on la ferma dans une chambrette séparée pour mieux assurer son régime.

(1) Elle avait mangé un petit morceau de pain laissé à terre pour un chien que l'on destinait à certaines expériences pharmacologiques.

SUITE DE L'OBSERVATION XCVII. — CARMINELLA MAZZOTTA.

Tableau VII. b.

ANNÉE 1874.	RÉGIME des 24 heures.	URINES DES 24 HEURES.		
		Quantité en c. c.	Poids spécifique.	SUCRE
12 mai....	*Viande*, 810 gr., plus trois bouillons............	1030	1020	3 grammes.
13 —	id.	1050	1020	6 —
14 —	id.	1240	1020	7 —
15 —	id.	1200	1018	4 —
16 —	id.	850	1020	3 —
17 —	id.	600	1020	disparu.
18 —	id.	650	1025	3 grammes.
19 —	id.	620	1020	disparu.
20 —	id.	1100	1020	5 grammes.
21 —	id.	1050	1020	2 —
22 —	id.	970	1020	5 —
23 —	id.	1100	1020	1 —
24 —	id.	1250	1019	4 —
25 —	id.	950	1017	disparu.
26 —	id.	600	1022	—
27 —	id.	1200	1020	—
28 —	id.	1300	1018	—
29 —	id.	1250	1020	—
30 —	id.	1150	1017	—
31 —	id.	1150	1017	—
1 juin	id.	530	1020	—
2 —	id.	1100	1020	—
3 —	id.	1150	1020	—
4 —	id.	1020	1019	—
5 —	id.	1050	1019	—
6 —	id.	1100	1019	—
7 —	id.	950	1020	—
8 —	id.	1050	1020	—
9 —	*Viande*, 930 gr., plus trois bouillons............	1010	1020	—
10 —	id.	1020	1020	—
11 —	id.	950	1019	—
12 —	id.	1100	1017	—

La malade est replacée dans la salle et recommandée à l'attention particulière des infirmières.

ANNÉE 1874.	RÉGIME des 24 heures.	Quantité en c. c.	Poids spécifique.	SUCRE
13 juin	*Viande*, 930 gr., plus trois bouillons............	1000	1018	—
14 —	id.	1010	1018	—
15 —	id.	1020	1017	—
16 —	id.	1010	1017	—
17 —	id.	1100	1016	—
18 —	id.	1100	1016	—

(Suite c.)

SUITE DE L'OBSERVATION XCVII. — CARMINELLA MAZZOTTA.

Tableau VII. c.

ANNÉE 1874.	RÉGIME des 24 heures.	URINES DES 34 HEURES.		
		Quantité en c. c.	Poids spécifique.	SUCRE.
19 juin....	*Viande*, 930 gr., plus trois bouillons (elle mange des pâtes en en cachette)......	940	1019	3 grammes.
La malade est isolée de nouveau dans la chambre séparée.				
20 juin....	*Viande*, 360 gr., plus trois bouillons................	1100	1018	disparu.
21 —	id., 930 gr., plus trois bouillons...................	910	1015	—
22 —	id.	600	1020	—
23 —	id.	1100	1019	—
24 —	id.	1060	1019	—
25 —	id.	750	1018	—
26 —	id.	850	1018	—
La malade revient à la clinique.				
27 juin....	*Viande*, 930 gr.; plus trois bouillons................	880	1018	—
28 —	id.	900	1020	traces.
29 —	id.	1050	1019	disparu.
30 —	id.	1000	1019	—

En étudiant attentivement ces tableaux, on y voit que constamment la suppression des hydrocarbures fait immédiatement, et d'une manière singulière, diminuer la quantité des urines et du sucre : que la reprise de ces aliments ramène la polyurie et la glycosurie d'autant plus abondantes que l'on en a accordé davantage. De même on voit, mais ici le résultat est moins rigoureux, que, avec plus de viande, les malades éliminent non pas plus d'urine, mais plus de sucre dans les vingt-quatre heures. On ne peut pas dire que tant de grammes de viande fournissent tant de grammes de sucre, comme cela a lieu pour les hydrocarbures dans le diabète un peu avancé ; mais on peut affirmer que *plus* de viande fera éliminer *plus* de sucre, et que cela dépend seulement de l'*excès* de viande. Si les résultats ne sont pas toujours sur ce point absolument rigoureux, cela tient à ce que les malades savent tromper la plus rigoureuse surveillance, pour se procurer les aliments dont ils ont envie, toutes les fois que nous ne pouvons pas les isoler dans une chambre fermée.

Les expériences relatives à un *changement complet dans les heures des repas* furent plus éloquentes encore : elles furent instituées sur des diabétiques très-avancés du second degré, lesquels mis dès longtemps à la diète carnée exclusive continuaient très-régulièrement à présenter du sucre à certaines mictions seulement, toujours également distantes des repas. En changeant les heures des repas, en les faisant faire dans le cours de la nuit, on intervertit aussi les heures des mictions à urines sucrées, et des mictions à urines sans sucre. On doit conclure de ces faits que le sucre des urines diabétiques, même de celles des malades absolument carnivores, provient de l'alimentation, de la viande mangée..... c'est-à-dire du glycogène produit par les albuminates ingérés, et non de l'albumine constituante de leurs propres tissus (Voy. les tableaux XVIII et XIX).

Les expériences *par le jeûne absolu maintenu pendant vingt-quatre heures* n'ont pas été moins instructives : *le malade ne prenait absolument que de l'eau pure.* Après quelques essais sans résultats dans les salles de clinique, ces expériences furent toujours faites sur des malades carnivores, isolés et fermés sous clef, et en outre sévèrement surveillés par mon coadjuteur clinique, docteur *Paolucci*, qui ne quittait pas un instant les malades. Dans tous les cas le sucre est allé en diminuant rapidement de quantité, pour revenir parfois graduellement après la reprise de la diète absolument carnée. La disparition complète du sucre n'a pu être obtenue avec certitude, que chez les malades soumis depuis un certain temps à la diète carnée rigoureuse : chez les diabétiques à la diète mixte, la disparition du sucre n'est obtenue par le jeûne que dans les cas légers du premier degré. Les résultats de nos expériences sont consignés en détails dans les tableaux suivants :

TABLEAUX.

Examen des urines de chaque miction en un jour de jeûne et le lendemain.

De 10 h. du matin le premier à 10 h. du matin le second.

OBSERVATION LXXIII. — ODOARDO G. — 1874.

Tableau VIII.

	HEURES des repas.	POIDS des aliments.	HEURES de chaque miction.	URINES.		SUCRE.	
				Quantité en c. c.	Poids spécifique.	par litre.	par miction.
Jour de jeûne absolu du 3 au 4 février.			10,00 h. m.	222	1029	23	5,10
			11,45 —	87	1028	2	0,17
			3 h. s.	94	1028	—	—
			6,45 —	240	1007	—	—
			10,45 —	85	1029	—	—
			1,31 h. m.	98	1020	—	—
			5,15 —	67	1030	—	—
			8 —	45	1032	—	—
				1028			5,27
Diète carnée absolue du 4 au 5 février.	10,30 m.	V. bouillie 125 gr. / V. rôtie 6) —					
	1 s.	V. bouillie 260 — / V. rôtie 123 —	12,30 s.	135	1029	—	—
			3,30 »	106	1037	—	—
			5,30 »	84	1038	12	1,01
	6,30	V. bouillie 150 — / V. rôtie 120 —	9,45 »	310	1031	35	10,85
			6,30 m.	575	1032	35	20,12
				1210			31,98

Examen des urines de chaque miction en un jour de jeûne et le lendemain.

De 10 h. du matin le premier à 10 h. du matin le second.

SUITE DE L'OBSERVATION LXXIII. — ODOARDO G. — 1874.

Tableau IX.

HEURES des repas.	POIDS des aliments.	HEURES de chaque miction.	URINES		SUCRE	
			Quantité en c. c.	Poids spécifique.	Par litre.	Par miction.
Autre jour de jeûne, du 21 au 22 février.		11 h. m.	230	1024	10	2,30
		2 h. s.	230	1017	—	—
		8 —	220	1025	—	—
		4 h. m.	410	1014	—	—
		9,30 —	210	1023	—	—
			1300			2,30
Diète carnée absolue le jour suivant, du 22 au 23 février.	10,30 m. { V. bouillie 60 gr. / Bouillon	1 h. s.	250	1025	—	—
	1,30 s. { V. bouillie 120 gr. / V. rôtie 120 — / Bouillon	3,30 —	190	1024	—	—
		7 —	170	1029	—	—
	7,30 { V. bouillie 120 — / Bouillon	3,30 m.	430	1020	—	—
		8 »	330	1015	—	—
	420 gr.		1370			0

Examen des urines de chaque miction en un jour de jeûne et le lendemain.

De 10 h. du matin le premier à 10 h. du matin le second.

OBSERVATION LXXVIII. — LUIGI SCHIOPPA. — 1873.

Tableau X.

	HEURES des repas.	POIDS des aliments.	HEURES de chaque miction.	URINES.		SUCRE.	
				Quantité en c. c.	Poids spécifique.	Par litre.	Par miction.
Jour de jeûne absolu du 28 au 29 mars.			9 h. m.	140	1028	45	6,30
			11 —	250	1025	42	10,50
			1,15 h. s.	130	1026	35	4,55
			2 —	50	1028	19	0,95
			3,15 —	190	1025	18	3,42
			6,30 —	210	1025	13	2,73
			9,30 —	50	1032	8	0,40
			4,45 h. m.	330	1027	8	2,64
			8 —	90	1030	—	—
				1440			3149
Diète carnée exclusive du 29 au 30 mars.	10,30 m.	V. bouillie 240 gr.	11,30 h. m.	68	1032	8	0,54
	1 s.	V. bouillie 360 — / V. rôtie 160 —	6,30 h. s.	340	1027	8	2,72
	7	V. bouillie 240 — / V. rôtie 80 —	3 h. m.	750	1025	20	15,00
			6 —	310	1026	30	9,30
			9,20 h. m.	280	1026	45	12,60
		1080 gr.		1748			40,16

Examen des urines de chaque miction en un jour de jeûne et le lendemain.

De 10 h. du matin le premier à 10 h. du matin le second.

OBSERVATION LXXXVI. — LUIGI MONTEFUSCO. — 1873.

Tableau XI.

	HEURES des repas.	POIDS des aliments.	HEURES de chaque miction.	URINES Quantité en c. c.	URINES Poids spécifique.	SUCRE Par litre.	SUCRE Par miction.
Jour de jeûne du 20 au 21 mars 1873.			de 10 h. mat. à minuit.	805	1026	25	20,12
			de minuit à 10 h. du m.	220	1021	—	—
				1025			20,12
Jour qui a suivi le jeûne. — Diète carnée exclusive du 21 au 22 mars 1873.	10,30 m.	V. bouillie 180 gr. / Rôti 110 —					
			11,30 mat.	150	1026	—	—
	1 s.	V. bouillie 480 — / Rôti 140 —					
			2,30 soir.	60	1030	10	0,60
			3,30 —	90	1028	20	1,80
			5,20 —	220	1025	35	7,70
	7	V. bouillie 230 — / Rôti 70 —					
			8,30 —	300	1026	40	12,00
			9,45 —	210	1025	45	9,45
			12 min.	310	1026	40	12,40
			1,30 mat.	460	1025	40	18,40
			3 —	350	1025	40	14,00
			6 —	340	1026	50	17,00
			6,45 —	50	1032	45	2,25
		1240 gr.		2540			95,60

Examen des urines de chaque miction en un jour de jeûne
et le lendemain.

De 10 h. du matin le premier à 10 h. du matin le second.

OBSERVATION LXXXVIII. — SAVERIO ROSSI. — 1873.

Tableau XII.

HEURES des repas.	POIDS des aliments.	HEURES de chaque miction.	URINES. Quantité en c. c.	URINES. Poids spécifique.	SUCRE. Par litre.	SUCRE. Par miction.
Jour de jeûne du 22 au 23 mars 1873.		11,15 mat.	410	1033	60	2,46
		4,20 soir.	190	1032	35	6,65
		7,15 —	65	1030	10	0,65
		1,30 mat.	260	1016	—	—
		7 —	140	1022	—	—
			1065			9,76
Diète carnée (après le jeûne) du 23 au 24 mars 1873.	10,30 m. V. bouillie 240 gr. / V. rôtie 80 —					
	1 s. V. bouillie 360 — / V. rôtie 160 —	1,30 soir.	150	1026	10	1,50
	7 V. bouillie 120 — / V. rôtie 80 —	9,15 —	420	1030	20	8,40
		5,45 mat.	800	1030	40	32,00
	1040 gr.		1370			41,90

Ces expériences furent encore répétées chez divers autres
malades et toujours avec le même résultat. Parmi ceux
qui ne figurent pas dans les tableaux ci-dessus, nous devons
citer *Cascarilli*, un diabétique aussi avancé que possible,
qui éliminait plus d'un kilogramme de sucre par jour, et

qui, mis au *jeûne complet*, ne présentait plus, après vingt-quatre heures, traces de sucre dans ses urines : et le prêtre *Menestrina*, qui, après un *jeûne complet* de vingt-quatre heures, tempéré toutefois par trois bouillons, eut des urines exemptes de sucre pendant le jour du jeûne et le jour suivant, pour revenir ensuite lentement et graduellement à la quantité qu'il présentait avant l'expérience.

L'observation suivante, déjà faite par *Rayer*, a une signification analogue et une égale importance : le sucre diminue chez les *diabétiques fébricitants* par le fait d'une maladie intercurrente aiguë, alors que la température atteint un degré élevé; dans ce fait, il est probable qu'une moindre action est due à la fièvre agissant par ses substances pyrogènes, qui pourraient à la rigueur former de l'acide *diacétique* avec le sucre non consommé dans le sang; qu'au jeûne obligé, ou, si les malades continuent à se remplir l'estomac, à la moindre digestion, à la moindre absorption de la part du réseau gastro-entérique. J'ai encore constaté la notable diminution ou la disparition du sucre chez les diabétiques atteints brusquement d'inappétence et de diarrhée abondante, par le fait d'un catarrhe gastro-entérique aigu; c'était évidemment ici le défaut d'absorption qui amenait la cessation de la glycosurie. Le même fait se présente souvent *dans les jours qui précèdent la mort*, parce que l'absorption est réduite au minimum, et que la fonction glycogénique du foie est supprimée : les matériaux manquent alors à la production du sucre. Ceci est prouvé par nos observ. CI, CIII et CV : chez ces malades la glycosurie cessa complétement et spontanément plusieurs jours avant la mort, bien que, dans deux de ces cas, les malades mangeassent beaucoup de farineux : après la mort, le foie ne présentait pas de sucre, *ce qui montre qu'il avait cessé de produire du glycogène*, grâce aux progrès de la paralysie végétative.

Plusieurs auteurs sont en désaccord avec moi à propos de ces observations si souvent répétées : notamment *Sidney Ringer*, qui croit avoir constaté la persistance de la glycosurie malgré le jeûne absolu. Ce fait devenait la base d'une théorie qui admettait un accroissement anormal dans la production du sucre, et en plaçait le point de départ dans une dystrophie des tissus, attaquant les éléments histologiques eux-mêmes.

Je dois dire que *mes observations ont été absolument contraires aux assertions de Sidney Ringer dans tous les cas* que j'ai soumis au jeûne absolu : la cessation de la glycosurie plusieurs jours avant la mort, les contredit aussi : et je crois remplir un devoir scientifique en mettant en doute l'exactitude des expériences de *Sidney Ringer*, qui peut avoir été trompé par ses malades. Pourtant, désirant faire une concession aux tendances théoriques, je ne voulais pas, sans l'appui d'une nouvelle expérience, nier absolument la réalité objective des observations de *S. Ringer* : celles-ci ne sont pas théoriquement impossibles, puisque d'après elles, le jeûne avait amené une telle diminution du sucre, qu'il n'était plus nécessaire de rechercher l'origine des traces persistantes dans une introduction furtive des aliments, ni dans l'hypothèse arbitraire d'une transformation en sucre des tissus organiques eux-mêmes. En somme, je pensais que la persistance d'une glycosurie aussi réduite pouvait être justifiée par des processus physiologiques normaux, qui se produisent aussi chez l'homme sain, quand il se soumet au jeûne. En effet, la physiologie chimique nous enseigne que tous les muscles contiennent du glycogène provenant des albuminates, et que leurs contractions transforment le glycogène musculaire en sucre, et ce sucre des muscles (inosite et sucre carné) en acide lactique musculaire ou acide paralactique; cette transformation est d'autant plus considérable que les contractions sont plus énergiques : elle est à son maximum dans les muscles tétanisés. Chez le diabétique, les muscles en mouvement produisant du sucre, on pouvait supposer que ce sucre restait intransformable, incombustible, et reparaissait dans les urines : il était donc possible que, dans les cas avancés, le jeûne ne fit pas complétement disparaître le sucre, et que les urines en continssent une faible quantité due à la contraction musculaire. Cette production de sucre resterait encore un fait normal, et ne constituerait ni une augmentation dans la production sucrée, ni un fait de production anormale. Du reste, ce fait de non-transformation ultérieure du sucre des muscles en acide paralactique, acide carbonique et eau, pouvait contribuer à expliquer la faiblesse musculaire des diabétiques.

La preuve qu'une partie du sucre des urines diabétiques provient des muscles en contraction, fait que *Zimmer* admet, amènerait encore à d'autres conclusions. A ce sucre, il faudrait ajouter celui que produisent probablement les nerfs, et encore d'autres organes et tissus. Tout ceci me paraissait très-important : aucune expérience objective ne me permettait d'attribuer une provenance musculaire à la glycosurie, mais je ne voulais pas nier de prime abord la possibilité du fait.

Pour résoudre une aussi importante question par une expérience objective, dans laquelle les muscles fussent consommés le plus possible, j'ai fait subir un jeûne absolu de vingt-quatre heures à un malade très-avancé du second degré : après vingt et une heures trente minutes de jeûne, alors que le sucré avait disparu depuis plusieurs heures de ses urines, je le fis travailler pendant cinquante-deux minutes, avec de très-brèves interruptions nécessitées par son excessive fatigue, à tourner la roue très-lourde d'une pompe à eau. Ce malade, bien qu'horriblement las, ne présenta aucune trace de sucre dans ses urines : j'ai dû conclure de cette expérience que, *même chez le diabétique, le sucre des muscles ne passe pas dans le sang et ne reparaît pas dans les urines.* Je répéterai cette expérience sur d'autres malades, afin de confirmer encore le fait ; mais l'expérience que je viens de citer, ayant été accomplie dans d'excellentes conditions, est pour moi très-probante ; d'autant plus que j'ai vu, dans plusieurs circonstances, diminuer le sucre chez mes diabétiques, après qu'ils avaient fait de longues promenades, accompagnés du docteur *Paolucci.*

En résumé, les faits cités et consciencieusement observés démontrent que le sucre des urines diabétiques, même chez ceux qui ne mangent que de la viande, n'est pas un produit anormal, particulier, morbide, de l'organisme diabétique ; s'il en était ainsi, la réduction à moitié de la ration de viande, et le jeûne complet ne devraient pas avoir une aussi grande influence sur la glycosurie, le changement des heures de repas ne devrait pas changer l'heure des mictions sucrées. Les faits cités démontrent encore que ce ne sont pas les tissus de l'organisme diabétique qui se transforment en sucre, car le jeûne absolu devrait, dans ce cas, plutôt accroître que diminuer la quantité de sucre, le jeûne augmentant la consommation organique, attaquant plus profondément la nutrition intime des tissus, et diminuant la résistance de l'organisme, surtout s'il s'y joint un exercice musculaire exagéré. Nous pouvons donc légitimement conclure que, *même chez les diabétiques mis à la diète carnée exclusive, le sucre des urines provient de la viande mangée, comme chez les diabétiques du premier degré il provient de l'amidon ou du sucre mangé.*

VI. Un autre point très-important à étudier est le suivant : malgré l'absence d'un combustible aussi important que l'est le sucre, le diabétique *vit, s'oxyde, produit de la chaleur, souvent autant que l'homme sain*, un peu moins dans les cas les plus graves. Cela n'est possible qu'à la condition de brûler les graisses en majeure quantité, et, après avoir brûlé les graisses, de brûler les azotates, et non-seulement les azotates gélatineux, mais aussi les véritables albuminates protéiques. Or tout cela arrive, tandis qu'évidemment le sucre ne se brûle pas.

La manière dont se comporte la température chez les diabétiques démontre que *la combustion générale de l'organisme dans le diabète n'est point déprimée au début de la maladie*, comme l'ont soutenu certains auteurs, qui, ne voulant pas recourir à une plus grande production de sucre, expliquaient toute la pathogénèse du diabète par une moindre combustion générale, d'où combustion moindre du sucre introduit ou produit. Nos observations démontrent encore que, *même dans les cas de diabète très-avancé, la température ne descend que peu au-dessous de la normale :* d'où il est permis de conclure que *même ici*, la combustion générale de l'organisme, source principale de la chaleur animale, *n'est que peu déprimée*. Cela se comprend. Pour que la vie persiste, il faut que la respiration s'accomplisse à peu près normalement et que la combustion ne descende pas trop au-dessous de la normale, car au-dessous d'une certaine quantité d'oxygène inspiré et de calorique produit, l'organisme ne peut pas vivre. Je n'ai jamais vu la température d'un diabétique, si ce n'est dans les derniers jours de la vie, descendre *au-dessous* de 35° Cent., tandis que j'ai vu le fait se produire dans d'autres maladies.

Or, si au début du diabète, la combustion générale n'est pas diminuée, si elle ne l'est que peu dans les cas plus graves, *alors que les albuminates et les graisses se consument en excès*, on doit reconnaître qu'il y a, dans le diabète, moins une diminution, qu'une *modification qualitative* de la combustion organique, un *déplacement* dans la fonction : les graisses et les albuminates se brûlent plus facilement que le sucre, contrairement à ce qui se passe dans l'état physiologique. Chez les diabétiques, la combustion se fait au dépens des substances les plus essentielles de la composition organique ; voilà le grand danger. Ce fait est important à constater, en face de certaines théories ; les albuminates ne se transforment pas avec excès en sucre, mais ils se brûlent avec excès, pour suppléer au défaut de combustion du sucre. Chez certains diabétiques nous voyons très-clairement, au début, les graisses se consumer, tandis que les albuminates sont encore épargnés ; c'est pourquoi, en général, les individus gras résistent plus longtemps, tandis que les gens qui ne peuvent pas produire de la graisse, les gens maigres et à renouvellement moléculaire énergique, succombent rapidement. Au début, la température se maintient à 37° Cent., les respirations sont de 16, 18, 20 à la minute, le pouls reste normal. Mais si le diabète dure depuis quelque temps, la maigreur se prononce, car la graisse ne suffit plus à maintenir la chaleur et l'oxydation : les albuminates sont directement intéressés, même ceux qui sont organisés : la température s'abaisse au-dessous de la normale, la respiration diminue de fréquence, ainsi que les battements du cœur. Quand il n'y a encore aucune lésion pulmonaire, aucun motif de fièvre, ces diabétiques présentent assez souvent une température variant entre 35° et 36°, 5 Cent., en moyenne 35°, 5 à 36° Cent. (voy. les tableaux XIV et XV).

Le nombre des respirations descend quelquefois à douze (obs. LXXVII), à 10, même à 9 (obs. LXXVI), à la minute. On comprend qu'il n'en est pas toujours ainsi, et qu'une lésion des poumons relève beaucoup la température et active la respiration. La lenteur extrême du pouls peut augmenter le nombre des mouvements inspirateurs, en produisant un moindre afflux de sang dans le poumon, et une moindre oxydation de la masse sanguine. Le fait *général* de la température basse chez les diabétiques très-avancés, a été constaté par plusieurs auteurs, et dernièrement encore par *Foster*. Notre traitement a pour résultat de ranimer un peu les processus de la combustion, et de relever la température et la respiration. Chez un diabétique avancé la température de 37° Cent. est souvent l'expression d'un état fébrile, c'est-à-dire d'une accélération du renouvellement matériel, avec accroissement de la consommation organique. *Les diabétiques vivent tant qu'ils fournissent à la combustion nécessaire :* dès lors il est évident qu'il ne faut leur donner que les aliments qu'ils peuvent brûler : les autres prennent une place inutile, et refroidissent beaucoup par la quantité d'eau dont ils nécessitent l'introduction.

VII. *La température habituellement basse, et la rareté habituelle des actes respiratoires,* indiquent évidemment *une moindre combustion organique* et un *moindre besoin d'oxydation.* C'est pourquoi ces symptômes manquent dans les cas légers, et s'observent dans les cas graves, alors que la combustion des graisses et des azotates ne suffit plus à compenser l'absence du combustible sucré.

Or, en négligeant la part qui revient aux transformations et aux fermentations dans la thermogénèse animale, et en considérant que les processus d'oxydation constituent la source la plus importante de chaleur, nous pouvons dire avec certitude, que la moindre combustion et la moindre respiration indiquent une *moindre absorption d'oxygène dans l'organisme,* dont la *non-combustion des hydrates de carbone est la cause prochaine* chez les diabétiques confirmés.

Nous avons donc pu démontrer cliniquement la diminution de la combustion totale et de l'absorption d'oxygène dans le diabète avancé, malgré l'accroissement de consommation des albuminates. *Pettenkofer* et *Voit* avaient déjà démontré la moindre absorption d'oxygène au moyen de leur appareil respiratoire, mais ils expliquaient le fait en supposant que les globules sanguins altérés ne pouvaient plus fixer l'oxygène. Pour ces auteurs, le diabète était dès lors devenu une maladie du sang, tandis que pour nous c'est la moindre combustion ou la non-combustion des hydrocarbures. En fait, nous réussissons à augmenter l'absorption d'oxygène par un régime richement azoté.

Le fait que chez le diabétique les albuminates sont consommés en excès, a été démontré par *Gaethgens*, *Huppert* et beaucoup d'autres. *Gaethgens*, par une expérience comparative très-intéressante, a constaté qu'un diabétique élimine plus d'urée que l'homme bien portant nourri d'une manière identique. *Tommasi* et moi, avons constaté la même chose : j'ai vu l'urine des diabétiques contenir jusqu'à 136 grammes d'urée. Il y a en outre un fait d'observation grossière qui démontre absolument la consommation excessive des albuminates; c'est l'amaigrissement sans fièvre, c'est la perte de poids du corps, perte que l'on peut exactement mesurer avec la balance.

En substituant aux hydrocarbures inutilisables un combustible qui peut être utilisé par l'organisme diabétique, et en introduisant ainsi beaucoup d'albuminates, on obtient d'abord l'arrêt de l'amaigrissement et de la perte de poids, et plus tard une meilleure nutrition et une augmentation de poids. On relève en même temps la température à son degré normal, et on augmente l'absorption d'oxygène.

A ce sujet, n'oublions pas de noter que *la grande quantité d'eau bue chaque jour* par les diabétiques est une des causes de l'abaissement de leur température : elle est en même temps, une cause très-active de combustion, l'économie devant brûler plus de matériaux pour relever la température à un degré compatible avec la vie ; ceci ne doit cependant pas être exagéré.

C'est dans l'insuffisance de l'alimentation réelle, utilisable, et dans le dommage causé par la grande quantité d'eau, dont on boit d'autant plus que le sang contient plus de sucre, que résident les causes principales du dépérissement progressif, et souvent très-rapide, des malades mis à la diète mixte ; la seule méthode qui présente toutes les garanties pour l'amélioration de la constitution du malade, et pour sa guérison, si elle est encore possible, est la diète carnée absolue et longtemps continuée.

VIII. *L'augmentation dans les urines diabétiques de la quantité d'urée, augmentation proportionnelle à la quantité des albuminates qui se brûlent*, est désormais un fait chimiquement démontré, et qui se vérifie constamment, quand les malades mangent beaucoup de viande, la digèrent bien et quand les processus végétatifs ne sont pas trop déprimés.

Déjà en 1864-65, j'avais établi ce fait, par mes analyses chimiques, faites à la demande du professeur *Tommasi*. Un malade, nommé *Cervetti*, fournissait par jour 106^{gr},80 d'urée sur 7 litres d'urine, un autre, *Malinverni*, jusqu'à 49^{gr},65, sur 4^{lit},7 d'urine, et *Sacchi* plus de 136 grammes sur 12^{lit},5 d'urine. Dans ces expériences, tous les liquides étaient préparés par moi-même dans le laboratoire chimique de Pavie, avec l'assistance du professeur de chimie *Angelo Pavesi*, et vérifiés chaque jour. J'ai donc le droit de tenir pour exacts les résultats obtenus. Ces résultats démontraient mathématiquement l'accroissement de l'urée dans les urines diabétiques ; ils ont été, depuis, pleinement confirmés par ceux que j'ai obtenus dans ma clinique de

OBSERVATION LXXIII. — ODOARDO G.

Tableau XIII.

| POULS. | | RESPIRATIONS. | | TEMPÉRATURE. | | EAU bue. | ALIMENTATION. | URINES | | | | | | | | SUCRE effectivement éliminé | | URÉE effectivement éliminée | | URINES réunies des 24 heures. | | | |
| | | | | | | | | DU JOUR. | | | | DE LA NUIT. | | | | | | | | | | | |
Matin.	Soir.	Matin.	Soir.	Matin.	Soir.	Litres.		Quantité en c. c.	Poids spécifique.	Sucre par litre en gr.	Urée par litre en gr.	Quantité en c. c.	Poids spécifique.	Sucre par litre en gr.	Urée par litre en gr.	du jour.	de la nuit.	du jour.	de la nuit.	Quantité en litre.	Poids spécifique.	Sucre des 24 h. en gr.	Urée des 24 h. en gr.
60	56	24	18	36,2	36,4	2,787	Dièt mixte (a).........	2000	1033	47,16	12,7	1400	1035	69,44	15,3	94.32	101,38	25,40	47,78	3,460	1034	195,70	47,73
58	52	20	20	36,2	36,0	4,460	— —	2240	1027	40,98	12,6	3520	1029	44,64	11,8	91,79	157,13	28,22	41,53	5,760	1028	248,92	69,76
52	50	20	20	36,2	36,0	3,902	— —	2230	1028	58,82	11,0	2930	1025	54,34	11,9	131,16	159,21	26,58	34,86	5,160	1026	290,38	61,40
54	52	22	22	36,4	36,3	5,575	— —	3360	1024	62,50	9,5	3670	1025	52,08	9,2	210,00	191,13	31,92	33,76	7,080	1020	401,13	65,68
52	52	20	20	36,2	36,1	0,600	Diète carnée (b) 552 gr.	630	1035	32,25	29,8	810	1032	34,96	34,3	20,31	28,31	18,77	27,78	1,440	1033	48,63	46,56
50	56	20	20	36,1	36,6	0,834	— — 630 —	570	1028	15,84	38,6	850	1032	23,58	39,0	9,02	20,04	22,00	33,15	1,420	1031	29,06	55,15
64	52	26	22	36,2	36,2	0,892	— — 778 —	630	1026	14,70	37,7	1180	1030	12,40	36,5	9,26	14,63	23,75	48,07	1,810	1029	23,89	66,82
56	48	24	24	36,1	36,2	1,200	— — 715 —	780	1031	17,79	39,2	1010	1032	18,49	38,0	13,87	18,67	30,57	38,38	1,790	1032	32,55	68,95
54	52	24	20	36,3	36,1	1,200	— — (c) 740 —	710	1028	22,12	39,4	1080	1038	16,66	35,6	15,70	17,99	27,97	38,44	1,790	1033	38,69	66,42
54	68	22	20	36,0	36,2	1,200	— — 818 —	770	1032	19,45	37,0	1230	1034	29,41	36,0	14,97	36,17	28,49	44,78	2,000	1034	51,15	72,77
52	52	24	22	36,4	36,2	1,000	— — 825 —	670	1032	12,50	41,0	1170	1034	13,80	35,0	8,37	16,15	27,47	40,95	1,840	1033	24,58	68,42

OBSERVATIONS. — (a) Pain, 565 gr.; pâte, 100 gr. (pesée crue et 595 gr. pesée cuite avec le bouillon); viande, 120 gr. (pesée cuite); vin rouge, 150 gr., plus un bouillon, deux œufs et une orange.

(b) Ce jour-là commença la diète carnée absolue ; outre la viande on donna 15 gr. d'alcool rectifié dans 200 gr. d'eau, et 5 gr. d'acide lactique dans de l'eau.

(c) Ce jour-là on donna 30 gr. de sulfate de soude à cause de la constipation.

OBSERVATION LXV. — LUIGI B.

Tableau XIV.

| POULS. | | RESPIRATIONS | | TEMPÉRATURE. | | ALIMENTATION. | URINES. | | | | | | | | SUCRE effectivement éliminé | | URÉE effectivement éliminée | | URINES réunies des 24 heures. | | | |
| | | | | | | | de 8 heures du matin à 8 heures du soir. | | | | de 8 heures du soir à 8 heures du matin. | | | | | | | | | | | |
Matin.	Soir.	Matin.	Soir.	Matin	Soir.		Quantité en litres.	Poids spécifique.	Sucre par litre en gr.	Urée par litre en gr.	Quantité en litres.	Poids spécifique.	Sucre par litre en gr.	Urée par litre en gr.	du jour.	de la nuit.	du jour.	de la nuit.	Quantité en litres.	Poids spécifique.	Sucre des 24 h. en gr.	Urée des 24 h. en gr.
60	68	24	28	36,0	36,8	Diète mixte..	1,520	1032	65,78	17,0	1,110	1034	147,27	20,0	100,00	162,00	25,84	22,00	2,620	1033	262,00	47,84
62	64	26	24	36,4	36,2	— —	2,360	1030	67,79	16,3	0,690	1042	144,92	21,9	160,00	100,00	38,46	15,11	3,050	1035	260,00	53,57
64	54	24	21	36,3	36,2	— —	2,000	1030	75,00	16,0	0,600	1038	140,00	22,0	150,00	84,00	32,00	13,20	2,600	1033	234,00	45,20
68	62	24	24	36,5	36,4	Diète carnée.	1,700	1027	15,08	15,4	0,720	1028	27,93	22,7	25,60	20,10	26,18	16,84	2,420	1027	45,70	42,52
60	54	22	24	36,4	36,4	— —	0,600	1026	12,50	27,5	0,810	1014	disparu	25.9	7,50	—	18,50	20,97	1,410	1018	7,50	37,47
70	60	20	24	36,4	36,4	— —	1,700	1018	disparu	23,0	0,960	1012	—	20,0	—	—	25,80	19,20	2,060	1016	disparu	44,50
62	66	24	24	36,0	36,4	— —	1,010	1019	—	22,0	0,600	1017	—	21,0	—	—	22,22	12,60	1,610	1018	—	34,82

Observation XCVI. — Luigi Sarno.

Tableau XV.

Janvier 1874.	Pouls Matin.	Pouls Soir.	Respirations Matin.	Respirations Soir.	Température Matin.	Température Soir.	Eau bue. Litres.	Alimentation.	Urines du jour. Quantité en c. c.	Poids spécifique.	Sucre par litre en gr.	Urée par litre en gr.	Urines de la nuit. Quantité en c. c.	Poids spécifique.	Sucre par litre en gr.	Urée par litre en gr.	Sucre effectivement éliminé du jour.	Sucre effectivement éliminé de la nuit.	Urée effectivement éliminée du jour.	Urée effectivement éliminée de la nuit.	Urines réunies des 24 heures. Quantité en litres.	Poids spécifique.	Sucre des 24 heures.	Urée des 24 heures.
13	56	54	16	16	36,0	30,4	6,250	Diète mixte (a)............	3100	1035	100,00	14,3	5300	1030	125,00	16,4	310,00	662,50	44,33	86,92	8,400	1032	972,50	131,2
14	52	52	15	13	36,0	30,0	5,000	— — (b)............	3200	1034	100,00	13,3	5200	1033	104,16	12,3	320,00	541,63	42,56	63,96	8,400	1033	861,63	106,5
15	52	66	15	16	35,6	36,4	5,000	— — (c)............	3500	1037	94,09	13,2	4550	1035	100,00	12,0	329,31	455,00	46,20	54,60	8,050	1036	784,31	100,8
16	48	60	15	16	36,0	30,6	8,750	— — (d)............	2100	1037	104,15	11,0	8200	1031	89,26	7,9	218,71	731,93	28,10	64,78	10,300	1033	950,64	87,8
17	52	58	13	16	36,4	37,3	7,500	— — (e)............	3600	1036	63,42	10,5	4450	1032	43,09	10,4	200,31	191,75	37,80	46,28	8,050	1034	392,06	84,0
18	50	60	14	16	36,4	37,0	0,600	Viande cuite 643 gr. (f)......	1300	1038	46,28	21,8	2220	1024	32,24	23,3	60,16	71,57	27,69	51,72	3,520	1029	131,73	79,4
19	54	60	14	14	36,0	36,7	0,500	— — 750 —	915	1033	42,36	32,5	1930	1030	43,09	30,0	38,75	83,16	29,73	57,90	2,845	1031	121,91	87,6
20	60	60	16	16	36,0	36,0	1,350	— — 891 —	1010	1034	34,00	31,8	1850	1027	22,51	29,0	35,30	41,04	36,19	53,65	2,890	1030	77,00	80,8
21	60	60	14	16	36,0	36,1	1,700	— — 920 —	860	1027	33,32	26,8	1550	1023	22,95	28,0	28,65	35 57	27,84	35,65	2,410	1024	61,22	58,4

Avertissement. — Le régime est toujours prescrit le jour précédent, et l'analyse des urines se rapporte aux 24 heures, pendant lesquelles le régime les a influencées.

(a) Pain, 800 gr.; viande cuite, 130 gr.; herbages, 120 gr.; une orange; vin, 150 gr.; plus le soir 50 gr. de pâte pesée crue, dans un bouillon; le tout pesant 260 gr. Pendant le jour on donna par épicrase 20 gr. de sirop.

(b) Idem, 720 gr.; lait, 150 gr.; riz, 100 gr. (pesé cru et 560 gr. pesé dans le bouillon de viande), viande cuite, 120 gr.; une orange; vin, 150 gr.; pâte, 50 gr. (pesée crue et 260 gr. pesée dans le bouillon de viande). Pendant le jour 40 gr. de sirop.

(c) Idem, avec sirop, 20 gr.

(d) Idem, avec pâte, 100 gr. (pesée crue et 540 gr. pesée dans le bouillon de viande), au lieu de riz. Sirop, 30 gr.

(e) Idem, avec herbages, 120 gr. (pesés avec le bouillon, 498 gr.), au lieu de pâte. Excepté le pain (720 gr.) aucun farineux.

(f) On comprend que la diète carnée exclusive a été ordonnée la veille.

Naples. J'ai repris ici les analyses chimiques par la méthode de *Liebig*, c'est-à-dire avec la solution titrée de nitrate d'oxyde de mercure neutre, en ayant soin de faire vérifier le titre de la solution par le professeur *De Petra :* le fait a été vérifié de nouveau, et il a été en outre confirmé par toutes les expériences cliniques et physiologiques tentées sur mes nombreux diabétiques. Pourtant ces résultats ont été contredits, par *Golding Bird*, *Burresi*, *Campani* et *Primavera*, qui ont particulièrement critiqué la méthode employée, la disant insuffisante et inexacte dans l'appréciation de l'urée. Je dois répondre que cette méthode, sans prétendre à une exactitude absolue, suffit certainement aux recherches clinico-chimiques, surtout si l'on a soin de corriger l'erreur causée par les chlorures : en fin de compte un procédé donné par *Liebig*, adopté aujourd'hui et recommandé par *Hoppe-Seyler*, *Neubauer*, *Vogel* et autres, et qui d'après *Kletzinsky* ne peut causer qu'une erreur maximum de deux pour cent dans les quantités d'urée accusées, un tel procédé est d'une exactitude bien suffisante. J'ai aussi démontré plusieurs fois l'augmentation de l'urée, en faisant évaporer l'urine, et en traitant le résidu par l'acide nitrique. Mon assertion a enfin été confirmée par les recherches de *Liebermeister*, *Reich*, *Gaethgens*, *Huppert*, *Winogradoff*, *Müller*, et tant d'autres : je crois même que *Primavera* a eu occasion de se convaincre de la réalité du fait. Notons cependant que *cette augmentation de l'urée ne doit pas être cherchée dans chaque litre d'urine*, on y trouverait au contraire l'urée en moindre quantité qu'à l'état normal ; *il faut calculer la quantité d'urée éliminée dans les urines des vingt-quatre heures*, et alors on a l'augmentation, parfois énorme.

Dans les tableaux suivants on trouvera les résultats de mes recherches sur ce point.

TABLEAUX.

Observation XCVII. — Carminella Mazotta.

Tableau XVI.

Avril 1874.	POULS.		RESPIRATIONS.		TEMPÉRATURE.		EAU.	ALIMENTATION.	URINES réunies des 24 heures.				SUCRE des 24 heures	URÉE des 24 heures
	Matin.	Soir.	Matin.	Soir.	Matin.	Soir.	Litres.		Quantité en litres.	Poids spécifique.	Sucre par litre en gr.	Urée par litre en gr.		
14	84	86	20	24	36,8	36,0	6,690	Diète mixte (a)................	6,500	1030	75	9,0	307,50	58.50
15	86	80	18	20	36,0	36,2	7,805	— — (b)................	7,450	1029	90	9,1	670,50	67,79
16	72	78	20	20	36,2	36,2	10,035	— — (c)................	9,300	1031	80	7,6	744,00	70,68
17	80	76	20	20	36,2	36,4	11,150	— — (d)................	11,000	1025	72,8	8,2	790,00	90,20
18	80	80	20	20	36,0	36,0	11,150	— —	11 000	1029	70	9,0	770,00	99,00
19	82	84	20	20	36,2	36,0	13,380	Double ration	13,000	1025	70	5,2	910,00	67,60
20	76	80	20	20	36,0	37,0	13,880	— —	12,350	1027	80	5,2	988,00	64,22
21	80	80	20	20	35,8	36,0	4,460	Viande cuite, 720 gr. (e).......	5,100	1029	65	14,7	831,50	84,97
22	72	80	20	20	36,2	36,4	3,345	— — 840 —	3,150	1024	35	23,3	110,25	73,39
23	80	84	18	20	36,2	36,2	2,230	— — 840 —	2,400	1022	30	21,5	72,00	51,60
24	86	84	18	20	36,0	36,0	2,230	— — 840 —	2,200	1023	30	20,0	66,00	44,00
25	72	86	18	20	36,0	36,0	1,000	— — 860 —	1,750	1022	30	19,0	52,50	33,25

OBSERVATIONS. — (a) Pain, 800 gr.; riz, 100 gr.; viande, 120 gr.; vin, 150 gr., plus fruits et pâte le soir. Les analyses se rapportent aux urines des 24 heures sous l'influence de cette diète ordonnée le jour précédant l'analyse.

(b) Idem, avec 100 gr. de semoule au lieu de riz.

(c) Idem, avec pâte 100 gr. au lieu de semoule.

(d) Idem, avec 200 gr. d'herbages au lieu de pâte.

(e) Il s'agit ici de la diète carnée exclusive ordonnée le jour précédent, 20 avril. Les analyses se rapportent aux urines des 24 heures, ainsi les analyses du 21 ont porté sur les urines émises du 20 au 21, sous l'influence de la diète carnée ordonnée le 20 avril.

Il est intéressant de noter que cette augmentation de l'urée n'a pas toujours été trouvée proportionnelle à la quantité de sucre éliminée, bien que le fait se soit présenté plusieurs fois chez des diabétiques qui mangeaient et digéraient bien : mais cette relation a toujours existé entre la quantité de l'urée et la quantité des aliments azotés, quand la digestion était bonne. L'urée était d'autant plus rare dans chaque litre que la polyurie était plus considérable : mais la quantité absolue de l'urée n'était pas toujours accrue en même temps que la polyurie.

Vers la fin de la vie des diabétiques, l'urée diminue, comme le sucre, sans doute par le fait de la paralysie végétative.

Du reste, pour nous qui ne voyons dans l'augmentation de l'urée que le résultat d'une plus grande consommation organique des azotates, la question ne serait pas beaucoup modifiée si, comme le croyait *Primavera*, au lieu de l'urée, on voyait augmenter seulement les substances extractives azotées : notre démonstration serait la même, seulement il faudrait admettre que, par le fait de la moindre absorption d'oxygène les substances extractives remplacent l'urée. Cependant jusqu'ici, ce dernier fait n'est pas démontré : d'après *Winogradöff*, la créatinine disparaîtrait souvent des urines diabétiques ; le même chimiste a au contraire toujours trouvé l'urée augmentée, ce qui prouverait que, dans le diabète, l'oxygène attaque davantage les albuminates, et les attaque avec plus d'énergie, poussant leur combustion jusqu'au degré le plus élevé de leur oxydation.

IX. J'ai fait plusieurs fois une observation que je trouve très-intéressante : chez les diabétiques convalescents, le sucre disparu est remplacé dans les urines par de *nombreux cristaux d'oxalate de chaux, quand les malades reviennent trop tôt à l'usage des hydrocarbures.* Il faut rappeler que l'acide oxalique, C^2O^3, est moins oxydé que l'acide carbonique, CO^2, que les hydrocarbures doivent fournir, avec l'eau, HO, comme dernier produit de leur combustion. Ainsi quand le diabétique n'est pas complétement rétabli, il ne brûle pas encore régulièrement les hydrocarbures ; il les brûle, mais incomplétement : il n'a pas encore recouvré la possibilité de pousser jusqu'au bout leur combustion. Ce fait, de l'oxalurie passagère consécutive au diabète, a été confirmé par *Primavera* et *Pascalucci*, à qui il fit reconnaître une infraction au régime carné, chez un malade qui avait d'abord nié sa faute. Cette substitution de l'oxalurie à la glycosurie démontre que, dans le diabète, il y a impossibilité de décomposer, et de brûler le sucre : l'oxalurie implique l'idée d'une combustion encore imparfaite, mais réelle. Comme exemples d'oxalurie après glycosurie, je me borne à citer les observations XVIII et XLVII.

X. Dans les cas avancés, les urines sont toujours pauvres d'acide urique et de sédiments uratés, et cela parce que *les urines sont très-aqueuses* et aussi parce qu'ici *l'urée l'emporte :* dans le diabète commençant, quand la polyurie est moindre, la combustion moins avancée, les urines peuvent être chargées d'urates et fournir un sédiment. Chez tous les convalescents, quand ils prennent de l'acide lactique, les urines deviennent riches en sédiments uratés, tandis que l'urée devient *relativement* rare ; cela signifie que, pendant le diabète, tous les albuminates introduits ont été brûlés jusqu'à fournir de l'urée, tandis que, dans la convalescence, ils se brûlent moins complétement et ne donnent plus que de l'acide urique. *Pavy*, *Oppolzer* et *Seegen* disent, avec raison, que la présence des sédiments uratés dans les urines diabétiques indiquent un cas léger : je modifierai cependant leur dire : les urines de couleur plutôt foncée et de facile sédimentation indiquent un cas léger, quand leur saturation n'est pas passagère, sous la dépendance de processus morbides intercurrents et compliquant le diabète, comme font les catarrhes intestinaux, ou bronchiques, etc. Sous l'influence de notre traitement, les urines se colorent et se chargent d'urates et d'acide urique libre.

XI. *Le diabète est mieux toléré, et pendant plus longtemps, par un homme gras que par un homme maigre.* Ce fait, démontré pratiquement par plusieurs de nos cas, s'explique facilement si l'on réfléchit à ce fait, que l'homme gras possède un organisme de végétation plus lent, qu'il consomme moins ; puis la graisse protége les albuminates ; plus un homme est gras, plus il a de la tendance à accumuler des dépôts de graisse, et plus longtemps il pourra en produire, protégeant ainsi les muscles, les nerfs et les organes. Au contraire, plus un organisme est maigre, plus est grande chez lui la consommation des albuminates : plus vite aussi le diabète attaquera les albuminates, d'abord sans doute l'albumine circulante, puis celle des tissus et organes, car il n'a aucun autre combustible à sa disposition. Du reste, on sait que, même en santé, la faim est mieux tolérée par les personnes grasses.

XII. Pour les mêmes raisons, *le diabète est plus dangereux pour les personnes jeunes et surtout pour les enfants, que pour l'homme mûr et le vieillard :* chez les premiers, il soustrait les matériaux de *formation* à un organisme qui se développe, et chez lequel le renouvellement matériel est plus rapide ; chez les derniers, il n'atteint d'abord que les matériaux *exubérants* de la conservation.

Cette circonstance, l'âge, a une grande influence sur le *pronostic du diabète*, et je n'hésite pas à dire, que le diabète est d'autant plus pernicieux que le sujet est plus jeune. Je citerai seulement une jeune fille de 12 ans, qui, guérie une fois pendant plus d'un an, rechuta, après un nouvel abus de fruits et de bonbons, et mourut rapidement : et un enfant de 7 ans, de Lecce, qui mourut dans les mêmes conditions. De semblables observations ont été faites par d'autres auteurs : *H. Senator* en a observé deux cas, et *Niedergesaess* un chez un enfant de 12 ans, devenu diabétique après une chute sur la tête.

———

NEUVIÈME LEÇON

Suite des corollaires de nos observations cliniques.

SOMMAIRE. — Mélitémie et méliturie. — Azotémie et azoturie. — Densité du sang accrue et ses conséquences. — Le desséchement de l'organisme diabétique et la polydipsie. — La polyurie et le diabète trompeur. — Poids élevé des urines. — La non-combustion du sucre diabétique est cause de la consomption, de l'amaigrissement et de la faim. — Processus de dégénérescence et de destruction de divers tissus. — L'albuminurie dans le diabète. — L'impuissance des diabétiques. — Disparition de la syphilis et de la goutte pendant la durée du diabète. — Production d'acétone pendant le diabète. — Les hydrocarbures retranchés de l'alimentation, les principaux symptômes diabétiques sont par là même supprimés. — Les cas qui ne sont pas trop avancés guérissent complétement par une diète carnée exclusive longtemps prolongée. — Les cas commençants guérissent, parfois même avec un régime moins rigoureux. — Le point essentiel de ma méthode curative est dans l'extrême rigueur et la longue durée de la diète exclusivement adipo-albumineuse. — Valeur pratique du jeûne absolu et de la diète carnée très-réduite. — Le retour à l'alimentation ordinaire doit être gradué. — Beaucoup de cas guérissent complétement, d'autres incomplétement. — Les diverses substances sucrées sont inégalement tolérés par les convalescents. — Augmentation de poids par la diète carnée. — Faiblesse souvent croissante au début de la cure. — Chez les diabétiques phthisiques ou trop refroidis, la glycosurie ne se supprime plus d'une manière durable. — Critérium pour déclarer qu'un diabétique est guéri. — Le mouvement dans le diabète. — La cause principale du diabète est dans l'abus des hydrocarbures. — La production du glycogène dans le foie cesse souvent avant la mort.

MESSIEURS,

Continuons à déduire les conséquences de nos observations cliniques :

XIII. La non-combustion du sucre dans l'organisme diabétique a pour conséquence immédiate la *mélitémie*, ou *excès* de sucre dans le sang : le fait a été chimiquement démontré par les réactions ordinaires et par la fermentation. Des recherches particulières m'ont démontré en outre que, dans le diabète, il n'y a pas seulement excès de sucre dans le sang, mais *que le sucre du sang diabétique diffère encore qualitativement du sucre des urines diabétiques, en cela qu'il ne polarise pas la lumière ;*

il constitue donc une nouvelle espèce de sucre, à laquelle j'ai donné le nom de *paraglycose.* J'annonce seulement le fait : plus tard, en exposant ma théorie du diabète, je donnerai les détails des expériences qui m'ont conduit à ce résultat.

XIV. Une autre conséquence prochaine de la mélitémie est *la présence du sucre dans la presque totalité des humeurs ou sécrétions de l'organisme*, dans les urines, les fèces où *Grégor* l'a trouvé ; dans la sueur, où *Fletcher, Lehmann, Griesinger, Heller, Koch* et *moi-même* l'avons trouvé plusieurs fois ; dans le mucus pulmonaire, d'après *Bernard;* dans le pus d'un abcès, d'après *Pavy ;* dans la sanie acide d'une brûlure, *Betz ;* dans le contenu de l'estomac, *Gregor, Polli, Scharlau* et *Kuhne ;* dans le liquide encéphalo-rachidien, dans les épanchements hydropiques *Bernard ;* (d'après *Frerichs, Grohe* et *Colin* on trouverait du sucre dans ce dernier liquide, même chez les non-diabétiques). Cette quasi-omniprésence du sucre dans l'organisme diabétique est la conséquence de la *grande diffusibilité du sucre* en excès dans le sang. Il semble cependant qu'il manque dans certaines humeurs ou sécrétions : ainsi, selon *Bernard*, dans la bile et le suc pancréatique. La présence du sucre paraît constatée dans les larmes, où *Gibb* l'a trouvé, tandis que *Bernard* ne l'y a jamais rencontré ; dans la salive, où *Jordao, Loch* et *Pavy* l'ont trouvé, chacun dans un cas ; *Bernard* pense que dans un cas de *Lehmann,* le sucre trouvé dans la salive provenait du mucus bronchique.

En tous cas, la conséquence la plus directe de la mélitémie est la *méliturie.*

La *quantité du sucre éliminé par les urines* dépend : 1° du degré du diabète ; 2° de la qualité des aliments; 3° de la quantité des aliments. Elle peut être encore modifiée ; 4° par l'état des fonctions intestinales ; 5° par l'état des fonctions nerveuses.

C'est un fait constant et digne de remarque, que *le sucre augmente dans les urines proportionnellement à la quantité des matériaux saccharifiques introduits, et que cette augmentation est progressive.* Quand, après une longue diète carnée, on revient brusquement à l'alimentation mixte, le sucre ne reparaît pas tout d'abord en grande quantité, mais il augmente tous les jours, et arrive peu à peu à une certaine dose, autour de laquelle il oscille. — De même dans le diabète du second degré, si un jour de jeûne a fait disparaître le sucre, le retour à la diète exclusivement carnée ne reproduit pas d'un coup toute la quantité de sucre ordinaire, le malade y revient progressivement.

Ce fait peut être attribué à diverses causes : à une accumulation dans l'organisme de la matière saccharifique (glycogène), qui se transformerait peu à peu et passerait dans le sang : ou bien à une accumulation de sucre dans l'organisme et à une lente élimination de ce sucre retenu dans certains tissus ou organes : ou enfin à ce fait que le pouvoir qu'a l'organisme de transformer et brûler les hydrocarbures, s'affaiblit de plus en plus, si on ne lui accorde pas de repos, et surtout si on le fatigue excessivement par une quantité de sucre supérieure à ses forces.

L'idée d'une accumulation de matière saccharifique correspondrait exactement, surtout pour les cas de diabète du premier degré, à l'hypothèse de *Pavy*, qui croit que le sucre absorbé dans l'intestin se dépose dans le foie sous forme de glycogène ; mais, en écartant pour le moment, toutes les autres raisons qui s'élèvent contre une transformation du sucre en glycogène, il suffit de dire ici que le glycogène se forme dans le foie, non-seulement après une alimentation amylacée ou sucrée, mais aussi après une alimentation exclusivement carnée, tandis que, dans le diabète du premier degré, souvent la glycosurie cesse presque immédiatement après qu'on a cessé l'usage des aliments saccharifiques ; d'autres fois la glycosurie persiste plus longtemps, *mais finit par disparaître*. On ne comprend pas, dans l'hypothèse de *Pavy*, cette disparition, puisque la diète carnée absolue n'exclut pas la production de glycogène, bien qu'elle la diminue. La simple accumulation de glycogène ne peut donc pas être invoquée pour expliquer l'accroissement en proportion *progressive* du sucre sous l'influence d'une introduction égale d'aliments saccharifiques.

Il ne me semble pas que l'on puisse nier une certaine accumulation du sucre lui-même dans l'organisme diabétique, quand elle est démontrée par le temps nécessaire à la disparition du sucre, après que la diète carnée a été adoptée ; la grande diffusibilité du sucre explique du reste cette accumulation.

Que la tolérance de l'organisme diabétique à l'égard des hydrocarbures cesse progressivement, le fait nous paraît indubitable, et nous est démontré par une foule d'observations. Sur 150 cas, nous avons trouvé comme cause presque constante du diabète, l'abus des substances hydrocarburées, sucres ou fécules. Chez les convalescents, les différents sucres sont diversement tolérés, nous le verrons plus loin : l'emploi de ces substances sucrées amène alors l'oxalurie, qui précède le retour de la glycosurie si la diète carnée n'est pas reprise. De toutes ces raisons, et d'autres de moindre poids, nous croyons pouvoir conclure : que la *tolérance de l'organisme pour le sucre diminue par l'usage continuel des hydrocarbures* : qu'après un certain temps d'abus persistant, on voit s'affaiblir le pouvoir que possède l'organisme de transformer et brûler les sucres introduits ou produits par lui-même avec les substances ingérées. Cette explication du fait signalé nous semble de beaucoup la meilleure.

XV. La non-combustion du sucre amenant un accrois-sement dans la combustion des albuminates, l'excès de sucre dans le sang est accompagné d'un excès des produits de combustion des albuminates, c'est-à-dire d'*azotémie.* C'est ainsi qu'*avec le sucre non brûlé*, on trouve dans les urines une *grande quantité d'urée.*

XVI. De même que la mélitémie amène la méliturie, l'azotémie cause l'*azoturie ;* laquelle, dans les cas peu avancés, se traduit par l'urée-urie, et *peut-être*, quand la combustion générale est trop déprimée, par une augmentation de substances extractives azotées. La présence de l'urée en excès indique que l'organisme absorbe une quantité suffisante d'oxygène ; et s'il y a véritablement des cas de diabète avec rareté de l'urée et excès de substances extractives azotées, cela indiquerait seulement une moindre absorption d'oxygène, une extrême dépression végétative dans l'organisme.

XVII. La mélitémie et l'azotémie sont les vraies causes de la *densité accrue du sang diabétique*, qui rend claire et facile l'explication des symptômes les plus saillants.

XVIII. L'excessive densité du sang est la principale cause du *grand desséchement de tous les tissus*, et dès lors de la *soif extraordinaire* de la *polydipsie diabétique.* En effet, le sang très-dense attire rapidement, avidement, par voie endosmotique la petite quantité de sérum qui se trouve au contact des capillaires ; les tissus sont donc de plus en plus desséchés, et cette aridité amène la soif : cette soif, bien que provoquée par la sécheresse de la gorge et par le courant expiratoire plus chaud et plus sec, est cependant à étudier comme expression d'un fait général. Le choléra nous présente un fait analogue. Le cholérique, lui aussi, a une soif inextinguible, parce que son sang se condense à la suite des grandes pertes d'eau qu'amènent ses déjections. Ici les accidents sont aigus, dans le diabète ils sont chroniques ; mais dans les deux cas, la densité du sang augmentée amène la même soif et le desséchement des tissus.

Cependant l'intensité de la soif n'est pas toujours directement proportionnelle à la quantité de sucre trouvée dans les urines. Certains diabétiques ont moins soif que d'autres, et ont cependant des urines plus chargées de sucre. Cela dépend sans doute de la sensibilité de chacun : cette différence s'observe du reste chez les personnes bien portantes, placées dans les mêmes conditions : chez les uns la soif est beaucoup plus facilement ressentie que chez les autres.

XIX. La densité anormale du sang est cause aussi, par la polydipsie et par l'avidité avec laquelle le sang attire l'eau de tous les tissus, de *la polyurie diabétique*. Toute cette eau introduite dans le système circulatoire augmente le volume du sang et la pression qu'il exerce sur les parois vasculaires ; cette pression excessive s'applique partout, et notamment dans les glomérules de Malpighi ; il en résulte une filtration exagérée à travers les reins, et dès lors un accroissement dans la quantité des urines. Ajoutons à cela que l'eau exprimée par les glomérules de Malpighi contient sans doute déjà du sucre, bien qu'elle ne contienne encore ni l'urée ni les autres substances qui passeront plus tard dans les urines : or, physiologiquement, le sang des vaisseaux voisins des tubuli est plus dense que le liquide circulant dans les tubuli ; dès lors il attire cette eau, tandis que cette eau attire elle-même l'urée et les substances qu'elle doit entraîner, si bien que l'urine se condense dans les tubuli, tandis que le sang se dilue dans les vaisseaux voisins. Chez les diabétiques, les choses se passent autrement. L'eau exprimée dans les glomérules de Malpighi est plus dense puisqu'elle contient du sucre ; dès lors elle abandonne moins au sang, et en soustrait plus facilement l'urée ; la polyurie se trouve accrue par ce fait.

Beaucoup d'auteurs, surtout parmi les anciens, signalent comme symptôme caractéristique du diabète : les urines plus abondantes que les boissons. En ces termes, le fait est réel ; mais il cesse de l'être si on entend par boissons l'eau introduite. Les erreurs répandues sur ce point tiennent précisément à ce que l'on n'a pensé qu'aux liquides *bus*, et non aux liquides *mangés* avec les aliments solides. — Une telle disproportion ne peut être que passagère, et doit coïncider avec un desséchement *rapide* des tissus.

Une polyurie simple (diabète insipide) *persiste parfois après la guérison du diabète obtenue par notre traitement :* j'ai fait plusieurs fois moi-même cette observation, mais la polyurie était presque toujours limitée à deux litres ou deux litres et demi. Parfois, mais rarement, elle a été plus considérable ; ainsi dans l'obs. LXIV, et surtout dans le cas du docteur *Brancaccio*, où il y avait une véritable hydrurie, 7 à 9 litres d'urine aqueuse. Cette polyurie est probablement due à ce fait que la fluxion habituelle vers les reins persiste après le diabète, ou bien à la dilatation, devenue permanente, des vaisseaux des reins : plus rarement elle peut tenir à une lésion cérébrale, surtout dans les cas où la glycosurie était causée par une irritation du quatrième ventricule. — *Le plus souvent avec la méliturie cesse aussi la polyurie, qui parfois disparaît la première ;* cela nous démontre que, dans la majorité des cas, le diabète ne dépend pas d'une affection cérébrale. Et en effet, comment le changement de régime pourrait-il faire disparaître brusquement une lésion du quatrième ventricule, cause de la polyurie comme de la méliturie ? On peut donc dire que, dans tous les cas de diabète sucré où *la polyurie diminue rapidement, sous l'influence de la diète carnée et avant que le sucre ait complétement disparu des urines, le diabète ne saurait être sous la dépendance d'une affection cérébrale.*

Avec la polyurie se montre chez les enfants, un symptôme particulier qui attire souvent le premier l'attention des parents : c'est l'*énurésie* survenant chez de jeunes sujets qui retenaient régulièrement leurs urines : j'ai vu deux fois ce fait se produire, et j'en ai trouvé sept cas consignés dans les ouvrages publiés depuis 1850 : ils sont dus à *Hauner* (1), *Heiberg* (2), *Gelmo* (3), *Fischer* (4), *Brown* (5), *Bakler* (6) et *Senator* (7). Je tiens ce fait pour si important que je conseille d'examiner les urines de tous les enfants chez lesquels survient de l'incontinence, comme je le fais aussi pour tous les malades atteints de cataracte, ou d'impuissance virile, même dans mes consultations gratuites.

Cependant il n'y a pas polyurie dans tous les cas de diabète sucré. Évidemment la polyurie est très-étroitement liée à la polydipsie, et celle-ci n'existe pas toujours : *les diabétiques sans polydipsie n'ont pas de polyurie.* Déjà *Cowley* et *Gio P. Frank* connaissaient cette forme de diabète, et ce dernier la désigne sous le nom de « diabète trompeur ». Je l'ai observée plusieurs fois ; les urines sont colorées, relativement rares, d'un poids spécifique élevé et riches de sucre, les malades éprouvent bien *une certaine ardeur dans le gosier et dans toute la bouche,* mais ils n'éprouvent pas le besoin de boire. Il ne faut pas croire que chez ces malades les urines soient très-rares : elles

(1) *Kasper's Vochenschrift,* 1850, 21.
(2) *Journal für Kinderkrankheiten,* 1861.
(3) *Jahrbuch für Kinderkrankheiten,* 1861, IV, 139.
(4) *Archiv general,* 1862, II, 437.
(5) *American Journal of obstetr.,* 1868.
(6) *Bair. Intell. Blatt.,* 1868, II.
(7) *Berliner Klinische Vochenschrift,* 1872, 48, p. 579. *Verhandl. ärztl. Gesellsch.*

sont encore plus copieuses que chez l'homme sain, mais la différence est faible. J'ai rencontré ce fait dans les cas de diabète récent et chez des individus gras ; une seule fois dans un cas avancé, avec amaigrissement : on le rencontre aussi en été, dans les cas assez rares où le malade transpire beaucoup. — L'absence de polyurie, au début du diabète, amène certainement de nombreuses erreurs de diagnostic : il faut faire grande attention aux malades qui se plaignent d'*ardeur de la bouche et du gosier*, souvent ce sont des diabètes commençants (1).

XX. La plus grande densité du sang produit aussi *l'excessive densité des urines diabétiques, leur poids spécifique élevé;* il s'agit, dans la sécrétion des urines, d'un processus dans lequel entre pour une bonne part non-seulement la filtration, mais aussi la diffusion des liquides : l'urine très-aqueuse, exprimée par la pression sanguine dans l'intérieur des glomérules, en circulant dans les tubuli contournés, dans les anses de Henle, dans les tubes directs de Bellini à côté de vaisseaux en forme de mailles, d'anses vasculaires et de vaisseaux allongés, tous remplis d'un sang très-dense, cette urine, dis-je, provoque une vive endo-exosmose, à la suite de laquelle le contenu aqueux des petits canaux urinifères devient de l'urine par la présence des substances excrémentitielles du sang, et principalement des azotates. Dans le diabète il n'est pas douteux que le sucre pénètre immédiatement, avec l'eau filtrée par les glomérules de Malpighi, dans les capsules rénales : mais il est possible qu'il pénètre aussi, par endosmose, dans les tubes contournés et les anses d'Henle, en même temps que les substances azotées et les sels du sang. Si le sucre n'existait pas dans l'urine très-aqueuse qui parcourt les tubuli,

____

(1) Voir la note à la fin de la leçon.

le sang qui parcourt les vaisseaux voisins serait encore plus dense chez les diabétiques que chez les gens bien portants : le sang attirerait plus encore l'eau des tubuli, et il n'y aurait jamais une polyurie considérable.

La *pesanteur spécifique des urines se mesuré que très-inexactement la quantité de sucre* qu'elles contiennent : en effet, le sucre n'est qu'un des éléments de leur poids : il y a encore les produits de combustion des albuminates, et notamment l'urée. Cependant, quand la polyurie est considérable, c'est au sucre qu'est dû un poids spécifique élevé, l'urée, quoique abondante pour les 24 heures, étant relativement rare dans chaque litre d'urine. Quand les urines sont peu abondantes, la proportion d'urée augmente beaucoup, et la quantité de sucre influe moins sur leur poids spécifique. C'est à cet excès d'urée qu'est due la lente décroissance du poids spécifique de l'urine, chez les diabétiques guéris par notre méthode curative.

Je n'ai pas pu établir une règle absolument fixe quant aux *heures du jour* pendant lesquelles les urines sont éliminées en plus grandes quantités, ou plus denses, ou plus chargées de sucre. La plupart des diabétiques urinent davantage pendant la nuit, et ces urines-là sont d'ordinaire plus riches de sucre. Mais il n'en est pas toujours ainsi : cela dépend beaucoup de la qualité des aliments, des heures des repas, de l'intensité de la soif, enfin de la manière d'être de chaque individu, qui peut élaborer plus ou moins vite le sucre des aliments (même exclusivement carnés) qui constituent les matériaux de la glycogénèse hépatique. Ainsi dans l'observ. VIII, le docteur *Voccoli* a noté que les urines étaient plus abondantes pendant le jour : dans l'observ. LIX aussi, la règle ordinaire n'était pas suivie. Celle-ci apparaît évidente dans un grand nombre de cas. (Voy. le tableau XIV et le tableau XVIII.)

Examen des urines de chaque miction avec régime varié.

(De 10 heures du matin au lendemain même heure.)

OBSERVATION LXXVII. — LUIGI CASCARILLI. — 1873.

Tableau XVII a.

Février 1873.	HEURES des repas.	POIDS des aliments.	HEURES de chaque miction.	URINES		SUCRE en grammes.	
				Quantité en c. c.	Poids spécifique.	par litre.	par miction.
3-4	10,30 m.	V. bouillie 110 gr.					
	1 s.	V. bouillie 120 —					
		V. rôtie 75 —					
			1,45 s.	320	1029	30,0	9,60
	6,30 —	V. rôtie 85 —					
			7,30 —	560	1021	37,5	21,00
			2 m.	600	1030	42,0	25,20
			6 —	200	1031	43,5	8,70
		390 gr.		1680			64,50
4-5	10,30 m.	V. bouillie 250 gr.					
			11 m.	320	1030	36,0	11,52
	1 s.	V. bouillie 240 —					
		V. rôtie 175 —					
			4 s.	440	1033	40,0	17,60
	6,30 —	V. bouillie 130 —					
		V. rôtie 80 —					
			9,30 —	490	1031	40,0	19,60
			2 m.	740	1027	44,0	32,56
			5,30 —	250	1025	32,5	8,12
		875 gr.		2240			89,40
5-6	10,30 m.	V. bouillie 100 gr.					
			11,30 m.	320	1017	29,0	9,28
	1 s.	V. bouillie 240 —					
		V. rôtie 159 —					
			2,30 s.	350	1019	17,0	5,95
			5,15 —	630	1016	26,0	16,38
	6,30 —	V. bouillie 240 —					
		V. rôtie 80 —					
			1 m.	400	1025	42,0	16,80
			7,30 —	480	1028	35,0	16,80
		819 gr.		2180			65,21

(Suite XVII b, c, d.)

SUITE DE L'OBSERVATION LXXVII. — LUIGI CASCARILLI.
1873.

Tableau XVII b.

Février 1873.	HEURES des repas.	POIDS des aliments.		HEURES de chaque miction.	URINES		SUCRE en grammes.	
					Quantité en c. c.	Poids spécifique.	par litre.	par miction.
6-7	10,30 m.	V. bouillie	235 gr.					
		V. bouillie	240 —					
	1 s.	V. rôtie	162 —					
				1,45 s.	310	1036	31,3	9,70
				4,30 —	400	1021	34,8	13,92
	6 —	V. bouillie	110 —					
		V. rôtie	72 —					
				9 —	630	1035	41,4	26,08
				12,30 m.	620	1029	37,3	23,32
				5 —	630	1031	37,3	23,49
				9,45 —	280	1032	25,0	7,00
			819 gr.		2870			103,51
7-8	10,30 m.	pain	200 gr.					
		bouillon	265 —					
				midi.	100	1039	60,6	6,06
		Pain	409 —					
		Pâte	200 —					
	1 s.	Bouillon	265 —					
		V. bouillie	120 —					
		Vin rouge	141 —					
		Une orange						
				3 s.	520	1040	91,6	47,63
				5,15 —	800	1038	114,7	91,76
		Pain	200 —					
		Pâte	180 —					
	6,30 —	Bouillon	245 —					
		Eau : litres	4,5 —					
				7,30 —	700	1037	102,5	71,75
				9 —	600	1036	106,4	63,44
				11,30 —	680	1036	93,3	63,34
				3 m.	980	1036	100,0	98,00
				5,30 —	650	1040	83,3	54,14
				8 —	350	1042	91,7	32,90
					5380			529,02

(Suite XVII, c. d.)

SUITE DE L'OBSERVATION LXXVII. — LUIGI CASCARILLI.
1873.

Tableau XVII c.

Février 1873.	HEURES des repas.	POIDS des aliments.		HEURES de chaque miction.	URINES.		SUCRE	
					Quantité en c. c.	Poids spécifique.	par litre.	par miction.
8-9	10,30 m.	Pain	188 gr.					
		Bouillon	657 —					
		Pain	376 —					
		Pâte	200 —					
	1 s.	Bouillon	320 —					
		V. bouillie	130 —					
		Vin rouge	141 —					
		Une orange						
				2 s.	390	1042	90,8	35,41
				4 —	700	1037	95,8	67,06
				6 —	780	1035	99,2	76,97
	6,30 —	Pâte	200 —					
		Bouillon	219 —					
		V. bouillie	125 —					
		Eau : litres	5					
				6,15 —	710	1031	109,2	77,53
				7,30 —	350	1034	81,6	28,56
				9 —	590	1031	87,2	51,44
				1 m.	510	1034	95,0	48,45
				4,30 —	620	1039	91,6	56,79
				7 —	560	1040	79,2	44,35
					5210			486,56

(Suite XVII d.)

SUITE DE L'OBSERVATION LXXVII. — LUIGI CASCARILLI.
1873.

Tableau XVII d.

Février 1873.	HEURES des repas.	POIDS des aliments.		HEURES de chaque miction.	URINES		SUCRE	
					Quantité en c. c.	Poids spécifique.	par litre.	par miction.
9-10	10,30 m.	Pain V. bouillie Bouillon	200 gr. 120 — 300 —	0,30 s.	430	1045	108,3	46,50
	1 s.	Pain Pâte Bouillon V. bouillie Vin Une orange	400 — 200 — 318 — 110 — 141 —	5,30 —	710	1033	106,2	75,40
	6,30 —	Pâte V. bouillie Bouillon Une orange Eau bue par jour, litres.	200 — 120 — 232 — 4	7,30 — 9 — minuit 3 m. 6,30 —	700 630 560 580 430	1034 1033 1033 1036 1042	130,0 105,0 80,0 102,5 144,2	91,00 66,15 45,24 59,45 62,00
					4040			445,80

On se demandera à quelle influence est due cette régularité des mictions plus sucrées la nuit. On pourrait penser à l'influence de la nuit elle-même, à l'accumulation, démontrée par *Pettenkofer*, d'acide carbonique dans les poumons et dans le sang pendant la nuit : ou bien à une influence possible du sommeil : ou enfin admettre que le retour des mictions plus sucrées est en rapport avec les heures des repas. Cette dernière idée me parut la plus juste, d'après mes observations, et je saisis avec empressement une occasion favorable d'expérimenter sur ce point, chez un malade très-docile de la clinique : le sujet, *mis à la diète carnée, ne présentait de sucre que dans certaines mictions*, et toujours à distance presque égale du repas le plus abondant. J'ai obtenu, dans mes expériences répétées, le résultat le plus clair et le plus constant : en changeant l'heure des repas, j'ai changé l'heure des mictions sucrées, ainsi qu'on le voit dans les tableaux suivants :

TABLEAUX.

Examen des urines de chaque miction en deux jours différents de diète carnée,
avec heures des repas conservées.

(De minuit à minuit.)

RAFFAELE CASTALDO.

Tableau XVIII.

	HEURES des repas.	POIDS des aliments.	HEURES de chaque miction.	URINES.		SUCRE en grammes par litre.
				Quantité en c. c.	Poids spécifique.	
26 décembre 1874.			1 m.	500	1017	Douze
			7,15 —	412	1025	Quinze
			10,15 —	200	1025	—
	10,37 m.	V. bouillie 120 gr.				
		V. rôtie 60 —				
		Bouillon 406 —				
	12,30 s.	V. bouillie 180 —				
		V. rôtie 120 —				
		Bouillon 406 —				
		Alcool 10 —				
		Eau 150 —				
			4 s.	400	1019	Absent
	4,30 —	V. bouillie 120 —				
		V. rôtie 60 —				
		Bouillon 406 —				
		Alcool 10 —				
		Eau 150 —				
			8 —	375	1021	—
2 janvier 1875			4,15 m.	600	1020	Deux
			9,45 –	280	1028	Dix
	10,30 m.	V. bouillie 120 gr.				
		V. rôtie 60 —				
		Bouillon 406 —				
	1 s.	V. bouillie 120 —				
		V. rôtie 120 —				
		Bouillon 406 —				
		Alcool 10 —				
		Eau 150 —				
	5 —	V. bouillie 120 —				
		V. rôtie 60 —				
		Alcool 10 —				
		Eau 150 —				
		Bouillon 406 —				
			6,30 s.	200	1024	Absent
			11,30 —	640	1013	Absent (1)

(1) Quant à la surprise que pourrait causer ce fait que le malade n'a pas uriné de 9 h. 45 m.
du matin à 6 h. 30 du soir, on peut être certain qu'il n'y a pas là d'erreur, car le malade
était fermé dans une chambre séparée et bien positivement close. Il était en outre constamment surveillé par le docteur *Paolucci*, mon coadjuteur, et par l'assistant docteur *Bianco*.

Examen des urines de chaque miction pendant deux jours consécutifs de diète carnée,
avec changement des heures de repas.

(De minuit à minuit.)

RAFFAELE CASTALDO.

Tableau XIX.

HEURES des repas.	POIDS des aliments.	HEURES de chaque miction.	URINES. Quantité en c. c.	Poids spécifique.	SUCRE en grammes par litre.
11 janvier 1875					
12,30 m.	V. bouillie 120 gr. V. rôtie 120 — Bouillon 406 — Alcool 10 — Eau 150 —				
		4,30 m.	545	1010	Absent.
5 —	V. bouillie 120 — V. rôtie 60 — Bouillon 406 — Eau 150 — Alcool 10 —				
		7,50 —	270	1021	id.
		10 —	500	1012	id.
		1,15 s.	215	1021	id.
		5 —	250	1021	Six.
10 s.	V. bouillie 120 — V. rôtie 60 — Bouillon 406 —				
		10,25 —	530	1010	Absent.
12 janvier 1875.					
12,30 m.	V. bouillie 120 gr. V. rôtie 120 — Bouillon 406 — Alcool 10 — Eau 150 —				
		3,45 m.	395	1017	Absent.
5 —	V. bouillie 120 — V. rôtie 60 — Bouillon 406 — Alcool 10 — Eau 150 —				
		8,30 —	255	1020	Absent.
		1 s.	355	1020	Deux.
		5,30 —	50	1028	Six.
10 s.	V. bouillie 120 — V. rôtie 60 — Bouillon 406 —				
		minuit	375	1017	Absent.

On voit qu'il n'est pas impossible que le sommeil ait une part d'influence sur les heures des mictions sucrées : mais l'action prépondérante doit être attribuée aux heures des repas. Comparons ces résultats avec l'obs. VII, dans laquelle les urines n'étaient pas sucrées le soir, ni dans la nuit jusqu'au matin, et se chargeaient de sucre dans la matinée et immédiatement après dîner : nous trouvons là une confirmation de la règle établie plus haut : que chez les diabétiques avec intermittence quotidienne de la méliturie, les heures des repas règlent les heures des mictions sucrées, l'intervalle étant employé par l'économie à produire du sucre avec les aliments introduits. Dans la majeure partie des cas de diabète, le sucre est produit peu de temps après les repas : d'autres fois, comme dans l'obs. VII, il faut plus de temps, mais chaque jour le même nombre d'heures.

XXI. La non-combustion du sucre amenant une plus active combustion des albuminates et des graisses, nous explique le *continuel amaigrissement des diabétiques* et dès lors *leur grande faim*. La *polyphagie diabétique* est la conséquence physiologique de la dénutrition des tissus ; elle est l'expression du besoin général de nutrition : tout l'organisme *a faim* : l'estomac le *sent*, en *informe* les centres de la perception, et il en résulte un grand désir de manger. Certains diabétiques sont insatiables : même l'estomac plein, ils ont encore faim, parce que la compensation n'est pas encore faite entre les aliments introduits et les pertes subies par les tissus. Plus la maladie progresse, et plus s'exagère cette disproportion entre la nutrition des organes et tissus, et leur consommation : plus aussi deviennent évidentes les conséquences de cette perturbation du renouvellement moléculaire. Après l'albumine circulante, les tissus eux-mêmes sont attaqués, pour les besoins de la thermogénèse, et la vie ne se sou-

tient que par autophagie. Cette autophagie diabétique
ne ressemble en rien à celle qu'admet *Jaccoud*, et d'après
laquelle les tissus se convertiraient en sucre, par une
sorte de dystrophie : pour nous, au contraire, les tissus
se brûlent avec exagération, mais de la même manière
que chez l'homme sain, dans l'état de jeûne prolongé.
*Il y a donc autophagie, mais cela parce que les albumi-
nates doivent remplacer, comme combustible, le sucre qui
ne se brûle pas.*

Ainsi, la non-combustion du sucre explique l'excès de
combustion organique avec température basse, la faim
insatiable, l'amaigrissement extraordinaire, et les dégâts
produits dans certains organes : elle explique, en somme,
l'autophagie des diabétiques, leur mort lente par inanition. Je dois insister sur ce fait de *mort par inanition*,
malgré une alimentation extrêmement abondante, mais
inutile, nuisible même pour ce qu'elle contient de substances amylacées : les albuminates seuls sont utilisables,
donc il ne faut donner que des albuminates.

*Tous les diabétiques n'ont pas également faim, ils n'ont
pas tous de la polyphagie.* Ce fait s'explique parfois par
des troubles de digestion, surtout du côté de l'estomac :
puis il y a, comme pour la soif, des manières d'être individuelles.

XXII. La *faiblesse musculaire*, la *moindre énergie*, si
remarquable surtout chez les diabétiques du second degré, est la conséquence nécessaire de l'excessive combustion des albuminates. Moins l'organisme a d'albuminates à sa disposition, moins aussi les muscles ont de
glycogène, c'est-à-dire de la substance dont la transformation, en sucre et en acide paralactique, rend possible
le développement de la force musculaire.

On pourrait supposer que, dans les cas très-avancés,
la faiblesse musculaire pourrait être aggravée par la non-

transformation du sucre musculaire et carné en acide paralactique, mais mes expériences citées plus haut (page 188) démentent cette idée théorique.

XXIII. Le desséchement et la consommation excessive des tissus, les conduisent peu à peu à une *irréparable dénutrition*, à un véritable marasme, et enfin à une *perturbation nutritive* telle qu'elle finit par la *destruction* des tissus frappés. C'est ainsi que se produisent la *cataracte*, qui n'est pas un simple desséchement du cristallin, les diverses *affections cutanées*, la *furonculose, les athéromasies vasculaires, les péribronchites* et *broncho-alvéolites caséeuses*, et la *tuberculose pulmonaire* qui se développent si souvent dans l'organisme diabétique. De même que les organes et tissus que nous venons de citer, d'autres doivent sans doute s'altérer et se détruire, et notamment *ceux de qui*, chez l'homme sain, *dépend la transformation des sucres* et leur combustion dans l'économie : quand ces organes sont détruits, le diabète est devenu complétement incurable.

XXIV. L'*albuminurie*, si fréquente dans le cours du diabète, résulte pour une part du desséchement des tissus des reins, pour une autre de la majeure combustion du tissu rénal, qui amène parfois des altérations anatomiques appréciables ; mais elle résulte surtout de l'excès de fonctionnement des reins. La polyurie doit nécessairement agir sur l'épithélium des canalicules rénaux, en hâtant leur desquammation et amenant un véritable catarrhe rénal. A cela il faut ajouter, que, par le fait de la mauvaise nutrition du rein liée à la production générale déprimée, les plaques épithéliales entraînées ne se reproduiront pas aussi vite qu'à l'état physiologique, et l'on comprendra que le réseau épithélial des canalicules urinifères reste affaibli, et oppose une moindre résistance au passage de l'albumine. D'après nos observations, il n'est pas exact,

comme plusieurs le font, et parmi eux *Niemeyer*, de citer
l'*albuminurie* parmi les symptômes terminaux du diabète :
nous l'avons souvent rencontrée dans des diabètes assez
récents, elle disparaissait avec la glycosurie. Il ne s'agissait sans doute dans ces cas-là que d'une simple *néphrite
catarrhale*, due à l'excessive fatigue des reins. Quand il
s'agit d'une véritable *néphrite parenchymateuse*, cette complication doit hâter la fin de la maladie, par la perte d'albumine qu'elle amène ; en ce sens, elle devient un
symptôme funeste. Notons encore que la présence du sucre dans les urines peut exercer sur les reins une influence
irritante.

XXV. L'*impuissance virile*, symptôme très-constant et
très-précoce et qui consiste, non dans une simple impossibilité d'accomplir le coït, mais dans une absence complète de stimulus vénérien, n'est peut-être pas due à la
présence du sucre dans le sperme ou mieux dans les
testicules, où *Staedeler* l'a trouvé en grande quantité sur
un cadavre de la clinique de *Lebert :* elle est due, d'après
mes observations, sinon uniquement, du moins principalement au desséchement et à la combustion du tissu testiculaire et au manque d'albumine. Cela nous a été
démontré par le retour énergique des érections dès que
notre traitement avait relevé la proportion des albuminates, et alors que les urines contenaient encore du sucre ;
on comprend que plus tard, quand il y a destruction des
tissus, la guérison est devenue impossible. Peut-être
existe-t-il une autre cause adjuvante de l'impuissance
des diabétiques. On sait que dans l'état physiologique,
les testicules contiennent beaucoup de glycogène, substance intermédiaire dans la série des transformations
organiques, qui certainement n'est pas là pour rien, mais
qui a peut-être à l'égard des testicules un emploi semblable ou analogue à celui qu'il remplit auprès des muscles.

Il peut fournir des produits utiles à l'alimentation des spermatozoïdes, tandis que chez le diabétique il se fixerait à un état qui ne devrait être que passager, et dès lors ne pourrait être utile à la production ou à la conservation du sperme. Ce dernier, ne pouvant pas se maintenir actif, l'impuissance se produirait. On a vu que nos expériences sur le non-passage, dans le sang, du sucre musculaire pendant le travail des diabétiques, rend peu probable le passage du sucre testiculaire dans le sang (1).

XXVI. *Dans six cas observés par moi, la syphilis constitutionnelle a toujours disparu pendant la durée du diabète ;* et pourtant la syphilis était en plein développement, quand le diabète est survenu : j'ai vu le même fait chez un malade consultant, dont je n'ai pas eu d'autres nouvelles. Il paraît que, lorsque le diabète est assez avancé pour amaigrir l'organisme, les processus éminemment hyperplasiques du néoplasme syphilitique ne peuvent plus se produire, parce qu'ils ne trouvent plus les éléments nécessaires à leur évolution.

La goutte aussi s'arrête, après le développement du diabète, et cela se comprend si l'on réfléchit à la grande consommation d'albuminates que fait l'organisme pendant le cours du diabète. Notre observ. XXI servira d'exemple. On peut presque dire que le diabète exclut la goutte, car si dans la seconde maladie les albuminates se consument trop incomplétement, dans la première ils se consument avec excès.

(1) Dans ces derniers temps, le professeur *Tommasi* a vu que l'addition de sucre de canne ou de glycose n'avait aucune influence sur les spermatozoïdes de l'homme ni sur ceux du lapin ; tandis que le sucre extrait des urines diabétiques faisait rapidement cesser leurs mouvements. Si cette expérience se confirmait constamment, elle ferait soupçonner que la présence du sucre diabétique dans le testicule peut contribuer à créer l'impuissance : *mais ce serait surtout la preuve d'une différence entre le sucre diabétique et la glycose,* au point de vue des réactions vitales. Je referai ces expériences, et en publierai les résultats.

XXVII. Une conséquence assez fréquente, et qui cependant paraît plutôt accidentelle que propre au diabète, est le *développement* dans l'organisme *de l'acétone*, et *en assez grande quantité* pour produire des symptômes plus ou moins caractéristiques. Dans les observations que j'ai citées, je ne trouve que la LXXXIIIe, dans laquelle ce phénomène se soit présenté d'une manière surprenante : mais je l'ai vu survenir plusieurs fois passagèrement, et dans des proportions plus modestes, chez plusieurs malades de ma clientèle privée : je ne puis passer sous silence un cas de diabète, décrit par *Petters* de Pragues et que j'ai vu moi-même à la clinique de *Jaksch*, dans lequel l'acétone s'était développé en assez grande quantité pour produire la mort, avec des symptômes semblables à ceux de la chloroformisation (1). Le professeur *Villanova* m'a communiqué oralement deux observations de diabète avec acétonémie ; des publications sur ce sujet ont été faites par *Burresi* (2), et *Kussmaul*, dont les observations sur les enfants sont particulièrement intéressantes. Il y a peu de temps, un diabétique est mort presque instantanément à l'hopital des Incurables de Naples, par acétonémie et dans un coma profond.

Dans le diabète l'origine de l'acétone ne saurait être séparée de l'idée des troubles digestifs. Nous voyons l'acétone se développer aussi dans l'intestin d'individus non diabétiques, surtout dans les jeûnes prolongés, la coprostasie habituelle des adultes, ou la constipation récente des enfants portée à un haut degré, et aussi dans les catarrhes aigus de l'estomac chez des individus de tout âge, mais surtout chez les enfants. Mais il est hors de doute

---

(1) Voir la *Prager Viertejahrschrift*, vol. LV, et ma monographie sur l'*acétonémie*, Morgagni, 1864.

(2) *Clinique médicale de Sienne. Sperimentale*, 1864 ; un autre cas, *ibid.*, 1868.

que, chez les diabétiques, l'acétonémie est plus fréquente que chez les non–diabétiques. Or, si nous considérons que, en dehors du diabète, l'acétone se développe toujours dans des cas où les fonctions des organes digestifs sont troublées, et que nous plaçons, pour des raisons particulières que nous exposerons plus tard, le siége du diabète dans le système des organes de la digestion, nous sommes bien près d'admettre que la fréquence relative de l'acétonémie dans le cours du diabète est connexe à l'altération fonctionnelle des glandes de l'appareil digestif, qui pour nous est la cause même du diabète. Sur ce point la coïncidence nous paraît très-instructive : l'acétone se développe surtout dans le catarrhe gastro-entérique aigu, dans les jeûnes prolongés et dans le diabète, et nous, nous pensons que les diabétiques meurent d'inanition. Je ne veux pas, par ces considérations, préjuger la question suivante: Est-ce le sucre (et spécialement la paraglycose) ou les substances dont se forme le sucre, qui, en fermentant d'une manière anormale, produisent l'acétone? Puisque l'acétone est certainement un produit de fermentation, et probablement des substances sucrées, il n'est nullement invraisemblable de penser que altération des sucs digestifs, qui amène la formation d'un sucre anormal, la paraglycose, l'atteignant un degré plus élevé, amène aussi la fermentation acétonique de ce même sucre anormal.

XXVIII. Un fait d'une très-grande importance pratique est le suivant : *la suppression absolue de tout aliment sucré ou amylacé*, dans tous les cas de diabète du premier dégré, fait disparaître complétement, souvent en vingt-quatre heures, tous les symptômes vraiment diabétiques, comme la soif et la polyurie, et en très-peu de jours, souvent en vingt-quatre, quarante-huit, soixante-douze heures, les dernières traces de sucre dans les urines. Même dans le second degré du diabète, on voit toujours, par la suppression des mêmes aliments, une diminution prompte et vraiment singulière de la glycosurie, qui descend en quelques jours à son minimum ; ainsi, dans notre observation LXXVII, le sucre descend en vingt-quatre heures de 1180 gr. à 76 gr., et en peu de jours à 40 gr. environ. Cette diminution considérable a lieu, même dans les cas où la guérison n'est plus possible.

XXIX. D'après mes nombreuses observations, *dans tous les cas de diabète récents ou pas trop avancés, on peut obtenir et on obtient une complète guérison quand on maintient, pendant un temps suffisamment long, une diète exclusivement carnée ou adipo-albumineuse ;* il faut dire que, dans la grande majorité des cas, cette alimentation carnée *rigoureusement exclusive* est absolument indispensable, et il est nécessaire, *si l'on veut obtenir toute sécurité,* de la continuer encore *pendant longtemps après l'entrée en convalescence,* c'est-à-dire après la disparition complète de la glycosurie.

On a vu, dans nos observations, que la plupart des malades qui ont été complétement et définitivement guéris, ont persisté, pendant deux, trois et même quatre mois, dans l'usage de la diète carnée la plus rigoureuse. Il n'est pas douteux qu'un régime moins longtemps maintenu suffit quelquefois à obtenir la guérison, mais ces cas sont rares ; ce sont des cas *commençants,* ou du moins *très-récents* et *peu avancés,* comme chez les polysarciques que le diabète n'a pas encore maigris. Pour ceux qui ont perdu beaucoup de leur poids, et chez lesquels le sucre ne disparaît complétement qu'après quinze, vingt jours et plus, le régime doit être continué pendant un très-long temps, avant que l'on puisse espérer que le retour à l'alimentation mixte se fera impunément. Notons aussi que, même dans la convalescence, on doit surveiller à une exactitude suivie l'alimentation carnée ; nous avons vu plusieurs fois une licence culinaire quelconque faire perdre au malade tous les avantages obtenus, et l'obliger à une longue prolongation de la diète carnée qui n'eût pas été nécessaire, sans cette transgression.

XXX. Il est vrai que l'on rencontre *quelques cas dans lesquels le diabète guérit sans qu'il ait été besoin, au début de suivre une cure aussi rigoureusement carnée,* ou comme on pourrait le dire, mais peu exactement, *un régime exclusivement composé d'albumine, de collagènes et de graisse ;* mais ces cas sont rares ; ce sont des diabètes *commençants,* ou tout au moins *très-récents et plus ou moins incomplets,* dans lesquels l'organisme peut encore transformer une bonne partie des sucres qu'il reçoit du dehors, n'en rendant par les urines que l'excès absorbé : peut-être aussi ne s'agit-il pas dans ces cas-là du *véritable diabète,* mais d'une simple *glycosurie passagère.* Du reste, je partage complétement l'avis de *Seegen,* que toute *glycosurie de quelque durée* doit être considérée comme un diabète sucré, au moins commençant. Plusieurs auteurs, *Bouchardat, Pavy, Seegen, Capparelli, Donkin* ont obtenu des succès, avec un régime que je trouve tout à fait insuffisant ; malgré ces succès, que je ne veux nullement contester, je me crois autorisé à dire que le régime adopté par les auteurs cités n'a de valeur que dans un très-petit nombre de cas ; encore n'oserai-je jamais le recommander, de peur que le diabète ne s'aggrave, surtout si je ne peux pas, chaque jour, voir le malade et examiner ses urines.

C'est précisément *dans cette rigueur absolue et dans cette longue durée non interrompue du traitement, que réside le secret de la guérison possible et complète du diabète, et aussi le caractère essentiel de ma méthode curative.*

XXXI. Dans les cas où la diète carnée la plus rigoureuse ne faisait pas disparaître le sucre des urines, j'ai plusieurs fois obtenu ce résultat en soumettant le malade, à diverses reprises, avec un intervalle d'une semaine, à *un jeûne absolu de vingt-quatre heures*, durant lequel je n'accordais que de l'eau, et quelquefois trois bouillons : après le jeûne, je tenais le malade à *un régime carné très-peu abondant.*

C'est un grave préjugé de croire que le diabétique a vraiment besoin de manger autant qu'il demande à le faire ordinairement. Dans la plupart des cas, les abus antérieurs et l'usage des aliments volumineux ont dilaté l'estomac ; le malade ne se croit rassasié que quand son estomac est absolument rempli ; mais j'ai précisément remarqué que souvent ces malades, après s'être habitués à une diète carnée plus légère, se sentent plus forts et plus agiles, augmentent de poids, et que le sucre se réduit à de minimes quantités ou disparaît entièrement. — En outre je suis persuadé, qu'au point de vue de *la durée de la vie des diabétiques*, il est de la plus grande importance d'empêcher qu'*ils ne fatiguent trop leurs organes digestifs :* si le malade mange trop, il cessera plus tôt de pouvoir digérer et absorber la viande. J'ai constaté que 500 gr. par jour de viande pesée cuite suffisent à tous les diabétiques rarement ; j'ai dû dépasser cette quantité ; 300 à 400 gr. les maintiennent bien en forces.

XXXII. *Même après que la cure rigoureuse a été suivie pendant un temps suffisant, on doit être extrêmement attentif et sévère, quand il s'agit de revenir à l'alimentation ordinaire.* Les sauts ne sont pas permis, ni les brusques reprises de certains aliments plus périlleux que d'autres dans ces cas-là : tout le bénéfice obtenu pourrait être rapidement perdu.

Les meilleures garanties d'une guérison durable sont dans le passage prudemment gradué de la diète carnée à la diète mixte, et dans la prohibition, étendue à la vie entière, de tout excès dans l'usage des hydrocarbures. Chez nos malades, après deux, trois ou quatre mois de diète carnée exclusive, suivie très-rigoureusement, nous accordions une petite quantité de légumes herbacés légers, de ces légumes qui entrent très-bien dans les menus de *Bouchardat* et de *Seegen ;* par précaution je faisais refaire tous les huit jours l'examen des urines : si la moindre trace de sucre s'y montrait, je faisais reprendre pour un mois la diète carnée dans toute sa rigueur : mais si les urines restaient libres, après quinze jours, le malade pouvait commencer à boire un peu de vin vieux sec, plutôt amer, à prendre du café amer (c'est-à-dire sans aucun sucre), à faire usage de vinaigre vieux, à manger un peu de fromage vieux ; et peu à peu on lui accordait les fruits non sucrés, les noix, les amandes, les citrons et les pêches ; plus tard, après un autre mois, on permettait le lait et le laitage frais, puis après quinze jours, presque tous les fruits frais et succulents, les cerises, les pommes, les groseilles et enfin les poires, mais en petite quantité ; les fruits trop chargés de sucre de canne, comme les figues fraîches, restaient seuls exceptés. C'est seulement quand les urines, examinées chaque semaine, restaient absolument exemptes de sucre, que j'accordais, après un mois de ce régime, un peu de pain, de riz, de pomme de terre, de macaronis, etc. ; je conseillais aux convalescents de faire analyser, tous les quinze jours, leurs urines, et à la moindre apparition du sucre, de reprendre pendant un mois ou deux la diète carnée rigoureuse. Nous avons, dans tous les cas, averti le malade de ceci : il ne doit *jamais* revenir à l'*usage trop copieux* des farineux ; quant aux sucreries, nous les avons défendues pour toute la vie, parce que le sucre de canne nous a paru très-dangereux, et, en fait, il a causé plusieurs rechutes chez nos convalescents (voy. obs. II, XXVII, etc.).

XXXIII. *Il est des diabétiques qui guérissent complétement*, si complétement qu'ils peuvent après quelques mois manger de tout, même des sucreries, sans en éprouver aucun dommage : mais *il est d'autres diabétiques qui n'arrivent pas à ce degré de parfaite guérison*, et que l'on doit cependant regarder comme guéris, quand ils peuvent manger de tout, excepté le sucre de canne, les figues, etc. *On ne peut pas dire guéris*, les diabétiques qui sont obligés de se priver des aliments amylacés, ce qui constitue un grand sacrifice pour eux : d'autres ne tolèrent pas non plus le lait ni le laitage, d'autres les fruits, et enfin il en est chez qui l'usage des légumes herbacés suffit à ramener la glycosurie : ces derniers passent souvent au second degré du diabète. Plus graves encore sont les cas dans lesquels les œufs et les mollusques ramènent la méliturie, et enfin ceux chez lesquels la diète carnée ne fait pas disparaître entièrement le sucre. Parfois une longue patience et une rigueur absolue dans la cure, nous ont donné des résultats inespérés (voy. obs. LXXIII), mais il ne faut pas qu'il y ait lésion des organes préposés à la transformation des substances sucrées : alors le mal est absolument irréparable.

XXXIV. Ce fait très-important, que *les diabétiques convalescents réagissent d'une manière différente à l'introduction des diverses qualités de sucre*, démontre clairement que *les différents sucres ont une signification très-différente au point de vue du renouvellement de l'organisme diabétique*, comme probablement aussi chez l'homme bien portant. Si le sucre glycose, dans ses deux variétés de sucre de raisin ou dextrose et de sucre de fruits ou lévulose, est mieux toléré que le sucre de lait; si tous deux sont mieux tolérés que le sucre provenant des amylacés et que le sucre de canne, ou, en d'autres termes, s'il résulte de ces observations que le diabétique convales-

cent peut très-bien manger quelques fruits doux contenant de la glycose, sans que la glycosurie reparaisse, tandis qu'il présentera tout de suite une petite quantité de
sucre dans ses urines, s'il mange un peu de pain, ou un
peu de sucre de canne, on doit conclure de cela que, au
moins chez le diabétique, tous les amidons et tous les
sucres ne se transforment pas, comme on l'avait cru
jusqu'ici, en sucre de raisin, sous l'influence de la salive
et des sucs gastrique et entérique. On croyait, en effet,
que l'amidon et le sucre de canne se transformaient en
glycose, et, par ce mot, les physiologistes entendaient le
sucre de raisin (glycose-dextrose). Les chimistes nous
enseignent encore que, sous l'influence du levain, le
sucre de canne se transforme en glycose–dextrose et en
glycose-lévulose. Après nos observations, il devient très-
douteux que les choses se passent ainsi dans l'organisme
humain. Nous avons vu les fruits bien tolérés, quand la
plus petite parcelle d'amidon ne l'était pas : dès lors,
il nous est permis de douter (du moins pour les diabétiques) de la transformation, dans l'intestin, de l'amidon en
vraie glycose ; pour le sucre de canne, le fait est encore
plus net, car ce sucre est encore moins bien supporté que
l'amidon : et pourtant, s'il se transformait dans l'intestin,
comme il le fait sous l'influence du levain, il ne devrait
pas être, ultérieurement à cette transformation, plus résistant que la glycose provenant des fruits ou des raisins.
Il est possible que l'amidon et le sucre de canne fournissent de la glycose dans l'organisme *sain* ; mais chez le
diabétique ils n'en donnent pas. La chimie n'est pas arrivée encore à trouver des réactifs pour ces variétés si peu
différentes : mais, comme le dit si heureusement *Cl. Bernard*, dans une autre occasion, la vie elle-même est un
réactif pour les divers corps chimiques que le laboratoire ne sait pas encore distinguer. Cette intéressante

observation, que nous n'avons trouvée dans aucun auteur, nous a confirmé dans cette pensée, que le sucre du sang chez les diabétiques pouvait bien n'être pas identique, comme on l'a cru jusqu'à présent, à la vraie glycose ; plus tard une expérience directe nous a donné raison.

XXXV. Même dans les cas où le sucre ne disparaît jamais complétement des urines, par notre traitement *le diabète se réduit à l'importance d'une simple glycosurie*, en ce sens que la polyurie cesse, ainsi que la soif ; l'amaigrissement s'arrête, la nutrition s'améliore, les forces s'accroissent, et il s'établit une sorte d'équilibre nouveau, qui se maintient tant que la diète carnée est elle-même maintenue, et que les fonctions de la digestion s'accomplissent bien, tant que la phthisie pulmonaire ne se développe pas, ainsi que la consomption des organes de l'assimilation. Le seul symptôme qui persiste, bien qu'à un moindre degré, est la *faim :* nous avons déjà expliqué ce grand appétit des diabétiques, porté surtout vers les hydrocarbures.

XXXVI. L'*augmentation de poids* que l'on obtient, souvent en peu de semaines, par notre traitement, est une chose très-importante. En quelques mois, elle peut arriver à plusieurs kilogrammes (comme dans les observations I, II, LXXIII). Elle est constatée souvent aussi, quoique à un moindre degré, chez les malades dont la glycosurie ne cède pas complétement (voy. obs. LXXIX et LXXXVIII). Cette augmentation de poids n'est pas un criterium absolu au point de vue de la guérison, bien qu'elle soit d'un bon augure pour la prolongation de la vie du malade. — Chez les diabétiques guéris, le poids du corps augmente plus rapidement après leur retour à la diète mixte, parce qu'ils introduisent alors des substances particulièrement utiles pour la production de la graisse.

Notons cependant que la diète carnée n'augmente pas le poids de tous les diabétiques. Les gens primitivement gras continuent à maigrir pendant quelque temps, comme font aussi ceux qui sont mis en traitement à une période avancée de la maladie.

Une preuve importante de l'influence de la diète carnée sur le poids des malades nous est fournie par une observation faite dans plusieurs cas : les *changements de régime* produisent de notables variations, non-seulement dans les quantités de sucre émises, mais dans le poids des malades. Le tableau des variations de poids de *Castellano* (obs. XC) est très-instructif à ce sujet, et démontre clairement que le poids du malade diminuait quand on ajoutait du sucre ou des fécules à son régime, et augmentait par la diète carnée exclusive, surtout quand on administra des boissons gazeuses lactiques, qui firent épargner les albuminates.

XXXVII. Chez plusieurs de nos malades, *la sensation de faiblesse générale augmenta beaucoup au début du traitement par la diète carnée*, tandis que la diminution de poids persista pendant plusieurs semaines. Ce symptôme ne peut être légitimement attribué au diabète, puisque tous les autres symptômes diabétiques avaient disparu : je pense qu'il était dû à un changement trop rapide dans les rapports de l'oxydation. Avec la diète carnée, une plus grande quantité d'oxygène est introduite et fixée dans le sang : ce fait doit avoir pour conséquence un accroissement de la combustion qui, ne trouvant d'autre combustible à atteindre, consomme surtout des albuminates, et amène ainsi un renouvellement chimique plus rapide des muscles, et sans doute aussi des nerfs. Les substances vieillies sont rapidement éliminées, d'où faiblesse croissante et diminution de poids. Mais après quelque temps, quand l'organisme s'est accommodé à ces nouvelles conditions, quand tous les matériaux vieillis ont été exportés, la restauration des muscles et des nerfs dépasse leur consommation, les forces reviennent et le poids du corps augmente.

On pourrait penser aussi que la plus grande quantité de sels de potasse absorbée avec la viande amène la faiblesse organique au début de la diète carnée : je ne crois pas la raison bonne, car tous les diabétiques ne ressentent pas cette faiblesse, et, d'autre part, la faiblesse devrait alors persister, et non faire place à un accroissement de force parfois extraordinaire. Ces faits ne peuvent se comprendre, qu'en admettant que l'état du renouvellement moléculaire antérieur au début de la diète carnée doit exercer une influence sur les résultats immédiats de cet important changement de régime, influence telle que, chez l'un, le traitement augmentera la faiblesse, et ne le fera pas chez l'autre ; ceux dont le renouvellement a toujours été énergique, éprouvent dès le début les avantages du régime nouveau, ceux dont le renouvellement était lent, subissent d'abord une certaine perturbation.

XXXVIII. *Jusqu'ici dans presque tous les cas où l'on n'a pas pu obtenir la guérison complète*, et dans lesquels la glycosurie a persisté malgré la diète carnée exclusive, on avait pu constater, même avant le début de la cure, que les poumons et spécialement les sommets pulmonaires, étaient déjà le siége de certains processus morbides, catarrhes circonscrits obstinés, péribronchites et broncho-alvéolites, avec produits caséeux, pneumonies lobulaires, etc., qui forment le tableau de la *phthisie commençante*, et attestent toujours un grave dépérissement de l'organisme entier. Dans le diabète ces lésions peuvent, avec toute raison, être considérées comme les signes d'une dépression avancée de l'activité végétative des tissus en général, et dès lors d'une destruction possible d'autres organes moins accessibles à l'observation, et d'où dépend, en grande partie, la fonction du renouvellement. — A en juger par les quelques cas de diabète avec phthisie pulmonaire que j'ai pu étudier, il semble que la disparition totale du sucre puisse encore être espérée, quand le processus caséeux des sommets s'est arrêté, avant que le malade devînt diabétique (voy. obs. LXXVI, LXXX et LXXXIII). Dans les cas, au contraire, où le processus caséeux était certainement la conséquence du diabète, on n'a jamais réussi, même avec la diète carnée la plus rigoureuse, à faire entièrement disparaître le sucre des urines.

On doit aussi regarder comme *probablement incapables d'une complète guérison*, tous les diabétiques qui, sans présenter aucune altération des sommets, *ont habituellement la température très-basse et la respiration très-rare :* ces symptômes montrent en effet les processus de végétation tellement déprimés que les malades vivent avec une combustion inférieure à la normale, et que les aliments introduits en plus grande quantité ne suffiront plus à porter l'oxydation au point nécessaire pour faire prospérer l'organisme. On peut aussi admettre, chez ces malades, l'altération des organes qui transforment le sucre et en font un combustible. Cependant nous devons dire que, dans quelques cas, nous avons réussi à guérir des malades qui avaient déjà présenté un abaissement habituel de la température.

XXXIX. Le diabétique, après la disparition du sucre, ne peut être considéré comme *guéri*, que s'il est *revenu impunément* et *depuis quelque temps* à la *diète mixte* et à *l'usage* modéré *des amylacés :* et il restera guéri, pourvu qu'il n'*abuse* plus des farineux et des sucreries. Si cependant, après deux ou trois ans de guérison, un ancien diabétique fait de nouveau abus de farineux et de sucreries, sera-t-on fondé à dire que c'est une *rechute*, et que le diabète n'a jamais été guéri ? La guérison n'implique pas rationnellement l'idée d'*immunité* à l'égard d'une maladie, quand le sujet s'expose de nouveau aux causes qui l'ont rendu malade une première fois.

XL. L'*exercice musculaire*, et spécialement le *mouvement au grand air* que nous avons essayé non-seulement dans les cas *légers* ou *récents*, mais aussi dans les cas *graves* et *avancés*, est évidemment avantageux pour le malade : il diminue certainement la glycosurie, et je m'explique ce fait, non-seulement par l'influence que l'air pur exerce sur l'activité des organes digestifs et assimilateurs, mais encore parce que l'exercice active le besoin que les muscles ont des albuminates pour produire le glycogène, qui est indispensable pour le développement de la force mécanique des muscles. Plus les muscles produisent eux-mêmes de glycogène, moins le foie pourra en produire : or il semble que le glycogène hépatique seul fournisse du sucre aux urines, puisque l'exercice musculaire, qui amène nécessairement une plus active transformation du glycogène des muscles en sucre musculaire, loin d'accroître la glycosurie, la fait diminuer (voy. page 188).

XLI. L'*usage habituel excessif des aliments farineux et sucrés* m'a paru, dans tous les cas que j'ai observés, être la vraie et unique *cause prédisposante* du diabète (avec certaines prédispositions organiques incontestables, déjà signalées).

Tous les autres moments étiologiques cités par les auteurs ne sont pour moi que des causes occasionnelles, qui ne peuvent agir que sur des organismes prédisposés par l'abus ordinaire des substances amylacées, ou par l'hérédité. Les émotions morales, ou l'introduction brusque de quantités de sucre extrêmement considérables, ont été les causes occasionnelles les plus fréquentes.

Souvent nous avons entendu des malades accuser des émotions morales comme cause efficiente de leur diabète, alors qu'un examen attentif faisait découvrir que les premiers symptômes, l'ardeur de la bouche, parfois la soif et la polyurie, avaient précédé le moment où étaient survenus les émotions ou les chagrins, lesquels avaient seulement produit une aggravation des symptômes préexistants.

D'autre part, nous avons vu des diabétiques guéris par notre traitement, être frappés de graves chagrins, et ne pas redevenir diabétiques ; à ce propos, je citerai l'observation XLVII dont le sujet perdit son père et en eut un violent chagrin, auquel se joignit une crainte extrêmement vive de récidive diabétique : malgré cela, il resta guéri.

Nous avons cependant un cas (LXXVII) dans lequel le diabète reparaît bientôt après un traitement mercuriel, faisant souvenir ainsi des expérience de *Saikowsky* sur les animaux.

XLII. *Dans les cas où la glycosurie cesse spontanément avant la mort, le glycogène disparaît en même temps du foie, car le foie cesse de produire du glycogène.*

Nous avons observé cette disparition *spontanée* du sucre, malgré une alimentation *riche en substances amylacées*, dans deux cas (CI et CV), et chez un troisième malade (CIII) soumis à la diète carnée exclusive, avec glycosurie persistante jusqu'à ce moment. Il est intéressant de noter que, dans ces cas, le sucre ne reparaît pas, dans les urines, même si on accorde au malade une alimentation mixte : l'absorption intestinale se réduit alors à son mininum, et l'inanition progresse. On peut aussi, chez d'autres malades, diminuer la glycosurie, par de fortes doses d'opium, en déprimant ainsi l'*absorption intestinale*, et dès lors la production glycogénique du foie (1).

(1) 1° Considérer le desséchement des tissus et la soif comme la conséquence immédiate et nécessaire de l'excessive densité du sang, est une idée séduisante et

qui paraît bien correspondre à un fait réel ; mais il nous semble difficile d'admettre que la polyurie diabétique reconnaisse *uniquement* la même cause. On comprend très-bien que le sang trop dense doive attirer, par endosmose, les liquides qui se trouvent dans le voisinage des capillaires ; le desséchement des tissus et la soif seront le résultat de cette sorte d'aspiration. Par contre on comprend beaucoup moins bien comment ce sang, si avide d'eau, en laisse cependant échapper, à travers les reins, une aussi grande quantité. C'est, dit-on, la pression augmentée dans les capillaires des glomérules qui produit une filtration plus abondante. Cette pression exagérée, liée à une augmentation de volume de la masse sanguine, existe dans tous les vaisseaux, dans les capillaires de toutes les glandes, et ne devrait pas avoir pour effet d'accroître la seule sécrétion rénale. Pourquoi donc, coïncidemment avec la polyurie, y a-t-il, dans le diabète, diminution de certaines autres sécrétions, la transpiration, par exemple ? La sécheresse de la peau est cependant habituelle chez les diabétiques. Comment la comprendre, si on admet que l'excessive densité du sang produise seule, et mécaniquement, l'abondance des urines (1) ?

Il y a plus. La polyurie est la règle, mais à cette règle, on rencontre de nombreuses exceptions, signalées ici même. Comment expliquer cette rareté, au moins relative, des urines, si l'on admet que la densité excessive du sang produise la polyurie par excès de pression, c'est-à-dire mécaniquement ? Comment imaginer des conditions spéciales qui feraient que, dans ces cas-là, une force nécessairement et constamment appliquée reste sans effets ? Il ne serait vraiment pas possible d'expliquer une semblable anomalie. Que l'excès de densité du sang soit une des causes de la polyurie, cela est possible, logique même ; mais il y a d'autres causes encore.

Faut-il admettre une irritation des reins, causée par le contact du sucre en solution dans le sang, et amenant une suractivité de la fonction sécrétoire ? Oui, peut-être. Et pourtant, s'il en était ainsi, l'agent irritant devrait à la longue être toléré, et l'hypersécrétion cesserait : sinon, il surviendrait une lésion anatomique, une modification dans la structure des reins, toujours reconnaissable à l'autopsie. On n'observe rien de semblable dans le diabète. La polyurie persiste ordinairement jusqu'à la mort du malade, s'il n'est pas traité, et l'autopsie ne montre aucune lésion des reins que l'on puisse rattacher à une irritation chronique due au contact du sucre (voy. Leçon 14). Donc l'irritation due à la présence du sucre dans le sang et dans l'urine, n'est pas une des causes principales de la polyurie.

Vraiment, en présence des faits, il nous paraît peu rationnel de réduire ainsi les fonctions des reins à celles d'un simple appareil à filtrer : filtre soit, mais filtre sachant son métier, et sachant, ou choisir, ou tout au moins exécuter très-fidèlement les ordres qu'il reçoit. Le diabète n'est pas la seule maladie dans laquelle il y ait excessive densité du sang. Dans la pléthore, par exemple, on ne remarque jamais cette polyurie abondante et tenace. C'est qu'il n'y a pas, dans le sang, un véritable *corps étranger* dont l'économie doit se débarrasser au plus vite, sous peine d'en être bientôt encombrée, et de succomber dans un délai relativement très-court. La rapidité même avec laquelle le sucre inutilisable est chassé de l'organisme (rapidité que l'on peut mesurer quand l'organisme cesse tout à coup de produire ce sucre, dans le jeûne notamment), démontre qu'il y a là un véritable effort, pour précipiter ce corps étranger vers l'issue la plus large et la plus prochaine, vers l'émonctoire qui pourra l'éliminer le plus rapidement. L'expulsion du sucre nécessite, on le comprend, la sortie d'une grande quantité d'eau, qui joue le rôle de véhicule.

Cette direction donnée au sucre inutilisable, cette suractivité de la sécrétion

___

(1) On a cité quelques cas de diabète, avec transpiration abondante et sucrée, mais alors il n'y a pas polyurie (voy. Jaccoud, *Clinique*, p. 793).

urinaire, doivent évidemment être rapportées à une action spéciale de l'économie.

Or, nous voyons, dans certaines affections du système nerveux, survenir une polyurie parfois extraordinaire, sans que la densité du sang soit augmentée. Il est donc certain qu'une influence purement nerveuse, passagère ou persistante, peut augmenter la sécrétion urinaire c'est-à-dire l'activité fontionnelle des reins. D'un autre côté, nous savons que les autres sécrétions, sueurs, larmes, etc., entraînent de petites quantités de sucre. Si ces sécrétions diminuent au lieu d'augmenter, et si le sucre est éliminé presque exclusivement par les urines, il y a vraiment là un choix dans l'issue assignée au sucre inutilisable, choix qui ne peut être réglé que par le système nerveux. Maintenant, que cette intervention du système nerveux soit secondaire, et déterminée par la présence dans le sang de la *paraglycose* qui y joue le rôle d'un véritable corps étranger, ceci est certain pour nous, car il en est ainsi dans plusieurs circonstances analogues : les médicaments dits diurétiques, n'agissent le plus souvent que par un mécanisme semblable.

2° La rareté relative des albuminates chez les diabétiques ne nous paraît pas donner une explication suffisante des symptômes suivants :

Faiblesse musculaire. Cette faiblesse excessive, cette lassitude extrême après le moindre exercice ou le moindre effort musculaire, se montrent dès le début du diabète, alors que le malade, qui n'a ni sensiblement maigri, ni perdu de son poids, n'a pas non plus sérieusement entamé sa réserve d'albuminates. Qu'il y ait, dès ce moment, une moindre quantité de glycogène dans les muscles, cela est possible, probable même, si l'on veut, mais ne suffit pas à expliquer l'inertie musculaire, la faiblesse poussée à un point aussi extrême.

De même pour la *lenteur d'esprit,* l'affaissement de l'intelligence, (symptôme fréquent dès le début du diabète, et que notre auteur ne mentionne pas, sans doute parce qu'il ne l'a pas rencontré assez fréquemment), que nous ne saurions attribuer seulement au manque de glycogène dans le cerveau. Tous ces symptômes apparaissent trop tôt, ils sont communs à un trop grand nombre de maladies, et trop fréquents en dehors de tout état morbide pour que l'on puisse les rattacher dès maintenant, à l'absence d'une substance aussi peu connue dans son origine et son emploi que l'est actuellement le glycogène musculaire ou cérébral.

Et le *défaut de sommeil,* à quoi l'attribuer? Au fréquent besoin d'uriner? L'explication est vraiment insuffisante, car souvent le diabétique ne s'endort pas dans l'intervalle des mictions, tandis que les malades atteints de catarrhe vésical, qui urinent tout aussi souvent, et qui, de plus, souffrent après avoir uriné, s'endorment cependant.

Et le *défaut de sensibilité à la douleur,* si remarquable chez un grand nombre de diabétiques, quand on cautérise au fer rouge un anthrax, ou que l'on ouvre, à l'aide d'un bistouri ou d'un caustique, soit un abcès, soit un trajet fistuleux ; à quoi l'attribuer, cette insensibilité, si ce n'est à une irrégularité de fonction des nerfs ou des centres ?

Il en est encore de même de l'*impuissance virile,* que nous ne saurions vraiment attribuer à la rareté de l'albumine ou du glycogène testiculaire, ni a l'état plus ou moins actif des spermatozoïdes. Cette impuissance consiste, comme le dit très-bien le professeur *Cantani,* « non dans une simple impossibilité d'accomplir le coït, mais dans une absence complète du stimulus vénérien. » Or on sait que le stimulus vénérien existe, et souvent au plus haut degré, chez les cryptorchides, dont le sperme est dépourvu cependant de spermatozoïdes, et bien plus, qu'il survit parfaitement à la castration. Il n'est donc pas lié à la présence et à l'activité du sperme. L'impuissance des diabétiques paraît être liée bien plutôt à une dépression nerveuse centrale.

Quant aux complications du diabète, *cataracte, furonculose, athéromasies, tuberculose pulmonaire*, etc., ces accidents paraissent bien liés à la dénutrition générale, mais ils n'en résultent pas directement, comme un effet de sa cause.

La conclusion de tout cela est que, dans l'étude des symptômes du diabète, il est absolument nécessaire de faire une place légitime à l'intervention du système nerveux. Cette influence a été exagérée, surtout depuis les découvertes de *Cl. Bernard* : plusieurs auteurs ont voulu placer dans les centres nerveux la cause prochaine du diabète. C'était là une erreur : mais il ne faut pas tomber dans l'erreur contraire, et nous croyons que l'on agit ainsi quand on nie ou oublie systématiquement toute action d'origine nerveuse dans la production des symptômes diabétiques. Pour nous, l'influence du système nerveux est évidente dans la genèse des symptômes énumérés ci-dessus, non pas, nous le répétons, que le diabète ait son origine dans un ou plusieurs points des centres nerveux, mais ces centres sont modifiés dans leurs fonctions d'abord, et plus tard dans leur structure, par le fait même de la maladie, qui influe plus ou moins sur tous les appareils organiques. Dès lors le cerveau, le cervelet, la moelle, les ganglions et les nerfs doivent être aussi modifiés. Troubles de l'intelligence, troubles trophiques, troubles de la motilité, troubles de la sensibilité, impuissance virile, tout cela résulte de la perturbation, apportée par le diabète, d'abord dans les fonctions et plus tard dans la structure des divers appareils de l'innervation.

Quel est l'agent direct de cette perturbation? Est-ce la présence en excès, dans le sang, du sucre inutilisable? Est-ce la non-combustion du sucre dans les tissus, et une moindre température dans les centres nerveux? Ou bien est-ce que la rareté des albuminates et du glycogène se ferait d'abord sentir dans le cerveau, le cervelet et les nerfs? Nous ne pouvons ici qu'émettre en toute modestie, une hypothèse logique, mais cette dernière supposition nous paraît très-vraisemblable. Les conditions nécessaires au fonctionnement des organes nerveux sont bien peu connues, mais on peut affirmer, sans crainte d'être contredit, *qu'il suffit d'un trouble matériel presque insaisissable pour les altérer profondément*. Il est donc permis de supposer que ces organes si délicats sont les premiers atteints, d'abord par l'altération du sang, et plus tard par la raréfaction des albuminates : dès lors leurs fonctions seront perverties, et certains symptômes diabétiques représentent les résultats de ce trouble fonctionnel. Les symptômes vraiment diabétiques que font apparaître certaines lésions des centres nerveux, et aussi les résultats de nombreuses autopsies, confirment cette interprétation des faits.

Ce qui reste positif pour nous, c'est que le système nerveux est profondément impressionné dans le diabète, et que certains symptômes sont sous la dépendance immédiate de ce trouble des fonctions nerveuses. En d'autres termes, il y a entre le diabète-cause et ces symptômes-résultats, un intermédiaire qui ne peut, ce nous semble, être supprimé. C'est sur ce point-là seulement que notre interprétation diffère de celle que donne, dans la leçon précédente, le professeur *Cantani*. (*Note du Traducteur*.)

(2) *Cantani* ne parle pas de la *fétidité spéciale* de l'haleine des diabétiques. C'est pourtant un symptôme assez constant, et qui a de l'importance, car il doit éveiller l'attention du médecin sur la probabilité du diabète, dès le début de la maladie; et n'oublions pas que les débuts du diabète sont très-souvent méconnus. Cette fétidité a souvent un caractère spécial; elle est douceâtre et acide, parfois elle a l'odeur du vinaigre ou celle de l'acide acétique. A quoi doit-elle être attribuée? Peut-être à l'état des gencives plus ou moins ramollies, mais plutôt à la salive, qui est rare, sucrée, et acide en dehors des repas. Cette acidité est très-probablement due à la transformation du sucre contenu dans la salive : il se produit là une fermentation acétique semblable à celle qui, dans le sang, produit l'acétonémie.

Le lecteur remarquera peut-être que *Cantani* s'occupe très-peu des complications du diabète, et se contente d'énumérer certaines d'entre elles, les furoncles, les anthrax, les gangrènes. D'après les observations ci-dessus, ces accidents paraissent moins fréquents à Naples qu'en France : en outre, ils sont, au point de vue du traitement, surtout du ressort de la chirurgie. (*N. du T.*).

DIXIÈME LEÇON

Nos objections aux théories des divers auteurs.

SOMMAIRE. Théories basées sur une moindre combustion dans l'organisme diabétique. — Objections aux théories de *Mialhe, Reynoso, Pettenkofer* et *Voit, Tigel, Huppert, Zimmer*. — Théories basées sur une production de sucre anormale et excessive. — Notre objection préjudicielle contre toutes les théories de ce groupe. — Objections particulières contre les théories de *Bernard, Popper, Munk* et *Klebs, Gaethgens, Zimmer, Jaccoud, Bence Jones, Schultzen*.

MESSIEURS,

Avant d'exposer notre propre théorie, nous voulons relever, dans les théories les plus célèbres, les assertions et les hypothèses qui sont en contradiction avec les faits observés par nous, ou avec nos déductions directes.

Voyons d'abord les théories qui admettent, dans le diabète, *une moindre combustion dans l'organisme entier*, et par conséquent une moindre combustion du sucre.

La théorie de *Mialhe*, qui faisait dépendre le diabète d'une moindre alcalinité du sang, est erronée quant à son assertion fondamentale, car *Capezzuoli, Becquerel* et autres ont démontré que le sang des diabétiques est tout aussi alcalin que celui des gens bien portants : pour la seconde hypothèse, une moindre combustion générale, *Kletzinsky* et *Garrod* ont démontré que les diabétiques brûlent très-bien les graisses et les albuminates. Nous-mêmes avons montré, par des mesures quotidiennes de la température et les analyses des urines, que la combustion générale ne diminue réellement que dans les cas avancés, alors que l'organisme dépérit. Nous avons montré aussi que toutes les substances organiques se brûlent

16

très-bien dans l'organisme diabétique, excepté le sucre : et si, dans les cas de diabète très-avancé, la température baisse sensiblement, cela tient au défaut de combustible, non à une combustion moins active par le fait du processus diabétique. Nous avons vu, dans le diabète du premier degré, la glycosurie disparaître complétement par la suppression des aliments saccharifiques, et cela sans donner au malade aucun médicament alcalin, bien plus en lui faisant prendre de l'acide lactique : dans le second degré, l'acide lactique reste encore utile à la nutrition. Enfin nous avons vu quelques diabétiques transpirer abondamment, et rester cependant diabétiques.

La théorie de *Reynoso*, qui admettait comme cause de la non-combustion du sucre, des obstacles à la respiration, c'est-à-dire diverses maladies pulmonaires ou cardiaques, vient échouer contre l'observation clinique exempte d'idées préconçues. Chaque jour on voit des malades atteints de pneumonies aiguës, de pleurésies exsudatives, qui compriment le poumon et même, en déviant le médiastin, les deux poumons ; des dégénérescences caséeuses avec destruction du tissu pulmonaire, ne laissant fonctionner qu'un tiers à peine de ces organes ; on voit des altérations valvulaires, amenant un encombrement de sang énorme dans les deux poumons : on voit la péricardite produire une stase sanguine énorme ; toutes ces affections, bien que produisant une dyspnée, qui va parfois jusqu'à la suffocation, n'occasionnent pas le diabète ; c'est à peine si, dans quelques cas très-rares, on trouve quelques traces très-faibles de sucre, et moi-même en ai vu quelques exemples ; mais cette glycosurie insignifiante, et toujours très-passagère, ne ressemble pas au diabète. Les diabétiques au contraire ne présentent presque jamais, du moins jusqu'au moment où la phthisie pulmonaire les fait rapidement dépérir, aucune gêne de la respiration : et la preuve en est dans la rareté des mouvements respiratoires. La théorie de *Reynoso* ne peut séduire que les gens qui ne voient jamais de malades, et se contentent de dicter des lois à la nature dans des livres, au lieu de les recevoir de celle-ci.

La théorie la plus importante de ce groupe est celle de *Pettenkofer et Voit*, qui ont raison en tout dans leurs expériences et leurs déductions, mais qu'un clinicien ne saurait suivre dans leurs hypothèses. Il est bien vrai que le diabétique élimine moins d'acide carbonique et fixe moins d'oxygène que ne ferait un homme bien portant qui mangerait autant que lui : mais, comme il mange, en somme, davantage, il arrive à peu près à éliminer la même quantité d'acide carbonique : dès lors il n'est pas vrai que la combustion générale soit moindre chez le diabétique ; seulement, ici la combustion se fait aux dépens des graisses et des albuminates. La preuve est faite par l'adoption du régime carné, qui supprime la glycosurie, sans que l'on puisse admettre que ce changement dans l'alimentation ait suffi à changer du tout au tout la qualité des globules sanguins, et à leur faire absorber plus d'oxygène.

Plusieurs considérations cliniques parlent contre la théorie de *Tigel*. D'abord s'il était vrai que le diabète provînt d'un dépérissement excessif des globules sanguins, toutes les maladies par infection, et spécialement les cas très-graves, avec septicémie et dissolution des globules sanguins, devraient être accompagnés de glycosurie : de même dans le scorbut, dans l'empoisonnement par l'acide sulfurique, dont j'ai vu de nombreux cas à Pragues ; dans ces cas-là, les globules du sang sont dissous en plus ou moins grande quantité : ils le sont aussi dans les cas d'ictère par stase biliaire, et cependant, il n'y a jamais méliturie. Si, dans le diabète, les globules sanguins dépérissaient en très-grand nombre, les urines seraient trèscolorées au lieu d'être pâles. Tout cela n'ôte rien à la valeur des expériences de *Tigel*, mais celles-ci ne suffisent pas à expliquer le diabète.

La théorie de *Huppert* appartient au même groupe : l'albumine organique ne s'emploierait plus à la production des globules sanguins, mais se décomposerait rapidement en sucre, lequel ne pourrait brûler faute d'oxygène. Cette théorie est absolument contredite par la grande quantité d'urée que produisent les diabétiques, et qui démontre une puissante combustion des albuminates.

L'ancienne théorie de *Zimmer*, non-transformation de sucre en acide lactique et acide gras par défaut d'action du suc pancréatique, et dès lors absorption du sucre en nature, cette théorie ne saurait tenir devant le fait démontré, de l'absorption du sucre dans les canaux chylifères de l'homme bien portant. De plus, elle est muette au sujet du diabète des carnivores.

Passons maintenant à un *second groupe* de théories, celles qui s'appuient sur *une production exagérée de sucre dans l'organisme*. Nous pouvons, avec raison, opposer à toutes les théories de ce groupe, une objection *préjudicielle*, car nous n'avons jamais pu constater, à aucune période du diabète, ni une production exagérée, ni une production anormale du sucre. Au contraire, nous avons vu maintes fois que, chez les diabétiques au premier degré, on peut faire varier *ad libitum* la quantité de sucre émise, en donnant des quantités variables de sucre ou d'amidon ; on peut supprimer la glycosurie en supprimant les hydrocarbures. Dans le diabète du second degré, nous avons vu qu'il s'établit, par la diète carnée, une moyenne de sucre, qui oscille dans d'étroites limites, si la quantité de viande absorbée est constante pour chaque jour, mais qui augmente ou diminue si cette ration est augmentée ou diminuée : le sucre disparaît si le malade est mis au jeûne absolu.

Donc le sucre des urines diabétiques provient des aliments ; et nous sommes fondés à croire et à affirmer que, chez le diabétique, il n'y a ni production excessive de sucre, ni production par des voies anormales. Ceci est un puissant argument préjudiciel. Voyons cependant, en quels autres points les diverses théories de ce groupe sont infirmées par nos observations.

La théorie de *Bouchardat*, d'après laquelle l'estomac, grâce à des sucs gastriques altérés, transformerait trop rapidement en sucre les substances amylacées, et surchargerait le sang, cette théorie ne résiste pas à l'étude des cas ordinaires de diabète. Le diabète du premier degré serait alors intermittent : celui du second degré n'existerait pas, ou bien ce serait une autre maladie. Comment, en effet, expliquer le diabète des gens qui ne mangent que de la viande ?

La théorie de *Cl. Bernard*, qui attribue le diabète à une hyperglycogénèse hépatique, avec insuffisante combustion dans les poumons, est contredite par plusieurs faits. Comment admettre une glycogénèse hépatique exagérée, chez des gens qui voient disparaître le sucre de leurs urines, par la suppression des amylacés et une augmentation dans la quantité des viandes absorbées ? Chez eux, le foie devrait fabriquer d'autant plus de glycogène qu'ils mangent plus de viande, et la glycosurie devrait s'aggraver. *Bernard* s'est aussi appuyé sur des expériences touchant le système nerveux, et notamment sur la célèbre piqûre diabétique : mais il est certain que, dans les cas où la piqûre n'a pas fait mourir l'animal, la méliturie a été passagère ; ce n'était pas là un véritable diabète. Et c'est là l'erreur de plusieurs théories qui peuvent être vraies, quand il s'agit d'une glycosurie passagère, mais cessent de l'être quand on les applique au diabète.

De la théorie de *Popper*, on peut dire d'abord qu'elle

est en 'air, car elle suppose très-gratuitement deux choses : le concours normal du glycogène pour la production des acides biliaires, et la décomposition normale des graisses par le suc pancréatique. Mais admettons que, pour une fois, on ait deviné juste. Comment se ferait-il, si tout le sucre diabétique provenait du glycogène, que la suppression de tout aliment amylacé pût changer aussi promptement la qualité du glycogène, et le rendre de nouveau apte à la bilification ? Pourrait-on comprendre que les graisses soient bien tolérées par la plupart des diabétiques, et utiles à leur nutrition ? Que la bile des diabétiques soit normale en quantité et en qualité, et que le foie ne s'atrophie pas ? Pour nous, nous croyons aussi à l'influence importante du pancréas, sur le développement du diabète ; mais cette influence doit être beaucoup plus directe que ne le croit *Popper*.

La théorie de *Munk et Klebs*, diabète dépendant d'une maladie du plexus solaire, est démentie par la disparition de la glycosurie chez les malades mis à la diète carnée, disparition qui peut être définitive.

Si la théorie de *Gaethgens* était vraie, si le diabète était dû à une albumine moins résistante, se décomposant en quantité excessive, pour fournir à la fois plus de sucre et plus d'urée, on ne verrait pas, par la diète carnée, le sucre disparaître ou tout au moins diminuer énormément pendant que l'urée augmente.

La seconde théorie de *Zimmer*, qui n'est qu'une modification de la théorie de *Pavy*, cite l'exemple du grain de froment, qui germe et transforme son amidon en sucre sous l'influence de l'eau : cela est certain, mais nous répondrons que nous voyons chaque jour une foule de gens ayant trop d'eau dans l'organisme, sans avoir de sucre dans les urines. Ainsi les affections chroniques des poumons, les rétrécissements auriculo-ventriculaires gauches, les insuffisances mitrales, les endo-péricardites exsudatives, les affections chroniques du foie, les néphrites chroniques, nous présentent souvent un énorme excès d'eau dans les tissus, avec imbibition séreuse de tous les muscles du corps, le cœur compris, et de tous les organes, y compris le foie, sans que, pour cela, il y ait trace de sucre dans les urines. Parfois on pourra rencontrer un peu d'inosite, s'il survient de la diurèse, mais jamais on ne voit le diabète compliquer les maladies que je viens de citer. Les malades atteints de diabète insipide, grands buveurs, et chez lesquels une énorme quantité d'eau traverse chaque jour la veine porte et le foie, présentent bien parfois de l'inosurie, ou de l'urée-urie, mais jamais de la glycosurie. Et si *Zimmer* affirme que les accidents nerveux ou traumatiques peuvent, en augmentant la pression du sang dans le foie, en amenant une imbibition du foie, produire le diabète par la transformation du glycogène en sucre, nous répondrons que nos malades à foie avarié, avec hydropisie générale, n'ont jamais présenté de glycosurie, que la thrombose des veines périphériques n'a jamais amené le diabète, bien que là encore les muscles soient imbibés par le sérum. Enfin nous devons rappeler que nos expériences sur la fatigue musculaire chez le diabétique nous permettent d'affirmer que, dans le diabète, le sucre musculaire ne passe pas dans les urines, et que, sur ce point encore, l'ingénieuse hypothèse de *Zimmer* ne saurait être acceptée.

La théorie de *Jaccoud*, transformation en sucre des tissus eux-mêmes à la suite d'une dystrophie générale, s'appuie surtout sur les idées de *Pavy* : 1° un ferment diabétique, qui transforme en sucre le glycogène hépatique ; 2° négation de la glycogénèse du foie pendant la vie, et de la combustion du sucre dans le sang. Notre première objection générale contredit déjà cette hypothèse.

En outre, la conversion des tissus en sucre n'a pas lieu, puisque leur combustion excessive produit une plus grande quantité d'urée : ce résultat montre qu'en somme la combustion des albuminates suit sa marche ordinaire, malgré ses proportions exagérées.

Jaccoud, citant les expériences de *Sydney-Ringer*, admet, comme nous, deux degrés dans le diabète, plus un troisième dans lequel les tissus des malades se transformeraient en sucre sous l'influence du ferment diabétique: nos expériences sur la diète carnée et le jeûne absolu ont absolument refuté ces hypothèses, car si ces idées étaient vraies, le jeûne ne pourrait qu'augmenter la glycosurie et jamais la supprimer, ce qui arrive pourtant chaque fois, même chez les diabétiques les plus avancés. La fièvre elle-même, qui devrait accroître la glycosurie, la fait disparaître, nous l'avons vu souvent : ce n'est donc pas avec ses propres tissus que le diabétique fabrique du sucre, c'est avec ses aliments, alors même qu'il ne mange que de la viande. Quant au ferment diabétique, admis par *Jaccoud*, et à la transformation en glycogène, et puis en graisse, du sucre introduit, nous en reparlerons en examinant la théorie de *Pavy*.

Contre la théorie de *Bence Jones*, nous devons faire valoir, outre notre objection préjudicielle, la conviction où nous sommes, que l'abaissement notable de la température des diabétiques n'est pas la cause, mais le résultat de la glycosurie.

La théorie de *Schultzen* a de nombreux points de contact avec la mienne, quoique ses points de départ et de vue soient très-différents (1).

(1) Dans le cours même de ces leçons, professées à l'hôpital clinique de Naples en 1872, je n'ai pas pu citer la théorie de *Schultzen*, qui est postérieure à mes recherches et n'a été connue de moi qu'en octobre 1873. Malgré la conformité des vues, l'origine plus doctrinale de sa théorie et le petit nombre de ses observations cliniques, je veux croire que le prof. *Schultzen*, de Dorpat,

Cependant, elle ne présente pas un aspect de solidité suffisant pour obtenir nos suffrages. *Schultzen* part de ce point, qu'il admet comme démontré, que, chez l'homme sain, le sucre, sous l'action d'un ferment, se décompose en glycérine et en aldéhyde glycérinique, ce dernier corps étant isomérique à l'acide paralactique des muscles : quoique cela soit possible, c'est une pure hypothèse, et *Külz*, dans son article critique (1), croit avec raison que cette décomposition est peu probable, car il ne rencontre dans l'économie aucune opération qui ressemble à celle-ci, le sucre se décomposant en *absorbant de l'hydrogène*. *Schultzen* dit que, dans l'empoisonnement par le phosphore, les processus d'oxydation sont déprimés, tandis que les processus de fermentation fonctionnent normalement : que, dans le diabète sucré au contraire, les seuls processus de fermentation se trouvent déprimés, tandis que la combustion reste normale. Pour nous, qui ne savons pas comment il a pû démontrer l'intégralité des processus de fermentation dans l'empoisonnement par le phosphore, nous ne savons pas davantage comment il

n'a pas eu connaissance de mes recherches thérapeutiques et de mes idées pathogénétiques à propos du diabète, bien que j'eusse, dès 1872, publié un opuscule, dont se sont surtout occupés les journaux anglais, sur le traitement du diabète, bien que j'aie eu souvent occasion, dans ma clinique de Naples, de montrer mes diabétiques à divers médecins anglais, français, allemands et russes (parmi ces derniers, je me rappelle avec un plaisir particulier le doct. *Knorre*, qui s'intéressa si vivement à mes diabétiques et à mes cas de lathyrisme) ; — bien que le prof. *Schultzen*, avant d'écrire son article dans le *Berliner Klin. Wochenschrift*, 1873 (Nº 35) [où il part d'idées pathogénétiques très-semblables aux miennes au fond, mais non dans les détails], ait du premier coup proposé la *glycérine* comme équivalent ou suppléant de la glycose qui ne brûle pas, après avoir proposé peu auparavant l'*acide lactique* dans une conférence publique tenue à Marbourg. Je veux croire qu'il a pensé et étudié sans commenter mes études, car son point de départ (empoisonnement par le phosphore) est trop singulièrement choisi, et trop différent du mien, bien que certaines de ses conclusions soient conformes aux miennes. (*Note de l'auteur.*)

(1) *Kulz, Studien über Diabetes mellitus und insipidus* — dans *Deutsches Archiv für Klin. Medizin*, XII, 1874. — Dans ce premier article (l'auteur en promet d'autres qui contiendront ses travaux originaux) qui révèle un penseur très-profond et très-sérieux, se trouve aussi une importante critique des bases scientifiques de la théorie de *Schultzen*. (*Note de l'auteur.*)

démontre la cessation d'action des processus de fermentation dans le diabète : mais nous ne pouvons surtout pas accepter cette assertion, que dans le diabète, *la combustion se maintient parfaitement intacte*, tandis que chez nos malades avancés la température reste au-dessous de la normale, ce qui veut dire, sans aucun doute, *combustion générale diminuée*. L'absence de sucre dans les urines des gens empoisonnés par le phosphore, et la présence de l'acide paralactique ou aldéhyde glycérinique, ne suffisent pas à faire accepter que le phosphorisme soit l'opposé du diabète. Du reste, pour le phosphorisme lui-même, les assertions de *Schultzen* ne sont pas au-dessus de toute contestation. *ülz* remarque avec raison, que si, dans le phosphorisme, il s'agissait seulement d'une moindre oxydation, et si normalement le sucre se scindait par fermentation en glycérine et aldéhyde glycérinique avant de se brûler, ce n'est pas l'aldéhyde glycérinique seule, mais aussi la glycérine, qui devraient apparaître dans les urines, au moins dans les cas où l'oxydation n'est pas entièrement suspendue ; du reste, si elle l'était, la vie ne pourrait pas se maintenir longtemps.

ONZIÈME LEÇON.

Objections à la théorie de Pavy.

SOMMAIRE. Doit-on admettre deux espèces distinctes de diabète sucré ? — Tolérance inégale de l'organisme pour les différents sucres. — Dans le diabète, le sucre est-il produit d'une manière anormale ? — Glycosurie par absorption du sucre dans le sang. — Valeur générale des injections de sucre dans les veines. — Rapports dans le diabète, entre le sucre et la combustion : oxydation des graisses et des albuminates. — Quelles sont, selon *Pavy*, les causes du passage du sucre du foie dans le sang. — Glycogénèse hépatique. — Transformation du sucre en glycogène et du glycogène en graisse. — Absorption du sucre par la veine porte et par les vaisseaux chylifères.

MESSIEURS,

La théorie de *Pavy* est, de toutes les théories du diabète, la plus importante, la plus ingénieuse, la plus répandue et la mieux accueillie, du moins en Italie : c'est pour cela que je l'ai gardée pour la dernière, avec l'intention de l'analyser plus en détail. Elle est faite de manière à tout expliquer, et devient dès lors si séduisante, que l'on n'arrivera pas à la combattre efficacement, si l'on n'a pas d'arguments positifs à lui opposer. La théorie de *Pavy* a été acceptée par un grand nombre d'auteurs qui ont étudié avec soin le diabète sucré, soit cliniquement, soit expérimentalement : *Schiff*, qui l'a acceptée et surtout agrandie et confirmée par des expériences physiologiques, *Tommasi*, *Tscherinoff*, *Jaccoud*, *Primavera*, *Zimmer* et beaucoup d'autres, qui ont fait des additions à la théorie, tout en se l'assimilant.

Avec la théorie de *Pavy*, il est nécessaire *d'admettre deux diabètes différents :* l'un des deux aurait pour cause la cessation de la fonction par laquelle le foie transforme en glycogène le sucre des aliments; ce serait le diabète des amylivores ; l'autre, celui des carnivores, serait dû à une paralysie de la fonction par laquelle le foie transforme le glycogène en graisse. Ce second diabète est celui dont *Pavy* s'occupe de préférence dans son très-intéressant travail. Le glycogène, une fois entré dans le sang, se transforme nécessairement en sucre au contact du ferment sanguin ; et le sucre, sans jamais se brûler dans le sang, sort tout entier par les urines. A la vérité, il semble que le plus grave des deux diabètes dût être celui qui est dû à la non-transformation de la glycose en glycogène, puisque, selon les idées de *Pavy*, dans ce cas-là les deux transformations successives du sucre manqueraient ; dans l'autre cas, la seconde opération seule ne s'accomplirait pas. Et pourtant personne ne peut admettre qu'il en soit ainsi pratiquement ; nous croyons que tout le monde est d'accord sur ce point. Nous avons dit plus haut les raisons pour lesquelles nous ne saurions admettre deux espèces de diabète : pour nous, le diabète des amylivores précède le diabète des carnivores, et nous en avons vu et cité de nombreux exemples. Comment dès lors admettre une genèse différente pour ces deux degrés du diabète ? Et comment se fait-il qu'après le plus vienne le moins ? Et puis, n'est-il pas singulier de voir *Pavy*, qui explique le diabète par la faiblesse ou la non-activité du foie dans la transformation des matières amylacées, reconnaître cependant, comme forme *type* du diabète, celle dans laquelle le sucre persiste dans les urines après la suppression de tout aliment saccharifique ? Dans le livre de *Pavy*, on trouve quatre cas cités : dans trois cas, le diabète persistait malgré la diète carnée, dans le quatrième seul, l'influence des aliments amylacés sur la production du sucre était bien nettement démontrée.

La résistance de l'organisme, différente pour les différents sucres, démontre encore l'unité du diabète, comme *pro-*

cessus de développement progressif. Nous avons déjà montré que, chez les diabétiques commençants ou convalescents, on voyait souvent le sucre-glycose bien toléré, tandis que le sucre de canne, ou celui qui se produit par l'amidon (et que l'on a cru jusqu'à ce jour être de la glycose) reparaissait dans les urines : dans des cas plus graves, le sucre carné et l'inosite sont seuls tolérés, tous les sucres végétaux, le sucre lactique lui-même, produisent la glycosurie. On est dès lors conduit à penser, qu'il y a, dans le diabète, défaut de fonctionnement des organes ou tissus chargés de la transformation des sucres ; cette inertie fonctionnelle peut être plus ou moins complète, et permettra la transformation de certains sucres moins résistants : en s'aggravant, elle fait que les sucres, plus faciles à transformer, échappent eux-mêmes à cette modification : plus tard la fonction cesse entièrement, et *tous les sucres* ingérés reparaissent dans les urines.

Pavy admet encore *une augmentation dans la production* du sucre qui provient des albuminates : nous avons déjà montré que nous ne pouvions pas admettre la réalité de ce fait (1).

Selon *Pavy*, l'essence du diabète consisterait *dans la provenance entièrement anormale du sucre ;* chez l'homme sain, non-seulement les albuminates ne fourniraient pas de sucre, mais le sucre lui-même, directement introduit, se transformerait en glycogène et en graisse : au contraire, chez le diabétique, le glycogène, produit par les hydro-carbures introduits, ou par les albuminates des aliments

---

(1) Je traite actuellement une dame qui, depuis un mois, mange chaque jour la même quantité de viande et fournit 15 gr. de sucre par litre d'urine ; auparavant elle présentait, avec la diète mixte, 100 gr. de sucre par litre, et, avec la diète carnée, mais double ration de viande, 30 gr.; chaque fois qu'elle a été soumise au jeûne absolu, le sucre a disparu complétement. Est-il possible de trouver *une mesure plus exacte de l'aliment albumineux saccharifique ?* Ce fait démontre bien que la quantité du sucre dépend de l'aliment introduit, même quand cet aliment est uniquement de la viande. (*Note de l'auteur.*)

ou des tissus, se transformerait en sucre. Tel est le pivot de la théorie de *Pavy;* nous voulons lui opposer notre conviction, basée sur de nombreuses observations cliniques. Le sucre n'est pas un produit anormal : chez le diabétique, il se forme suivant toutes les lois physiologiques, et, normal par sa genèse et sa quantité, il se distingue du sucre de l'homme en santé uniquement par ce fait qu'il se soustrait à la combustion, et dès lors il doit s'échapper par les urines. *Pavy*, au contraire, soutient que le sucre ne se brûle pas dans l'organisme sain ; et, pour le démontrer, il s'appuie sur des expériences d'injections sucrées dans le sang, et la prompte apparition de la glycose dans les urines après ces injections. Donc, dit-il, « le sucre circule dans le sang jusqu'à ce qu'il ait pu sortir par les urines, si bien que ce serait une grande erreur de croire que l'on peut calculer, sur la quantité de sucre trouvée dans le sang du cœur et sur la quantité de sang qui traverse le foie, la quantité de sucre qui en un temps donné pénètre dans le sang (1). »

Les *traces normales de sucre* qui se trouvent dans toutes les urines dépendraient, selon *Pavy*, d'une trace de glycogène hépatique, qui passe peut-être normalement dans le sang, ou bien d'un peu de sucre, résultant d'une introduction excessive, et d'une moindre activité du foie. Pour *Pavy*, un gramme de glycose dans le sang, c'est un gramme de sucre dans les urines, et la condition du sucre lui paraît la même, soit qu'il ait pénétré peu à peu dans le sang par absorption, soit qu'il ait été introduit d'un seul coup par une injection copieuse : de la réapparition en presque totalité de ce dernier, l'auteur conclut que le premier non plus ne se brûle pas dans le sang.

----

(1) T. W. *Pavy,* Untersuchungen über Diabetes mellitus, dessen Wesen und Behandlung. In's Deutsche übertragen von Dr. W. *Langenbeck.* Gottingen, 1864 — p. 66.

Nous pourrions élever de nombreuses objections contre ces expériences et ces appréciations ; nous nous contenterons des suivantes :

Il est possible que l'absorption d'une quantité excessive de sucre fasse apparaître une glycosurie passagère ; cependant, sur ce point, je dois dire : que je n'ai vu le fait se présenter que sur des fils de diabétiques, devenus diabétiques eux-mêmes plus tard ; que, dans ma clinique, j'ai donné à des hommes non diabétiques, ni disposés à le devenir, d'*énormes quantités* de sucre, sans en voir reparaître dans les urines aucune trace appréciable ; mais le fait avancé par *Pavy* fût-il vrai, en ce sens que l'introduction de *beaucoup* de sucre dans le sang en une *seule fois* dût produire de la glycosurie, il ne prouverait pas que de petites quantités introduites successivement dussent. produire le même résultat.

Quant à l'*injection de glycose dans les veines jugulaires d'un chien*, on comprend de reste qu'elle doive être suivie de méliturie, parce que ce sucre introduit abondant ne trouvera pas une quantité d'oxygène qui suffise à le brûler, et que sa grande diffusibilité bien connue le fera ressortir par les urines. En second lieu, les conditions dans lesquelles sont placés d'une part le sucre injecté, de l'autre le sucre introduit par les voies naturelles, sont bien différentes entre elles : le sucre injecté ne trouve pas dans le sang les conditions nécessaires à cette assimilation qui le rend plus complétement oxydable, et qui précède sa combustion ; le sucre introduit par la bouche n'est absorbé dans le sang que peu à peu, et après avoir été transformé de manière à devenir plus combustible. Remarquons encore que la douleur, qui résulte de l'opération, augmente la pression cardiaque, et aussi la pression dans les glomérules de Malpighi, d'où diurèse ; et que l'eau injectée avec le sucre augmente encore cette tension et cette polyurie : d'où élimination plus rapide du sucre.

Il est certain que, dans l'organisme animal, le sucre sert normalement de *combustible pour les besoins de la combustion organique*. Il paraît probable que le sucre ne se brûle pas directement dans l'organisme animal, mais se décompose en d'autres corps, avant de brûler : en admettant même qu'il doive auparavant se transformer en graisse, comme le suppose *Pavy*, il n'en est pas moins certain qu'il est utilisé pour la combustion. Cela est en quelque sorte démontré par les expériences dans lesquelles une grenouille, à qui on a injecté de la glycose dans les veines, la rend en entier en respirant dans une atmosphère d'hydrogène, n'en rend qu'une partie en respirant l'air atmosphérique, et une très-petite quantité seulement dans un air surchargé d'oxygène. *Pavy* ne veut pas voir que les albuminates et les graisses se brûlent en excès chez les diabétiques : il admet bien une grande production d'urée, mais il regarde le fait comme une coïncidence, sans penser que c'est la non-combustibilité du sucre qui amène cette excessive dépense d'albuminates : dans un autre passage, il dit « que la cause même de la glycosurie semble troubler aussi d'autres processus de nutrition, et que la glycosurie pourrait bien n'être qu'une des phases du diabète, un seul phénomène parmi d'autres phénomènes contemporains et parallèles » (*op. cit.*, p. 107). Pavy ne tient pas non plus compte d'un autre fait, la température basse, le pouls déprimé, la respiration lente des diabétiques avancés, c'est-à-dire la moindre absorption d'oxygène, la moindre élimination d'acide carbonique ; et cependant ces malades se brûlent eux-mêmes, cela se voit, et *l'excès d'urée le démontre*. Si *Pavy* avait observé fréquemment tout cela chez les malades, il aurait compris qu'il ne s'agit pas d'une production de sucre excessive, mais de la non-combustion du sucre. — A tous ces faits viennent s'ajouter les expériences très-récentes et très-probantes de *Bock* et *Hoffmann* (1) ; ces auteurs isolent le foie de la circulation par un procédé ingénieux et efficace, et lient le canal thoracique et l'aorte, ou bien le canal thoracique, la cœliaque et la mésaraïque supérieure, et le sucre, en peu de temps (45 à 80 minutes) disparaît complétement du sang ; la sécrétion des urines ayant été supprimée, il faut bien que le sucre se brûle dans le sang. Ces expériences montrent clairement que les petites traces de sucre constamment appréciables dans le sang, correspondent, puisque le sucre s'y brûle ainsi, à de très-grandes quantités de sucre introduites peu à peu dans la circulation. Il n'est pas besoin de rencontrer beaucoup de sucre dans le sang pour prouver la continuelle destruction du sucre dans le cercle circulatoire de l'homme bien portant, puisque moi-même je n'ai trouvé que très-peu de sucre (en moyenne un demi pour cent) dans le sérum sanguin de diabétiques qui éliminaient jusqu'à un kilogr. de sucre par jour.

Autant *Pavy* est clair quand il s'agit d'expliquer chaque symptôme du diabète, autant il est obscur et incertain dans l'explication des *causes de la prétendue transformation en sucre du glycogène accumulé dans les cellules hépatiques.* Ce glycogène, qu'il reconnaît si résistant à l'endosmose et à l'exosmose, qu'il ne peut sortir des cellules hépatiques, comment se fait-il, dans le diabète, qu'il les quitte si facilement pour se transformer en sucre dans le sang ?

Ce serait d'abord, selon *Pavy*, la *dilatation vasculaire*, survenue à la suite d'une stase respiratoire, d'une hypérémie hépatique fluxionnaire, etc., qui produirait une

---

(1) *Bock* und *Hoffmann*, Experimentalstudien über Diabetes. Berlin, 1874.

sorte *d'imbibition séreuse du foie et des cellules hépatiques* : cette eau laverait le glycogène et le porterait dans le sang ; les efforts musculaires, et surtout les pressions sur l'abdomen, *en accroissant la pression sanguine*, exprimeraient le glycogène des cellules hépatiques pour le faire entrer dans les vaisseaux sanguins : une fois au contact du sang, le ferment sanguin lui-même le transformerait en sucre. Il faut avouer que si, jusqu'à un certain moment, la théorie de *Pavy* marche d'un pas facile, bien qu'allant d'hypothèse en hypothèse, elle est obligée de prendre des béquilles quand il s'agit d'expliquer la transformation du glycogène en sucre. Si la dilatation des vaisseaux hépatiques suffit pour produire le diabète, nous devons croire que les physiologistes ont confondu la découverte d'une *origine possible de la méliturie*, avec l'explication de la *pathogénèse du diabète* : car nous observons chaque jour des malades qui, sans avoir trace de sucre dans leurs urines, présentent au plus haut degré les accidents que l'on nous signale comme causes du diabète, hypérémie fluxionnaire, stase poussée jusqu'à altération de la structure, avec dilatation macroscopique des veines centrales des lobules.

Dans l'hépatite interstitielle chronique et sa terminaison en cirrhose, nous avons quelquefois trouvé un peu de méliturie pendant deux ou trois jours, non à la période de fluxion, mais à la période d'atrophie : mais jamais le diabète n'a compliqué cette maladie, et cela devrait arriver bien souvent, si la théorie de *Pavy* était vraie, si la glycosurie était due à une non-transformation en glycogène du sucre absorbé avec les aliments. Dans la cirrhose, les cellules hépatiques atrophiées doivent nécessairement laisser passer le sucre des aliments : il devrait donc y avoir une glycosurie obstinée, sinon un véritable diabète. Et si tous ces exemples ne suffisent pas, comment concéderons-nous, nous cliniciens, et dans le seul but de soumettre la pathogénèse du diabète aux résultats physiologiques expérimentaux de *Pavy*, comment accorderons-nous qu'une simple pression sur les parois abdominales, qu'un violent effort musculaire, puissent amener une stase capable de produire le diabète? Nous voyons chaque jour des gens constipés qui font quotidiennement des efforts inimaginables pour évacuer leur intestin, et qui ne deviennent pas diabétiques pour cela. Le diabète devrait être alors le résultat certain d'une quantité de professions à exercices violents! Les clowns, les lutteurs, les écuyers, devraient tous être au moins glycosuriques, comme aussi les malades atteints d'épilepsie ou de tétanos.

Dans d'autres cas, la transformation du glycogène en sucre serait due, selon *Pavy*, à *une qualité particulière du sang lui-même.* L'afflux sanguin continu par la veine porte empêcherait la transformation du glycogène en sucre, et la ligature de ce vaisseau produirait immédiatement la méliturie (1). A cela je dois répondre que, dans les cas de pyléthrombose, j'ai vu l'ictère survenir, mais jamais le diabète : en outre, dans le diabète, le sang de la veine porte se rend librement au foie. Il faudrait donc recourir à l'hypothèse d'une propriété anormale du sang de la veine porte, hypothèse inventée expressément pour les besoins de la cause. *Pavy* dit encore que la glycosurie causée par la piqûre diabétique peut être supprimée par une injection de bicarbonate de soude dans le sang, expérience qui appuierait les idées de *Mialhe* et de *Marchal de Calvi.*

Un troisième facteur de la transformation du glycogène en sucre serait l'*influence du système nerveux.* Sans doute

____

(1) Voy. la note I à la fin de la XVIII⁰ leçon.

la piqûre diabétique de *Bernard*, et certaines lésions des centres nerveux précisées par *Schiff*, causent la méliturie : *Pavy* a démontré que la séparation de la *moelle allongée* de ses communications nerveuses avec le foie produit la méliturie, et que, si la section des pneumogastriques et de la moelle spinale ne rend pas les urines sucrées, cet effet se produit toujours après la section des *fibres sympathiques qui entourent l'artère vertébrale*. D'après *Pavy*, ces fibres sympathiques seraient la voie par laquelle arriverait au foie l'influence de la moelle allongée, influence qui s'oppose à la glycogénèse hépatique vitale ; si bien que, cette influence supprimée par la section, le foie serait placé dans les conditions où il se trouve *post mortem* à l'égard du glycogène. Quant à la nature de cette influence, ce serait soit une action directement régulatrice des fonctions hépatiques, soit une action altérante sur le sang qui se rend au foie. *Pavy* reconnaît pourtant que la glycosurie produite par toutes ces expériences est toujours passagère, ce qui montre bien que ce n'est pas à des lésions analogues du système nerveux qu'est dû le diabète de l'homme.

Nous avons vu comment *Schiff* est venu en aide à *Pavy*, en disant que le sang ne contient pas le ferment, mais le produit partout où il y a stase, et que ce ferment, transporté dans le foie, transforme en sucre le glycogène accumulé dans cet organe.

Certes, nous avons tout respect pour la grande habileté expérimentale de *Schiff*, et pour l'exactitude de ses résultats, dont nous ne nierons pas l'importance *physiologique*, quant aux causes possibles de la *méliturie* ; mais on nous accordera bien que nous sommes ici dans un champ surtout *pathologique*. Comment, dès lors, pourrions-nous admettre qu'une simple stase sanguine produit la méliturie chez l'homme, nous qui analysons chaque jour les urines de tous nos malades, systématiquement et comme complément d'examen, depuis les importants travaux de *Schiff* ? Nous n'avons jamais rencontré un seul exemple de ce fait. Que devient donc ce ferment, qui se produirait dans chaque stase périphérique? Et que fait-il ? Pourquoi ne transforme-t-il pas le glycogène du foie en sucre ? Nous répétons encore que nous ne voulons ni ne pouvons nier l'exactitude des expériences de *Pavy* et de *Schiff* ; mais nous disons que l'interprétation que ces auteurs leur donnent, dans le but d'expliquer la pathogénèse du diabète, n'a en aucune façon la sanction de l'expérience clinique.

Il est inutile d'énumérer les nombreuses maladies aiguës ou chroniques dans lesquelles la stase sanguine générale ou locale existe à tous les degrés, parfois au point d'amener la mort, et cela sans jamais produire le diabète : parfois, très-rarement, on signale un peu de méliturie passagère, quelques traces de sucre pendant quelques jours, voilà tout. (Notons encore que cette recherche de petites quantités de sucre peut, surtout si l'on emploie la liqueur de Fehling, induire en erreur les expérimentateurs peu attentifs.) Il n'y a presque pas une seule maladie qui ne produise une stase sanguine plus ou moins étendue, locale ou collatérale, etc. ; dès lors le diabète, ou tout au moins la glycosurie devraient, si les hypothèses de *Pavy*, et surtout de *Schiff* étaient vraies, venir compliquer presque toutes les maladies. — Puisque la clinique donne à toutes ces hypothèses le démenti le plus formel, pouvons-nous adopter cette théorie, même quand elle s'appuie sur des expériences physiologiques ? Ne devons-nous pas penser qu'il est survenu quelque chose d'inaperçu au cours de ces expériences, quelque chose qui en a modifié les résultats, et qui n'intervient pas, même dans les stases sanguines les plus intenses, quand elles sont produites par une maladie quelconque?

Les points les plus importants de la théorie de *Pavy*, ceux qui forment les points de départ de toutes ses déductions ultérieures : la prétendue *non-existence chez l'homme bien portant de la glycogénèse hépatique pendant la vie : la transformation du sucre des aliments en glycogène, qui plus tard se transforme en graisse*, ces deux points ne sont pas non plus invulnérables.

Il est vrai que les expériences de *Pavy* ont été confirmées, *quant au premier point*, par *Schiff*, *Meissner*, *Ritter* et par *Eulenburg ;* cependant ce dernier a trouvé du sucre dans le foie de l'un de ses lapins, et n'a pu s'expliquer la présence de ce sucre qu'en admettant qu'il s'était formé pendant la vie ; *Eulenburg* a pensé alors, et démontré malgré *Ritter* (1), que le sucre, très-rare dans le foie, doit y être recherché à l'aide des réactifs les plus sensibles. D'un autre côté *Kühne*, chimiste physiologiste très-autorisé dans les questions qui touchent au renouvellement chimique des tissus, a dirigé et surveillé les travaux faits à ce sujet dans son laboratoire par *Roth*, lesquels ont démontré que, dans la préparation du glycogène du foie, conduite avec la plus grande attention possible, on trouve presque toujours du sucre, et souvent en quantité importante, tandis que l'on voit parfois manquer la glycogénèse *post mortem* dans des foies riches de glycogène. *Kühne* regarde comme concluante la preuve fournie par le cathétérisme des veines hépatiques pendant la vie, exécuté suivant le nouveau procédé de *Bernard ;* enfin *Kühne* rappelle que ce serait une erreur de s'attendre à trouver beaucoup de sucre dans le foie, parce qu'une grande quantité de glycogène s'y transforme successivement en sucre. C'est précisément cette transformation, minime dans l'unité de temps, bien qu'elle puisse être considéra-

____

(1) *Eulenburg*, in Berliner Klin. Wochenschrift, 1867.

ble une fois totalisée, qui exclut la possibilité d'une
grande accumulation du sucre dans le foie ou dans le sang :
de même, on ne trouvera jamais qu'une très-petite quantité d'urée dans les reins, bien que les urines en contiennent beaucoup dans les vingt-quatre heures (1). *Kühne*
n'hésite pas à déclarer, contre l'opinion de *Pavy*, et con-
formément à celle de *Cl. Bernard*, qu'il y a vraiment une
glycogenèse du foie pendant la vie, et que ce fait est aujourd'hui démontré *incontestablement*. *Tscherinoff* aussi,
travaillant dans le laboratoire de *Brücke*, a démontré, par
des expériences nouvelles, que le foie extrait du ventre de
l'animal vivant contient très-nettement du sucre (2) ;
Dalton est arrivé aux mêmes résultats, et il évalue à 2,5
pour 1000 le sucre contenu dans le foie vivant, dans le
parenchyme hépatique isolé du sang (3).

Quant au second point, *la conversion normale en glycogène du sucre introduit avec les aliments*, conversion qui
aurait lieu dans le foie, il faut considérer que c'est là une
pure hypothèse ; pour devenir le pivot d'une théorie aussi
importante, elle aurait besoin de reposer sur des fondements solides et sûrs, sur des faits absolument certains,
qui vous porteraient du moins à accepter cette conclusion,
s'ils ne peuvent vous y contraindre. Bien au contraire,
c'est là une hypothèse si étrange, si dépourvue d'analogie
avec aucune autre, si contraire à toute loi chimique connue, que l'on doit vraiment s'étonner qu'elle ait pût être
proposée par un physiologiste aussi distingué que l'est

---

(1) *W. Kühne*, Lehrbuch der physiol. Chemie. Leipzig, 1868, pag. 64 et suiv.
— Je suis heureux de pouvoir dire tout de suite que les prévisions de *Kühne*
étaient très-exactes ; car, en examinant quantitativement le *sérum du sang* des
diabétiques, je n'y ai trouvé qu'une très-faible quantité de sucre : en outre,
j'avais trouvé de très-grandes différences dans les quantités de sucre éliminées
à chaque miction. Les dernières expériences de *Bock* et *Hoffmann* conduisent
aux mêmes conclusions. (*Note de l'auteur.*)

(2) *Brücke*, Vorlesungen über Physiologie. Wien, 1874, vol. I, page 314.

(3) *Dalton*, in Transaction of the New-York Academie of medecin. The médical record. New-York, August I, page 524.

Pavy, et imaginée par lui comme base et fondement absolu de toute sa théorie du diabète. En vérité, s'il est
un fait bien constaté, c'est celui-ci : l'amidon végétal se
transforme en sucre sous l'influence du ferment diasta-
sique, et le glycogène ou amidon hépatique (reconnu expressément par *Pavy* comme étant un amidon animal ou
substance amyloïde, comme il l'appelle), le glycogène se
transforme en sucre sous l'influence d'un ferment : dès
lors il devient extrêmement peu probable que le sucre
puisse jamais se transformer en glycogène. *Kühne* dit
encore à ce sujet : « On sait que le glycogène peut très-
bien, par hydratation, se transformer en sucre, mais non
que le sucre puisse jamais refaire du glycogène ou de l'a-
midon. » Prétendre aujourd'hui que le sucre peut refaire
de l'amidon, autant vaudrait admettre la transformation
de l'urée ou de la créatine en albumine dans l'organisme
animal. Et vouloir faire en outre une loi physiologique
de cette transformation du sucre en amidon hépatique,
est bien la supposition la plus risquée que l'on puisse rencontrer parmi toutes celles que l'on a émises sur la patho-
genèse du diabète. Vraiment, il n'aurait pas dû formuler
cette hypothèse, celui qui, combattant la doctrine de la
combustion directe du sucre dans le sang, se complaît à
citer la sentence, dans laquelle *Prout* dit « qu'il considère
« l'hypothèse de *Liebig*, dans son sens verbal ou général,
« comme absolument contraire à l'expérience et au sens
« commun : et qu'il ne doute pas que les physiologistes
« de l'avenir ne tiennent pour une merveille, qu'une sem-
« blable absurdité ait pu être inventée, et mieux, tenue
« pour vraie, au milieu de la culture scientifique actuelle. »
Celui qui s'est montré aussi sévère pour un homme comme
Liebig, n'aurait pas dû, dans son ardent désir d'expliquer le diabète, recourir à une hypothèse qui, pour être
ingénieuse, n'en est pas moins absolument gratuite. —

Pavy, il est vrai, s'appuie sur ce fait qu'après l'usage d'aliments riches d'amidon ou de sucre, le foie contient plus de glycogène qu'après l'ingestion des albuminates seuls, mais il doit en être ainsi, puisque, dans le premier cas, les hydrocarbures épargnent les albuminates, et rendent possible leur transformation totale ou presque totale en glycogène. L'amidon et le sucre de canne augmentent beaucoup la quantité du glycogène contenu dans le foie, *mais à la condition que l'animal mangera aussi de la viande :* tandis que la viande seule, et aussi selon *Bernard* les substances collagènes, suffisent à produire du glycogène dans le foie ; les poulets de *Tscherinoff* et de *Brücke*, nourris seulement de choux et de millet pendant quatorze jours, avaient le foie vide de glycogène, tout comme les chiens soumis au jeûne absolu. Récemment encore *Weiss* a démontré, par d'ingénieuses expériences, que le glycogène provient des albuminates, car il augmente de quantité, quand on fait prendre en même temps ceux-ci et la glycérine : la glycérine, brûlant facilement dans l'organisme, *épargne* l'albumine et permet l'accumulation du glycogène dans le foie (1). Nous-mêmes avons également démontré sur des *diabétiques soumis au jeûne*, qu'après la disparition de toute trace de sucre, l'usage de la glycérine fait reparaître la glycosurie. Nous devons encore rappeler que nos diabétiques du second degré, malgré la diète carnée la plus absolue et la plus rigoureusement surveillée, continuaient à présenter dans leurs urines une petite quantité de sucre, et que ce sucre ne pouvait provenir que du glycogène formé avec les albuminates introduits. Il est donc indéniable que le glycogène ou amidon hépatique provient des albuminates, et que la prétendue transformation du sucre alimentaire en glycogène n'a aucune raison d'être,

(1) *Weiss*, in *Centralblatt*, 1873. N. 35.

Mais, si l'on n'admet pas cette supposition, que reste-t-il de la théorie *Pavy* ?... — Allons plus loin. Puisque le glycogène du foie provient seulement des albuminates introduits, puisque les albuminates, unis aux graisses ou à la glycérine, fournissent plus de glycogène que pris seuls, il est évident que, si le diabète dépendait d'une transformation *anormale* et *exagérée* du glycogène hépatique, comme le veut *Pavy*, la glycosurie devrait s'accroître par la diète carnée et grasse : si, au contraire, elle diminue ou disparaît, il est évident que le sucre, dans le diabète, ne se forme pas avec le glycogène hépatique, en quantité plus considérable que dans l'état de santé, et que, s'il reparaît dans les urines, ce fait tient uniquement à ce qu'il échappe à la combustion, qui normalement doit le faire disparaître.

Pavy admet encore comme nécessaire la *transformation du glycogène en graisse*. Ceci est encore une pure hypothèse. Jusqu'à présent il n'est pas démontré que le sucre fournisse de la graisse, bien que la chose soit assez probable : il n'y a encore de certain que la formation des graisses par les albuminates. *Voit* et *Subbotin* doutent fort de la possibilité, pour le sucre et les hydrocarbures, de fournir des graisses, et *Voit* a démontré que l'amidon mangé seul, agit sur la production de la graisse, exactement comme le jeûne absolu. *Hoppe-Seyler* nie aussi que les graisses puissent venir des hydrocarbures. Tous les jours nous voyons des gens extrêmement maigres, malgré les amylacés et les sucreries qu'ils mangent. Si le sucre peut, et cela paraît certain, fournir de la *glycérine*, et, si dès lors il prend une part directe à la production des graisses animales, il ne semble pas cependant qu'il puisse fournir de la *graisse complète;* la présence simultanée des albuminates paraît nécessaire, au moins pour former les acides gras. La transformation *du glycogène du foie en graisse* est beaucoup moins démontrée encore. Cela est pourtant possible, mettons même probable, mais rappelons que ce glycogène provient des albuminates et non du sucre, ce qui change bien la question.

Mais de toutes les objections qui peuvent être faites à la théorie de *Pavy*, la plus formidable, celle qui sape et détruit d'avance les fondements mêmes de la théorie entière, est tirée de l'étude des voies par lesquelles le sucre est absorbé dans l'intestin et pénètre dans le sang. *Pavy* dit textuellement : « Si nous considérons les résultats expérimentaux mentionnés dans la partie physiologique de notre travail, l'ordre de succession des processus concernant le sucre, dans l'organisme animal et dans des circonstances normales, serait le suivant : Le sucre introduit en nature avec les aliments, ou produit dans l'intestin par la transformation de l'amidon, pénètre dans le courant sanguin à travers les vaisseaux porte de l'intestin, selon le principe physique de la diffusion endosmotique et exosmotique. C'est par cette voie qu'il arrive au foie, dont les cellules le reprennent au sang, le recueillent, et le transforment en substance amyloïde ou glycogène. Au lieu de produire du sucre, le foie transforme celui qu'il reçoit en substance amyloïde. » Voilà une base de la théorie de *Pavy* qui se trouve sinon absolument erronée, du moins très-inexacte. Et d'abord comment comprendre que le sang du cœur d'un animal absolument carnivore puisse contenir du sucre, si le foie ne fournit pas de sucre au sang? *Pavy* lui-même admet ce fait, et affirme que le sang du cœur ne contient pas beaucoup moins de sucre que celui de la veine porte, chez un animal qui ne mange que de la viande. Il n'y a pourtant pas là de sucre introduit directement dans la veine porte, et le sucre que contient ce vaisseau ne peut provenir que des artères de l'abdomen. Puis il est absolument inexact de dire que tout le sucre introduit et absorbé dans l'intestin passe par le foie — *très-certaine-ment il n'y passe pas tout*. Même après l'ingestion d'ali-ments sucrés, on n'a jamais réussi à trouver beaucoup de sucre dans la veine porte. *Lehmann* a démontré que le sang de ce vaisseau ne contenait pas des quantités de sucre appréciables, et que, même après une abondante alimentation amylacée ou sucrée, il n'en contenait que fort peu ; *Kühne* dit dans son excellent livre : « Le sucre est un composant constant du sérum du sang de tous les territoires vasculaires, à l'exception de la veine porte et de ses racines ; » et *Joannès Ranke* écrit dans son très-important ouvrage : « Il est très-surprenant que l'on ne puisse pas constater la présence du sucre dans le sang de la veine porte : il semble légitime d'en conclure que, *dans l'intestin*, il n'y a pas absorption du sucre par pure endosmose ; et ce fait semble indiquer combien est petite, d'une manière générale, la part d'activité qui incombe dans l'intestin, au processus de diffusion des liquides (1) ; » notons encore que *Ranke* a démontré, en expérimentant sur la muqueuse gastrique et entérique *vivante*, que la ca-pacité d'imbibition de celle-ci est de beaucoup inférieure à ce qu'exigerait la théorie de l'absorption intestinale par endo-exosmose ; enfin *Brücke* a écrit que « les vaisseaux sanguins de l'intestin sont absolument inaptes à absorber de grandes quantités de substances alimentaires, puis-qu'ils ne peuvent en recevoir que par voie de diffusion... Le sucre est aussi absorbé, par endosmose, dans les vaisseaux sanguins, bien que proportionnellement en petites quantités (2).

Mais si, d'après tout cela, on doit croire que la veine

---

(1) *Johannès Ranke*, Grundzüge der Physiologie des Menschen. II Auflage. Leipzig, 1872, page 322.

(2) *Ernst Brücke*, Vorlesungen über Physiologie. Wien, 1874, page 341.

porte et ses racines n'absorbent pas beaucoup de sucre, il est d'autre part *certain* que *la majeure partie, sinon la totalité du sucre* qui se trouve dans l'intestin, *est absorbée par les vaisseaux chylifères;* ce fait, déjà annoncé par *Lehmann,* a été soutenu par *Ranke* et par tous les physiologistes modernes ou à peu près : il m'a été confirmé par une expérience très-intéressante faite, d'après ma demande, par le professeur *Albini,* sur un renard : nous aurons occasion de la relater plus loin. Dernièrement encore *Bock* et *Hoffmann* ont institué sur ce point des expériences très-nouvelles, qui ont démontré, d'une manière indéniable, ce fait qu'une partie du sucre du sang provient des vaisseaux chylifères ; et *Moleschott,* un autre physiologiste des plus autorisés dans ces questions, interrogé par moi sur ce point, m'a répondu que non-seulement l'absorption du sucre par les vaisseaux chylifères est un fait certain, mais que son importance est supérieure à l'absorption qui se fait par les vaisseaux porte. Or *ce sang qui est absorbé par les chylifères entre dans la circulation sans passer par le foie :* s'il ne se transformait pas et ne se brûlait pas dans le sang, il arriverait aux reins aussi bien qu'au foie, et devrait produire une glycosurie évidente, ce qui n'a pas lieu chez l'homme sain; il faut donc admettre que normalement le sucre se détruit dans le sang.

Il paraît impossible qu'un fait aussi important et aussi certain que l'absorption de la majeure partie du sucre par les chylifères, ait été jugé indigne d'attention par les diabétographes en général, et par *Pavy* en particulier. Et pourtant voilà la base de la théorie de *Pavy,* l'absorption totale des sucres par la voie de la veine porte, qui est reconnue absolument inexacte et contraire aux faits. Comment dès lors pourrons-nous l'accepter, même en passant sur toutes les autres difficultés? On peut le dire,

cette théorie succombe devant cette erreur fondamentale.
Elle n'en reste pas moins, malgré tous ses défauts et
toutes ses inexactitudes, une des plus belles et des plus
ingénieuses théories touchant le diabète; elle méritait
tous les détails dans lesquels nous sommes-entré, donnant ainsi la preuve de l'importance que nous lui attri-
buons.

DOUZIÈME LEÇON

Notre théorie. — Partie positive. — Découverte de la paraglycose dans le sang diabétique.

SOMMAIRE. Le diabète sucré est une maladie du renouvellement, sans augmentation dans la production du sucre, mais dans laquelle le sucre, introduit ou normalement produit, n'est pas employé à la combustion. — Par compensation les graisses et les albuminates se brûlent en plus grande quantité. — Une quantité suffisante d'oxygène n'est pas fixée. — Combustion diabétique et fièvre. — Le diabète des amylivores et le diabète des carnivores forment deux degrés ou stades de la maladie. — Genèse de tous les symptômes diabétiques par la non-combustion du sucre. — Autoconsomption, amaigrissement, perte de poids. — Inanition diabétique et faim diabétique. — Basse température et moindre absorption d'oxygène. — Excès de densité du sang. — Méliturie et azoturie. — Poids spécifique des urines plus élevé. — Desséchement des tissus et polydipsie. Polyurie. Autres conséquences du diabète sucré.

Causes de l'inutilisation et de la non-combustion du sucre dans le diabète. — Dans le diabète manquent, ou le ferment ou bien la fermentescibilité et la combustibilité, *dans l'organisme vivant*, du sucre contenu dans le sang. — Glycogénie hépatique et musculaire pendant la vie, et transformation probablement rapide du sucre à l'état naissant. — Tandis que les urines diabétiques contiennent de la glycose dextrogyre, le sang diabétique contient un sucre particulier, la *paraglycose*, qui ne réagit pas à la polarisation de la lumière.

MESSIEURS,

Arrivons maintenant à notre théorie. Que croyons-nous que soit le diabète ? Une bonne partie de notre théorie de la pathogénèse du diabète jaillit si spontanément des faits vérifiés dans nos observations cliniques, que sa démonstration ne nous coûtera pas grand effort ; le seul effort mental qui pourra être accompli à ce sujet, sera plutôt employé à mettre d'accord les résultats de nos observations cliniques avec les doctrines physiologiques actuelles, sur la production et la combustion du sucre dans l'organisme. Il suffit de résumer et de rapprocher les résultats les plus saillants de nos recherches, pour constituer le corps de notre théorie du diabète.

Pour nous, *le diabète sucré est une maladie du renouvellement matériel, dans laquelle, sans production de sucre en quantité anormale, le sucre introduit ou normalement produit dans l'organisme humain ne sert plus aux usages de la consommation organique, ni comme combustible ni comme substance fermentescible ; restant étranger à l'économie organique, et constituant un corps inutile, inutilisable au milieu des processus du renouvellement matériel, il traverse l'organisme sans subir ses transformations ultérieures, et s'en va par les urines et par les autres sécrétions.*

Nous pouvons ajouter que ce n'est point là une hypothèse, et que nous isolons, dans ce travail, la partie hypothétique, de la partie positive, résultat de constatations directes. Par normale production du sucre, nous entendons non-seulement celle qui est due à la transformation des substances amylacées dans l'appareil digestif, mais encore celle qui a lieu normalement dans le foie, dans le tissu musculaire, dans le cerveau, dans les testicules, et dans d'autres tissus encore, où cette production de sucre dépend de la transformation progressive des albuminates. Autant il est peu probable que le glycogène provienne des hydrocarbures, comme le veut *Pavy*, autant il est certain qu'il est formé par les albuminates : il se trouve dans le foie et dans tous les muscles, même après une alimentation exclusivement carnée ; dans les muscles, sa transformation signifie développement de force mécanique, en ce sens que sous l'action musculaire on le voit former de la dextrine, découverte dans les muscles par *Limpricht*, du sucre carné de *Meissner* ou de l'inosite : ces sucres se transforment encore, une partie en acide paralactique, et une partie peut-être en d'autres corps moins connus, mais qui certainement entrent dans la combustion organique.

La transformation du glycogène en sucre, èt du sucre en acide lactique, est un fait de fermentation et non de combustion, mais il prépare la combustion physiologique du sucre dans l'organisme humain.

En l'absence d'un combustible aussi important que l'est le sucre, l'organisme diabétique doit brûler les autres combustibles dont dispose la vie animale, lesquels ne seraient jamais brûlés en aussi grande quantité dans l'organisme sain, car alors ils sont moins combustibles que le sucre ou ses produits. Ceci veut dire que, le sucre manquant au renouvellement matériel, les graisses et les albuminates se brûlent par compensation d'une manière exagérée, et que, grâce à ces combustibles consommés en quantité excessive, la température et la respiration se maintiennent d'abord au degré nécessaire. Si plus tard la température s'abaisse, si la respiration se ralentit, c'est qu'il y a insuffisance de combustible, et non véritable incapacité de la part de l'organisme d'absorber et de fixer l'oxygène. L'organisme respire, les poumons sont capables de faire entrer beaucoup d'air, mais, dans l'organisme, *la quantité d'oxygène qui peut être fixée* est déterminée par la *combustion possible :* l'oxygène qui ne se fixe pas est inutile, et il s'élimine moins d'acide carbonique, eu égard à la quantité des aliments introduits.

Les graisses et les albuminates remplaçant à titre de combustible le sucre devenu inutile, le premier résultat est un grand amaigrissement du malade, une consommation exagérée de ses tissus, bien que sa température se maintienne basse. Cet état a les mêmes résultats que la fièvre, avec une apparence tout opposée ; en effet, dans la fièvre, les hydrocarbures et les albuminates se brûlent à la fois d'une façon exagérée, et la température s'élève : dans le diabète il y a combustion exagérée des albuminates, mais, comme les hydrocarbures ne se brûlent pas, la température arrive à peine à la normale. Si un diabétique pouvait brûler aussi le sucre, il aurait la fièvre la plus violente. Si les mots fièvre et température élevée n'étaient pas devenus synonymes, je dirais que le diabétique a une fièvre aiguë, avec basse température, parce qu'il présente une excessive oxydation des albuminates. Contre cette idée de fièvre, on ne trouverait que ce seul fait : au début, le diabétique qui mange suffisamment, brûle seulement l'albumine circulante, l'albumine qui provient des aliments, et non l'albumine solidifiée, organisée. Considérez que le diabétique à la diète mixte doit à la seule combustion des albuminates alimentaires la possibilité de maintenir une température compatible avec la vie ; aussi en brûle-t-il souvent une quantité fabuleuse, au point d'éliminer jusqu'à 130 grammes d'urée et plus encore, par 24 heures. Si en même temps le sucre se brûlait, et si le malade ne se refroidissait constamment en buvant beaucoup, il atteindrait à une température très-élevée, car dans les fièvres les plus violentes, il ne se produit pas autant d'urée.

Au début du diabète, la température reste sensiblement normale : il n'y a qu'un déplacement de combustion. Plus tard, les graisses et les albuminates disponibles ne suffisent plus et la température s'abaisse : si on pouvait écarter les autres causes de mort, elle s'abaisserait jusqu'à la dernière limite compatible avec la vie.

On ne peut pas reconnaître diverses formes ou espèces, mais seulement divers degrés ou stades du diabète, car tout diabète récent est guérissable par la suppression des aliments sucrés ou saccharifiques, et ne l'est plus, quand il s'est aggravé et quand le sucre persiste dans les urines malgré la diète carnée absolue. Le premier degré du diabète, *diabète des amylivores,* consiste dans la non-utilisation partielle ou totale des sucres végétaux, tandis que les sucres animaux contenus dans la viande, ou produits avec les albuminates, sont encore utilisés. Dans le second degré, *diabète des carnivores*, les sucres animaux contenus dans la viande, ou produits par le glycogène hépatique, sont indécomposables en totalité ou en partie.

La non-combustion du sucre, amenant la combustion exagérée des graisses et des albuminates, nous explique, avec une rigueur mathématique, tous les symptômes et toute la marche du diabète, si bien que nous pouvons dire : si notre théorie est vraie, les symptômes diabétiques doivent être nécessairement ce qu'ils sont, et ils ne sauraient être différents. *L'autophagie, l'amaigrissement général, la perte de poids, la combustion des graisses d'abord, puis des albuminates organiques, la plus longue résistance des organismes qui tendent à la polysarcie adipeuse*, tous ces faits anormaux se produisant dans le renouvellement moléculaire, sont la conséquence physiquement nécessaire de la substitution des graisses et des albuminates, au sucre non-utilisable pour la combustion organique. Un diabétique qui se nourrit de légumes et de pâtes est soumis à une lente *inanition*, et si ces substances ne contenaient pas aussi des albuminates, l'inanition serait beaucoup plus rapide et la mort plus prochaine.

La *faim*, souvent caractéristique du diabète, est l'expression de cette inanition relative, et la conséquence naturelle de la majeure combustion des tissus, surtout quand la diète mixte ne permet pas l'introduction d'une quantité suffisante de combustible utile. Cela est si vrai que, dans le premier degré du diabète, la faim est apaisée en peu de jours, par la diète carnée exclusive avec une quantité de viande *relativement* petite, si on la compare à la quantité d'aliments que le malade absorbait en suivant une diète mixte, riche de féculents.

La *basse température, la moindre fréquence du pouls*, et

souvent la *respiration plus rare*, sont les effets prochains et les symptômes éloquents de la *moindre absorption d'oxygène*, par défaut de combustible organique. Même placé dans une atmosphère surchargée d'oxygène, le diabétique n'en absorbe pas une plus grande quantité ; et, s'il le faisait, ce serait aux dépens de ses albuminates.

La *non-combustion du sucre*, qui implique sa présence dans le sang (*mélitémie*), et la *combustion exagérée des albuminates*, qui amène forcément l'*azotémie*, *sont les causes prochaines et parfaitement intelligibles de la plus grande densité du sang*. Elles sont donc aussi les causes prochaines de la *glycosurie diabétique*, de l'*azoturie diabétique*, et de la *pesanteur spécifique élevée des urines*.

La *densité accrue du sang est la cause prochaine d'une vive attraction d'eau de la part du sang, et cet intense courant endosmotique est la cause active du desséchement de tous les organes et de tous les tissus*, comme aussi de la *polydipsie*.

Le *volume du sang augmenté* par ce courant endosmotique accroît la pression du sang dans les glomérules de *Malpighi*, et devient cause prochaine de la *polyurie diabétique*.

L'excessive densité du sang amène donc la polyurie. Cette densité s'accroît sous l'influence d'une alimentation riche en substances amylacées ou sucrées, et ses conséquences s'aggravent : il résulte donc de ce régime, pour le diabétique, non-seulement un *dommage négatif*, mais aussi un *dommage positif*, par l'aggravation de la polyurie, de la soif, etc. Et comme l'absorption d'une grande quantité d'eau favorise encore l'oxydation des albuminates, et la production de l'urée, l'autophagie est, en réalité, rendue plus rapide par la polydipsie exagérée. Les *fonctions de sécrétions troublées* dans plusieurs organes, l'*altération de nutrition de tous les tissus*, l'*impuissance*, la *cataracte*, l'*as-*

pect *flétri de la peau*, les *dermatoses*, les *furoncles*, les *anthrax*, la *phthisie pulmonaire caséeuse*, les *pneumonies mortelles*, et autres altérations, qu'il serait trop long d'énumérer, résultent du desséchement des tissus, et aussi de l'excessive consommation de leurs albuminates.

On le voit, presque tous les symptômes diabétiques sont le résultat nécessaire d'un seul fait : la non-combustion du sucre dans l'organisme. Dès lors il est clair que le *sucre*, utile à l'homme bien portant, est nuisible au diabétique : d'où obligation d'empêcher que le malade introduise un atome de ce *poison*. En somme, le diabétique a subi une modification dans son type physiologique ; d'omnivore, il est devenu carnivore.

Tout cela résulte directement d'observations prises sur des *hommes vraiment diabétiques*, et non sur des *animaux vivisectionnés* ou *rendus artificiellement mélituriques* ; nous pouvons donc dire que, jusqu'à présent, *notre théorie est essentiellement clinique*. Cherchons à la compléter.

Et d'abord, d'où vient que le sucre est inutilisable dans l'organisme diabétique? pourquoi n'est-il pas soumis à la combustion, et ne se décompose-t-il pas en eau et en acide carbonique?

Il est certain, depuis les travaux de *Ludwig* et de *Scheremetjeffsky*, que le sucre introduit ne se brûle pas directement dans l'organisme sain, comme s'y brûlent l'acide lactique et d'autres substances organiques ; mais que, passant par une série de transformations mal connues dans leurs détails, il finit par se brûler jusque dans ses derniers éléments de dédoublement, en fournissant de l'eau et de l'acide carbonique ; dans le diabète, il doit certainement manquer un processus chimique important dans la série des transformations du sucre, un anneau dans la chaîne normale des processus. Cette absence fait que le sucre ne se brûle pas, et devient inutile à l'organisme, soit parce

qu'il ne subit pas les métamorphoses normales, soit parce
que son caractère chimique est modifié de manière à le
rendre incombustible. C'est ainsi que l'on voit la fibrine,
tout en restant fibrine, passer dans certaines circonstances, de l'état liquide à l'état coagulé.

Le sucre, quelles que soient les transformations subies,
est, en somme, indubitablement plus accessible à la
combustion qui les termine chez l'homme bien portant,
que ne le sont les graisses et les albuminates : chez le diabétique, c'est le contraire qui a lieu ; le sucre résiste plus
que les albuminates et les graisses. *Cela ne peut arriver
que de deux façons :* — ou par défaut de la substance qui
doit transformer le sucre de manière à le rendre accessible
aux transformations ultérieures et à la combustion finale,
— ou bien parce que le sucre est lui-même altéré dans sa
qualité, sous l'influence du processus morbide, et transformé de façon à n'être plus utilisable dans l'organisme.

En d'autres termes, le ferment qui transforme le sucre
en un autre corps normalement combustible, manque dans
le diabète, ou bien il y a de la part du sucre incapacité de
fermenter, de se transformer et de brûler. Telle est la
conclusion logique à laquelle nous ont conduit nos études
cliniques. Ces déductions ont déjà été exposées dans notre
seconde édition italienne du livre de *Niemeyer*, publiée en
1865, et dans notre *Manuel de matière médicale*, publié en
1866.

Maintenant quelle est la cause la plus probable, absence
de ferment, ou incapacité pour le sucre de fermenter?
Hâtons-nous de déclarer que chacune de ces deux causes
peut agir seule, mais que toutes deux peuvent agir en
même temps, et que la preuve objective de l'existence de
l'une n'excluerait pas l'autre ; et il pourrait très-bien arriver que l'absence d'un ferment physiologique, en interrompant la série des transformations du sucre, devînt

cause d'une altération du sucre qui le rendrait incapable de fermenter ou de brûler dans l'organisme.

Quant à la première hypothèse, *défaut de fermentation par absence de ferment*, nous devons rappeler que le ferment transformateur du sucre n'est connu ni dans sa nature ni dans son siége. Son existence est seulement probable ; *personne ne l'a encore positivement démontré, ni chimiquement préparé*. On croit qu'il réside dans le parenchyme de plusieurs tissus, ou dans leurs capillaires. On peut admettre, avec une certitude relative, son existence dans les muscles, car c'est dans les muscles que le sucre carné et l'inosite se transforment, au moins en partie, en acide paralactique. Ce ferment existe aussi très-probablement dans le foie, dont la glycogénèse vitale semble de nouveau confirmée. Je crois à l'existence de ce ferment, pour moi nécessaire, et je crois que son absence peut produire le diabète. Il serait même impossible de trouver une autre cause au diabète, s'il n'y avait pas aussi la possibilité d'une altération qualitative du sucre, altération qui le rendrait *incombustible*, — non pas absolument — mais *relativement aux forces comburantes dont l'organisme dispose*.

Que le sucre produit par le glycogène chez l'homme sain, soit identiquement semblable à la glycose dextrose, cela paraît absolument démontré par *Berthelot* et *de Luca*, qui ont obtenu de la glycose dextrogyre avec le glycogène du foie. Mais il se pourrait que le sucre du sang des *diabétiques* ne fût pas de la glycose dextrose.

L'idée que le sucre du sang diabétique devait différer de la glycose vraie ne m'est pas venue toute seule : j'avais, dans le cours de mes études, fait plusieurs observations qui rendaient la chose très-probable. Pourtant je ne pensais qu'à un sucre semblable à la glycose commune, et destiné à rester glycose, mais placé un peu en dehors de la série des transformations normales du sucre dans l'état physiologique, peut-être par une pénétration prématurée dans la circulation sanguine. Je pensais que ce sucre pouvait différer de la vraie glycose par une moindre fermentescibilité dans le sang, propriété qui pouvait le soustraire à la combustion : ou bien, si une fermentation préalable du sucre dans l'organisme n'était pas nécessaire, j'imaginais qu'il pouvait être directement moins combustible. La substance fibrinogène ou bradyfibrine, que l'on rencontre parfois, et notamment dans les exsudats pleurétiques, diffère uniquement de la fibrine par sa tardive coagulation ; de même une oxydation tardive où manquante aurait pu distinguer le sucre diabétique de la vraie glycose, sans qu'il existât aucune autre différence entre le sucre du sang normal et le sucre du sang diabétique.

La chimie moderne a des limites trop étroites, et les exemples sont nombreux de corps grandement différents entre eux, bien que la chimie ne puisse les distinguer. *Bernard*, ne pouvant trouver une différence chimique certaine entre la curarine et la strychnine, est arrivé à cette sentence mémorable, que la vie était leur seul réactif certain, puisque ces deux corps produisent des effets opposés, bien qu'en chimie on ne puisse pas leur trouver un réactif différentiel. En tenant compte de cela, il n'y a aucune nécessité, aucune convenance scientifique à ajouter une foi absolue aux réactions chimiques pour la réponse à la question posée, et de tenir pour absolument identiques deux corps, pour ce seul fait qu'ils donnent les mêmes réactions avec les agents chimiques connus jusqu'ici. Nos connaissances sur les transformations du sucre dans l'organisme humain ne sont-elles pas des plus incomplètes ? Nos moyens de différencier les divers sucres et leurs variétés ne sont-ils pas des plus pauvres et des plus limités ? Que savons-nous de tous ces sucres

que l'on rencontre dans l'organisme humain ? Il faudrait
être trop chimiste, et trop peu physiologiste, pour croire
que deux sucres qui réagissent de la même façon avec la
potasse caustique, ou avec les liqueurs de Trommer ou
de Fehling, soient pour cela le même sucre ! — La même
manière de se comporter à l'égard des réactifs chimiques
ordinaires ne suffirait donc pas pour nous convaincre
que le sucre existant dans le sang des diabétiques soit, et
ne puisse être autre chose que de la véritable glycose.

Cette manière de voir a trouvé un important appui
dans ce fait, que l'on a plusieurs fois observé dans l'urine
des diabétiques des corps différents de la glycose. Ainsi,
Vohl y a constaté, après la disparition momentanée du
sucre ordinaire regardé comme de la glycose, l'apparition
d'un sucre non fermentescible, qui lui a paru être de
l'inosite, qui en était peut-être, mais peut-être aussi un
autre sucre; à coup sûr ce n'était pas de la glycose. *Campani* a trouvé aussi, dans les urines diabétiques d'un malade de *Burresi*, un corps organique qui réduisait la solution de Fehling avec une puissance égale à quatre fois
celle de la glycose; ce même corps fut précipité par l'acétate basique de plomb, et se montra dépourvu de tout
pouvoir rotatoire : c'était très-probablement un sucre
transformé, un sucre anormal, non encore chimiquement
établi.

Un troisième fait intéressant sur ce point, est celui que
Pavy a cité : le sucre disparaissant chez les animaux
rendus artificiellement diabétiques, par une injection de
bicarbonate de soude dans le sang. *Saikowsky* a montré
que l'on ne peut rendre méliturique ni avec la piqûre
diabétique, ni avec le curare, un animal empoisonné
avec l'arsenic : cela démontre que la présence, dans le
sang, de certaines substances, peut et doit exercer une
influence sur l'action du ferment ou sur la fermentesci-

bilité du sucre : il est vrai que l'arsenic pourrait directement empêcher la fermentation du glycogène, mais quant au bicarbonate de soude, qui fait disparaître le sucre anormal déjà existant, il semble qu'il aide vraiment le sucre à devenir fermentescible et par là combustible (1). Il en est de même jusqu'à un certain point pour les substances pyrophlogogènes, sous l'influence desquelles, selon *Muller* d'Iéna, il se développe dans le sang des diabétiques fébricitants, de l'acide diacétique aux dépens du sucre diabétique.

Un quatrième point d'appui, très-important à notre avis, nous a été fourni par notre propre observation clinique sur l'inégale tolérance de l'organisme diabétique pour les différents sucres : la glycose vraie, dextrose ou lévûlose, est mieux tolérée par l'organisme que le sucre de lait ; le sucre de canne est le plus pernicieux pour l'organisme, comme aussi celui que fournit la transformation de l'amidon. Chez les diabétiques amylivores, les sucres autochthones sont parfaitement tolérés ; ils ne le sont plus chez les diabétiques carnivores, et font apparaître dans les urines un sucre semblable à celui que l'on rencontre dans les urines des diabétiques amylivores mis à la diète mixte. Évidemment, à certains moments du diabète, certaines espèces de sucre peuvent encore être élaborées et brûlées ; d'autres ne le peuvent plus, mais subiront néanmoins certaines modifications, car toutes aboutiront à être d'une même espèce, que l'on retrouve seule dans les urines. Ce fait démontre moins l'absence du ferment qui doit rendre le sucre combustible, que la transformation en un sucre nouveau de toutes les espèces de sucre introduites ou produites dans l'organisme diabétique. Cette transformation anormale des substances sucrées dans l'organisme diabé-

____

(1) Voyez la note à la fin de la XVIᵉ leçon.

tique doit s'accomplir sous une influence morbide particulière, qui pourrait être reherchée dans une *altération du ferment normal :* celui-ci, au lieu de décomposer le sucre en des
corps directement combustibles, ou du moins en des corps
qui commenceraient la série des transformations combustibles du sucre, le transformerait seulement en un sucre anormal, nouveau chez le diabétique, et résistant à la
combustion dans les tissus et dans le sang.

J'ai donné, en 1865, le nom de *paraglycose* à ce sucre
nouveau du sang diabétique, sucre semblable à la glycose
par ses réactions chimiques, mais en différant par ses
réactions vitales, c'est-à-dire par sa plus grande résistance
aux processus normaux de transformation et de fermentation, qui devraient le rendre complétement combustible
dans l'organisme vivant : et, considérant que l'on ne pouvait pas nier l'identité du sucre contenu dans les urines
diabétiques avec la glycose, ni chimiquement ni physiquement, j'ai admis que cette paraglycose du sang pouvait
peut-être éprouver dans les reins une modification qui
la convertissait en véritable glycose.

Cette hypothèse, d'une différence entre le sucre diabétique du sang et celui des urines, était une idée fondée
et, à certains égards, justifiée, mais ce n'était toujours
qu'une simple hypothèse, comme l'hypothèse de *Pavy*,
tant que manquait la preuve directe et positive du fait
supposé.

Pour faire cette preuve, et garantir l'exactitude de nos
recherches, nous avons appelé à notre aide le professeur
Paladino, qui a bien voulu nous prêter son concours, ce
dont nous le remercions vivement.

Nous avons pratiqué, en juin 1872, quatre saignées
chez nos diabétiques de la clinique : en mars 1873, nous
en avons pratiqué quatre autres. En 1872, nous avons
examiné isolément le sang des quatre premières ; en 1873,

pour expérimenter sur une quantité plus grande de sucre diabétique, nous avons réuni le sang des quatre dernières saignées. Le résultat obtenu fut dans la première comme dans la deuxième expérience, la constatation d'une évidente et importante différence physique entre le sucre du sérum sanguin et celui des urines chez les mêmes malades. Le procédé employé par nous fut le suivant :

Pendant plusieurs jours, les malades furent préparés par un régime riche en substances amylacées et sucrées, et les saignées furent faites aux heures où les analyses de chaque miction montraient les urines plus chargées de sucre. Après la saignée, le sang fut conservé dans de la neige, précaution nécessaire surtout en juin, mais encore utile en mars, bien que le temps fût assez frais le jour de l'expérience. Après avoir séparé le sérum du coagulum, on examina une petite quantité du premier avec la *solution de Fehling* et on obtint une réduction manifeste. Sur une autre portion du sérum on évalua la quantité de sucre qu'il contenait : pour les cas de 1872, deux avaient un peu moins et deux un peu plus d'un demi p. 100 : dans le sérum réuni des quatre saignées de 1873, la quantité exacte du sucre contenu fut de 8 p. 1000 (1).

Après cela, *on passa à l'examen des propriétés physiques* de ce sucre, examen accompli avec un excellent *polarisateur de Soleil-Ventzke*, prêté par le professeur *de Luca :* le résultat fut, que *le sucre du sang diabétique ne polarisait pas.* On voulut encore l'examiner au polarimètre, après avoir ajouté de l'acide sulfurique, mais il ne polarisa pas davantage. Il résulte évidemment de ce fait que, *dans le diabète il-y a une différence qualitative entre le*

_____

(1) D'après *Claude Bernard* la quantité de sucre contenue *normalement* dans le sang est de 1ᵍʳ,20 à 1ᵍʳ,40 pour 1000 dans les artères, et de 0ᵍʳ,75 dans les veines, à part la veine cave qui contiendrait la même quantité de sucre que les artères. Ceci démontre, pour le dire en passant, que le sucre se brûle évidemment dans les capillaires et dans les tissus. (*Note du traducteur.*)

sucre du sang et celui des urines. Les expériences instituées pour cela, et répétées plusieurs fois avec toute l'exactitude possible, ont donné pour résultat constant : *le sucre du sérum sanguin des diabétiques est absolument semblable à la glycose des urines diabétiques, soit pour les réactions chimiques, soit pour la faculté de fermenter sous l'influence de la levûre, et de donner de l'acide carbonique et de l'alcool ; il en diffère uniquement en cela, qu'il ne polarise pas la lumière.*

Pour enlever tous les doutes, cette expérience a été entourée de toutes les précautions possibles, et répétée dans les circonstances les plus variées. Après avoir examiné le sucre du sérum du sang d'un diabétique carnivore, c'est-à-dire mis à la diète carnée exclusive, on a examiné celui d'un diabétiqne amylivore, mis tout exprès à une diète riche en farineux et en sucres, et dont les urines étaient surchargées de sucre : on eut toujours le même résultat. Nous avons ensuite répété deux fois l'expérience sur le même diabétique placé une fois à la diète carnée exclusive, et l'autre fois à une diète exclusivement amylacée et sucrée ; le résultat fut toujours le même : réduction évidente de la solution de Fehling et du sous-nitrate de bismuth, réaction très-nette avec la potasse, résultat négatif avec le polarimètre. Ces expériences comparatives avaient aussi pour but de voir si le sucre du sérum sanguin est le même chez les diabétiques carnivores et chez les amylivores, malgré son origine différente, car il semblait possible que le sucre provenant des amylacés contînt un peu plus d'eau et pût se comporter un peu différemment. Il importait encore de recueillir une preuve nouvelle de l'identité de nature du diabète, différent seulement par le degré, quelque soit la provenance du sucre.

On a pensé aussi à obtenir la plus grande quantité

possible de sucre dans le sérum à examiner. Le hasard nous favorisa en nous envoyant un diabétique qui émettait plus de 500 gram. de sucre par jour, quantité qui, sous l'influence d'un régime riche en substances amylacées ou sucrées, arrivait à dépasser 1 kilogramme.

Puis, dans l'hiver 1873, on pensa à saigner en une fois quatre diabétiques, aux heures où des observations répétées avaient montré les urines les plus chargées de sucre : ces quatre malades, sous l'influence d'une diète amylacée et sucrée, produisaient à eux tous, *plus de* 3 *kilogrammes de sucre dans les* 24 *heures.* Cela créait des circonstances exceptionnellement favorables. Le sang réuni, et coagulé à froid au moyen de la glace, fournit 256 centimètres cubes de sérum, dans le meilleur état.

Une *petite* portion de ce sérum fut soumise isolément à l'analyse chimique la plus complète. Le poids spécifique était de 1026, la réaction légèrement alcaline : pour l'analyse du sucre, on sépara l'albumine avec l'acide nitrique, et en outre par l'ébullition, puis on filtra l'urine : le liquide obtenu et reconnu exempt d'albumine, fut saturé de potasse caustique (à cause de l'excès d'acide nitrique) : après cela on rechercha le sucre, d'abord par la méthode cupro-potassique, puis par la potasse seule, et enfin par la potasse et le magistère de bismuth. Par ces trois méthodes on eut une réaction très-nette. L'analyse quantitative avec la solution titrée de Fehling récemment préparée, et contrôlée au point de vue de son exactitude, donna pour résultat une proportion de 8 gram. par litre.

La *grosse* portion du sérum, destinée à l'examen par le *polarimètre*, fut ainsi préparée. Afin de rendre ce sérum complétement limpide et transparent, et pour enlever surtout toute trace d'albumine, on le soumit à la température de 60 à 70° centigr. En même temps on y ajouta deux gouttes d'acide acétique, puis on filtra : on ajouta au liquide de l'acétate de plomb, et on filtra de nouveau. Il fallut répéter plusieurs fois cette opération ; comme le liquide qui traversait le filtre de papier contenait un excès d'acétate de plomb, on le traita avec l'hydrogène sulfureux, et, comme il restait un peu jaunâtre, avec le charbon animal. Après cela le liquide était complétement limpide. Bien qu'il fût constaté que le polarimètre donnait un résultat trés-évident avec une solution de 5 parties de glycose dans 1,000 parties d'eau, on voulut néanmoins concentrer le sérum au bain-marie, de manière à obtenir 15 parties de sucre pour 1,000 du sérum très-limpide, parfaitement transparent, et privé des plus petites traces d'albumine pouvant troubler les résultats donnés par le polarimètre.

Pour établir une comparaison exacte entre le sucre du sang diabétique et le sucre des urines diabétiques, on voulut aussi soumettre l'urine, qui ne contenait pas d'albumine, au même traitement avec l'acétate de plomb, l'hydrogène sulfuré et le charbon animal, afin de la décolorer.

Le polarimètre a été le même que dans les expériences précédentes. Et le résultat a été le même : *constamment l'urine a dévié à droite : le sérum sanguin est resté indifférent.*

Cependant l'analyse chimique nous démontrait bien que le sucre était en quantité suffisante dans le sérum. En fait, on y trouvait une substance qui : 1° réduisait le réactif cupro-potassique et donnait toutes les autres reactions chimiques de la glycose; 2° était capable de fermenter et de fournir, avec la levûre de bière, de l'alcool et de l'acide carbonique; 3° le liquide présentait une concentration du sucre à *un et demi* pour 100, quand le polarimètre employé était très-sensible à une solution d'un demi pour 100; 4° après un traitement convenable avec les acides, on n'a pu obtenir aucune inversion ; le sucre est resté indifférent (1).

Il est donc bien démontré que *le sucre du sang diabétique est différent du sucre des urines, malgré leurs réactions chimiques semblables ; le premier mérite donc d'avoir un nom à lui, le nom de paraglycose, pour le séparer de la véritable glycose dextrogyre que l'on trouve dans les urines diabétiques.*

Si cette démonstration peut se concilier avec l'idée d'une altération qualitative du ferment qui, chez l'homme sain, prépare le sucre à sa complète combustion, elle n'exclut pas non plus la possibilité du manque complet de ferment, résultat de l'inaction de l'organe chargé de le produire ; l'absence de ce ferment peut très-bien être cause de l'altération qualitative du sucre, dans le sang diabétique. Du reste, le fait de la non-combustion du sucre dans l'organisme diabétique, rapproché du fait d'un sucre différent dans le sang et dans les urines des diabétiques, nous oblige à conclure que : la cause organique productrice du diabète, et particulièrement de la glycosurie diabétique, consiste en *un trouble fonctionnel d'un ou de plusieurs organes ou tissus*, chargés, chez l'homme bien portant, de régulariser les transformations du sucre introduit ou produit dans l'organisme, — trouble fonctionnel que l'on ne saurait imaginer indépendant d'une altération nutritielle ; desdits organes ou tissus. Ou bien l'organe malade ne produit plus le ferment, ou bien l'organe malade (peut-être en produisant un ferment anormal) fait lui-même subir au sucre une altération qui le rend inapte à l'oxydation dans l'organisme vivant.

---

(1) Il faut faire cette réserve quant à l'inversion, pour l'expérience de 1873 : on ne fit l'addition d'acide sulfurique qu'après avoir déjà employé beaucoup de sérum aux autres recherches : la quantité de sucre, dans ce dernier essai, était peut-être moindre qu'il ne faudrait pour un résultat certain et évident. *Note de l'auteur.*)

Je répète encore que *je n'entends pas parler* d'un sucre *absolument* infermentescible, intransformable, incombustible; je veux seulement dire que le *sucre diabétique du sang* ou *paraglycose*, qui n'est pas utilisé *dans l'organisme vivant* pour les besoins de la combustion auxquels le sucre normal sert chez l'homme sain, *n'est pas ultérieurement transformé et reste incombustible*, DANS LE MILIEU AMBIANT ORGANIQUE *où il est placé*, c'est-à-dire *relativement* aux forces transformatrices et comburantes dont l'organisme dispose. Hors du corps vivant, et sous l'influence des agents chimiques, il devient certainement fermentescible, combustible : dans l'organisme lui-même, après avoir abandonné le sang, il est transformable en glycose vraie, en dextrose, car si le sérum du sang diabétique ne polarise pas, l'urine du même malade polarise à droite, comme toute solution de glycose; et ce fait nous oblige à admettre qu'en traversant les reins, le sucre du sang diabétique se transforme en glycose, peut-être par oxydation, comme font les produits de décomposition des albuminates qui, dans les reins, se transforment en urée par oxydation.

Je dois cependant faire remarquer ici que *la paraglycose du sang diabétique n'est peut-être pas toujours dans les urines à l'état de glycose dextrogyre :* il semble que parfois *une partie de la paraglycose passe inaltérée dans les urines.* Il semble que cela arrive toutes les fois que, comme l'a observé *Tscherinoff*, l'appareil polarisateur indique moins de sucre dans les urines que ne fait l'analyse chimique. Après notre découverte d'un sucre ne polarisant pas, cette remarque de *Tscherinoff* nous paraît facile à expliquer ainsi : une partie de la paraglycose est transformée en glycose, probablement dans les reins, une *partie* ne l'est pas, et passe inaltérée dans les urines.

Mais quel est le tissu ou organe qui, exerçant son influence perturbatrice sur les processus normaux de transformation des sucres dans l'organisme vivant, fait que le sucre n'est pas utilisable dans le sang diabétique, et se transforme en paraglycose? En d'autres termes, dans quel tissu ou organe devons-nous placer le *siége exact du processus diabétique* ?

A cette demande, il est encore aujourd'hui difficile de répondre. Ici commencent les conjectures plus ou moins probables, basées sur nos expériences et sur quelques autopsies. Cependant, avant de traiter cette question directement, voyons ce que nous apprennent nos observations, sur l'étiologie du diabète : cette étude objective éclairera beaucoup l'entité du processus diabétique, son siége et son traitement.

TREIZIÈME LEÇON

Étiologie du diabète.

MESSIEURS,

Nos recherches anamnestiques, quant aux causes probables du diabète sucré, dans les nombreux cas que nous avons observés, n'avaient pas pour but unique de constater s'il y avait eu une influence traumatique, ou des émotions morales, ou des refroidissements, etc., comme cela se fait si souvent dans les cliniques et dans la clientèle privée ; elles étaient surtout dirigées par notre conception dominante, qui nous fait considérer le diabète comme une maladie du chimisme organique, une anomalie du renouvellement matériel. Rien n'est plus périlleux, si vous voulez établir l'étiologie d'une maladie, que de demander et redemander au malade si, par exemple, il n'a pas éprouvé d'émotions morales, ou s'il n'a pas été exposé à des influences rhumatismales. Il faut bien savoir que ces influences sont si communes, que l'on rencontrera difficilement un homme assez heureux, assez fortuné pour pouvoir répondre par un «non» bien net à ces demandes, et puis beaucoup de malades interrogés et réinterrogés finissent par répondre affirmativement, les uns par sottise, parce qu'ils croient que cette circonstance est très-importante pour le médecin et leur vaudra un traitement plus énergique, les autres parce qu'à la fin ils croient vraiment qu'ils ont dû être soumis à un moment donné à l'une de ces causes que l'on recherche avec tant d'insistance; d'autres enfin se rappelleront quelque légère influence morale ou rhumatismale, quelque petit traumatisme, etc., éprouvés il y a bien longtemps, qui ne leur avait fait aucune impression, et n'avait eu en réalité aucune importance, mais qui en prend une de plus en plus grande à leurs yeux, après les questions réitérées qu'on leur adresse à ce sujet. Nous avons cherché, dans chaque cas, à établir les moments étiologiques probables, sans exercer la moindre pression sur le malade, sans l'importuner, mais sans nous contenter de notions vagues et générales : quand il s'agissait d'émotions morales, tenant compte de ce fait que celles-ci ne veulent pas toujours être spécifiées, mais doivent pourtant l'être quelquefois, nous n'avons jamais manqué de demander si l'émotion avait été très-profonde, si elle avait gravement secoué l'esprit du malade, si elle avait pendant longtemps exercé une action déprimante sur l'énergie morale, sur les forces musculaires, sur la nutrition du malade, ou bien si son influence avait été plutôt passagère.

Mais il est un autre genre de demandes auquel nous avons cru devoir donner une grande importance dans nos recherches anamnestiques; nous avons insisté sur celles qui ont trait *à l'ensemble des conditions* dans lesquelles vivaient les malades. Si vraiment le diabète est une maladie du renouvellement matériel, comme nous le pensons, il faut considérer qu'il tire son principal élan des *influences extérieures* auxquelles est constamment *soumis l'organisme vivant* : et il semble naturel de penser qu'une influence quelconque, mais *non parfaite en hygiène*, doit, *en agissant trop longtemps sur notre organisme, et contraignant certains organes donnés à un fonctionnement exagéré*, sans leur accorder un repos physiologiquement nécessaire, cette influence doit à la fin altérer la structure intime de ces organes, si par leur constitution ils ne sont pas assez résistants, et épuiser leur fonctionnement chimique. Ici c'est le genre de vie habituel des malades, et leur constitution organique, qui méritent la principale attention. Dans le diabète il s'agit du *sucre*, qui ne se tranforme pas normalement, et n'est plus décomposable en eau et acide carbonique. Puisque dans l'état physiologique, la transformation et la combustion finale du sucre sont dues au fonctionnement de certains organes, à des sécrétions-ferments, il doit y avoir, dans le diabète, un ou plusieurs de ces organes qui ne fonctionnent plus régulièrement, qui ne fournissent plus leur sécrétion-ferment normale. Quelle est *la cause la plus naturelle et la plus simple* de cette cessation ou altération de fonctionnement de la part de l'organe qui, en santé, transforme utilement le sucre? A coup sûr, c'est l'épuisement de ses forces productives par excès de fonctionnement, par absence de repos, c'est l'abus persistant des farineux et des sucreries.

On doit vraiment s'étonner que ces idées si simples et si naturelles n'aient pas dès longtemps conquis la généralité des auteurs, et que l'on n'ait jusqu'ici attribué aucune importance ou à peu près, à des circonstances étiologiques aussi prochaines que le sont l'*organisation* et l'*alimentation habituelle* de l'individu dans le diabète sucré. Je ne peux m'expliquer cela qu'en admettant que les études étiologiques sur le diabète ont été déviées par les brillantes découvertes de *Bernard*, et par les spéculations théoriques de tant d'autres sur la nature du diabète. La piqûre diabétique et la glycogénèse hépatique, découvertes physiologiques très-importantes, ont fait oublier le point de vue le plus simple, dans l'étude de la cause fondamentale du diabète. Le système nerveux devenait le point de départ étiologique obligé du diabète, et quand les nerfs ne suffisaient pas, on utilisait le glycogène produit par la *viande* absorbée.

Pour moi, surpris de la fréquence extraordinaire du diabète dans ce pays, et de sa rareté en Allemagne et en Autriche, où l'entrée d'un diabétique dans une salle de clinique est un événement, je suis vite arrivé à supposer, que la raison d'une aussi grande différence devait être recherchée surtout dans les habitudes différentes des peuples, et dans les diversités des races, relativement au dépérissement héréditaire des familles. Et vraiment il y a toutes les différences possibles entre les populations italiennes méridionales et teutoniques septentrionales. *Ici*, alimentation surtout, et souvent uniquement, composée de farineux et de fruits, avec grand abus des sucreries ; — oisiveté ou tout au moins vie facile, avec peu de fatigue musculaire ou nerveuse, peu de promenades, et sommeil après le dîner ; — climat chaud, dans lequel on brûle et surtout on oxyde moins ; — moindre croisement de races et très-fréquents mariages entre parents ; — abus séculaire et inouï de saignées, purgatifs, vésicatoires, frictions mercurielles, sans aucun but rationnel, abus qui, pendant plusieurs siècles, et jusqu'à ces dix dernières années, a exercé son influence déprimante : — *là*, une alimentation

ordinairement mieux mélangée, et surtout moins de fruits
et de douceurs; vie active, labeur sans lequel on mourrait
de faim, fatigues musculaires et application mentale per-
sévérante, gymnastique, promenades quotidiennes rendues
obligatoires par les habitudes de famille, exercices mili-
taires, mouvement après le repas; — climat frais, même
froid, qui fait brûler et oxyder beaucoup plus, dans lequel
les hydrocarbures se digèrent mieux, tandis que le renouvellement moléculaire est plus rapide; — croisement
de races plus fréquents; — médecine réparatrice et thérapeutique rationnelle introduites depuis plus longtemps
sans avoir été précédées, comme chez nous, par ces terribles systèmes débilitants. — De cette étude comparative
est résultée pour moi la conviction que la *véritable étiologie du diabète*, celle qui est supérieure aux théories et aux
spéculations pathogénétiques, doit se trouver dans l'ensemble des conditions de vie des malades, et mon attention fut vite amenée sur les questions d'hérédité, d'alimentation et de repos, causes les plus faciles à saisir, parmi
toutes les autres causes déprimantes qui peuvent agir sur
les individus ou sur les peuples.

Telles sont, selon moi, les *véritables causes prédisposantes* du diabète sucré.

Étudions d'abord l'*hérédité*, ou plutôt la *disposition de
famille à contracter le diabète*. Si l'on entend par là une
hérédité directe, une disposition congénitale dans une
famille, il est bien vrai que les cas connus et constatés ne
sont pas très-nombreux, quoique plusieurs auteurs en
aient enregistré. Ainsi *Rondelet*, qui vécut de 1507 à 1566,
cite trois cas dans lesquels le diabète fut transmis héré-
ditairement de père en fils. *Morton*, qui vécut dans la seconde moitié du dix-septième siècle, vit malades du diabète, une fois le père et le fils, et une autre fois un enfant
dont les trois frères étaient morts de la même maladie.

Isenflamm parle de huit frères diabétiques, et *G. P. Frank* de deux ; *Seegen* rapporte dix cas dans lesquels les malades eurent des frères morts diabétiques ; dans quatre le père était mort aussi du diabète : dans notre observation XVIII, une sœur plus âgée prit le diabète plusieurs années après que la plus jeune eut été guérie, et plus tard encore un de leurs frères devint malade ; leur mère à tous était morte phthisique, peut-être par l'effet d'un diabète méconnu ; dans l'observation XXXIV nous trouvons la fille d'un diabétique mort phthisique ; l'observation LVII est celle d'un homme qui avait déjà perdu deux frères du diabète ; l'observation C est relative à un diabétique de 38 ans, qui avait une sœur de 12 ans, également diabétique. J'accorde volontiers que le diagnostic du diabète sucré n'était que rarement établi, il y a quelques années, par nos médecins de province, et il m'arrive souvent de voir en consultation des phthisiques moribonds, qui ont du sucre dans les urines, qui sont amaigris et polyuriques depuis des années, sans que l'on ait pensé au diabète. Malgré tout cela, il me paraît indubitable que l'hérédité directe et la disposition directe dans une famille ne peuvent que rarement être *démontrées*. Cependant on ne doit pas exclure la possibilité *d'une disposition au diabète préparée dès longtemps dans les familles*, car l'appauvrissement organique, ou l'affaiblissement constitutionnel progressif, se transmettant de génération en génération, amènent aussi l'affaiblissement de l'organe chargé de transformer utilement le sucre, son épuisement facile, et par conséquent le diabète. C'est ainsi que se préparent de longue main dans les famille plusieurs autres maladies reconnues aujourd'hui héréditaires ou tout au moins tenues pour maladies de familles, comme l'épilepsie, les maladies mentales, la phthisie, l'athéromasie, le carcinôme, la polysarcie, la goutte, la calculose rénale, etc. Dès que le diabète est une maladie du renouvellement moléculaire, il *faut bien* admettre une certaine prédisposition constitutionnelle, pour qu'il épargne de très-nombreux individus, vivant dans les mêmes conditions que ceux qui deviennent malades, ou dans de pires encore. Il s'agit toujours là d'une résistance plus ou moins grande à des influences nuisibles ; chez un individu débilité, l'organisme entier est plus vulnérable, moins résistant aux influences extérieures, et, chez un autre, ce sont certains organes et tissus qui résistent moins, et que ces influences pourront frapper.

En tous cas, on doit reconnaître que, *jusqu'à ce jour*, le nombre des cas dans lesquels le diabète peut être considéré comme héréditaire, où il frappe un grand nombre de membres de la même famille, est trop petit pour ne pas laisser la plus grande place aux *dispositions personnellement acquises*.

Je suis persuadé que ces dispositions acquises sont dues surtout à l'*abus des farineux et des sucreries*, comme de tous les aliments et de toutes les boissons qui contiennent beaucoup de sucre. Depuis que j'étudie attentivement cette question, je n'ai rencontré que bien rarement un diabétique qui n'eût pas fait abus des farineux et des douceurs, tant parmi les Italiens que parmi les étrangers et surtout les Maltais, qui abusent singulièrement de ces aliments. L'expérience m'a montré le diabète extrêmement fréquent dans le sud de l'Italie et dans l'île de Malte. Sur mes 168 cas, j'ai constaté 161 fois cet abus des aliments amylacés ou sucrés, avec défaut d'aliments albumineux : mes malades riches ne mangeaient de la viande qu'une ou deux fois par semaine, et les pauvres une ou deux fois dans l'année, aux grandes fêtes. Je dois ajouter que 56 de mes malades avouèrent avoir fait un abus vraiment extraordinaire de fécules et de fruits ; c'étaient de véritables gloutons. Dans 28 cas, il y avait abus spécial et quotidien de sucreries, gelées douces, sirops, une consommation extraordinaire de sucre de canne : ainsi le malade de l'observation XXX avait toujours du sucre dans la bouche et plein ses poches, celui de l'observation XXVII prenait chaque soir trois ou quatre de ces copieuses gelées sucrées que l'on fait à Naples, et ainsi de suite. Dans 7 cas seulement, sur 168, on n'a pas pu constater un véritable abus des fécules et des sucreries.

Ajoutons encore qu'en Angleterre, en Allemagne, en France, les individus qui abusent du sucre et des substances saccharifiques fournissent le principal contingent des diabétiques. Ainsi, dans la Thuringe, où, selon *Ruickoldt*, le diabète est beaucoup plus fréquent que dans aucune autre partie de l'Allemagne, le peuple vit presque exclusivement de farineux et ne mange que très-peu de viande. De même en Normandie, où l'on boit beaucoup de cidre doux, il est plus commun que dans aucune autre partie de la France. Dans l'île de Ceylan, où *Christie* a rencontré si fréquemment le diabète, les habitants se nourrissent d'aliments chargés de sucre, parce que leur religion proscrit presque absolument l'usage de la viande.

La plus grande fréquence du diabète parmi les Juifs d'Allemagne, que parmi les chrétiens, surtout protestants, semble dépendre bien plutôt de leur alimentation différente, que d'une prédisposition particulière du système nerveux chez les Juifs : si l'éréthisme seul suffisait à expliquer cette plus grande fréquence (selon *Seegen* on verrait à Carlsbad, sur 100 diabétiques, 25 Juifs), les femmes devraient fournir un très-grand nombre de malades, tandis que le plus souvent le nombre des hommes dépasse celui des femmes. Je me suis aussi assuré que le diabète est très-fréquent, dans l'Amérique, parmi les nègres des plantations de sucre, qui, surtout au moment de la récolle, sucent la liqueur douce de la canne ; ils reconnaissent eux-mêmes qu'ils ont le diabète, en voyant les mouches et les fourmis accourir en foule vers leur urine sucrée (1).

Ce fait est en complet accord avec notre théorie. Cet organe, dont le fonctionnement régulier est nécessaire pour l'utile transformation du sucre, épuisé par la fatigue excessive et continuelle, et participant à la médiocre nutrition qui résulte de l'usage d'aliments pauvres en albuminates, cet organe devient malade à la fin, et ne fonctionne plus régulièrement. Souvent la maladie débute par une glycosurie passagère, ou un diabète intermittent, et puis finit par un diabète continu : les abus temporaires affaiblissent momentanément l'organe en question ; mais, trop souvent répétés, ils finissent par l'épuiser tout à fait, par le faire dégénérer ; la conséquence est un diabète grave. Considérée ainsi, l'étiologie du diabète fournit un point d'appui très-important à notre théorie sur la pathogénèse du diabète.

L'abus des aliments farineux et sucrés agit donc dans un double sens : il diminue la résistance organique générale, et affaiblit encore l'organe chargé spécialement de la transformation des sucres. Cet abus n'amènera pas chaque fois, et chez chaque individu, le résultat que nous signalons, mais maintenu pendant plusieurs générations, il le produira ou chez le sujet le plus faible d'une famille, ou chez plusieurs sujets collatéraux, parfois chez le père et le fils. Il est cependant peu probable qu'il puisse s'établir une véritable transmission héréditaire, car ce fait serait le résultat d'un dépérissement si considérable qu'il

____

(1) Plusieurs de nos malades se sont aussi aperçus de leur maladie, en voyant les mouches sucer leurs urines : quelquefois ils m'ont dit aussi que certains chiens venaient boire avec avidité les urines de leurs maîtres diabétiques.
(*Note de l'auteur.*)

entraînerait rapidement la disparition de la famille ainsi atteinte.

L'*oisiveté* est indubitablement une *autre cause prédisposante*, importante quand elle s'ajoute à la première. Elle comporte en effet une moindre consommation organique, une moindre combustion des hydrocarbones, une accumulation de sucre dans l'organisme. Si le sucre est introduit *en excès*, si l'organe transformateur est peu énergique, la moindre combustion du sucre, résultat d'un moindre besoin de combustible, ne crée évidemment pas des conditions favorables à la consommation complète de ce sucre : la puissance transformatrice n'est alors ni stimulée ni renforcée, le ferment n'est plus suffisant, et le diabète peut survenir à la moindre occasion. — Parmi nos cas, aucun malade ne menait une vie très-active : à peine si quelques-uns menaient une vie active, comme on l'entend ici. En général, leurs conditions de fortune, leurs habitudes de famille, leur profession les retenaient dans une vie sédentaire ; ils dormaient beaucoup, se couchaient après les repas, détestable habitude, qui favorise l'inertie des organes digestifs : dans ces conditions-là, le renouvellement matériel ne saurait être ni assez vif ni assez énergique. Nos diabétiques pauvres n'avaient presque jamais une profession demandant une grande activité musculaire, comportant de grandes fatigues, et quand cela arrivait par hasard, ils ne l'avaient pas exercée longtemps, et vivaient dans de très-malheureuses conditions. Sur 168 cas de diabète observés par moi, je trouve :

> 55 propriétaires, dont trois absolument oisifs, et les autres adonnés à une vie commode et luxueuse, sans aucune fatigue ;
>
> 23 prêtres, habituellement oisifs et très-amylivores, comme ils le sont dans ce pays ;
>
> 13 médecins, dont trois médecins de ville, à vie très-

facile, et un extrêmement pauvre et soumis à une détestable alimentation (1) ;

11 avocats ou notaires, vie sédentaire (2) ;

7 négociants, l'un d'une vie très-facile et absolument sédentaire ; les autres se déplaçaient, mais jamais assez pour se fatiguer ;

6 employés, vie sédentaire ;

5 maçons, se lassant et mal nourris : l'un d'eux n'exerçait plus de profession depuis plusieurs années ;

4 tailleurs, vie sédentaire, cela va de soi ;

4 paysans, vie fatigante, mais alimentation absolument insuffisante ;

2 orfévres ;

2 menuisiers, un de 19 ans encore apprenti et se fatiguant peu, et l'autre sans travail depuis plusieurs années ;

2 étudiants ;

1 pharmacien, toujours dans sa pharmacie ;

1 vétérinaire ;

1 ingénieur, revenu depuis longtemps à une vie oisive ;

1 architecte ;

1 fermier de fabriques ;

1 artiste dramatique ;

1 mime de théâtre ;

1 cocher, métier très-commode à Naples ;

1 peintre de voitures ;

(1) Le nombre relativement considérable des médecins s'explique par une découverte plus facile de leur propre maladie : en outre, 9 seulement de ces médecins diabétiques étaient italiens ; les autres étaient allemands et m'ont consulté par lettres.

(2) Plusieurs autres avocats sont déjà compris dans les 55 propriétaires, parce qu'ils menaient plutôt la vie, plus complétement oisive chez nous, du propriétaire, que celle de l'avocat : ce dernier, quoique sédentaire, fatigue du moins son cerveau.

1 relieur ;

1 chapelier ;

1 perruquier ;

1 trompette ;

1 marin ;

1 ouvrier de fabrique qui ne se fatiguait pas;

1 jeune homme sans occupation ;

4 dames à vie très-oisive;

10 dames travaillant chez elles ;

2 femmes laborieuses ;

2 jeunes filles sans occupation.

On voit que les professions sédentaires, et la vie facile et inactive sont ici en surprenante majorité. Les rares paysans ou maçons, l'unique médecin vraiment lassé, se trouvaient condamnés à une alimentation exclusivement féculente. Nous sommes donc amenés à considérer l'inertie musculaire et nerveuse, en un mot l'oisiveté, comme une *cause prédisposante* importante du diabète, laquelle agira surtout en se combinant avec l'abus des substances amylacées et sucrées.

Parmi les causes prédisposantes du diabète, on cite encore des *fatigues musculaires, excessives et prolongées*, que *Griesinger* a trouvées notées huit fois sur 225 cas recueillis par lui dans les auteurs. Cette cause ne peut être admise que dans les cas où une fatigue excessive, se combinant avec une alimentation insuffisante, amène un dépérissement général, et surtout si l'individu se nourrit exclusivement de fécules, l'affaiblissement de l'organe transformateur du sucre. Tels sont les quatre maçons et le malheureux médecin cités plus haut. Du reste, nos expériences, qui ont montré que le mouvement et le travail musculaire font diminuer la quantité de sucre contenue dans les urines, contredisent l'idée que les fatigues excessives puissent amener directement le diabète.

Les *conditions climatériques* peuvent en un certain sens *contribuer* aussi à favoriser le diabète, mais certainement elles ne suffisent pas à l'établir. Dans les pays chauds, où l'organisme se brûle moins vite, la vie peut se soutenir par une alimentation moins azotée, tandis que dans les pays froids il est nécessaire de manger non-seulement des fécules et des fruits, mais aussi de la viande. C'est ainsi que le climat favorise la fréquence du diabète dans les pays chauds.

Il n'est pas douteux que les *catarrhes gastro-entériques* peuvent prédisposer au diabète. Nous n'avons noté que 6 fois le catarrhe gastrique chronique et 2 fois le choléra parmi les antécédents de nos 168 diabétiques. C'est peu : cependant on ne peut nier qu'une longue maladie des tissus gastro-entériques doive déprimer la nu trition générale et surtout les organes transformateurs du sucre, lesquels font partie du système chylopoétique. Mais nous ne pouvons en aucune façon attribuer à cette influence la même importance que *Prout :* les catarrhes gastro-entériques sont trop rares dans les antécédents du diabète, malgré leur extrême fréquence parmi nos populations amylivores.

Quant à l'*intoxication paludéenne*, on ne saurait lui attribuer une influence décisive sur la génération du diabète : elle n'agit qu'en affaiblissant la résistance organique. Dans trois cas de fièvre intermittente récente, et dans trois cas de cirrhose paludéenne, j'ai constaté une très-légère méliturie pendant trois ou quatre jours; mais ces cas, intéressants comme le sont les expériences de *Bernard* et de *Schiff* au point de vue de la méliturie, ne signifient rien au point de vue de la pathogénèse du diabète sucré. Plusieurs de nos malades avaient eu des accès intermittents, neuf d'entre eux de vraies fièvres de marais, mais cela n'est pas étonnant quand on considère la grande fréquence de cette affection dans nos provinces.

Divers auteurs considèrent la *goutte* et la *polysarcie* comme des causes prédisposantes du diabète ; *Prout* surtout prétend avoir trouvé du sucre dans les urines de plusieurs goutteux. Nous n'avons rencontré chez nos malades que 10 polysarciques, et 4 goutteux, dont un atteint à la fois des deux maladies : donc 13 cas seulement sur 168. Il est difficile d'après cela d'attribuer à ces deux anomalies du renouvellement une influence décisive sur le développement du diabète ; mais on ne peut nier, au moins théoriquement, qu'elles ont une certaine influence, puisque dans la goutte il y a moindre combustion des albuminates, et dans la polysarcie moindre combustion des graisses. A ce point de vue, le diabète serait un renouvellement encore plus incomplet. Après les *graisses non brûlées*, *le sucre s'accumulerait aussi dans le sang*, et, comme il ne peut se former dans l'organisme des dépôts de sucre, celui-ci sortirait par les urines, en produisant toutes les tristes conséquences du diabète.

Dans 5 cas seulement on a noté avec certitude la *phthisie dans la famille :* eu égard à la fréquence de cette maladie, nous ne saurions la ranger parmi les causes prédisposantes du diabète. C'est un simple précurseur, comme du reste toutes les causes de dépérissement de l'organisme.

Les *souffrances morales déprimantes d'une longue durée* pouvaient être une cause prédisposante d'une grande importance. Il n'est pas douteux qu'elles dépriment non-seulement l'énergie nerveuse, mais souvent aussi la nutrition générale ; dès lors elles peuvent agir, d'un côté sur l'innervation des organes préposés à la transformation des sucres, de l'autre sur la nutrition générale, et surtout sur les sécrétions. Nous parlerons plus tard de leur action comme causes occasionnelles du diabète : étudions-les actuellement en tant que *causes prédisposantes*. Leur action est vraiment moindre qu'on aurait pu le penser théoriquement : car si nous réfléchissons à ce fait, qu'il est difficile de trouver un homme qui n'ait jamais éprouvé quelque chagrin durable, et qui puisse répondre négativement à la question posée sur ce point, que nous avons cependant rencontré un grand nombre de malades n'ayant jamais éprouvé de sérieuses souffrances morales, nous pouvons dire que celles-ci ne constituent pas *directement* une des causes prédisposantes du diabète : elles n'agissent qu'en déprimant la nutrition et l'innervation de l'organisme. Sur 168 cas, nous ne les avons constatées sérieusement que 11 fois : dans tous les autres cas, *leur influence* n'a jamais pu *prédisposer* l'organisme au diabète. Si cette influence était prépondérante, comme l'a cru *Bernard*, et après lui certains cliniciens d'amphithéâtre, les femmes devraient être, bien plus souvent que les hommes, exposées au diabète : et c'est précisément le contraire qui a lieu.

Les *excès sexuels* longtemps continués sont considérés comme prédisposants au diabète sucré. *Griesinger* les a notés 7 fois sur 225 cas. Nous-mêmes avons rencontré quelques malades qui les avouaient ; mais la plupart niaient énergiquement tout abus de ce genre, abus si fréquent cependant : dès lors on ne peut pas en tenir compte dans l'étiologie du diabète.

Chez 6 de nos malades on a noté un *abus extraordinaire du tabac à fumer :* ici on pourrait voir un trouble du système nerveux général, et aussi de l'innervation et du fonctionnement des organes chylopoétiques. Mais en considérant l'immense quantité des fumeurs, priseurs et chiqueurs, et la rareté relative des diabétiques, il est difficile d'admettre que l'abus du tabac ait vraiment une influence sérieuse sur le développement du diabète.

Dans 2 cas on a noté l'*abus des alcooliques*. L'*ivrognerie* peut être une dernière secousse chez un individu prêt à devenir diabétique, mais il est difficile de dire si l'alcool agit alors sur le système nerveux, ou directement sur les organes chylopoétiques ; en tous cas ce n'est pas là une cause bien importante, car nous ne l'avons rencontrée que deux fois ; dans les pays où l'on abuse très-généralement des spiritueux, en Allemagne, en Russie, etc., le diabète est beaucoup plus rare que dans le sud de l'Italie, où l'on est beaucoup plus sobre.

Une seule fois, *une affection du cœur avec stase pulmonaire* et *dégénérescence du foie* a précédé le développement du diabète : on ne verra certainement pas là une relation de cause à effet. C'est le cas de dire que l'exception confirme la règle, puisque chez aucun autre de nos 168 diabétiques il n'y avait ni affection cardiaque, ni stase sanguine dans le foie, et que, parmi les nombreuses affections organiques du cœur que nous voyons chaque année, nous n'avons jamais plus rencontré le diabète.

Un de nos malades croyait devoir attribuer son diabète à ce fait, qu'il avait dormi, pendant plusieurs années, dans une chambre située au-dessus d'un *magasin de sel :* il était du reste exclusivement amylivore et absolument sédentaire. Si vraiment une injection de chlorure de sodium dans les veines peut produire une méliturie artificielle, il n'est cependant pas permis de prétendre que le voisinage d'un dépôt de sel soit une cause prédisposante du diabète.

Pour moi, il n'est pas douteux que la faiblesse constitutionnelle, la moindre résistance des organes transformateurs du sucre, et l'abus des aliments farineux et sucrés, ne soient les principales causes prédisposantes du diabète : après viennent les mariages entre parents, l'hérédité ou disposition de famille, et enfin l'oisiveté et les conditions climatériques. On peut admettre aussi que toutes les causes *qui amènent une dénutrition générale de l'organisme*, et qui ont une influence défavorable sur les *organes chylopoétiques*, et dès lors sur l'*organe transformateur* du sucre, peuvent *contribuer* indirectement à accroître la disposition au diabète chez un individu soumis déjà à des causes plus directes : en ce sens on peut parfois voir *contribuer* au développement du diabète bien des causes, et notamment les catarrhes gastro-entériques, les souffrances morales, l'abus du tabac et de l'alcool, la goutte, la polysarcie, le typhus, la variole, les hémorrhagies et les saignées, et quantité d'autres circonstances citées par les auteurs qui se rejettent trop souvent sur ces causes banales de toutes les maladies, sans songer à interroger les malades sur leur alimentation ordinaire, à laquelle ils n'attachent du reste aucune importance.

L'*âge* ne constitue pas une disposition particulière au diabète sucré. Je l'ai rencontré partout entre 7 et 75 ans : cependant l'âge moyen fournit le plus grand nombre de diabétiques.

Voici comment se distribuent nos 168 observations :

De 0 à 5 ans	0
— 6 à 10	1
— 11 à 15	3
— 16 à 20	6
— 21 à 25	3
— 26 à 30	8
— 31 à 35	15
— 36 à 40	26
— 41 à 45	27
— 46 à 50	25
— 51 à 55	22
— 56 à 60	16
— 61 à 65	10
— 66 à 70	4
— 71 à 75	2

Ce qui place le nombre de beaucoup le plus grand entre 36 et 55 ans, âge suffisant pour faire ressentir à l'organisme déjà moins résistant les effets de l'abus ordinaire des substances hydrocarburées.

Les *femmes* sont beaucoup moins souvent atteintes du diabète que les *hommes*. Sur les 225 cas recueillis par *Griesinger* il y a 172 hommes et 53 femmes : sur 140 cas rapportés par *Seegen* on trouve 100 hommes et 40 femmes : dans les nôtres, il entre 150 hommes et 18 femmes, proportion plus forte que celles des autres et qui tient à ce fait que les hommes voyagent plus facilement que les femmes, et que les diabétiques viennent me consulter de divers pays. — Quelle est la cause de cette grande différence constatée par tous les auteurs ? Zimmer pense que les hommes sont plus exposés à la débauche, aux refroidissements, aux traumatismes... ; mais cela ne suffit pas, il faudrait rechercher en quoi le renouvellement matériel de la femme diffère de celui de l'homme, et surtout voir si l'organe transformateur du sucre est chez elle plus énergique et plus résistant. Le fait, énoncé par les physiologistes, que la femme émet moins d'acide carbonique que l'homme même en tenant compte de son moindre volume, peut servir de point de départ à des recherches ultérieures.

Étudions maintenant les causes *occasionnelles* du diabète.

Ici la plus grande importance doit être attribuée sans aucun doute *aux graves perturbations nerveuses dues à de violentes émotions morales*. Presque tous les auteurs pensent qu'il en est ainsi : et on comprend que la secousse produite par une violente émotion puisse troubler les fonctions de l'organe transformateur du sucre d'une manière durable, comme elle trouble les fonctions nerveuses, suspend la digestion et altère la nutrition. Nous avons plusieurs fois constaté que de violentes secousses morales avaient coïncidé avec le début du diabète (voy. obs. I, VI, LXXI).

Cependant nous devons encore ici limiter le rôle des émotions psychiques. D'abord leur fréquence extrême nous met en garde contre une cause qui frappe à peu près tous les humains. Puis il arrive assez souvent qu'un homme déjà atteint du diabète, mais le supportant très-bien, éprouve un grave chagrin qui abat sa résistance morale et physique, et aggrave la maladie déjà existante. Le même fait se présente dans plusieurs affections et notamment dans les affections cardiaques. En troisième lieu, j'ai constaté plusieurs fois que les émotions morales étaient de plusieurs années antérieures à l'apparition du moindre symptôme diabétique. Enfin ces émotions, accusées par les malades, sont souvent absolument insignifiantes. Mais je le répète, si le système nerveux était le point de départ ordinaire du diabète, les femmes formeraient la majorité des diabétiques, comme elles forment la majorité des hystériques, des névropathiques, etc., et il n'en est pas ainsi.

Notre observation XLVII nous montre un cas de diabète survenu sans aucune émotion morale, puis guéri : de graves chagrins survenus plus tard n'ont pas amené de récidive malgré les craintes du malade.

En somme, nous ne prétendons pas nier que des secousses morales, de graves chagrins puissent *occasionner* le diabète chez un individu prédisposé, mais nous nions formellement que ce soit là la cause occasionnelle la plus fréquente du diabète, ainsi que plusieurs l'ont soutenu.

Une autre cause citée comme très-fréquente, est le *traumatisme*, et spécialement sur la *tête* (cas cités par *Griesinger*, *Pavy*, *Seegen*, *Zimmer* et autres) ou sur la région *hépatique* (*Bernard*, *Griesinger* et *Zimmer*), ou sur d'autres régions (*Griesinger* et *Zimmer*). Ce serait, selon ces derniers auteurs, l'influence du traumatisme sur les nerfs périphériques qui, par action réflexe et dilatation vaso-motrice, produirait le diabète. Je n'ai rencontré qu'un seul cas, une chute avec choc sur l'occiput, chez mes 168 diabétiques, et le diabète avait débuté avant la chute. Plus tard, chez le même malade, un coup de pierre à la poitrine amena une pleuro-pneumonie circonscrite : à ce moment reparut un peu de sucre dans les urines, mais nous avons de bonnes raisons de croire que le malade se livrait à de singuliers écarts de régime. Pour nous le traumatisme n'est donc pas une cause *occasionnelle* fréquente du diabète; chez un individu prédisposé, il peut cependant le déterminer ; une lésion cérébrale ou spinale peut sans aucun doute produire une méliturie.

Le rapport indéniable entre le diabète et certaines *maladies du système nerveux*, et surtout du *cerveau* et de la *moelle épinière*, est difficile à juger. A mon avis, la *piqûre diabétique* de *Bernard* a embrouillé la question bien plutôt qu'elle n'a aidé à la résoudre. Après cette expérience et celles de *Schiff*, il est impossible de nier qu'une maladie cérébrale ou spinale puisse produire le diabète : mais comment admettre que cette maladie dépende d'une semblable cause, en face des guérisons si faciles, obtenues par notre traitement dans les cas peu avancés? Voyons du reste ce que nous fournissent, sur ce point, les observations cliniques et anatomiques. Sur 140 cas, *Seegen* croit que 12 peuvent être *considérés avec certitude (mais sans aucune autopsie!)* comme dus à des maladies du cerveau; *moi-même*, sur 168 cas, j'ai rencontré 3 cas de maladie cérébrale (obs. XI et CIV), et un troisième à Pavie : deux petits kystes dans les plexus du pied d'hippocampe, placés symétriquement, l'un à droite, l'autre à gauche, qui n'avaient donné aucun signe de leur existence pendant la vie, et qui étaient dus probablement à l'atrophie cérébrale consécutive au diabète. *Pavy* parle de deux cas d'apoplexie suivie de diabète ; *Dickinson* prétend avoir trouvé constamment dans sept autopsies une dilatation des espaces périvasculaires, et considère cette lésion comme caractéristique du vrai diabète (1) ; *Muller* a rencontré la même dilatation chez des aliénés non diabétiques, et ne l'a pas trouvée chez des diabétiques ; elle doit être due aussi à l'atrophie cérébrale ; c'est un phénomène secondaire, un résultat, non une cause du diabète.

On voit que les cas de diabète avec maladies constatables du cerveau sont relativement rares ; et, s'il me faut dire franchement mon opinion, je crois que l'on ne peut plus parler d'un rapport entre le diabète en général et les lésions anatomiques du cerveau et de la moelle. Presque toujours les plus graves de ces lésions suivent leur cours sans amener le diabète, même alors qu'elles intéressent le quatrième ventricule (2) : et d'après mes observations, quand on voit la méliturie survenir dans le cours d'une affection cérébrale, il ne s'agit pas là d'un diabète, mais d'une légère méliturie passagère, qui disparaît bien vite et spontanément. J'ai observé plusieurs cas de ce genre. En effet, la piqûre du quatrième ventricule ne produit que la *méliturie*, et non le *vrai diabète permanent*, et cela suffit à contredire l'opinion de ceux qui veulent rechercher constamment dans une affection des centres nerveux la cause du véritable diabète sucré.

Nous ne voulons cependant pas nier que les affections cérébrales puissent, dans quelques cas, agir comme causes prédisposantes ou occasionnelles du diabète. Comme causes occasionnelles, elles doivent être rangées à côté du

(1) Medico-chir. Transactions 1870. Vol. LIII, page 233. — British med. Journal 1870, févr. 16. — Med. Times and gazette 1870. March. 19.
(2) Un caso di tumore cerebrale, leçon clinique du prof. *Cantani*. — Morgagni, 1874.

traumatisme ou des émotions morales, car, comme ces derniers accidents, elles peuvent troubler l'innervation et dès lors la nutrition de l'organe transformateur des sucres : c'est ainsi qu'agiront les apoplexies, les tumeurs, etc. Une irritation persistante du quatrième ventricule pourra encore produire une méliturie permanente, qui, exerçant son influence pernicieuse sur l'organisme entier, et, en particulier sur l'organe transformateur, occasionnera un diabète secondaire.

On dit encore que de graves *refroidissements* peuvent produire le diabète chez les individus prédisposés. *Prout* admet le fait, et *Griesinger*, sur les 150 cas rassemblés par lui, constate 40 fois l'existence de cette cause. Si nous considérons que nous n'avons rencontré que deux cas dans lesquels les malades eussent été soumis à l'action prolongée du froid (et l'un d'eux était un fameux avaleur de sucreries), si nous réfléchissons à ce fait, que le refroidissement figure dans l'esprit et dans les livres de nos pathologistes comme cause efficiente de toutes les maladies imaginables, il ne nous semble pas que le froid puisse compter parmi les causes prédisposantes ou occasionnelles du diabète. La manie de tout expliquer a conduit à proposer la relation suivante entre le froid-cause et le diabète-résultat : on *suppose* que le froid produit une paralysie vaso-motrice, et on *suppose* encore que la paralysie vaso-motrice amène le diabète... et il faut s'étonner, à ce compte, que tout le monde ne soit pas diabétique !

La *syphilis* ne paraît pas avoir déterminé l'éclosion du diabète dans aucun de nos cas ; parfois elle l'avait précédé, mais d'ordinaire elle était guérie ; d'autres fois elle a disparu après le début du diabète. Puis nous avons observé tant de cas de syphilis, avec accidents cérébraux et autres, mais non suivis de diabète, que nous ne pouvons croire à une relation entre les deux maladies.

Une seule fois (obs. LXXXVIII) *un traitement mercuriel* avait précédé l'éclosion du diabète : mais que le diabète serait fréquent si le mercure pouvait le produire ! Il est vrai que dans le sud de l'Italie, où le diabète est très-fréquent, la syphilis est très-commune et traitée le plus souvent par le mercure (surtout par les frictions mercurielles) ; mais ce serait une erreur de conclure de là à une influence du mercure sur le développement du diabète, bien que l'on puisse rappeler, à ce sujet, les expériences de *Saikowsky* sur les animaux.

Les *grandes pertes de sang* et les *saignées excessives* peuvent peut-être contribuer à faire éclore le diabète par l'affaiblissement qu'elles amènent.

Les *furoncles* et les *anthrax*, accusés par *Pavy* et par d'autres de produire le diabète, sont probablement la conséquence et non la cause de cette maladie : ils résultent peut-être de thromboses locales, peut-être tout simplement de la mauvaise nutrition des follicules eux-mêmes, et de leur sécrétion altérée.

Une des plus importantes causes occasionnelles du diabète est certainement une *erreur de régime* et surtout l'*introduction en une fois d'une grande quantité de sucreries*, parfois de fécules, particulièrement si elle est répétée plusieurs jours de suite. Voilà vraiment la cause prédisposante la plus fréquente ; dans une circonstance donnée l'abus ordinaire, devenant tout à coup excessif, se transforme en cause occasionnelle, et amène la méliturie. Cette méliturie peut n'être d'abord que transitoire, surtout si le régime redevient normal, et le diabète sera *intermittent ;* mais si l'erreur diététique se reproduit, le *diabète* deviendra bientôt *permanent.* Plusieurs de mes malades ont constaté qu'après avoir mangé avec excès des sucreries, ils avaient eu une grande soif, la bouche sèche, de la polyurie, et cela longtemps avant que le diabète fût confirmé : c'est ainsi que souvent j'ai vu le diabète intermittent précéder le diabète permanent, ou le retour du diabète guéri une première fois. *Jaksch* a raconté, dans ses Leçons cliniques, le cas d'un pauvre Juif devenu subitement diabétique après avoir mangé une grande quantité de pain salé.

De cette étude attentive des causes du diabète, il nous semble résulter, que l'altération fonctionnelle de l'organe transformateur des sucres consiste dans son affaiblissement, son *épuisement*. Cet organe, épuisé par un travail incessant, finit par ne plus ressentir le stimulus chimique produit par ces aliments, son activité fonctionnelle et sécrétoire ne suffit plus à les transformer en totalité ; dès lors une portion du sucre non transformé pénètre dans la circulation, et s'échappe par les urines. Si *un excès absolu dans l'introduction des substances saccharifiques* amène ce résultat, il peut y avoir, d'un autre côté, affaiblissement de l'organe transformateur, et dès lors un *excès relatif seulement* aux moindres forces *de l'organe*. Si à ce moment on ne donne pas à l'organe malade un repos nécessaire, *l'épuisement fonctionnel deviendra complet*, et le diabète permanent.

Si ces idées sont justes, l'expérience devra montrer que le *repos pendant un temps suffisamment prolongé*, de cet organe épuisé, est très-utile à sa guérison, si toutefois il n'est ni détruit ni altéré au point de ne pouvoir plus fonctionner jamais. Les *résultats de notre traitement fournissent une preuve concluante* de la justesse de notre point de vue, et de la vérité objective de cette partie de notre théorie.

Le retour facile du diabète chez les malades guéris qui reviennent trop rapidement ou abusivement à l'usage des substances saccharifiques, est encore, si notre théorie est juste, une de ses conséquences logiques et nécessaires. Cet organe, qui a été malade une première fois, reste disposé à le devenir encore, sous l'influence de la même cause. Mais cette cause supprimée, la guérison se maintient indéfiniment ; ce fait ne démontre-t-il pas que la véritable et unique cause du diabète est dans la *dépression nutritielle*, dans l'*épuisement fonctionnel* de l'organe chargé de transformer les sucres ?

Cette idée ne saurait surprendre ceux qui savent que les organes digestifs de l'homme sont sujets à de nombreuses modifications : l'un pourra digérer d'énormes quantités de graisse, tandis que l'autre ne digère que difficilement les aliments un peu gras ; celui-ci digère bien le beurre, mais non la graisse de porc, de mouton, d'oie, etc.; chez celui-là c'est le contraire ; et ces idiosyncrasies se rencontrent diverses dans la même race et dans la même famille. Parfois encore certains aliments bien digérés jusque-là par un individu lui deviennent tout à coup indigestes : il y a là une analogie certaine avec ce qui se passe dans le diabète. Le lait, notre premier aliment à tous, que de gens de vingt ans ne peuvent plus le digérer ! Ce fait peut s'expliquer en partie : l'estomac habitué à des stimulus plus énergiques ne sécrète plus de suc gastrique au contact d'un aliment aussi doux que le lait. Pour le diabétique, il en est un peu de même : l'organe chargé de la transformation du sucre n'accomplit pas sa fonction, et le sucre introduit dans le sang, produit le diabète sucré avec toutes ses terribles conséquences. Celui qui, après avoir pris du lait, éprouve une indigestion, un catarrhe intestinal, renonce à son usage, même sans prendre l'avis du médecin ; pourquoi celui qui ne peut élaborer et détruire le sucre n'obéirait-il pas, quand on lui défend l'usage des aliments saccharifiques, qui sont pour lui un véritable poison ?

QUATORZIÈME LEÇON

**Cinq autopsies, avec recherches histologiques, et épicrise
clinique.**

SOMMAIRE. Recherche anatomique de l'organe malade, siége et cause du diabète.
— Relation des cinq autopsies. — Recherches microscopiques du professeur
Armanni sur le foie, le pancréas, l'estomac, l'intestin, le ganglion solaire,
les muscles et les reins. — Notre épicrise générale au point de vue clinique.
— Importance dans le diabète des altérations du *pancréas* et du *foie*, et, dans
un cas, de l'*estomac*. — Les altérations du *plexus solaire* et des *muscles* sont
le résultat du marasme diabétique. — Les altérations des reins sont consécutives à leur *inondation* permanente : *hydropisie des épithéliums*. — Groupement des organes les plus lésés dans nos autopsies (1).

MESSIEURS,

Jusqu'à présent nous avons voulu démontrer qu'il est
un organe dont la sécrétion, altérée ou tarie, est la cause
matérielle de la non-transformation régulière des substances saccharifiques, et de la formation d'un sucre nouveau, qui ne polarise pas la lumière, et ne se détruit pas
dans l'organisme. Maintenant la question la plus importante à résoudre est celle-ci : *Quel est l'organe malade
dans le diabète ? et comment s'explique l'influence de cet organe sur la genèse du diabète ?*

Les autopsies doivent ici nous fournir notre point de
départ. Malheureusement celles-ci ont été rares, soit par
le fait des conditions dans lesquelles se trouve notre clinique, soit par suite de l'amélioration produite par notre
traitement chez des malades reçus en vue d'une prochaine

(1) La XIVe leçon et une partie de la XVe ont été ajoutées au cours professé
en 1872 ; à ce moment aucune autopsie n'avait été faite avec toute l'exactitude
désirable, ni suivie de recherches microscopiques, pour ses parties les plus
intéressantes.   (*Note de l'auteur.*)

autopsie. En négligeant diverses nécropsies faites par moi autrefois, je me borne ici aux résultats fournis par cinq autopsies récentes, quatre chez des malades de la clinique, la cinquième chez un diabétique mort dans un autre hôpital.

Les résultats macroscopiques sont ainsi consignés dans le livre des autopsies de l'Institut anatomo-pathologique dirigé par le professeur *Schrön*.

I. Examen du cadavre de Salvatore Silvestri, autopsié le 20 février 1873.

Cadavre d'un homme de taille médiocre, très-amaigri et très-brun : la face antérieure de la jambe droite est d'un violet sale; l'épiderme est en desquamation. L'abdomen est fortement déprimé, avec des taches irrégulières, d'un jaune terreux, étendues surtout autour du bassin. Pas de rigidité cadavérique. Testicules atrophiés. Le pannicule adipeux sous-cutané a presque disparu, les muscles sont pâles et amincis.

Crâne. — Forte anémie des méninges, léger hydrocéphale sous-arachnoïdien. A la base du cerveau, au niveau de la partie antérieure de l'hémisphère cérébral gauche, se trouve une tumeur de forme globuleuse et irrégulière (sarcôme) formée de plusieurs petites tumeurs : le tout a le volume d'une grosse noisette, dure au toucher, de couleur jaunâtre. Plusieurs nerfs qui se détachent dans son voisinage sont en partie enveloppés, en partie comprimés par la tumeur. A la face interne du rocher une légère atrophie de l'os sur le point comprimé. En coupant le cerveau, on reconnaît que les ventricules sont dilatés par le sérum en excès. La substance cérébrale est œdémateuse et moins ferme. Les gros ganglions, le cervelet et la moelle, ont leur aspect normal.

Thorax. — A l'ouverture du thorax, peu d'adhérences pleurales : le *poumon gauche* est complétement libre, à part un point circonscrit à la base, le *poumon droit* est adhérent à sa partie supérieure et au sommet. En détachant ce poumon, on trouve, sur ce point, une perte de substance nécrotique et nécrobiotique, avec une caverne du volume d'un œuf de poule, à parois très-irrégulières, couvertes d'une substance puriforme, épaisse, recouvrant une paroi de couleur ardoisée. A l'intérieur de la caverne le tissu pulmonaire est fortement induré ; au delà, il est seulement œdématié. Les bords antérieurs sont emphysémateux ; le bord inférieur est œdématié : aucun écoulement par les bronches comprimées. Le *poumon gauche* est emphysémateux et chargé de pigment interstitiel dans son lobe supérieur : le lobe inférieur montre, avec de l'œdème hypostatique, une éruption de nodules miliaires gros comme des graines de chanvre, et quelques gros tubercules. Le parenchyme pulmonaire correspondant présente une pneumonie réactive. Vers le milieu du côté externe du même lobe se trouve un foyer sous-pleural gros comme une noisette, très-dur, à fond brun, avec des taches jaunâtres, qui ont l'apparence de glandules lymphatiques avec infiltrations caséeuses circonscrites. Rien dans le *péricarde*, si ce n'est sur la face correspondant au ventricule gauche, une tache opaline. Le *cœur* est atrophié : les parois de ses cavités droites sont très-pâles et amincies : la tricuspide et les sigmoïdes sont normales : le ventricule gauche est légèrement dilaté, pâle, mais normal : il y a seulement à la base de la bicuspide et sur les semi-lunaires de petites taches de processus athéromateux, lequel forme aussi une éruption miliaire dans la première partie de l'aorte. — Les *glandes bronchiques* sont pigmentées : le *pharynx*, *l'œsophage*, le *larynx*, la *trachée* et les *grosses bronches* sont d'aspect normal.

Abdomen. — Léger épaississement du péritoine, et un peu de liquide limpide dans sa cavité. Le foie est diminué de volume d'un cinquième environ : à la face convexe du grand lobe, il présente des périhépatites circonscrites adhésives : la capsule est un peu froncée : la vésicule est pleine de bile fluide. La consistance du foie est moindre, sa couleur tend au violet. A la coupe, son tissu est plus foncé, les acini sont moins apparents : la pression fait couler une grande quantité de sang. La *rate* a son volume normal et une bonne consistance. Les *reins* sont augmentés de volume, de consistance normale, les capsules peuvent être détachées ; ils ne montrent, à la coupe, qu'une notable hypérémie. — Les *intestins* ne présentent rien de particulier, si ce n'est une couleur ardoisée du gros intestin.

II. Examen du cadavre de Gioacchino di Fiore, autopsié le 11 mars 1873.

Cadavre d'un homme de taille ordinaire, extrêmement amaigri. Le testicule gauche est retenu dans le canal inguinal, en dehors de l'artère épigastrique, et en dedans du muscle pyramidal ; il est recouvert par le péritoine, le fascia transversal et, en partie, par le muscle droit : enfin il est situé près des insertions aponévrotiques du muscle oblique : il est plus petit que son congénère, déjà plus petit que normalement. En l'enlevant, on ne trouve aucune trace d'inflammation ; le ligament est beaucoup élargi.

Crâne. — Les granulations de Pacchioni sont très-développées ; on note une légère augmentation du liquide cérébro-spinal et des espaces sub-arachnoïdiens : les circonvolutions cérébrales sont atrophiées. A la coupe on trouve un notable ramollissement non inflammatoire des ganglions ; aucun processus d'inflammation à la base. Le quatrième ventricule et la moelle allongée sont plus mous, mais d'aspect normal, comme le cervelet et le pont.

Thorax. — Adhérences pleurales des deux côtés. Le sommet du *poumon droit* présente de nombreuses petites cavernes qui communiquent entre elles, plus une tuberculose avancée, s'étendant, à la période grise et jaune, jusque dans le lobe moyen : le lobe inférieur ne montre qu'une infiltration séreuse hypostatique, excepté à sa partie postérieure où la tuberculose est assez avancée et a formé des cavernes. — Le *poumon gauche* présente dans son lobe supérieur des pneumonies avec caséification ; dans le lobe inférieur hypérémie et œdème, nodules caséeux de péribronchite et alvéolite, avec les caractères d'une certaine acuité. — Rien de particulier dans le *péricarde*. — Le *cœur* est atrophié. Les artères coronaires, surtout la gauche, sont dilatées. — Le ventricule droit est normal, eu égard à l'atrophie du cœur : normales l'aorte et ses valvules. — De même pour le *larynx*, la *trachée* et les *grosses bronches*.

Abdomen.—Les *intestins* sont contractés, l'*estomac* surtout qui n'a que le volume du gros intestin. Le *foie*, diminué de volume dans tous les sens, ne montre à la coupe qu'un haut degré d'atrophie, correspondant au marasme. La *rate* est petite, mais normale. Les *reins* sont normaux et seulement un peu surchargés de sang veineux.

III. Examen du cadavre de Luigi Filippone, autopsié le 4 mars 1875.

Homme de taille ordinaire, très-amaigri : pâleur remarquable de la peau : abdomen fortement déprimé, permettant presque de toucher sous la peau la colonne vertébrale. Les fosses sus- et sous-claviculaires sont fortement creusées : pas de rigidité cadavérique : pannicule adipeux sous-cutané disparu ; muscles très-pâles et très-amincis.

L'*abdomen* ouvert, l'intestin apparaît presque vide, surtout l'intestin grêle : le côlon est distendu par des gaz : l'estomac, au niveau de son grand cul-de-sac, c'est-à-dire à son point de plus grande amplitude, a un diamètre à peine supérieur à celui de l'intestin. Le bord tranchant du foie arrive à trois travers de doigt au-dessous de l'arcade costale.

A l'ouverture du thorax, les *poumons* sont peu adhérents, et seulement à gauche : le parenchyme est infiltré, emphysémateux : à droite quelques adhérences cependant, qui retiennent à peu près trois onces de liquide séreux limpide. Dans le péricarde une once environ du même liquide.

Une coupe totale du *poumon gauche* montre que la moitié supérieure du lobe inférieur est infiltrée d'un liquide rouge grisâtre, au milieu duquel on voit les ouvertures des moyennes bronches : il en sort une substance parfaitement semblable à du pus. Sur certains points de ces ouvertures, on voit des dilatations qui arrivent parfois jusqu'au volume d'une grosse noisette, et revêtues partout d'une membrane muqueuse suppurante. Ces cavités appartiennent aux bronches elles-mêmes : en les pressant fortement, il s'écoule une petite quantité de ce liquide purulent. Tout autour il y a une forte hypérémie. Le reste du poumon est très-perméable à l'air. La coupe du lobe inférieur du *poumon droit* montre une forte hypostase avec œdème, et à la partie postérieure un nodule gros comme un pois, assez consistant, jaunâtre à l'intérieur, dans lequel se trouvent des nodules miliaires assez durs, et de couleur grise. Le nodule jaunâtre est parfaitement limité ; sa forme est presque sphérique : sous sa couleur jaune, on voit des taches noirâtres. Fort œdème du lobe moyen. On trouve, dans le lobe supérieur, plusieurs nodules semblables à celui du lobe inférieur, avec la même éruption de tubercules à l'état gris, dans leur intérieur. A la partie postérieure du sommet, il y a encore deux cavernes recouvertes par les membranes muqueuses en suppuration ; ces petites cavernes sont enveloppées d'une capsule fibreuse. Dans leur voisinage et à leur périphérie sont agglomérés des nodules miliaires, offrant le volume d'une amande. La pression sur le poumon en fait sortir une notable quantité de sérum, et un liquide d'aspect purulent. Les glandules lymphatiques péribronchiques sont agrandies et fortement pigmentées.

Larynx et *œsophage* normaux : *pharynx, trachée* et *grosses bronches* recouverts de muco-pus écumant : rien autre d'anormal.

Cœur petit dans tous ses diamètres, montrant seulement une légère opacité du côté gauche.

Foie diminué de volume, lisse à sa surface, d'une couleur rouge brun, tendant au violet. La vésicule contient une petite quantité de bile vert sombre.

Rate un peu agrandie, avec une capsule rugueuse, anémique : à part cela, rien d'appréciable.

Reins hypérémiés, les capsules se détachent facilement : à part cela, rien d'anormal.

L'*estomac* ouvert montre, outre l'épaississement des parois, une saillie plus accusée des replis de la muqueuse, et, au sommet de ces replis, une hypérémie ponctuée. Même disposition dans l'*intestin grêle*. Dans le *rectum*, plus de mucus qu'à l'état normal.

Pie-mère anémique. *Cerveau* normal, légère dilatation des ventricules.

Les *testicules* ne présentent rien d'anormal.

IV. Examen du cadavre de Francesco Saverio Rosica, autopsié le 14 mars 1875.

Cadavre de taille ordinaire : profonde dénutrition. Rigidité cadavérique prononcée dans les membres inférieurs, légère hypostase à la partie postérieure. Le pannicule adipeux sous-cutané a complétement disparu.

L'*abdomen* ouvert, on trouve les intestins complétement dépourvus de graisse : l'intestin grêle est météorisé : la partie inférieure du grand cul-de-sac de l'estomac dépasse de deux travers de doigt l'arc costal, que touche la grande courbure. Le bord tranchant du petit lobe du foie arrive jusqu'à l'attache de la 9ᵉ côte avec le cartilage costal. Toute la fissure sigmoïde du côlon et le côlon descendant sont remplis de matières fécales.

Les *poumons* présentent quelques adhérences dans les parties latérales : leur partie antérieure est anémiée. Le péricarde contient une très-petite quantité de liquide. Les poumons présentent à leur partie postérieure une couleur rouge violacée : ils sont moins souples au toucher, un peu crépitants, le gauche, seulement sur son bord postérieur. A la coupe, le lobe supérieur du *poumon gauche* est rempli de petites cavernes irrégulières à parois nécrotiques, entourées d'un parenchyme pulmonaire très-résistant, et non aéré sur quelques points : la compression fait suinter une substance boueuse grisâtre : dans le parenchyme pulmonaire environnant, on trouve disséminés de petits nodules irréguliers et très-durs : si on les presse, il en sort une substance de même couleur, mais plus dense. Le reste du parenchyme pulmonaire est plus anémié et très-crépitant. Le lobe inférieur présente en haut et en arrière une caverne arrondie, revêtue d'une membrane pyogénique, et traversée par de grosses colonnes charnues. Sur un point, la paroi de cette caverne est tellement amincie que l'épaississement de la plèvre sous-jacente a seul empêché la perforation. Tout ce lobe inférieur présente un parenchyme fortement œdématié, et, près de sa face interne, une tache irrégulière ; dans l'intérieur de cette zone, peu épaisse, le parenchyme a une couleur plus sombre, les alvéoles sont infiltrées d'une substance gris jaunâtre, que la pression étale à la surface. On trouve encore d'autres foyers disséminés de péribronchite caséeuse.

La partie supérieure du *poumon droit* présente les mêmes lésions que le poumon gauche : les cavernes sont pourtant moins nombreuses, plus petites : les foyers de péribronchite caséeuse sont aussi plus rares. L'œdème est considérable. Dans le lobe inférieur mêmes lésions. Les ganglions bronchiques sont volumineux et chargés de pigment, surtout au centre.

Le *cœur* est presque normal, à parois flasques, le ventricule droit est un peu dilaté ; les valvules sont saines ; le tissu musculaire du cœur est pâle et comme strié de jaune.

La muqueuse de la *trachée* et *des grosses bronches* est un peu gonflée et couverte d'une sécrétion muco-purulente. *Larynx* normal.

Le *foie* est diminué de volume, surtout dans son diamètre vertical : sa capsule est transparente. A la coupe, il montre, surtout au voisinage du ligament falsiforme, de nombreuses taches d'une couleur jaunâtre, qui se voyaient de l'extérieur par transparence, et qui tranchent sur le reste du parenchyme, qui est d'une couleur plus foncée : rien autre à noter, si ce n'est que les acini sont un peu plus petits, avec dilatation de la veine centrale.

La *rate* a son volume normal ; sa capsule est transparente : rien de particulier à la coupe.

Les *reins* ont leur volume normal, capsule transparente, élastique. Leur coupe montre qu'ils ont une couleur plus foncée qu'à l'état normal : leur substance corticale est jaunâtre : la consistance de l'organe est diminuée.

L'*estomac* a sa muqueuse tuméfiée et tachée par l'hypérémie, surtout au niveau de la région pylorique : les follicules sont très-développés : la surface de l'organe est recouverte d'une couche de mucus. Dans l'*intestin grêle* légère hypérémie avec taches sur certains points. *Au voisi-nage du cœcum et sur la valvule de Bauhin*, petites ulcé-rations folliculaires. Sur les autres portions du *gros in-testin*, coloration obscure ; dilatation du cœcum. Rien autre de particulier à noter.

Forte hypérémie du *cerveau* et de la *pie-mère*. Pour le reste, rien d'anormal.

Je dois à l'obligeance du professeur *Armanni* un rap-port détaillé touchant les minutieuses recherches histo-pathologiques auxquelles il s'est livré sur les organes trouvés manifestement altérés dans les autopsies précé-dentes. Que le professeur *Armanni* reçoive ici mes sin-cères remercîments. Voici textuellement son rapport :

« J'ai été chargé par le professeur *Schrön* de faire l'analyse histologique de divers organes recueillis chez des individus morts du diabète, dans la clinique mé-dicale du professeur *Cantani ;* voici les résultats ob-tenus :

A. *Analyse histologique des cas autopsiés le 20 février et le 11 mars 1873.*

(Salvatore Silvestri et Gioacchino di Fiore.)

Toutes les petites sections pratiquées sur les foies durcis dans l'alcool, ont présenté les mêmes lésions, un haut degré d'atrophie du réseau glandulaire des cellules hépati-ques, et une dilatation correspondante des vaisseaux capil-laires (voy. fig. 1). — Les filières des cellules sont énor-mément amincies, et réduites à des cordons extrêmement fins, dans lesquels il est difficile de distinguer la forme et le noyau de chaque cellule. Leur contenu est formé par des granulations protoplasmatiques volumineuses et opaques, et par des granulations de pigment jaune-brun. Aucun signe de dégénérescence graisseuse. — Sur un grand nombre de points, ces trabécules hépatiques persistantes sont séparées des parois des capillaires par un espace lacunaire absolument vide. — Les vaisseaux capillaires dilatés ne présentent aucun épaississement de leurs parois, et les noyaux aucun changement. — Ces dispositions sont beaucoup plus accentuées au voisinage de la veine centrale des acini ; elles s'atténuent progressivement vers la périphérie, mais pas cependant d'une manière bien sensible. La capsule de Glisson n'est que peu ou pas modifiée. Les veines centrales sont dilatées, tandis que les ramifications de la veine porte, de la veine hépatique, et les conduits biliaires ne laissent apercevoir aucune altération.

Cet état du foie a certainement la plus grande ressemblance avec l'atrophie brune ou marasmatique que l'on rencontre souvent chez les vieillards, les cachectiques, et surtout chez ceux qui souffrent d'affections graves de l'estomac. — Mais dans aucun de ces cas, qui ne sont pas rares cependant, je n'ai observé l'atrophie poussée aussi loin, ni étendue à un aussi grand nombre d'acini. La dilatation des vaisseaux capillaires observée ici, se distingue suffisamment de celle qui résulte de la stase causée par un obstacle à la grande ou à la petite circulation, et surtout s'en distingue par ce fait, que la dilatation causée par la stase s'accompagne d'un épaississement très-notable des parois vasculaires, ce qui rend le réseau capillaire beaucoup plus net sous le champ du microscope : dans les cas présents il est bien difficile de suivre tous les petits détours des capillaires dilatés : en un mot, le rapport entre la dilatation du calibre et l'épaississement des parois, rapport noté dans les affections par stase sanguine, fait ici défaut. Cette remarque nous semble importante, car elle rend probable ici une atrophie primitive des cellules hépatiques avec dilatation consécutive des vaisseaux : c'est le contraire dans l'atrophie cyanotique et dans l'affection nommée foie noix-muscade, où il y a d'abord dilatation paralytique des capillaires, et atrophie consécutive des cellules hépatiques, par le fait de la pression mécanique ou du trouble nutritif dû à la circulation ainsi modifiée. — C'est pour cela qu'il me semble intéressant de rappeler des lésions atrophiques du foie parfaitement semblables à celles que je viens de constater dans ces deux cas de diabète. J'avais rencontré les premières chez des aliénés autopsiés en grand nombre pendant deux ans dans notre asile provincial, et souvent chez des individus nullement cachectiques, mais très-grands, très-musculeux et très-bien nourris. — Enfin les autres lésions du foie se distinguent de celles-ci par de nombreuses lésions qui manquent ici, et que nous ne pouvons signaler en ce moment.

Les *muscles*, surtout pour les membres inférieurs, ont été soumis à l'examen miscroscopique, et ont montré un notable dégré d'atrophie simple des faisceaux primitifs. — Les fibres musculaires, très-sensiblement amincies (fig. 2), ne présentent aucune métamorphose dégénérative de leur substance contractile, laquelle apparaît normalement striée sur toute leur longueur : cependant les fibres musculaires ne montrent pas un diamètre uniforme, et sont souvent variqueuses. Le sarcolemme n'est pas altéré, ses noyaux sont petits et peu protoplasmatiques. Le tissu connectif du perimysium apparaît plus abondant par le fait de l'atrophie relative des fibres ; dans tous les points examinés, il est privé de cellule adipeuses ; on y rencontre des cellules en forme de fuseau ou d'étoile à substance fondamentale très-transparente, ce qui lui donne l'aspect de la modification muqueuse du tissu conjontif. Ainsi ni le périmysium, ni le sarcolemme ne montrent aucun signe de multiplication cellulaire en aucun point : dès lors aucun indice de processus de réparation, comme dans les cas de typhus ou d'atrophie musculaire.

Il paraît qu'il s'agit encore ici d'un processus de simple atrophie, combiné avec un grand amaigrissement du tissu interstitiel. L'apparence variqueuse doit probablement être attribuée à l'inégale progression de l'atrophie dans les fibres elles-mêmes, d'où une inégale quantité de substance contractile dans le tube du sarcolemme. L'absence de toute dégénérescence graisseuse est un fait important, qui peut expliquer ici le manque de trouble fonctionnel, malgré la diminution de la masse contractile.

Les lésions du *pancréas* (voy. fig. 3) ont été les plus importantes de toutes celles que l'on a observées sur ces deux cadavres. — Les petites sections pratiquées sur divers points ont montré un degré très-avancé de dégénérescence de tous les acini glandulaires. Dans les acini, il est impossible de retrouver la forme d'un élément épithélial : il est impossible de voir autre chose qu'une accumulation extraordinaire de gouttes et de granulations adipeuses, qui réfléchissent fortement la lumière. Ces masses graisseuses constituent des îles plus ou moins régulières, qui rappellent encore un peu la forme des acini glandulaires, mais qui ne sont plus circonscrites par une membrane homogène, ou disparue ou au moins confondue avec le connectif environnant. Ce dernier paraît augmenté, entre les îles seulement, parce que les acini ont disparu en grande partie ; il est constitué par une substance fondamentale délicatement striée, au milieu de laquelle on trouve de très-rares éléments cellulaires allongés, complétement dégénérés en graisse, et des granulations et des gouttes libres, comme dernier terme de la destruction dégénérative des épithéliums. — La forme de cette dégénérescence nous semble ici certainement primitive, à cause de l'absence absolue de tout changement dans le connectif interstitiel, qui vienne montrer un processus actif d'une espèce quelconque, et aussi parce qu'on ne connaît encore qu'un petit nombre de ces altérations phlogistiques des cellules glandulaires, décrites dans l'iléo-typhus par *C. E. E. Hoffmann* (1), et dans lesquelles l'augmentation de volume des cellules est venue certifier leur division, leur multiplication et en dernier lieu leur dégénérescence graisseuse.

Enfin l'examen histologique des *reins* présente aussi de l'intérêt. Les changements les plus essentiels se montrent dans la substance corticale. On y remarque d'abord l'augmentation de volume des capsules de Bowman, quelques-unes ayant doublé de volume, et la dilatation très-notable des anses capillaires des glomérules de Malpighi (voy. fig. 4). Le calibre de ces capillaires est à peu près triplé, les parois et leurs noyaux sont notablement modifiés, leur cours est plus flexueux, si bien que toute la masse offre un bel aspect de circonvolutions entéroïdes. Dans l'intérieur de la capsule on voit de petits corps granuleux, arrondis, gros à peu près comme les globules blancs du sang, et un peu granuleux : on en rencontre surtout une grande quantité dans les canalicules contournés, avec des transformations spéciales, que nous décrirons tout à l'heure.

Les petits tubes contournés sont dilatés pour la plupart : leur revêtement épithélial manque seulement sur quelques points. Grâce à des préparations diverses, il a été facile de distinguer très-bien les cellules les unes des autres ; elles forment presque un réseau circulaire protoplasmatique dans l'intérieur des petits tubes coupés transversalement ; elles laissent très-difficilement apercevoir leurs noyaux ; leurs contours libres sont irréguliers, frangés,

---

(1) C. E. E. Hoffmann, Untersuchungen über die pathologisch-anatomischen Velränderungen der Organe bei Abdominaltyphus, 1869.

granuleux et presque en voie de destruction moléculaire. Sur aucun point il n'y a trace de dégénérescence graisseuse. Le calibre des canalicules est en général plus gros qu'à l'état normal. Le contenu des canalicules contournés mérite une description particulière ; plus spécialement dans un des reins, il est constitué par une accumulation de corpuscules arrondis, dont les plus petits ont l'apparence de leucocytes, sont légèrement granuleux et ne laissent pas facilement voir leurs noyaux. Ces corpuscules s'agrandissent, à mesure que grandit le calibre des canalicules, jusqu'à atteindre celui de grosses cellules épithéliales. En augmentant de volume, ils subissent une modification dans leur contenu : celui-ci devient peu à peu plus rare en allant du centre à la périphérie, et finit par disparaître entièrement ; ces formes deviennent complétement hyalines. Les corpuscules, ainsi agrandis et devenus transparents, présentent des contours assez serrés et prennent par leur mutuel contact des formes polygonales (1). Il est bien difficile de dire la signification de ces formations nouvelles. Il ne paraît pas qu'elles représentent une simple transformation d'exsudat, parce qu'elles rappellent trop la forme des éléments cellulaires. Les masses et les globes colloïdes, qui se forment dans ces mêmes canalicules, sous l'influence d'un processus néphrétique, n'ont aucune ressemblance avec les formes décrites ici. D'autre part, il est peu probable qu'il s'agisse d'une métamorphose spéciale des éléments épithéliaux, qui, dans cette section des canalicules rénaux, ne montrent aucun signe évident de

(1) Nous ne possédons, au milieu de très-belles préparations, qu'une seule autre observation de formes aussi spéciales : c'est dans un cas d'induration brune des reins. L'accumulation de ces corps sphériques et hyalins était encore là très-abondante (on y trouvait moins les formes petites ou granuleuses ressemblant à des leucocytes) : non-seulement le calibre de tous les canalicules contournés en était complétement rempli, mais on en trouvait encore de grosses masses dans l'intérieur des capsules de Bowman, où elles comprimaient et déplaçaient presque les glomérules de Malpighi, vers un des côtés.

multiplication, ni de grande division, ainsi que l'indique
la figure 4. L'idée la plus vraisemblable est qu'il y a là
une *métamorphose*, que je me bornerai à qualifier d'*hyaline*, des *leucocytes* qui ont pénétré dans les petits tubes,
grâce à la grande dilatation des vaisseaux capillaires. —
Cette hypothèse n'échappe pas à toute objection, mais
nous ne la présentons que comme la plus probable, en
attendant que d'autres examens éclairent ce point histologique. — Les deux cas observés par nous présentaient
certainement tous deux une forte hypérémie, avec dilatation des capillaires, laquelle pourrait être le point de
départ de la lésion.

Outre les altérations ci-dessus décrites, on trouvait,
dans les reins de ces deux diabétiques, une augmentation
et un épaississement du tissu connectif péricanaliculaire,
sans hyperplasie cellulaire ; c'est seulement dans les intervalles triangulaires qui séparent les tubes que l'on voit,
à la coupe transversale, les capillaires dilatés jusqu'au
triple de leur dimension normale.

B. *Considérations sur la signification pathologique des lésions trouvées.*

Le petit nombre des cas examinés ne nous permet pas
de tirer des conclusions générales ; nous ne pourrons pas
discuter sérieusement si les altérations des organes abdominaux sont dues simplemén au marasme produit par la
maladie, ou à une influence spéciale sur leur nutrition.
Nous devons cependant établir les considérations suivantes, en nous plaçant au seul point de vue de l'anatomie
pathologique :

1° L'*atrophie du foie*, telle que nous l'avons décrite,
dépasse par son intensité celle que l'on rencontre dans les
autres états marasmatiques ou cachectiques ; dans aucun
de ces cas, fréquents cependant, nous n'avons noté une
disparition aussi considérable du tissu hépatique ; d'un

autre côté, nous avons trouvé très-souvent des lésions absolument semblables chez des aliénés robustes et bien nourris; ceci tend à démontrer une influence directe du système vaso-moteur ou trophique.

2° Les *altérations du pancréas* parlent aussi en faveur de cette dernière idée. Si on consulte les auteurs à ce sujet, on y voit que l'atrophie simple, avec une forme plutôt indurée, a été observée plus fréquemment chez les vieillards, ou les individus affectés de marasme ou de cachexie, tandis que les plus hauts degrés de cette lésion, et surtout avec *dégénérescence graisseuse* de la glande, ont été rencontrés dans les cas de diabète.

Ph. Munk et *Klebs* (1) ont observé dans un cas de diabète la disparition totale de la substance glandulaire du pancréas; ils ne trouvèrent plus qu'une accumulation de granulations et de cellules comme derniers résidus de l'organe; *J.-A. Fles* (2) a décrit un cas semblable d'atrophie presque complète du pancréas dans le diabète; *Frerichs* (3), dans un cas de diabète, a trouvé l'atrophie avec dégénérescence graisseuse, et a observé cinq fois cette lésion sur neuf cas (4); enfin *Hartsen* (5) a vu deux cas d'atrophie du pancréas dans le diabète, et dans l'un d'eux il fut à peine possible de reconnaître la glande.

Klebs croit que, dans le diabète sucré, les altérations du pancréas ne sont que consécutives aux troubles circulatoires produits par la maladie elle-même. Dans le cas observé par lui et par *Munk*, il a pu démontrer la destruction d'un certain nombre de cellules ganglionnaires dans le plexus cœliaque (6). Suivant cet auteur, c'est l'atrophie

<hr>

(1) *Klebs*, Handbuch der pathologischen Anatomie, page 536.
(2) Archiv für holl. Beiträge, III, 187.
(3) *Frerichs*, Leberkrankheiten, II, 204.
(4) *Ibidem*, I, 158.
(5) Archiv für holl. Beitr. III, 319.
(6) *Op. cit.* page 547.

du plexus cœliaque qui produit la méliturie, et probablement aussi l'atrophie du pancréas, en causant la paralysie
vaso-motrice dans tout le champ de l'artère cœliaque ;
dans le cas observé par lui, cette paralysie se manifestait
anatomiquement par une dilatation extraordinaire de tous
les rameaux appartenant à la susdite artère, à l'artère
hépatique, à tous les rameaux gastriques, dont les derniers
atteignaient le volume d'une plume d'oie et étaient très-
variqueux. En outre, dans un cas décrit par *Recklinghausen* de calculs du pancréas avec méliturie, cet auteur
assure que le plexus était dur et blanc, quoique non altéré
dans sa structure ; mais *Klebs* fait remarquer qu'une partie
des cellules ganglionnaires pouvaient avoir été détruites,
tandis que le reste était sain.

Telles sont les observations les plus exactes que nous
avons dû rappeler, laissant de côté celles qui n'ont pas
pour nous une importance spéciale. Nous regrettons seulement de n'avoir pas pu, dans nos deux cas, faire l'examen
histologique des plexus cœliaques.

3° Dans les *reins*, la grande dilatation du réseau capillaire péricanaliculaire, et des anses des glomérules de
Malpighi, nous paraît être le fait principal de leurs altérations. Cette dilatation est probablement d'origine paralytique, car les parois vasculaires ne sont pas épaissies,
comme cela arrive dans les cas de stase ; ici les vaisseaux
présentent seulement une excessive dilatation, bien que ce
ne soit pas là le fait ordinaire dans les troubles circulatoires
mécaniques les plus avancés. Ces altérations vasculaires
pourraient, jusqu'à un certain point, expliquer les changements observés dans les canalicules et dans le tissu connectif.

4° Enfin nous ne pouvons voir dans les altérations des
muscles qu'un résultat de l'extrême amaigrissement avec
atrophie de la substance contractile, dû seulement à la
grande dénutrition générale.

C. *Analyse histologique de piéces provenant d'un malade mort dans un autre hôpital.*

Dans le *foie*, rien d'important, excepté une légère dilatation du réseau capillaire des acini. Les cellules hépatiques ne présentent aucune altération.

Les masses épithéliales des canalicules contournés des *reins* sont un peu diminuées dans leur volume, si bien que ceux-ci ont un calibre plus grand qu'à l'état normal.

L'*estomac*, petit, montre une notable différence d'épaisseur dans les parois de ses deux portions. Autour du *cardia* les parois sont très-minces et transparentes ; à la région *pylorique* elles sont d'une épaisseur normale. La *muqueuse* de la première portion est parfaitement lisse, d'une couleur gris sale, et très-anémiée ; dans la seconde portion, la muqueuse a son aspect normal, bien qu'elle soit anémique, et ses plis sont saillants.

L'examen microscopique de la muqueuse du cardia a fait reconnaître une *atrophie avancée des glandes à pepsine,* poussée au point que l'on ne pouvait plus reconnaître une forme glandulaire. Au-dessous du tissu musculaire de la muqueuse, on rencontrait seulement le tissu conjonctif de cette membrane raréfié, et çà et là quelques très-fines granulations adipeuses. Au milieu de ce tissu on voyait éparpillés les restes des cellules épithéliales, sous forme de corps arrondis ou anguleux, très-opaques et remplis de granulations graisseuses très-denses. Tous ces éléments ne laissaient plus apercevoir aucun noyau dans leur intérieur ; ils étaient tantôt séparés et tantôt réunis en groupes informes de trois, quatre et plus. Dans la préparation, l'épithélium de revêtement paraît entièrement détruit.

La figure 5 représente une section verticale de la paroi gastrique pratiquée sur le point qui sert de transition entre la portion atrophiée et celle qui a presque l'aspect normal. Au point *a*, on voit encore une trace de la forme glandulaire, en ce que ces masses arrondies, restes des cellules épithéliales, indiquent encore par leur disposition la forme tubulaire des glandes ; plus loin, *b*, leur dispersion et leur destruction est plus évidente, et l'on ne rencontre plus trace du tissu glandulaire.

La *muqueuse de la portion pylorique* n'a montré, à l'observation microscopique, aucune modification notable.

D. *Examen histologique du sujet autopsié le 4 mars 1875* (Luigi Filippone).

Dans le *foie*, on observe une notable atrophie du réseau glandulaire. Les cellules hépatiques sont plus petites, plus granuleuses, d'une couleur jaune brun très-intense : les noyaux ne sont pas toujours bien évidents. Sur quelques points, les cellules sont réduites à de petites masses globuleuses brunâtres, sur d'autres elles ont presque entièrement disparu. Le réseau capillaire est dilaté et rempli de globules rouges. Le calibre des vaisseaux, dans l'intérieur des acini, est environ triple, parfois quadruple du diamètre des filières des cellules hépatiques. Les veines centrales des acini sont aussi deux ou trois fois plus larges qu'à l'état normal. Du reste, aucune dégénérescence adipeuse sur aucun point du foie.

Dans la *rate*, rareté des cellules spléniques, qui sont en partie remplacées par les éléments rouges du sang : les trabécules et le réseau de Billroth sont un peu épaissis. Les cellules globulifères manquent.

Dans les *reins*, toute l'altération consiste en une légère dilatation des canalicules contournés avec gonflement opaque du revêtement épithélial, sans trace de métamorphose adipeuse. Les cellules remplissent presque entièrement la lumière des canalicules, dilatés cependant. On observe seulement çà et là, dans quelques canalicules plus larges, la présence des sphères hyalines décrites dans les cas précédents. — Les anses des glomérules de Malpighi sont, elles aussi, dilatées, moins cependant que dans les exemples précédents : peu ou pas de dilatation du réseau capillaire, peu aussi des veines droites de la substance médullaire. — Les épithéliums des tubes droits collecteurs et excréteurs sont plus gonflés qu'à l'état normal.

Dans le *pancréas* on trouve l'altération atrophique décrite dans les deux premiers cas (voy. fig. 3), cependant un peu moins avancée ; c'est l'atrophie des cellules glandulaires ; dans quelques acini il ne paraît plus trace des cellules épithéliales, mais une masse granuleuse uniforme : quelques granulations plus grosses sont pigmentées, et d'un jaune brun, d'autres adipeuses très-brillantes. Le tissu connectif est assez bien conservé, mais pauvre en éléments cellulaires.

L'*estomac* présente dans sa portion pylorique des parois remarquablement épaissies : les plis de la muqueuse sont très-saillants : les épithéliums glandulaires ne sont pas altérés. — Rien à noter dans la portion cardiaque. Le reste du tube digestif est sain.

Le *plexus solaire* est petit, aminci ; l'examen microscopique fait reconnaître une notable petitesse des cellules ganglionnaires, lesquelles montrent en outre dans leur intérieur une plus grande accumulation de granulations pigmentaires, qui cachent presque entièrement le noyau. — Aucune altération appréciable des nerfs.

E. *Examen histologique du sujet autopsié le 14 mars* 1875 (Francesco Sav. Rosica).

On note dans le *foie* les mêmes altérations atrophiques et hypérémiques que dans les cas précédents, mais à un bien moindre degré. Les cellules hépatiques petites, le noyau évident, le protoplasma absent : nombreuses granulations pigmentaires dans l'intérieur. L'atrophie est plus marquée autour des veines centrales.

Dans la *rate*, les cellules spléniques sont quelque peu raréfiées : du reste, aucune altération appréciable.

Dans les *reins* toutes les cellules des canalicules contournés sont gonflées et opaques : les canalicules eux-mêmes sont plus amples qu'à l'état normal : dans leur intérieur quelques globules hyalins. — Aucune dégénérescence graisseuse. — Dans les tubes droits de la subtance médullaire, on trouve l'épithélium cylindrique altéré d'une façon notable.

Dans la plupart de ces tubes, les cellules ont perdu leur forme et leur, caractère protoplasmatique : elles se sont transformées en grosses vessies parfaitement transparentes, gonflées, arrondies (voy. fig. 6), qui ont des parois épaisses et bien distinctes : le noyau, d'ordinaire petit, brillant, se colore très-vivement par l'hématoxyline, et se trouve très-souvent placé vers la périphérie. Ces cellules déformées peuvent, dans le même tube, être graduellement remplacées par des cellules ayant conservé leur forme cylindrique, et sont encore en partie protoplasmatiques. — Il y a encore une grande dilatation de tout le système vasculaire de l'organe ; c'est dans la substance médullaire qu'elle atteint son maximum, car les vaisseaux droits atteignent parfois plus du quadruple de leur calibre normal.

Dans ce cas, les altérations du *pancréas* sont peu saillantes. Il n'y a pas de signe d'atrophie dégénérative, mais seulement un certain degré d'*opacité granuleuse* de toutes les cellules épithéliales, et une notable dilatation des vaisseaux capillaires.

Dans l'*estomac* et dans l'*intestin*, rien d'anormal, si ce n'est dans le duodenum, où les *glandes de Brunner* apparaissent grossies, avec leurs cellules opaques.

Le *plexus solaire* est moins rapetissé que dans le cas précédent. Les cellules ganglionnaires sont plus fortement pigmentées que dans l'état normal : mais ce n'est que sur certains points épars que quelques cellules paraissent petites, ridées et plus colorées. Les nerfs paraissent normaux. »

Les organes, que les autopsies ont montrés altérés, sont donc le pancréas, le foie, l'estomac, le duodenum, les muscles, les reins, les uns plus atteints que les autres, suivant les cas. Les lésions les plus constantes et les plus graves intéressaient le pancréas, le foie et les reins : l'estomac n'était gravement atteint qu'une seule fois, et, dans un seul cas, les glandes de Brunner. Notons que si, dans le dernier cas (Fran. Sav. Rosica), le foie et le pancréas étaient positivement, mais légèrement altérés, c'est que le malade avait succombé à la pneumonie caséeuse rapide, avec fièvre, développement d'acétone et d'acide diacétique, dans un diabète peu avancé.

Le *pancréas* paraît certainement avoir une grande importance dans l'étude anatomo-pathologique du diabète. Il a été trouvé atrophié par *Hartsen, Fles, Frerichs, Munk* et *Klebs*, malade par le fait de concrétions et de calculs pancréatiques par *Cowley, Chopart* et *Recklinghausen*, atteint de carcinôme par *Bright* et *Frerichs*. Nous pouvons ajouter maintenant *nos quatre cas*, dans lesquels on a constaté *trois* fois une *atrophie du pancréas avec dégénérescence graisseuse extrêmement avancée*, et dans le quatrième, alors que la mort est survenue de bonne heure, les mêmes lésions pancréatiques à leur première période (1). Dans trois cas de diabète avancé l'a-

<hr>

(1) Je regrette vivement de n'avoir pas trouvé le pancréas parmi les pièces mises à ma disposition par le docteur *Marc. Sogliano*. L'autopsie fut faite le

trophie du pancréas était telle que l'on ne distinguait plus rien des éléments épithéliaux de la glande. Il est hors de doute que le pancréas doit être atrophié comme tous les autres organes, dans les cas de diabète : mais ce fait que l'atrophie du pancréas dépassait de beaucoup, dans certains cas, l'atrophie proportionnelle des autres organes, et se trouvait beaucoup plus avancée que dans le marasme sénile le plus complet : qu'il n'y avait pas seulement là atrophie, mais aussi dégénérescence graisseuse si complète que les éléments histologiques n'étaient plus reconnaissables, tout cela me donne le droit de croire que cet organe a commencé à s'atrophier avant les autres, et que la dégénérescence a été précédée d'une altération nutritielle particulière, qui a dû échapper aux recherches anatomiques parce qu'elle avait plus tard amené l'atrophie. Il est donc plus que probable, d'après cela, que le pancréas, altéré profondément dans sa substance dès le début de la maladie, est la cause immédiate du diabète : que cette lésion, si avancée, est toute autre chose qu'une simple atrophie secondaire, mais bien l'indice d'une influence spéciale de cet organe sur la pathogénèse du diabète. Ajoutons que le pancréas est peu connu des anatomo-pathologistes, qui ne lui donnent ni un regard à l'amphithéâtre, ni un mot dans leurs écrits : on n'en parle presque jamais dans les nombreuses autopsies de diabétiques, et cela n'est pas étonnant, car on n'y regarde pas. En résumé, au point de vue clinique, je ne

soir et dans un local mal adapté : l'opérateur et mon coadjuteur, qui assistait à l'autopsie, n'ont pas manqué de chercher le pancréas, mais, y voyant mal et peu à leur aise, ils n'ont pas pû le trouver. Cela m'oblige à croire que, dans ce cas de diabète très-avancé, le pancréas était réduit à un si petit volume qu'il disparaissait dans les replis du mésentère. On ne saurait expliquer autrement l'inutile recherche de ces deux jeunes médecins très-distingués : si cet organe n'avait pas été détruit ou réduit a une exiguïté extraordinaire, il n'aurait certainement pas échappé à leurs investigations minutieuses, malgré les conditions défavorables dans lesquelles se faisait l'autopsie.

(Note de l'auteur.)

pouvais pas considérer l'atrophie dégénérative du pancréas comme consécutive au marasme, à la cachexie générale : voilà comment, au point de vue anatomique, le professeur *Armanni* croit pouvoir aussi la considérer comme primitive. — Il est encore très-important de remarquer que, dans trois cas, on n'a pas trouvé dans le pancréas ces dilatations vasculaires, ces hypérémies passives qui ne font jamais défaut dans le foie et dans les reins des diabétiques. Nous ne pouvons donc pas croire, avec *Klebs*, que l'atrophie du pancréas soit due à une paralysie vaso-motrice, avec hypérémie passive des capillaires ; et si, dans le dernier cas, il y avait seulement de l'opacité granuleuse des cellules épithéliales, avec dilatation des vaisseaux capillaires, ces lésions me paraissent être le début du processus morbide dont le développement amène l'atrophie et la dégénérescence graisseuse du pancréas. Cette dilatation initiale sans processus phlogistique, sans épaisissement des parois vasculaires, me paraît être une dilatation *ex vacuo*, compagne nécessaire du début de la diminution de volume, des cellules épithéliales du pancréas qui ne dégénèrent pas encore.

Après le pancréas, c'est le *foie* qui est le plus malade. Voilà l'organe qui, depuis *C. Bernard*, a le plus attiré l'attention des anatomo-pathologistes, quand il s'agit du diabète. Moi-même, je peux dire que je l'ai, jusqu'à présent, toujours trouvé atteint de l'affection que j'appelle *atrophie rouge*, atrophie des cellules hépatiques avec dilatation *ex vacuo* des vaisseaux ou hypérémie passive, c'est-à-dire atrophie beaucoup plus avancée que dans les cas les plus extrêmes de marasme sénile ou *atrophie brune*. Le professeur *Armanni* a constaté les mêmes lésions dans trois cas de ma clinique : et la remarque, déjà faite par *Treitz*, que des lésions semblables se rencontrent dans le foie d'aliénés robustes et bien nourris, démontre péremptoirement

qu'il ne s'agit pas ici d'une atrophie simple des cellules
hépatiques, comme on en rencontre dans une foule de
circonstances, mais d'une atrophie particulière, due à
une pathogénèse spéciale. Ce fait, considéré en lui-même,
ne nous explique pas encore l'origine du diabète; mais il
me semble mettre le diabète en relation avec une lésion
spéciale du foie qui n'a été encore rencontrée que dans les
cas de folie ou de diabète. Ajoutons encore que les recherches minutieuses du professeur *Armanni* ont établi que
la dilatation vasculaire était très-nette dans les veines centrales, et n'existait que très-peu ou pas du tout dans les
ramifications de la veine porte et de l'artère hépatique.
En outre, sur beaucoup de points, les restes de cellules hépatiques atrophiées étaient séparés des parois des capillaires par des espaces vides, tandis que les parois elles-mêmes
n'offraient aucune trace de l'épaississement que l'on observe dans les hypérémies passives par stase sanguine.
Toute idée de stase étant donc complétement écartée, il
ne me semble pas possible d'admettre que la dilatation
vaso-motrice soit primitive, et que l'atrophie des cellules hépatiques, dépendant du trouble nutritif, soit secondaire, et encore moins qu'elle soit due à la pression des
parois dilatées; il ne me paraît pas douteux que l'atrophie
des cellules hépatiques est primitive, et la dilatation des
vaisseaux consécutive; il y a une véritable dilatation *ex
vacuo*, démontrée par le siége de la dilatation et par l'existence des espaces lacunaires signalés. Si la dilatation avait
amené l'atrophie par pression, ces espaces n'existeraient
pas; pour produire l'atrophie par un simple trouble de
nutrition, elle devrait siéger sur l'artère hépatique et non
sur les veines centrales. Il est bien difficile d'affirmer
que l'altération hépatique a débuté en même temps que
la méliturie : mais on doit accorder que le foie a une
part importante dans la pathogénèse du diabète, si l'on

se rappelle que les grenouilles, après qu'elles ont été privées de leur foie, ne peuvent plus fournir de sucre, et que le foie est notoirement le plus fécond producteur du glycogène. — Il me semble très-important encore de remarquer que, dans notre quatrième cas, alors que le diabète durait depuis peu de temps, le foie présentait, à un moindre degré, les mêmes altérations. Enfin, dans les pièces provenant du diabétique du docteur *Sogliano*, le foie ne présentait presque aucune altération, tandis que l'estomac montrait une atrophie très-avancée des glandes à pepsine ; donc l'atrophie du foie n'est pas indispensable dans le diabète, et, dans certains cas, l'atrophie de l'estomac semble la remplacer.

Les altérations de l'*estomac*, rencontrées dans ce seul cas, ont été très-importantes. *Cette atrophie des glandes à pepsine* dans toute la région cardiaque, force à reconnaître là une cause possible du diabète sucré. Il est impossible de l'attribuer au dépérissement diabétique, et d'y voir un résultat du diabète analogue à l'atrophie du pannicule adipeux, à la formation des rides de la peau, etc. On pourrait penser à cela, si l'estomac tout entier avait été ainsi altéré : mais l'atrophie limitée à une moitié de l'estomac, et précisément à cette moitié où se trouvent les glandes à pepsine, nous oblige à croire qu'il y a un rapport très-direct et très-important entre cette atrophie et le diabète, d'autant plus que, dans ce cas, le foie et les reins ne montraient pas des altérations de structure aussi avancées que dans les autres, et que ce malade était mort très-rapidement, probablement par acétonémie aiguë. On est donc conduit ici à penser que l'estomac peut être parfois le siége du diabète, tandis que le plus souvent ce siége se trouve dans d'autres organes du système chylopoétique.

L'*intestin* n'a été examiné que deux fois au microscope : dans l'un de ces cas les *glandes de Brunner* étaient plus

grosses, et leurs cellules opaques. Nous ne savons pas
quelle importance peut avoir cette lésion, car dans ce
cas-là le foie était très-altéré dans sa structure.

Le *plexus solaire*, dans les deux cas où il a été examiné,
n'était pas altéré au point de pouvoir produire une importante lésion fonctionnelle. Cette petitesse des cellules tenait probablement au marasme dans le cas le plus
avancé : elle ne faisait que débuter dans l'autre cas.

L'altération constatée dans les *muscles* est peu importante : c'est une atrophie partielle, inégale, des fibres musculaires striées, qui leur donne l'apparence de veines variqueuses ; mais ce n'est là qu'une simple atrophie. De
plus les muscles sont amaigris en masse et le périmysium a
l'aspect de la modification muqueuse du tissu connectif. Cette atrophie musculaire dépend du marasme, de
l'atrophie générale.

L'altération des *reins* est importante et caractéristique.
Cette *dilatation extraordinaire des anses capillaires des glomérules de Malpighi*, que l'on retrouve dans le diabète
insipide, je crois qu'il faut la rattacher à la polyurie persistante. Celle-ci, en effet, suppose un afflux sanguin, une
fluxion continue aux glomérules ; et cette hyperémie implique une augmentation de calibre, qui, à la longue, devient permanente par paralysie des parois ou mieux par
perte définitive de la contractilité des parois vasculaires.
De même pour l'énorme dilatation des réseaux capillaires péricanaliculaires. La description minutieuse du professeur *Armanni*, et surtout le fait que les parois vasculaires ne sont pas modifiées dans leur stucture, confirment
cette manière de voir. — Quant aux *altérations des capsules
de Bowman*, elles constituent un ensemble très-singulier,
difficile à interpréter au point de vue anatomique, et obscur dans son influence sur les faits cliniques. Comme l'a
très-bien dit le professeur *Armanni*, ces altérations ne

sauraient être rapportées à un processus phlogistique, ni à une métamorphose des épithéliums : dans les deux premiers cas, il paraît probable que des leucocytes ont pénétré, grâce à l'énorme dilatation des capillaires, dans les canalicules contournés, et que là ils ont subi une métamorphose « hyaline » ; dans le dernier cas, il y a en outre *altération des épithéliums cylindriques des canalicules droits* et ces épithéliums se transforment en grosses *vessies hyalines*. Ici encore on retrouve l'influence de l'hypérémie, et ces *vessies hyalines* formées par les épithéliums cylindriques, me paraissent dues à l'*hydropisie de ces épithéliums*, peut-être aussi à l'influence irritante du sucre : la présence même des leucocytes dans les capsules de Bowman peut favoriser cette hydropisie.

En résumé, les organes primitivement malades paraissent être le *pancréas*, le *foie*, l'*estomac* et peut-être aussi l'*intestin;* les *muscles*, le *plexus cœliaque* subissent une atrophie secondaire ; les *reins* sont affectés consécutivement à la polyurie et à la méliturie.

Le *pancréas* était malade, probablement dans les cinq cas. Le *foie* dans quatre. L'*estomac* dans un, mais d'une manière caractéristique. Il me semble donc que c'est dans ces organes qu'il convient de rechercher le siége pathogénique du diabète.

EXPLICATION DES FIGURES.

Fig. 1. Gros. 3-7 Syst. Hartnack. — Portion d'un acinus hépatique chez
un diabétique.

v-c. Section transversale de la veine centrale d'un acinus.

c.   Trabécules hépatiques amincis.

c.   Capillaires dilatés dans les acini.

Fig. 2. Gros. 3-7. — Section longitudinale des muscles de la cuisse.

f. m. Fibres musculaires amincies et variqueuses.

t. c. Tissu connectif interstitiel en voie de transformation muqueuse.

Fig. 3. Gros. 3-7. Section du pancréas.

a.   Acini glandulaires entièrement dégénérés en graisse.

c.   Tissu connectif interacineux avec cellules dégénérées en graisse.

Fig. 4. Gros 3-7. Section de la substance corticale d'un rein.

g.   Glomérule de Malpighi dans sa capsule, avec les vaisseaux
très-dilatés.

c.   Canalicules contournés (section transversale).

v.   Vaisseaux capillaires dilatés.

A.   Artère afférente.

Fig. 5. A. Section verticale de la paroi de l'estomac sur la zone de
transition entre la portion atrophiée et la portion d'apparence
normale.

a.   Dernier reste de la forme des glandes à pepsine.

b.   Cellules glandulaires atrophiques éparses au milieu du tissu
connectif de la muqueuse.

m.   Tissu musculaire de la muqueuse.

B.   Cellules glandulaires atrophiées et dégénérées en graisse.

Fig. 6. — Tubes collecteurs de la substance médullaire du rein.
Gonflement hyalin des cellules épithéliales cylindriques; dans
le point C, on voit conservée la forme cylindrique des éléments.

QUINZIÈME LEÇON

Siége probable du diabète. — Partie hypothétique de notre théorie.

Sommaire. Résumé des principaux faits positifs concernant le diabète. — Il est impossible que l'organe le premier malade, dans le diabète commençant des amylivores, soit le foie. — L'absorption du sucre par les chylifères comparée à l'absorption par les veines. — Consommation du sucre absorbé, dans les tissus. — Le diabétique n'emploie pas le sucre qu'il a dans le sang. — Organes qui amènent probablement la transformation anormale du sucre et son incombustibilité dans l'organisme. — Le pancréas. — L'estomac et l'intestin. — Le foie dans l'organisme sain — et le foie diabétique. — Le glycogène naît des albuminates après épargne de ceux-ci. — Nos expériences sur les diabétiques jeûnants et mangeant seulement de la viande. — Non-existence chez le diabétique du ferment transformateur du glycogène. — Les muscles chez le diabétique. — Les reins. — Le système nerveux. — Le diabète est une systémopathie des organes glandulaires chylopoétiques, laquelle commence par une affection des organes qui doivent digérer les hydrocarbures, et finit par ceux qui sont chargés de digérer les albuminates. — L'affection du pancréas précède-t-elle toujours l'affection du foie? —Résumé de la partie hypothétique de notre théorie; il y a un diabète *chylogène* et *hépatogène* ; le diabète *myogène* n'existe pas.

Messieurs,

Afin de rendre claire notre conception du processus pathogénétique du diabète, nous allons rappeler les principaux faits physiologiques, cliniques et anatomiques, sur lesquels se base la partie hypothétique de notre théorie. Ce sont les suivants :

1° *La veine porte ne conduit pas au foie tout le sucre qui se trouve dans les intestins, elle n'en absorbe qu'une faible partie.*

2° *Il est certain que la plus grosse part du sucre introduit avec les aliments ou produit dans l'intestin lui-même, est absorbée par les vaisseaux chylifères, et qu'elle aboutit à la circulation pulmonaire, à travers les glandes lymphatiques, le canal thoracique et la veine cave supérieure. C'est* pour cela que les vaisseaux chylifères et le canal thoracique contiennent beaucoup de sucre, et parfois de lactates, et que le sang de la veine porte, même après un repas riche en sucre et en substances amylacées, contient moins de sucre que le sang de la grande circulation.

3° Malgré cela, *le sang de la grande circulation ne contient normalement que de très-petites quantités de sucre, et l'urine n'en contient pas*, ou à peine des traces sensibles.

4° *Le sucre est employé et brûlé dans l'organisme sain, et fournit, comme derniers produits, de l'acide carbonique et de l'eau ;* probablement le sucre se décompose (peut-être par fermentation) en d'autres corps, avant d'être brûlé.

5° *Tout le sucre des urines diabétiques provient des aliments sucrés ou saccharifiques introduits, ou du sucre produit dans le foie selon les règles physiologiques :* on ne saurait en aucune façon démontrer que le sucre des urines diabétiques a été produit en excès ou d'une manière anormale.

6° *Tous les symptômes diabétiques ont pour cause et pour raison d'être la non-combustion des sucres.*

7° *Le sucre diabétique contenu dans le sang des malades* (*notre paraglycose*), *diffère essentiellement du sucre des urines diabétiques par ce fait qu'il ne polarise pas la lumière.*

8° *Il y a dans le diabète une période pendant laquelle la suppression de tout aliment sucré ou saccharifique fait disparaître le processus diabétique : si cette suppression est maintenue pendant un temps suffisant, le processus est vaincu d'une manière durable ;* il est une autre période pendant laquelle le régime ne supprime plus la méliturie, tandis que le jeûne absolu la suspend momentanément. Nous avons dû exclure la troisième période de certains auteurs, durant laquelle le jeûne absolu ne ferait plus disparaître le sucre des urines, les tissus eux-mêmes fournissant alors ce sucre.

9° *Sur les cadavres des diabétiques morts de consomption à la suite d'une longue durée de la maladie, l'organe le plus souvent malade à un degré très-avancé est le pancréas,* qui est atrophié plus que dans toute autre maladie, et *entièrement dégénéré en graisse.* Le ,oie est aussi fréquemment atteint, mais à un moindre degré. L'estomac est parfois altéré, les *glandes à pepsine* sont atrophiées.

10° *Les reins présentent une altération particulière, spécialement dans l'intérieur des capsules de Bowman, des canalicules contournés et dans l'épithélium des tubes droits.*

11° *Quand les diabétiques arrivent à la période extrême, souvent la production du sucre cesse chez eux ainsi que l'absorption des substances sucrées,* si bien que les urines ne sont plus sucrées pendant leurs derniers jours, et parfois leurs dernières semaines : dans ces cas, *le foie ne contient, après la mort, ni glycogène ni sucre.*

Voyons où nous conduisent ces faits.

Il nous paraît tout à fait *impossible* d'admettre que le *foie* soit le premier organe malade dans le diabète commençant des amylivores, comme on l'admet généralement. Puisque l'on arrive, dans le diabète des amylivores même très-avancés, à supprimer et même à guérir la maladie par la suppression de tout aliment saccharifique, c'est que le diabète, à cette période, ne dépend pas de la fonction glycogénique du foie. S'il était dû à la transformation en sucre du glycogène hépatique, la diète carnée ne ferait pas disparaître la glycosurie, car la diète carnée ne fait pas cesser la production du glycogène, ainsi qu'on le voit bien nettement chez les carnivores exclusifs, et chez les diabétiques au second degré. En outre, la transformation des sucres en paraglycose ne saurait avoir lieu dans le foie, chez les diabétiques récents. Comme le sucre contenu dans les intestins est absorbé surtout par les chylifères, le foie n'en reçoit que la faible portion absorbée par la veine porte ou transmise dans le sang de l'artère hépatique (1). Or, la quantité de sucre contenue dans les urines est toujours en proportion très-exacte avec la quantité des aliments sucrés ou saccharifiques : ce n'est donc pas le foie, qui ne reçoit qu'une très-faible quantité de sucre, qui peut transformer en paraglycose *tout* le sucre absorbé dans l'intestin.

Quels sont donc les organes qui, placés sur le trajet suivi par le sucre entre l'intestin et les reins, transforment physiologiquement le sucre absorbé?

Ces organes peuvent être : *les glandes digestives, gastriques et intestinales, le pancréas, les glandes lymphatiques mésaraïques* et *cœliaques* que le chyle traverse par les vaisseaux chylifères. Citons encore la *bile* et le *sang de la veine cave.*

On sait que, dans l'état de santé, toutes les substances amylacées ou sucrées absorbées par les vaisseaux chylifères, ne se retrouvent pas dans le canal thoracique sous forme de sucre : une notable partie de ces substances est soumise, dans l'intestin lui-même, à une fermentation qui les transforme en acide lactique et acide butyrique : parfois le chyle ne contient plus de sucre, mais seulement des lactates. Selon *Scheremetieffsky*, il est probable que la transformation utile du sucre a lieu avant l'entrée de celui-ci dans le sang, et probablement dans l'intestin. Cet effet ne peut être dû qu'à l'influence du sucre gastrique ou entérique ou à celle du suc pancréatique. Quant au *suc gastrique*, il est certain qu'il peut être altéré par les maladies de l'estomac, ou, pour mieux dire, des glandes de l'estomac qui le sécrètent, et qu'il peut en être ainsi dans le diabète : cela est démontré par les observations

____

(Voy. la XI⁰ leçon, page... Le profeseur *Joh, Ranke,* m'a encore très-récemment confirmé, par une lettre, ses convictions à ce sujet.)

intéressantes de *Griesinger* et de *Bouchardat*, qui ont vu, dans des cas de diabète, le suc gastrique digérer l'amidon cru, comme fait celui des oiseaux granivores, ce qui ne se produit pas dans l'état physiologique.

De même le *suc entérique* peut être altéré et agir d'une manière anormale sur les sucres contenus dans l'intestin. Quant au *suc pancréatique*, on connaît aujourd'hui son extrême importance pour la digestion : il transforme rapidement l'amidon en sucre, contribue à l'émulsion des graisses, et même à la digestion des albuminates. Il est probable que ce même suc contribue aussi à l'ultérieure transformation des sucres dans l'intestin : peut-être agit-il seul pour cela, peut-être avec la coopération du suc entérique. Il ne paraît pas que la *bile normale* ait une influence essentielle sur la transformation et la fermentation du sucre dans l'intestin : dans certaines maladies, nous voyons l'acholie intestinale complète sans observer aucun trouble dans la digestion, la transformation et la combustion des substances saccharifiques. Par contre, il est très-possible que les *glandes lymphatiques, mésaraïques et cœliaques* aient une influence chimique importante sur le chyle absorbé : mais on ne sait rien sur ce point, que personne n'a encore songé à étudier. Et pourtant ce n'est pas par le fait du hasard que le chyle traverse *toute cette série* de ganglions lymphatiques, avant d'aborder le canal thoracique ; et il est bien possible que le sucre, contenu dans le chyle, soit modifié par tous les corpuscules lymphatiques, cellules vivantes et végétantes, pouvant agir comme un *ferment vivant*.

En second lieu le contact du sucre avec le sang veineux de la grande circulation, auquel il se mêle après avoir franchi l'orifice du canal thoracique dans la veine sous-clavière gauche, peut avoir une influence sur la constitution du sucre. Non que le sang *veineux* de la grande

circulation contienne un *ferment particulier* propre à décomposer le sucre (les injections sucrées dans les veines
ont démontré cela), mais on ne peut pas nier *à priori* que
le mélange du sang, du chyle et du sucre puisse donner
lieu à une combinaison chimique, peut-être à une fermentation. De tout cela, on ne sait rien : sans vouloir en
rien déduire, nous signalons ces importantes questions
aux physiologistes.

Il est très-peu probable que les *poumons* aient, par
leurs fonctions respiratoires, une influence *directe* sur le
sucre contenu dans le sang qui circule du cœur droit au
cœur gauche : le fait a pourtant été admis. Le sang du
cœur gauche ne contient pas une moindre quantité de
sucre que celui du cœur droit. Au contraire, le sang veineux de la grande circulation contient moins de sucre
que le sang des artères ; ce fait démontre que le sucre
est en partie transformé ou brûlé *entre les artères et les
veines*, c'est-à-dire *dans le réseau capillaire*, et, plus que
partout, dans *les capillaires des reins*, où s'accomplissent
plusieurs autres oxydations importantes : c'est là que très-
probablement le sucre normal du sang s'oxyde et se brûle,
si bien que les urines n'en contiennent pas ou seulement
de très-faibles traces. Il est encore très-probable que
l'oxydation du sucre ne se fait pas *dans* les capillaires
eux-mêmes, mais que le sucre est absorbé par les éléments
cellulaires des tissus, et consumé dans leur épaisseur.
Cette idée, que le *sucre normal du sang artériel ne passe
pas dans les urines, parce qu'il est brûlé dans les reins,
grands organes oxydateurs du corps*, cette idée est très-
vraisemblable, si l'on considère qu'il y a des gens qui,
après avoir mangé beaucoup de sucre et de fécules, ne
présentent pas la moindre trace de sucre dans leurs urines,
tandis que d'autres en présentent de légères traces, même
après avoir absorbé une bien moindre quantité de ces

substances. Chez les uns, le rein est donc un organe d'oxydation plus puissant que chez les autres.

Il n'est pas douteux que le sucre, chez l'homme sain, est utilisé dans l'organisme, et il est démontré, jusqu'à l'évidence, que le diabétique *n'est pas capable d'employer le sucre pour les processus végétatifs de l'organisme.* Seelig, travaillant sous la direction de *Naunyn*, a démontré que les animaux affamés non diabétiques ne présentaient pas, dans leurs urines, le sucre qui avait été injecté dans les veines jugulaires ou mésentériques, tandis que les animaux diabétiques, même après un jeûne suffisant, en présentaient dans les mêmes conditions expérimentales. Si *Bernard*, *Schöpfer*, *Eichhorst* et autres ont vu reparaître dans les urines le sucre injecté dans les veines, c'est que le jeûne n'avait pas été suffisant, et que les animaux d'expériences n'avaient pas besoin de combustible (1). Les expériences mêmes de *Bernard* et *Schöpfer* confirment notre opinion : que le sucre ne sort du sang par les reins qu'alors qu'il s'y trouve en *quantité telle, qu'elle dépasse les forces transformatrices des tissus* à traverser ou de leur réseau capillaire, forces qui, pour le sucre injecté dans la veine porte, sont représentées par le foie et les reins, et pour le sucre injecté dans une veine de la grande circulation, par les reins tout seuls.

Si nous examinons maintenant, en quoi sont modifiées les conditions normales de la transformation des sucres, dans les cas de *diabète commençant* ou de *diabète des amylivores*, nous trouvons d'abord que le sang contient plus de sucre qu'à l'état normal, et que ce sucre n'est pas la glycose, mais bien la paraglycose : en outre, le sucre contenu dans les urines est en exacte proportion avec le sucre

---

(1) L. Seelig, Vergleichende Untersuchungen über den Zuckerverbranch im diabetischen und nicht diabetischen Thiere, inaugural-dissertation. Könisberg, 1873.

introduit dans les aliments ou produit dans l'organisme avec les hydrocarbures saccharifiques. Donc à ce degré du diabète, le sucre, resté à l'état de sucre après son passage à travers le canal thoracique, subit une transformation anormale, et arrive ainsi dans le sang, pour reparaître dans les urines après une nouvelle transformation. Cette fermentation anormale peut être due soit à une altération des sucs gastrique, entérique ou pancréatique, soit à une affection des glandes lymphatiques (1) ; quant à la tranformation dernière de la paraglycose en glycose dextrogyre, elle ne peut être attribuée qu'aux *reins*.

Si maintenant nous nous reportons aux résultats de nos autopsies, nous trouvons le pancréas malade dans tous les cas, le foie quatre fois sur cinq, une fois l'estomac, une fois l'intestin. Nous devons dès lors penser que la cause de la non-combustion du sucre se trouve dans la plupart des cas, sinon dans tous les cas, dans le *pancréas*, et aussi le plus souvent, dans le *foie*, rarement dans l'*estomac* et peut-être quelquefois dans l'*intestin*. Tel est le point de vue *anatomique*.

Considérant ensuite que, dans le diabète, le sucre résiste à la combustion intra-organique, que le sucre du sang diffère du sucre des urines, qu'il y a donc là un trouble important dans la série des transformations du sucre, lequel trouble se traduit par une *altération qualitalive* de cette substance, on est conduit à croire que cette altération est due à une erreur fonctionnelle chimique des organes chylopoétiques ci-dessus mentionnés.

Nous avons vu que, dans le premier degré du diabète, le foie ne doit pas être malade : c'est donc le *pancréas*, dont la fonction sécrétive est diminuée ou modifiée à la

---

(1) Je regrette de n'avoir pas examiné au microscope les glandes lymphatiques des vaisseaux chylifères. Je le ferai à la première occasion, et prie dès maintenant mes collègues de le faire de leur côté.

suite de la dégénérescence graisseuse de son parenchyme. Si, dans le diabète avancé, le pancréas est toujours gravement atteint dans sa constitution histologique, on peut bien admettre que, dès le début, il a présenté une altération, peut-être assez légère pour échapper à nos moyens d'investigations, mais suffisante pour affaiblir ou modifier sa sécrétion.

Tant que le pancréas, seul malade, n'est pas encore profondément altéré dans sa constitution anatomique, une guérison complète est encore possible par la suppression absolue et suffisamment prolongée de tout aliment sucré ou saccharifique. Nous avons vu que la principale *cause* du diabète est l'abus de ces aliments, abus qui amène dans le pancréas une sécrétion excessive, et, à la fin, un épuisement de fonction, toute autre cause de dépression générale pouvant contribuer à aggraver cet épuisement fonctionnel. Le suc pancréatique, redevenu normal, contiendra de nouveau les substances propres à transformer normalement le sucre, qui dès lors reprendra dans l'organisme son rôle physiologique.

Mais quand le diabète n'est pas traité et guéri à temps, l'altération du pancréas devient une grave lésion anatomique, et le retour à la fonction normale n'est plus possible : en outre, l'organisme entier souffre de l'absence d'un combustible normal si important, il brûle ses albuminates, et tombe dans le marasme et l'atrophie générale. Alors on voit, entraînés dans le cercle morbide, les organes qui, comme le foie, ont pour fonction de produire le glycogène ou le sucre. Alors le glycogène ne s'accumule plus dans le foie, car l'économie a besoin de combustible et en dispose à ce titre. Et tandis que, dans le diabète du premier degré même avancé, le glycogène provenant des albuminates se brûle encore, nous voyons au second degré, ce même glycogène se transformer aussi en paraglycose inutilisable. C'est ainsi que le diabète, arrivé à un certain degré, devient absolument incurable ; et ce degré est atteint plus ou moins vite, suivant la résistance de chaque organisme, très-vite chez les enfants, qui résistent moins, et qui ont besoin non-seulement de conserver, mais encore d'acquérir.

Il est permis, d'après les résultats de l'une de nos autopsies, de supposer qu'une lésion anatomique de l'*estomac* peut être aussi la cause d'un diabète du premier degré. Une altération du suc gastrique amènerait une transformation anormale des hydrocarbures, et, à la suite, la formation de la paraglycose. Divers auteurs ont constaté, dans le diabète, l'altération chimique du suc gastrique, nous l'avons déjà dit : on comprend que ce fait peut se produire au début de la maladie, avant toute lésion appréciable. Là encore le repos de l'organe épuisé peut amener la guérison. — Chez les enfants, on rencontre parfois une méliturie passagère, due uniquement à une affection catarrhale de l'estomac (peut-être aussi de l'intestin), et qui, tantôt guérit facilement avec l'affection principale, tantôt persiste et nécessite une cure carnée rigoureuse ; parfois même elle ne guérit pas, mais amène la mort, tout comme le véritable diabète.

Ce que nous venons de dire s'appliquerait aussi au diabète qui aurait son point de départ dans les glandes de l'intestin.

Nous pouvons maintenant étudier les rapports probables du diabète avec le *foie*.

Depuis la découverte de *Bernard*, on sait que le *foie* produit *physiologiquement* du glycogène transformable en sucre par fermentation ou par son seul contact avec le sang. Pour nous, il n'est pas douteux que les albuminates ne soient les matériaux de production de cet amidon animal. Nous avons démontré déjà que la théorie d'après laquelle le sucre absorbé dans l'intestin se transformerait dans le foie en amidon animal, doit être repoussée non-seulement au nom des lois chimiques, mais surtout parce qu'elle s'appuie sur un fait matériel absolument inexact, la prétendue absorption par le veine porte de-tout le sucre contenu dans l'intestin. Pourtant il a été constaté que la quantité de glycogène contenue dans le foie, augmente proportionnellement à la quantité des hydrocarbures introduits dans l'estomac ; mais ce fait s'explique très-bien, comme l'ont montré les expériences de *Tsherinoff* et *Weis ;* les hydrocarbures introduits créent l'épargne de l'albumine circulante et du glycogène lui-même. Voici une nouvelle expérience de *Dock* (1). Si l'on fait disparaître, par le jeûne absolu, le glycogène du foie, une alimentation mixte et sucrée sera nécessaire pour le faire reparaître : mais si l'on rend diabétique l'animal soumis au jeûne, et qu'on injecte de la glycose dans le sang, *le foie reste privé de glycogène et les urines se chargent de sucre : donc, quand il y a une cause de méliturie, le sucre reparaît dans les urines sans se transformer d'abord en glycogène.* Cette question de l'origine du glycogène est controversée. *Weiss* a démontré que la glycérine amène aussi l'accumulation du glyco- gène : dès lors cette substance agit en provoquant l'épargne des albuminates, ou bien elle est capable de se transformer elle-même en glycogène. *Luchsinger* a constaté la réalité de ce fait, mais il se hâte trop de rejeter la théorie de l'épargne parce qu'il n'a pas vu augmenter la quantité de glycogène après l'emploi des graisses, de l'acide lactique et du tartrate de soude (!). Cependant *Salomon* a constaté que la gélatine et la graisse neutre augmentent l'accumula- tion du glycogène, à un moindre degré, il est vrai, que les hydrocarbures qui sont beaucoup plus combustibles. Mes

(1) Stud. med. F. W. Dock. in *Pflügers Archiv.* Band. V, page 571.

expériences et mes observations viennent tout à fait à l'appui de la théorie de *Weiss*.

Ceux qui admettent que le glycogène est formé par le sucre absorbé, pensent qu'il se tranforme ensuite en graisse. Mais ceux qui croient que le glycogène provient des albuminates, même sans le concours des aliments saccharifiques (et le fait est bien évident chez les carnivores absolus), ceux-là doivent accepter sans difficulté que, physiologiquement, le glycogène se transforme en sucre : c'est bien l'explication la plus naturelle et la mieux constatée des processus chimiques de transformation de l'albumine introduite, en carbure combustible.

Comprenant toute l'importance de cette question, j'ai institué *quelques expériences sur les diabétiques*, en me servant surtout de la glycérine, puis des albuminates introduits en excès. En voici les résultats :

TABLEAUX.

     LE DIABÈTE SUCRÉ.

Examen de chaque miction chez une malade dont la méliturie est dès longtemps supprimée, et qui a pris de la glycérine en un jour de jeûne, et le jour suivant avec la diète carnée.

MAZZOTTA. — 1875.

Tableau XX.

	HEURES des repas.	POIDS des aliments.	HEURES de chaque miction.	URINES cent. cub.	URINES Poids spécifique.	SUCRE en gr. par litre.	OBSERVATIONS particulières.
13 avril 1575.			2 m.	300	1016	Absent	
			6 —	330	1017	—	
	8,30 m.	Bouilli 60 gr. / Rôti 60 — / Bouillon 406 —					
			11 —	230	1019	—	
	12,50 s.	Bouilli 60 — / Rôti 60 / Bouillon 406 —					
			3,15 s.	180	1021	—	
	6 —	Bouilli 60 — / Rôti 60 — / Bouillon 406 —					
			6,15 —	245	1016	—	
14 avril 1875.			3 m.	590	1019	Absent	
			7.30 —	160	1015	—	
	8,30 m.	Bouilli 60 gr. / Rôti 60 — / Bouillon 406 — / Glycérine 200 — (épicratiquement.)					Une selle à 10 h. matin. *La malade jeûne du 14 à 8 h. 30 m. matin au 15 à midi 50 m.*
	12,10 s.		3 s.	200	1018	—	
			5 —	400	1014	—	
			11,45 —	600	1012	—	
15 avril 1875.	9,40 m.	Glycérine 200 gr.	9,30 m.	210	1015	Absent	*La malade reprend des aliments :* elle a pris 400 gr. de glycérine en 30 heures.
			12,35 s.	200	1014	—	
	12,50 s.	Bouilli 60 — / Rôti 60 — / Bouillon 406 —					
			4 —	310	1015	Deux	Une selle à 2 h. s.
			5,15 —	290	1014	Absent	Elle cesse de prendre la glycérine à 4 h. s.
	6 —	Bouili 60 — / Rôti 60 — / Bouillon 406 —					
			10,30 —	420	1012	—	

Examen de chaque miction chez une malade dont la méliturie est dès longtemps supprimée, et qui a pris de la glycérine en un jour de jeûne, et le jour suivant avec la diète carnée.

MAŻZOTTA. — 1875.

Tableau XXI.

	HEURES des repas.	POIDS des aliments.	HEURES de chaque miction.	URINES cent. cub.	Poids spécifique.	SUCRE en gr. par litre.	OBSERVATIONS particulières.
16 avril 1875.	8,30 m.	Bouilli 60 gr. / Rôti 60 — / Bouillon 406 —	6,30 m.	390	1020	|Douze	
	12,35 s.	Bouilli 60 — / Rôti 60 — / Bouillon 406 —	1 s. / 3,45 —	220 / 240	1025 / 1034	Vingt / Quinze	Une selle à 4 h. du soir.
	6 —	Bouili 60 — / Rôti 60 — / Bouillon 406 —					
17 avril 1875.	8,30 m.	Bouili 60 gr. / Rôti 60 — / Bouillon 406 —	3,30 m. / 8,50 —	650 / 310	1021 / 1020	Douze / Dix	
	1 s.	Bouilli 60 — / Rôti 60 — / Bouillon 406 —	2 s. / 4,45 —	210 / 260	1023 / 1017	Quinze / Trois	Une selle à 5 h. du soir.
	6 —	Bouilli 60 — / Rôti 60 — / Bouillon 406 —					
18 avril 1875.	8,30 m.	Bouilli 60 gr. / Bouillon 406 —	2,30 m. / 7 — / 12,45 s.	480 / 370 / 315	1021 / 1020 / 1014	Quinze / Douze / Absent	Une selle à 7 h. matin. On retranche 60 gr. à la diète carnée.
	1 s.	Bouilli 60 — / Rôti 60 — / Bouillon 406 —	11 —	360	1025	25	
	6 —	Bouilli 60 — / Rôti 60 — / Bouillon 406 —					

Examen de chaque miction pendant les jours qui ont suivi l'administration de la glycérine, après réduction de 60 grammes sur l'alimentation carnée.

MAZZOTTA. — 1875.

Tableau XXII.

	HEURES des repas.	POIDS des aliments.	HEURES de chaque miction.	URINES		SUCRE en gr. par litre.	OBSERVATIONS particulières.
				cent. cub.	Poids spécifique.		
19 avril 1875.	8,25 m.	Bouilli 60 gr. / Bouillon 406 —	4 m.	230	1026	Vingt	
			11 —	180	1022	Six	
	1 s.	Bouilli 60 — / Rôti 60 — / Bouillon 406 —	3,15 s.	280	1020	Absent	
	6 —	Bouilli 60 — / Rôti 60 — / Bouillon 406 —	6,30 —	190	1025	—	
			8 —	80	1022	—	
20 avril 1875.	8,38 m.	Bouilli 60 gr. / Bouillon 406 —	7,45 m.	210	1020	Absent	
	1 s.	Bouilli 60 — / Rôti 60 — / Bouillon 406 —	1,10 s.	250	1019	—	
	6 —	Bouilli 60 — / Rôti 60 — / Bouillon 406 —	7,15 —	140	1023	—	

Ces tableaux montrent un fait très-intéressant. Notre malade ne présentait pas de sucre dans ses urines quand elle prenait la glycérine pendant la durée du jeûne ; mais quand elle recommença à manger de la viande, tout en continuant la glycérine, elle présenta, dès la première miction, une petite quantité de sucre, qui disparut dans les deux mictions suivantes, mais revint abondante pendant plusieurs jours consécutifs. La formation du glycogène hépatique et du sucré diabétique qui était supprimée depuis longtemps, grâce à la diète carnée exclusive, ne recommença pas par l'usage de la glycérine donnée pendant le jeûne, mais devint assez considérable et se prolongea pendant plusieurs jours, même après avoir supprimé la glycérine, quand la malade se remit à manger. Dans ces conditions il n'est pas trop possible de nier que la réapparition du sucre ne soit due à la glycérine.

Ces expériences ont été répétées sur plusieurs autres malades, et toujours avec les mêmes résultats. Chez un diabétique très-avancé la glycérine fut donnée pendant le jeûne et n'amena aucune méliturie : quelques jours après, elle fut prise en sus du régime ordinaire, et produisit de notables quantités de sucre dans les urines.

On peut conclure de ces expériences : 1° que la glycérine ne se transforme pas directement en glycogène et en sucre, puisque, donnée à jeun, elle n'amène pas la méliturie ; 2° qu'elle fait reparaître le sucre, quand elle est administrée en même temps que d'autres matériaux de glycogénèse.

Donc la glycérine cause la méliturie en favorisant la production du glycogène : elle ne s'oxyde pas entièrement, car une bonne partie ressort par les urines, comme l'a démontré mon coadjuteur *Paolucci*, mais une partie est brûlée, épargnant ainsi les albuminates qui peuvent dès lors fournir du glycogène au foie. Et cette manière de voir est confirmée par ce fait, que la glycosurie, qui persistait depuis plusieurs jours après la cessation de la glycérine, disparut rapidement quand on diminua de 60 grammes de viande, le régime de la malade ; c'étaient ces 60 grammes de viande devenus inutiles pour la combustion qui fournissaient du glycogène et du sucre.

Cette conclusion est confirmée par les nombreuses expériences dans lesquelles nous avons ramené la glycosurie en augmentant un peu la quantité de viande d'un diabétique mis à le diète carnée exclusive : en réduisant de nouveau le régime, le sucre disparaissait. Nous ne citerons ici que l'expérience faite à ce sujet sur la même malade (Voy. tabl. XXIII).

Donc une dose de viande qui dépasse les limites du strict nécessaire fait reparaître le sucre dans les urines d'un diabétique au second degré ; *ce léger excès d'albumine constitue pour lui une épargne, qui se traduit par une production de glycogène dans le foie et de sucre dans les urines.* Ceci nous paraît confirmer notre explication des précédentes expériences.

Cependant le sucre qui provient du glycogène hépatique, ne s'accumule en aucune façon dans le foie de l'homme bien portant. Nous avons déjà cité les expériences de *Pavy, Schiff, Meissner, Ritter, Eulenburg,* etc., d'après lesquelles le foie extrait de l'animal vivant ne contenait pas de sucre : ces expériences ont conduit à la négation de la glycogénèse hépatique. Nous les tenons pour exactes, mais les conséquences que l'on en a tirées étaient prématurées. Le foie vivant produit et contient du sucre, beaucoup moins que ne croyait *Bernard*, mais cependant en quantité appréciable ; cela a été établi par *Tscherinoff, Dalton, Bock* et *Hoffmann, Eulenburg* lui-même, qui voulait démontrer le contraire, et *Salomon*.

Mais que le sucre provenant du glycogène hépatique ne s'accumule pas dans le foie vivant, c'est là un fait qui ne doit pas surprendre ; une partie de ce sucre doit être brûlée à l'*état naissant* dans les capillaires du foie lui-même et dans les éléments histologiques de cet organe ; le reste, grâce à sa grande diffusibilité, doit être rapidement emporté dans le torrent circulatoire par les veines hépatiques. Le sucre, ainsi formé peu à peu par le glycogène, étant ou immédiatement brûlé ou entraîné dans la

Réapparition de la glycosurie par l'addition de 60 gr. de viande à une diète carnée exclusive, grâce à laquelle les urines étaient exemptes de sucre.

MAZZOTTA. — 1875.

(L'augmentation commença le 28 mars à 1 heure après midi).

Tableau XXIII.

	HEURES des repas.	POIDS des aliments.	HEURES de chaque miction.	URINES c. c.	Poids spécif.	SUCRE en gr. par litre.	OBSERVATIONS particulières.
27 mars 1875.	8,30 m.	Bouilli 60 gr. Bouillon 406 —	3,30 m.	445	1014	Absent	Une selle à 8 h. matin.
			12,30 s.	255	1018	—	
	1 s.	Bouilli 60 — Rôti 60 — Bouillon 406 —	5,45 —	200	1014	—	
	6 —	Bouilli 60 — Rôti 60 — Bouillon 406 —	10 —	125	1018	—	
28 mars 1875.	8,30 m.	Bouilli 60 gr. Bouillon 406 —	6 m.	445	1018	Absent	
			9,30 —	275	1019	—	
	1 s.	Bouilli 60 — Rôti 120 — Bouillon 406 —	2,45 s.	295	1021	—	Ce qui fait 60 gr. de rôti en plus.
	6 —	Bouilli 60 — Rôti 60 — Bouillon 406 —	6 —	255	1017	Traces	
29 mars 1875.	8,30 m.	Bouilli 60 gr. Bouillon 406 —	1,30 m.	555	1019	Huit	
			9,45 —	175	1021	Neuf	
	1 s.	Bouilli 60 — Rôti 60 — Bouillon 406 —	3,30 s.	385	1016	Absent	Une selle à 10 h. matin. On retranche les 60 gr. de rôti donnés hier en plus.
	6 —	Bouilli 60 — Rôti 60 — Bouillon 406 —	8.45 —	445	1015	—	
30 mars 1875.	8,30 m.	Bouilli 60 gr. Bouillon 406 —	5,30 m.	375	1018	Absent	
			10,45 —	365	1014	—	
	1 s.	Bouilli 60 gr. Rôti 60 gr. Bouillon 406 —	4 s.	385	1018	—	
	6 —	Bouilli 60 — Rôti 60 — Bouillon 406 —	8 —	425	1018	—	

masse sanguine, on comprend que l'on n'en trouve que très-peu ou pas du tout dans les expériences bien conduites.

Il me semble probable que la combustion rapide du sucre dans le foie lui-même, au moment où il y naît, est le principal obstacle à la constatation de sa présence dans le foie extrait du ventre d'un animal vivant. Le sucre ne saurait former des dépôts dans l'organisme; il n'apparaît pas dans les excrétions normales du corps, et, puisqu'il se forme dans l'économie, il doit avoir une existence passagère, un but à remplir. Il doit représenter, en un mot, un corps chimique de transition, dont la prompte décomposition ou transformation sert aux besoins les plus urgents de la vie; en dehors de cela, on ne comprend pas l'utilité des hydrocarbures, si nécessaires cependant, non-seulement à l'homme, mais plus encore aux herbivores, qui succombent rapidement quand ils en sont privés. Il paraît donc naturel de supposer que le sucre, à l'*état naissant*, se transforme immédiatement en d'autres corps moins diffusibles et plus directement utilisables pour le renouvellement et la combustion. Ainsi le ferment nécessaire pour préparer le sucre à cette transformation, et que nous avons supposé être un produit du pancréas, existe très-probablement aussi dans le foie, comme il existe certainement (peut-être avec une nature différente) dans les muscles et dans d'autres organes encore; ce ferment paraît très-répandu dans l'économie, où il est le compagnon inséparable du sucre, prêt à lui faire accomplir ses fonctions et à empêcher qu'il ne s'échappe non transformé, dans le sang et dans les urines. Il est donc très-probable que la consommation du sucre hépatogène a lieu dans l'intérieur du foie lui-même, sinon pour sa totalité, du moins pour sa majeure partie.

Il est important de remarquer que, dans tous les organes ou tissus qui fournissent du sucre, celui-ci naît du glycogène : pour moi, *le rôle du glycogène dans l'organisme* me paraît être non-seulement celui d'une caisse d'épargne, mais aussi celui d'un « titre au porteur » procurant des fonds, c'est-à-dire du sucre, partout où l'économie en a besoin. L'économie ne peut pas utiliser directement le glycogène, tandis qu'*elle ne peut pas constituer un dépôt, un magasin fermé pour le sucre*, dont elle a besoin à tout instant ; le *glycogène*, lui, *peut être conservé et accumulé* dans l'organisme sur bien des points ; chaque fois que l'économie a besoin de sucre, elle prend du glycogène ici ou là, elle le transforme en sucre et le brûle au même instant. Cela arrive à tout propos, notamment dans la contraction musculaire et aussi *mutatis mutandis*, dans le foie.

Ce que nous venons de dire sur *la transformation rapide dans le foie du sucre hépatogène*, s'applique nécessairement aussi au *sucre apporté au foie par l'artère hépatique et la veine porte*. Le foie peut transformer le sucre de toute provenance, pourvu que la quantité reçue ne dépasse pas ses forces transformatrices. Le fait a été constaté directement. *Schöpfer* affirme que le sucre injecté dans les veines mésentériques ne reparaît pas dans les urines, tandis que celui qui a été injecté dans la veine crurale produit la méliturie. *Eichhorst* a montré que le sucre injecté dans le rectum et absorbé par les veines du plexus sacré moyen qui le transporte dans la grande circulation sans passer par le foie, produit aussi la glycosurie. Ces expériences, que chacun peut reproduire avec les mêmes résultats, démontrent bien *ce fait capital, que le sucre injecté (non en quantité excessive), dans le sang veineux, est retenu et transformé dans le foie s'il le traverse, qu'il reparaît au contraire dans les urines, s'il ne traverse pas le foie. Mais elles ne démontrent pas le moins du monde que le sucre retenu dans le foie se transforme en glycogène* (1).

(1) Mon coadjuteur *Paolucci* fait en ce moment, et sur mon invitation, des

Le *foie dans l'organisme diabétique* se comporte comme dans l'organisme sain, tant que le diabète reste au premier degré ; il continue à brûler le peu de sucre qu'il reçoit par la veine porte et par l'artère hépatique. Ce fait explique comment, chez les diabétiques pas trop avancés, une partie du sucre ou de l'amidon est encore utilisée et ne reparaît pas dans les urines. Il est nécessaire de rappeler que, chez les diabétiques qui peuvent encore accumuler du glycogène dans le foie, le jeûne absolu fait disparaître, en vingt-quatre heures, toute trace de sucre dans les urines, mais seulement quand les malades sont soumis depuis plusieurs jours à la diète carnée absolue, tandis que les vingt-quatre heures ne suffisent pas à faire disparaître complétement le sucre quand les malades ont suivi un régime plus ou moins riche en substances amylacées. Chez les premiers, qui produisent peu de glycogène, la glycosurie s'explique par *la disparition, due au jeûne, de tout le glycogène hépatique*, c'est-à-dire *des matériaux de la glycogénèse* — (cette disparition fait que la piqûre diabétique n'amène pas la glycosurie chez les animaux soumis au jeûne forcé, ainsi que *Dock* l'a démontré) ; — chez les derniers, qui accumulent du glycogène, la glycosurie diminue énormément, mais ne cesse pas, en vingt-quatre heures, fait qui ne peut s'expliquer que par la présence dans le foie d'une certaine quantité de glycogène mise en épargne : c'est donc la petite quantité de sucre apportée au foie qui permet la formation et l'accumulation du glycogène, et par là la persistance de la méliturie. Cette ma-

expériences sur les animaux, en injectant de la glycose dans les artères. Les résultats ne sont pas encore bien certains : il les publiera plus tard. Cependant nos suppositions semblent se confirmer : la glycose injectée dans les artères ne reparaît dans les urines que pour une très-petite portion, car elle est en grande partie consommée pendant son passage à travers le réseau capillaire des divers tissus, qui sont les vrais consommateurs du sucre dans l'organisme animal.

nière de voir reçoit un solide appui des expériences rapportées dans les tableaux XX et suivants (1).

Mais si le diabète date de loin, et si la nutrition du foie a été gravement lésée, *le foie devient lui-même un des soutiens du processus diabétique*. Malgré la diète carnée absolue, les urines contiennent une notable quantité de sucre, quantité toujours proportionnelle à celle de la viande absorbée, et *que le jeûne absolu fait toujours disparaître. Dans ces cas le sucre diabétique provient des albuminates*, et probablement aussi des substances gélatineuses; les petites quantités de sucre animal contenues dans la viande peuvent fournir aussi un peu de sucre diabétique, mais la plus grosse portion ne peut provenir que des albuminates. Ceux-ci, pour une part, se brûlent directement, et pour l'autre, fournissent dans le foie, du glycogène ; l'azote épargné peut remplir une autre fonction végétative.

Dans le *foie diabétique* devenu soutien du diabète, le glycogène ne saurait s'accumuler, car l'organisme, manquant du combustible fourni par les hydrocarbures introduits, en cherche partout, et le glycogène est un des meilleurs combustibles, quand il est transformé en sucre ; mais ce sucre lui-même, dans le diabète des carnivores, ne peut plus se brûler, et l'on peut dire : *De même que dans le diabète du premier degré, avec le foie sain, l'amidon introduit du dehors n'est transformé que jusqu'à l'état de sucre, de même aussi, dans le diabète du second degré, alors que le foie est compris dans le processus diabétique, l'ami-*

(1) En dehors de cette explication, une seule me paraît ici possible : l'accumulation de la paraglycose dans le sang lui-même, laquelle circulerait avec lui jusqu'à ce qu'elle eût été entièrement éliminée par les urines. Ceci est le moins probable, si l'on considère d'un côté le temps nécessaire pour la disparition de la méliturie, et de l'autre le temps que met la masse sanguine entière à traverser les reins. Au contraire, ce fait que la paraglycose non brûlée traverse les tissus de l'organisme, nous explique bien pourquoi la paraglycose hépatogène versée tout entière dans le sang, dans les cas de jeûne absolu, met plus de temps à sortir entièrement par les urines, qu'elle ne le ferait, si elle se rendait directement du foie aux reins.   (*Note de l'auteur.*)

don hépatique, le glycogène ne dépasse plus l'état de sucre : il ne se décompose pas, il est éliminé par les urines.

La non-accumulation du glycogène dans le foie diabétique est probablement favorisée par ce fait, que l'atrophie toujours avancée des cellules hépatiques, jointe à la dilatation *ex vacuo* toujours croissante des vaisseaux capillaires appartenant au système des veines centrales, implique une moindre résistance des parois des cellules à la pénétration du sang, c'est-à-dire au contact entre le glycogène et le ferment saccharifique, que *Plösz* et *Tiegel* croient inhérents aux globules rouges du sang (1).

Il nous semble évident que, dans le diabète *grave* du second degré, le glycogène se transforme en sucre au moment même où il se forme, et que ce sucre passe immédiatement dans le sang. Ce fait a été démontré par les expériences de *Bock* et *Hoffmann* qui, après avoir produit une méliturie artificielle avec une injection de chlorure de sodium dans le sang, ne trouvèrent ni sucre ni glycogène dans le foie des animaux morts après la cessation de la méliturie, mais en trouvèrent quand les animaux moururent pendant le cours de la méliturie. De plus, quand on examine, dans une autopsie, le foie d'un diabétique, on y trouve du sucre quand le sucre existe dans les urines contenues dans la vessie, tandis que *le foie ne contient jamais ni sucre ni glycogène, dans tous les cas où les urines ont cessé quelques jours avant la mort de contenir du sucre.*

Il me semble vraiment que ce fait important, l'absence de glycogène et de sucre dans le foie des diabétiques très-avancés, n'a pas été suffisamment étudié par les diabétographes et les physiologistes. Si le foie d'un diabétique, dont les urines sont exemptes de sucre depuis quelques

(1) P. Plösz et E. Tiegel, Ueber das saccharificirende Ferment des Blutes, in Pflügers Archiv. 1873, VII.

jours, *bien qu'il mange des farineux*, ne contient ni sucre, ni glycogène, cela veut dire que le foie ne produit pas de glycogène. L'étude de ce fait et de ses causes probables, non-seulement donne à croire que, dans les phases ultimes du diabète, les sucs digestifs perdent le pouvoir de transformer l'amidon en sucre, et le sucre en glycose, mais elle peut encore éclairer l'importante question de l'absorption du sucre dans l'intestin, et celle de la glycogénèse animale.

La *non-transformation de l'amidon en dextrine et en glycose* veut dire épuisement progressif des sucs digestifs chargés de l'assimilation des hydrocarbures. Dès le début, l'absence ou bien l'altération du ferment a fait cesser la transformation normale par laquelle les sucres deviennent utilisables dans l'économie ; plus tard, vers la fin de la maladie, les amylacés ne se transforment même plus en sucre, c'est encore un progrès dans la voie fatale, mais toujours dans le même sens.

L'*absorption intestinale* paraît suspendue pendant les derniers jours du diabétique qui meurt d'épuisement (et non par le fait d'une maladie intercurrente), car souvent le sucre disparaît de ses urines alors même qu'il mange non-seulement des farineux, mais encore des fruits et des sucreries. Nous avons déjà dit que les vaisseaux chylifères de l'intestin absorbent la plus grande partie du sucre, et qu'une petite quantité seulement de cette substance passe par endosmose dans le système de la veine porte. Or l'absence de sucre dans les urines d'un diabétique voisin de la mort et mangeant cependant des sucreries, éclaire les conditions dans lesquelles se fait normalement l'aborption des sucres, et confirme la manière de voir de *Ranke*, comme les expériences d'*Albini*. Si le sucre était en totalité, ou pour la majeure partie, absorbé par la veine porte, comme le croient *Pavy* et beaucoup d'autres auteurs, l'absence de méliturie dans de semblables conditions ne pourrait absolument pas s'expliquer, car l'absorption par diffusion endosmotique devrait continuer tant que le sang circule ; on sait qu'elle s'exagère même à travers les membranes animales mortes. Si le sucre manque à ce moment dans les urines du diabétique qui mange du sucre, c'est que les vaisseaux chylifères, chargés d'absorber ce sucre dans l'intestin, ne remplissent plus leur fonction. S'il en est ainsi, le sucre doit se trouver dans les matières fécales, et je regrette vivement de n'avoir pas pu faire encore sur ce point des expériences décisives (1). Il est possible que le sucre, en séjournant longtemps dans l'intestin, s'y décompose partiellement ; mais il n'est pas problable qu'il y disparaisse tout à fait. Aussi bien, son absence dans les fèces ne serait pas décisive contre la suspension de l'absorption intestinale ; par contre, sa présence serait décisive en faveur de cette idée, car on ne pourrait pas sérieusement supposer que le diabétique mourant ait tout à coup recouvré le fonctionnement régulier des organes transformateurs du sucre. Si donc on ne trouvait pas de sucre dans les fèces, il faudrait y rechercher les produits de sa décomposition.

L'absorption intestinale supprimée fait parfaitement comprendre la *cessation de la production du glycogène dans le foie*, car les matériaux manquent à cette production, les albuminates n'étant plus absorbés qu'en très-petite quantité ou pas du tout. Dans cet état extrême, la vie ne se soutient que par autophagie, comme dans le jeûne absolu, et il ne se produit pas de glycogène : ainsi s'explique le plus simplement du monde la disparition de la

(1) J'ai reçu à la clinique deux malades très-avancés, afin de faire ces expériences ; mais ils sont morts avant que les résultats aient pu être nettement établis. Je prie mes collègues de les reprendre à l'occasion, en donnant aux malades soit du sucre de canne, soit de la glycose.

méliturie, pendant les derniers jours des diabétiques, quel que soit d'ailleurs leur régime. Cette étude vient encore à l'appui de notre manière d'apprécier le rôle du sucre dans le foie : si le sucre était absorbé endosmotiquement par le système de la veine porte, comme le croient *Pavy* et les partisans de sa théorie, le foie devrait, jusqu'à la mort du diabétique, ou continuer à transformer en glycogène le sucre reçu ou le laisser passer inaltéré. Rien de tout cela n'arrive, car le foie, après la mort, ne contient pas de glycogène, et la méliturie cesse plusieurs jours avant la mort, bien que le malade introduise du sucre dans son estomac.

Une autre cause de la non-transformation du sucre dans le diabète est très-probablement l'absence, dans le foie diabétique, du ferment transformateur normal du sucre, ferment qui nous paraît représenté plutôt par les besoins végétatifs des éléments histologiques de nos tissus, que par un corps chimique : l'atrophie progressive explique très-bien l'absence de ce ferment. Dès lors le sucre hépatogène changerait de caractère et prendrait les propriétés de la paraglycose, comme fait le sucre intestinal, quand le même ferment manque dans le suc pancréatique, ou peut-être dans le chyle lui-même.

Quand le foie prend part au processus diabétique, la maladie devient cliniquement beaucoup plus grave, non-seulement parce que le processus morbide a compromis un organe très-important pour la glycogénèse vitale, mais aussi parce qu'il s'agit là d'une maladie très-avancée, très-ancienne probablement, et que les autres organes, pancréas, estomac, etc., sont déjà envahis par une altération de nutrition complétement irréparable. On saura que le foie est atteint par le diabète, quand la diète carnée abolue ne fera pas disparaître la méliturie. Quand toute trace de sucre disparaît rapidement des urines sous l'influence de ce régime, le pancréas ou l'estomac sont seuls malades; quand la méliturie ne se supprime qu'après plusieurs semaines de diète carnée rigoureuse, le foie est déjà chimiquement atteint : quand après un mois de ce régime, la méliturie persiste, le foie est déjà sérieusement, anatomiquement malade.

Tant que le pancréas est seul malade, le diabétique peut guérir dans tous les cas, à en juger du moins par nos nombreuses expériences. Quand le processus commence à envahir le foie, la guérison est encore possible, parce que la soustraction de tout aliment sucré ou amylacé, en supprimant la méliturie, et par là l'excessive densité du sang, peut améliorer la nutrition de l'organisme entier, réparer la lésion commençante du foie, et le ramener à l'état normal : ici la guérison n'est pas aussi certaine que dans le cas précédent, car le pancréas (et aussi l'estomac ?) peuvent être atteints d'une manière irréparable, et alors le sucre reparaîtra dès que le malade s'écartera de la diète rigoureusement carnée. Mais, quand les altérations décrites par le professeur *Armanni* existent dans le foie, la guérison est absolument impossible ; la moindre densité du sang, la moindre sécheresse des tissus, que l'on obtiendra par le régime dans toute sa rigueur, comme aussi l'introduction d'un meilleur combustible, tout cela ne pourra constituer qu'une insuffisante compensation et un léger palliatif ; on pourra prolonger la vie du malade, diminuer ses souffrances, mais non combattre efficacement le processus diabétique.

On a beaucoup parlé des *muscles*, dans le diabète ; on a dit que leur glycogène et leur sucre devaient entrer pour une part dans la méliturie.

Les muscles contiennent en effet, nous l'avons déjà dit, certains hydrocarbures : glycogène, dextrine, inosite, sucre carné, et acide paralactique. Le muscle respire même au repos, c'est-à-dire qu'il absorbe de l'oxygène, et exhale de l'acide carbonique : en outre, il produit constamment de l'acide lactique, qui est immédiatement neutralisé par le sang et la lymphe, deux liquides alcalins. Le muscle en action consomme plus d'oxygène et exhale plus d'acide carbonique : il produit aussi plus d'acide paralactique, si bien qu'il prend une réaction franchement acide. Dans ce travail, le muscle consomme une partie de sa propre substance, et l'on voit diminuer en lui les albuminates, les hydrocarbures, les acides gras, et peut-être aussi les graisses. La chaîne des transformations chimiques paraît être la suivante : les albuminates fournissent du glycogène, le glycogène de la dextrine, la dextrine du sucre carné, et en dernier lieu de l'acide paralactique. Quant à l'inosite, qui paraît dériver des albuminates, par oxydation suivant *Wundt*, elle fournirait aussi de l'acide lactique. Les processus chimiques des muscles en action ne sont qu'une exagération des processus des muscles au repos.

Les sucres produits par les muscles dans l'organisme sain se transforment donc, pour la majeure partie sinon pour la totalité, et dans le muscle lui-même, en acide paralactique ; le reste, s'il y en a, est reporté dans le sang, où il se décompose, comme les sucres des autres provenances ; ces sucres ne reparaissent pas dans les urines.

Nous avons vu que, dans le diabète, les muscles s'atrophient. Évidemment cette atrophie peut être le résultat du marasme général : mais il se pourrait aussi que les petites atrophies partielles signalées eussent une autre signification. Cependant je n'ai pas encore rencontré un seul cas de diabète avancé, dans lequel la glycosurie persistât malgré le jeûne absolu, fait que *Sidney Ringer* affirme, et que *Jaccoud* admet (1).

(1) *Jaccoud* (Leçons de clinique médicale, Paris, 1867, XXX⁰ leçon) ne dit

Cette expérience du jeûne absolu gardé pendant vingt-quatre heures, est des plus difficiles et des plus cruelles : tant que les malades restent dans les salles, elle ne peut pas être accomplie avec sécurité. Mais elle a toujours amené la disparition complète de toute trace de sucre, chez les malades soumis depuis quelque temps à la diète carnée, quand ceux-ci ont été enfermés dans une chambre close et isolée.

L'expérience, rapportée plus haut, démontre clairement que le sucre myogène ne passe pas dans le sang, même chez les diabétiques au second degré : donc aucune raison de supposer que les atrophies partielles des fibres musculaires indiquent qu'il y ait là, non un résultat, mais une des causes du diabète (1).

La participation des muscles au processus de non-combustion du sucre qu'ils produisent, amènera peut-

pas qu'il ait observé lui-même cette régression diabétique : mais il admet trois tableaux morbides différents pour le diabète, et les cas cités par *Sidney Ringer* lui sont utiles pour soutenir l'existence de cette troisième espèce de diabète, dans laquelle le malade produirait du sucre, en transformant d'une manière tout à fait anormale, ses propres tissus en glycose, offrant ainsi l'exemple d'une dystrophie spéciale. (*Note de l'auteur*.)

(1). Tout en niant résolûment toute participation des muscles dans le vrai diabète, nous ne voulons pas étendre cette négation à toutes les mélituries possibles. Il n'est pas improbable, par exemple que, dans la méliturie produite artificiellement par l'injection dans le sang d'une solution de chlorure de sodium, le glycogène musculaire soit apporté dans le sang, tandis que l'ingestion d'une grande quantité de sel par la bouche n'agit probablement que sur le glycogène-hépatique. (Voy. la leçon XVI et les tabl. XXIV à XXVII.) Voici peut-être l'explication des faits observés par *Dock*, l'empoisonnement par le curare produisant la méliturie même après le jeûne prolongé, ce que ne fait pas ou presque pas la piqûre diabétique : *les muscles rendus complétement inertes* par la paralysie des nerfs moteurs, et incapables de transformer leur sucre en force mécanique, pourraient subir, à cause du curare présent dans le sang, une transformation en sucre de tout le glycogène qu'ils contiennent : ce sucre entraîné tel quel dans le sang, apparaîtrait dans les urines. Il est possible que *Bernard*, *Bock* et *Hoffmann* aient raison, en disant que dans l'empoisonnement par le curare, la consommation du sucre dans le sang n'est pas ralentie : mais il est possible aussi que l'augmentation du sucre dans le sang ne tienne pas seulement à une transformation plus rapide du glycogène hépatique, mais aussi à celle du glycogène musculaire, comme le fait supposer l'observation de *Dock*. — Il est intéressant de noter qu'aucune des mélituries artificielles étudiées par *Bock* et *Hoffmann* n'est analogue à la méliturie diabétique de l'homme, quant à l'origine du sucre accumulé dans le sang. (*Note de l'auteur*.)

être l'*inosurie*, mais moins facilement la véritable glycosurie diabétique. En fait, les muscles produisent plus d'i-
nosite que de sucre carné : et qui sait si vraiment le muscle produit *normalement* autre chose que de l'inosite !

Nous ne ferons pas ici une étude spéciale des *reins*,
car ils n'ont pas une influence éminente sur le processus
diabétique : ils laissent passer le sucre, mais ne le produisent pas. Toutes les lésions observées doivent être attribuées à la fluxion considérable maintenue pendant des
années. Mais cette hydropisie des éléments histologiques des reins, et ces vésicules hyalines découvertes par
le prof. *Armanni* ont-elles une action dans la transformation de la paraglycose en glycose ? Font-elles que la glycose ainsi formée ne s'oxyde pas, ne se décompose
pas (1) ?

Quant au *système nerveux*, ni le *cerveau*, ni la *moelle
épinière* ne me semblent jamais être le vrai siége et la
cause organique du diabète sucré. Je reconnais que des
troubles d'innervation, d'origine centrale, peuvent avoir
une grande influence sur la nutrition et les fonctions
des organes placés sous la dépendance des parties centrales lésées. J'ai observé moi-même des cas de diabète,
dans lesquels il était possible de constater des lésions
cérébrales, et je les ai cités plus haut ; les auteurs ont
signalé un certain nombre de cas de ce genre ; la plupart
des traités du diabète donnent aux traumatismes céphali-
ques et aux émotions morales une large part dans l'étiologie de cette affection. Malgré cela, je persiste dans l'o-
pinion énoncée ci-dessus, et voici mes raisons. Dans la

---

(1) En corrigeant les épreuves, je lis un très-intéressant travail de *Külz* (*Beiträge Zur Lehre der Hydrurie u. Meliturie*, Marburg, 1872), qui a constaté
qu'après l'injection de chlorure de sodium *dans une veine*, on trouve dans
l'urine un corps qui réduit bien l'oxyde de cuivre, mais qui, ne polarisant pas,
n'est pas la glycose. Est-ce là le corps que nous avons découvert en 1872, et
auquel nous avons donné le nom de paraglycose ? Cela est probable.
                                        (*Note de l'auteur.*)

très-grande majorité des cas, on ne constate chez les diabétiques, ni avant ni après la mort, aucune lésion des
centres nerveux : la recherche la plus attentive des antécédents ne fait découvrir aucune cause morale : d'un
autre côté, souvent on ne rencontre pas le diabète dans
des affections cérébrales semblables comme siége et
comme nature ; et si parfois il y a de la méliturie, celle-ci
se présente comme un phénomème simplement passager, qui va et vient, et disparaît spontanément. Je ne
puis accepter la division de *R. Heintz*, qui admet un diabète cérébral et un diabète abdominal, le premier curable et le second incurable ; ce classement me paraît mal
fait, car il ne correspond pas à la réalité des choses. Je ne
nie pas que certaines affections cérébrales ne puissent
produire d'une manière permanente une irritation semblable par exemple, à la piqûre diabétique, et par là une
méliturie continue et incurable, qui finit par prendre tout
l'aspect du vrai diabète, mais, au fond, en diffère essentiellement. Tandis que le vrai diabète est dû à l'épuisement de l'influence transformatrice du sucre, fonction
normale des organes digestifs, le prétendu diabète produit par la piqûre du quatrième ventricule, ou par les
affections cérébrales et médullaires, dépendrait de l'*innervation altérée* des organes de la digestion, et probablement d'un seul de ces organes, le foie, dans lequel
serait accélérée la transformation du glycogène en sucre.
Tandis que la glycosurie du *vrai diabète* résulte de la
non-combustion du sucre dans l'organisme, *la glycosurie
symptomatique des maladies cérébrales ou spinales* est probablement due à une simple augmentation d'introduction de sucre dans le sang, fait que les belles expériences
de *Bock et Hoffmann* ont établi pour la glycosurie consécutive à la piqûre du plancher du quatrième ventricule.
Il est probable aussi que le foie seul fournit, dans ces

cas-là, cet excès de sucre. Du moins *Moleschott* a vu que
la piqûre du quatrième ventricule ne produit pas de sucre chez les grenouilles dont le foie est enlevé, et *Wic-
kham-Legg* a trouvé (1) que cinq ou six jours après la
ligature des conduits bilifères du chat, la piqûre du quatrième ventricule *ne produit plus la méliturie : Saikovsky*
affirme que l'arsenic empêche la production de la méliturie consécutive soit à la piqûre diabétique, soit à l'empoisonnement par le curare, parce qu'il empêche la
production du glycogène dans le foie. Certainement *une
méliturie de longue durée doit avoir pour le malade toutes
les conséquences du véritable diabète*, dont elle ne diffère
que par une pathogénèse différente. Cette manière de
voir expliquerait les fréquentes mélituries passagères que
l'on rencontre dans les affections cérébrales et qui per-
sistent, comme dans la piqûre diabétique, autant que
l'irritation du quatrième ventricule. Je ne doute pas
que dans ces cas-là, toute médication ne reste inefficace,
comme aussi la diète carnée la plus rigoureuse. Enfin je
crois que les cas de *méliturie permanente*, par lésions cérébrales ou spinales, sont extrêmement rares, s'ils existent vraiment, car, dans plusieurs des cas cités, il serait
difficile de démontrer la non-simultanéité des deux processus. Dans notre observation, citée plus haut, toutes
les probabilités sont en faveur de cette hypothèse, que
le diabète a de beaucoup précédé le développement de la
tumeur cérébrale.

Nous avons déjà dit que toute altération cérébrale ne
doit pas être tenue pour primitive ; souvent on en rencontre sur le cadavre qui sont secondaires, et consécutives
à l'atrophie cérébrale due au diabète ; exemples : la dilatation des espaces périvasculaires signalée par *Dickinson*,

---

(1) *Wickham Legg*, in *Archiv für exper. Path. u. Pharm.*, 1874, II, p. 384.

et les deux petits kystes dans les plexus du pied d'hippocampe, rencontrés par moi chez un diabétique mort à
Pavie (1).

Il faut signaler ici l'observation de *E. Bischoff* (2), qui
rencontra, chez un diabétique, la dégénérescence graisseuse des artères voisines du quatrième ventricule. La
grande dilatation des vaisseaux de la base du cerveau, et
l'atrophie du cerveau lui-même font croire que, dans ce
cas aussi, la dégénérescence était la conséquence, et non
la cause du diabète; dans nos autopsies, on n'a trouvé
aucune altération cérébrale ou médullaire qui pût influer
sur le diabète, à part le cas du sarcôme cérébelleux (obs.
CIV).

Le *plexus solaire*, non plus qu'aucun autre point du
système nerveux, ne nous semble pouvoir être le siége
et la cause organique du diabète. Nous avons cité le cas
de *Munk* et *Klebs*, et celui de *Recklinghausen :* dans
deux de nos autopsies, on a trouvé les cellules du ganglion solaire plus petites et plus chargées de pigment;
tout cela est évidemment le résultat du marasme diabétique. L'expérience d'après laquelle l'extirpation ou la
destruction du plexus solaire amènerait la méliturie d'un
côté, et de l'autre l'atrophie du pancréas ne suffit pas
non plus : à coup sûr, elle amènera difficilement cette
dégénérescence graisseuse que nous avons rencontrée dans
nos autopsies. *Schiff* a pu produire la méliturie avec
des lésions bien moindres, la ligature des vaisseaux périphériques, ou le pincement d'un membre, qui ne suffisent évidemment pas à produire le vrai diabète.

De même pour l'*empoisonnement par le curare*, car si
l'animal curarisé survit, la méliturie disparaît rapide-

(1)..... Surnommé *Sacchi :* cas publié par le docteur *Michele Fedele* in *Morgagni*, 1868.

(2) *E. Bischoff, Beitrag zur Path. und Ther. des Diabetes mellitus in Münch
ärztl Intelligenzblatt*, 20,23.

ment. C'est donc là un symptôme passager, dû peut-être à une influence chimique du curare sur le processus de transformation du sucre dans l'organisme, ou analogue à la méliturie causée par la piqûre du quatrième ventricule, ou encore aux lésions périphériques de *Schiff*. L'empoisonnement par la *nitro-benzine* produit aussi la méliturie : ce fait découvert par *Ewald* mérite une attention particulière, car chez le chien, qui est carnivore, la nitro-benzine devra être administrée par la bouche pour amener la méliturie, tandis que l'injection hypodermique suffit chez le lapin, qui est herbivore. Si le diabète avait une origine nerveuse, l'influence des injections sous-dermiques devrait être supérieure à celle de l'absorption par les voies digestives, et c'est le contraire qui a lieu. Ces expériences viennent donc à l'appui de notre hypothèse qui place le siége du diabète dans les organes abdominaux : quand une lésion nerveuse produit la méliturie, c'est que cette lésion nerveuse a eu pour résultat direct une altération de fonction des organes digestifs. Chez le chien, *il faut que la nitro-benzine traverse le foie pour que la méliturie se produise :* ce fait confirme notre opinion, que le sucre apporté au foie ou produit dans le foie subit normalement l'influence d'un ferment qui le transforme à l'état naissant, et que, à défaut de ce ferment, le sucre ne se transforme pas, mais passe dans le sang, où on le retrouve à l'état de paraglycose.

Pour nous, le *siége* prochain et essentiel du diabète est donc toujours dans *les organes abdominaux de la digestion, dans le système chylopoétique ;* à ce point de vue, le diabète est une *systémopathie des organes glandulaires chylopoétiques.* En admettant que parfois certaines maladies du cerveau, de la moelle, du glanglion cœliaque, etc., puissent devenir causes du diabète par leur influence sur les organes chylopoétiques, ce serait à titre de causes *éloi-gnées* et *indirectes : le vrai siége, la cause prochaine orga-nique* est indubitablement pour nous dans les organes chylopoétiques.

Ce fait admis, toute la marche du diabète s'explique parfaitement. Si un diabétique vit, aussi longtemps qu'il pourra, par l'introduction exagérée des albuminates et des graisses, remplacer le sucre inutilisable, et compenser le déficit de la consommation, il est naturel que cette compensation anormale, cet effort, cet appel aux der-nières ressources économiques, aient une limite. — Le diabétique au premier degré se sauve quand l'organe malade est mis au repos, et qu'il n'est pas encore atteint d'une manière irréparable : si la cure n'est pas entreprise à ce moment, cet organe dégénère peu à peu au point de ne pouvoir jamais reprendre ses fonctions, dès lors le diabète a atteint son deuxième degré. Le diabétique du second degré vivra tant que l'introduction des albumi-nates pourra compenser l'absence du sucre utilisa-ble : mais pour cela, il ne suffit pas *d'introduire* des albuminates, il faut encore que ceux-ci soient *digérés, assimilés, absorbés.* Pour cela les organes chylopoétiques doivent fonctionner régulièrement, au moins à l'égard des albuminates, et l'on comprend que ces organes s'é-puisent enfin, par le fait même de ce fonctionnement exagéré à l'égard des albuminates, comme se sont d'a-bord épuisés les organes transformateurs des sucres et des fécules : c'est ainsi que les organes glandulaires du système chylopoétique qui président à la digestion, à la transformation des albuminates deviennent malades à leur tour, et aussi par épuisement. Le processus mor-bide essentiel du diabète se généralise donc peu à peu dans le système chylopoétique. Quand les organes « assi-milateurs » des albuminates sont eux-mêmes atteints, l'épuisement général s'accroît par défaut de nutrition, le diabétique dépérit par inanition : il mange, mais c'est comme s'il ne mangeait pas. Avec la diète mixte, il mourra plus vite, parce que la présence dans le sang d'une grande quantité de sucre aggrave les symptômes, accélère le dépérissement et l'atrophie générale. Avec la diète carnée, il vivra plus longtemps, et sauf maladie intercurrente ou phthisie, il mourra seulement alors que l'excès de la fonction aura atrophié les organes assimilateurs de l'albumine.

Sous ce point de vue, les résultats de nos autopsies sont d'une importance extrême.

Le pancréas a non-seulement un important office dans la digestion des hydrocarbures, mais il intervient aussi principalement dans la digestion des albuminates : et l'on doit supposer qu'une altération partielle du pancréas, plutôt chimique qu'anatomique, constitue le début du diabète, le diabète au premier degré ; qu'une dégénérescence plus avancée du même organe est une des causes de l'inanition finale des diabétiques, car un pancréas aussi absolument détruit que ceux que nous avons rencontrés, ne peut certainement plus contribuer à la peptonification des albuminates. Si l'estomac et l'intestin cessent alors de fonctionner, le diabétique, quoique mangeant toujours, mourra d'inanition. — Les grands avantages obtenus par la *diète carnée restreinte* parlent encore en faveur de cette idée : il faut ménager autant que possible les organes qui digèrent et absorbent les albuminates, et dont le fonctionnement soutient la vie du diabétique.

Les altérations du *foie* nous paraissent caractéristiques du diabète au second degré. Quand la glycosurie persiste malgré une alimentation exclusivement composée d'albuminates, c'est dans le foie que se formera surtout le sucre anormal. Le foie est donc malade.

Le pancréas est-il toujours malade dans le diabète ? Actuellement, il est difficile de répondre avec précision. Dans tous nos cas, nous avons vu le diabète débuter au premier degré. Mais on ne peut pas nier dès maintenant que *dans quelques cas l'affection du foie puisse être la cause anatomique primitive du diabète*, ou en d'autres termes, que *parfois le diabète puisse débuter au second degré et présenter dès lors un caractère beaucoup plus grave dès le début*. Les autopsies décideront plus tard sur ce point. Mais on peut dès aujourd'hui poser *plusieurs questions préjudicielles*, et se demander *si chez les cadavres des diabétiques le pancréas a vraiment été trouvé sain ?* et *si, quand l'auteur de l'autopsie affirmait le pancréas normal, cela était bien réel ?*

Quant à la première question préjudicielle, j'admets que chez un diabétique peu avancé, et mort d'une maladie intercurrente, le pancréas peut ne pas présenter des altérations anatomiques bien nettes, et *à ce moment reconnaissables*, mais je crois qu'il en existe toujours quand le diabétique meurt directement du diabète. Car il est hors de doute qu'une très-légère altération matérielle, non démontrable par nos moyens d'investigation, peut suffire à troubler le chimisme de la secrétion, et rendre le suc pancréatique inapte à remplir certaines fonctions.

Pour répondre à la seconde question, il suffit de rappeler que l'on n'examine presque jamais microscopiquement le pancréas, et que les meilleurs anatomistes ne le font que dans les cas où les lésions macroscopiques sont évidentes. Dans tous nos cas, le pancréas était altéré, mais il ne l'était pas toujours au même point. Il peut y avoir une *anomalie chimique au début du diabète du pancréas*, avant qu'il y ait *anomalie de forme*. Et ce fait est rendu probable par l'existence des glycosuries rapidement passagères, qui ne sauraient se concilier avec une altération anatomique comme cause de leur production. *Si*, par exemple, *le curare produit une méliturie passagère*, il ne peut s'agir là que d'une influence chimique, démontrée par la brièveté de la maladie. Du reste, il est possible que, dès le début du diabète, le pancréas présente de légères altérations anatomiques encore mal connues, pour les raisons déjà données.

En résumé, nous croyons que le *premier siége, la cause organique du diabète est une altération chimique du contenu des cellules pancréatiques*, qui aboutit à une atrophie avec dégénérescence graisseuse des cellules elles-mêmes, lésion qui serait caractéristique du processus diabétique. Le carcinôme du pancréas et les concrétions rencontrées par d'autres auteurs ne contredisent pas cette manière de voir, mais démontreraient tout au plus que l'altération ou l'absence du ferment pancréatique peuvent être produites par plusieurs causes : du reste il pouvait y avoir là une coïncidence, existence simultanée dans le pancréas de plusieurs lésions, car j'ai vu moi-même des cas de cancer du pancréas, sans diabète.

Il est possible enfin que le diabète soit dû à une lésion anatomique ou à une sécrétion vicieuse d'un autre organe, parmi ceux qui sont préposés à la digestion ou à la transformation des sucres. Dans l'un de nos cas (celui dans lequel le pancréas n'a pas été trouvé), nous avons eu *une atrophie de l'appareil glandulaire digestif de l'estomac :* dans un autre, les glandes de Brunner étaient malades, ce qui fait penser que l'*appareil glandulaire digestif de l'intestin* peut devenir aussi le siége anatomique du diabète. Mais nos autopsies ne nous permettent nullement de croire que ces altérations doivent généralement précéder celle du pancréas.

Peut-être un grand nombre de mélituries passagères

pourraient-elles être distinguées du vrai diabète sucré par l'examen du sucre contenu dans le sang; car on peut admettre théoriquement que dans le premier cas le sucre du sang sera de la véritable glycose dextrogyre, tandis que dans le vrai diabète on trouvera la paraglycose. Mais la grande difficulté que l'on aura, en tous cas, à obtenir une quantité de sang suffisante pour faire cette recherche, empêchera toujours de trouver là un moyen de diagnostic.

Terminons cette leçon par un bref résumé de la partie hypothétique de notre théorie.

Pour expliquer les faits constatés dans la partie positive de notre théorie, et notamment la non-combustion du sucre diabétique et sa qualité différente dans le sang et dans les urines, il est nécessaire d'admettre ou bien l'absence du ferment qui transforme et prépare le sucre pour sa combustion finale, ou bien une altération pathologique de ce ferment : dans l'un et dans l'autre cas, le sucre soustrait à la série de ses transformations normales dans l'organisme, pourrait, pour cette seule raison, contracter ce caractère particulier que nous avons reconnu dans la paraglycose. Dans le premier degré du diabète, le siége matériel de la maladie paraît être dans le pancréas et peut-être aussi dans les glandes digestives de l'estomac ou de l'intestin ; dans le second degré le foie doit être malade. Nous basant sur ces origines organiques probables du diabète, nous devons distinguer : *un diabète chylogène*, dû à la fonction altérée des organes vraiment chylopoétiques, et *un diabète hépatogène* dû au foie. D'après nos expériences, il n'y a pas de *diabète myogène*, c'est-à-dire de diabète dû au sucre produit par le glycogène musculaire. — La paraglycose du sang se transforme dans les reins, en totalité ou en partie, en véritable glycose dextrogyre : cette transformation est due à l'action des reins ou à l'influence des urines. — Les maladies du système nerveux, quand elles sont suivies de diabète et accusées de l'avoir produit, n'amènent au début qu'une simple méliturie, qui peut disparaître spontanément, si la maladie nerveuse guérit : sinon la méliturie et la mélitémie peuvent amener une altération des organes abdominaux et par là un véritable diabète secondaire. Le diabétique se soutient tant que les albuminates lui suffisent à compenser la déperdition de sa propre albumine : il meurt par épuisement quand il ne reçoit pas assez d'albumine, ou quand ses organes n'assimilent ou n'absorbent plus assez d'albumine pour compenser l'absence du sucre inutilisable.

SEIZIÈME LEÇON.

Mon traitement du diabète.

Sommaire. — Indications thérapeutiques rationnelles. — Repos fonctionnel de l'organe assimilateur des sucres. — Diète adipo-albumineuse exclusive. Viandes et graisses. — Détails du régime accordé, et des aliments défendus. — Graisses pancréatisées. — Sel de cuisine. — Acide lactique et lactates alcalins et calcique. — Avantages de la diète exclusivement carnée et grasse, — de l'acide lactique, — des lactates, — du bi-carbonate de soude et de potasse. — Le jeûne absolu et ses avantages. — Avantages de la diète réduite. — Rigueur absolue de la cure. Durée de la cure rigoureuse, et retour graduel à la diète mixte. — Nécessité d'examiner toujours les urines. — Les bains. L'air. Le climat. — Mouvement à l'air et gymnastique. — Résumé du traitement. — Les médicaments minéraux doivent être préférés aux médicaments végétaux. — *Le diabète est devenu aujourd'hui une maladie facilement et certainement curable, pourvu que la cure ne soit pas commencée trop tard.*

Messieurs,

La *non-combustion des hydrocarbures* dans l'organisme diabétique est le véritable point de départ de tous les troubles de fonctions et de nutrition que présente cet organisme : dès lors, *les deux plus grands ennemis du diabétique sont d'une part la combustion exagérée des graisses et des albuminates, de l'autre l'excessive densité du sang.* Quelles sont *les indications thérapeutiques rationnelles* qui résultent de ces deux faits ?

Il faudra *en premier lieu* épargner les tissus organiques, en *remplaçant le combustible devenu inutilisable par un combustible qui puisse être véritablement utilisé,* c'est-à-dire en remplaçant le sucre et toutes les substances hydrocarburées, qui dans l'économie se transforment en sucre, par des albuminates et des graisses.

La *seconde* indication importante est de *s'opposer aux dommages qui résultent de l'excessive densité du sang.* Comme

cette densité excessive est due à la présence du sucre, c'est
encore par la suppression des aliments hydrocarburés que
le résultat cherché sera obtenu.

Il y a encore une troisième indication : *rendre le sucre
utilisable pour les besoins de l'économie.* Pour cela, nous
n'avons à notre disposition aucun moyen direct : mais
comme le sucre est rendu inutilisable par le fait de la
fonction absente ou déviée d'un organe épuisé par un
travail excessif, on peut espérer la guérison de cet organe
et son retour à sa fonction normale, *par un repos fonctionnel
prolongé.* C'est ainsi que *dans un cas d'impuissance sexuelle,
chez un jeune homme qui a abusé de Vénus, nous ordonnons
comme principal remède, l'abstinence absolue pendant un
long temps,* c'est-à-dire le repos prolongé des fonctions
génitales.

Maintenant comment satisfaire à ces trois principales
indications? Par une seule mesure curative qui suffit à les
remplir toutes trois, et très-complétement : *la diète exclusivement carnée et adipeuse.* C'est ainsi que l'on fournira
à l'économie le seul combustible utilisable, que l'on fera
disparaître la densité excessive du sang, et que l'on procu-
rera le repos nécessaire aux organes transformateurs du
sucre.

Nos trois indications rationnellement posées et fondées
convergent vers ce point : *exclusion absolue de toutes les
substances hydrocarburées, et régime rigoureusement limité
aux aliments albumineux et gras.*

Notons cependant qu'en remplissant seulement les deux
premières indications, on peut bien espérer une prompte
disparition de la *glycosurie*, mais non la guérison du *diabète.* Pour vaincre celui-ci, il faut satisfaire aussi à la troisième indication, *le repos fonctionnel complet et suffisamment prolongé* de l'organe malade. Quand les muscles ont
été soumis pendant longtemps à un travail excessif, ils di-

minuent peu à peu de volume : si la cause persiste, ils dégénèrent en graisse, et tout espoir de guérison est perdu. Mais, avant que ce degré incurable soit atteint, le repos musculaire, puis un exercice régulier peuvent prévenir le développement de l'atrophie. Tout organe malade a besoin de repos, mais surtout quand la maladie a été amenée par un excès de la fonction spéciale à cet organe. Il faut donc, dans le diabète, entreprendre la cure le plus promptement possible et la maintenir pendant un temps suffisant, afin que l'organe malade puisse jouir d'un repos suffisamment prolongé. Il ne faut pas s'étonner des rechutes si fréquentes chez les malades qui reviennent trop vite à l'alimentation mixte ou féculente : c'est que l'organe transformateur du sucre n'a pas encore eu un repos suffisant et n'a pas récupéré l'intégrité de ses fonctions.

On voit que notre traitement est bien plutôt diététique, hygiénique, que pharmaceutique. On voit aussi que sa rigueur doit être absolue, et qu'il ne convient pas de faire la moindre concession sur ce point, la moindre erreur devant empêcher tout résultat décisif et durable.

Entrons maintenant dans *les détails de notre traitement,* qui est le plus simple du monde.

Diète carnée et grasse, suivie avec une rigueur absolue et une complète persévérance pendant un long temps. — Il ne faut tenir aucun compte des plaintes d'un grand nombre de malades. Beaucoup se plaignent aussi de la persistance de la faiblesse, mais ceci ne montre pas du tout qu'il n'y ait pas une amélioration.

J'entends par *diète carnée grasse rigoureuse,* que le malade ne mange absolument que les aliments appelés *viandes* ou *graisses,* et cela à tous ses repas. La viande permise peut être prise à tous les *animaux vertébrés,* bœuf, vache, veau, buffle, mouton, cochon, poulet, pigeon, oie, canard, gibier ou poissons, dans le sens zoologique du mot : sont encore permis, les homards, les parties intérieures des animaux, comme cervelles, rognons, etc., en exceptant seulement le foie, qui peut être concédé dans les cas légers, le sucre hépatique étant assez bien supporté. Ces viandes et ces poissons peuvent être préparés de toutes façons, bouillis, rôtis à la broche ou sur le gril, écrasés en formes de boulettes, cuits dans la graisse, fumés, salés, ainsi de suite : les salaisons sont donc permises, et aussi le jambon, le poisson salé, les harengs, les anchois, les sardines, le thon à l'huile, la morue, etc. En somme toutes les viandes, cuites de toutes les façons, pourvu qu'il n'y entre aucun condiment, aucun apprêt contenant un atome de sucre ou d'amidon, *dans le sens chimique rigoureux*. A cela on peut joindre, *l'huile d'olive pure et les graisses animales* de toutes espèces, à l'exception du beurre, qui retient toujours des traces de sucre lactique. Je recommande *de prendre la plus grande quantité possible* de ces graisses, pourvu qu'elles soient bien digérées; et, pour les rendre plus faciles à digérer et à assimiler, j'ordonne volontiers les *graisses pancréatisées*, qui parfois rendent de grands services, surtout chez les diabétiques très-amaigris, et dont les digestions sont mauvaises. Je les fais préparer en coupant, en petits morceaux, le pancréas frais du veau, de l'agneau, du chevreau, ou du bœuf, etc., et en mettant au contact de ce pancréas divisé une certaine quantité de saindoux : après trois heures ou plus de cette digestion artificielle, on fait légèrement frire le tout au feu. Plusieurs de mes malades ont été relevés par cet aliment.

Le *sel* est accordé dans tous les cas, mais avec recommandation d'en user modérément; au lieu de vinaigre et de jus de citron, qui contiennent toujours de petites quantités de sucre, je donne l'*acide acétique* et l'*acide citrique*, additionnés d'eau. Comme boisson, il n'y a de permis que *l'eau pure* ou *l'eau carbonique* (eau de Seltz artificielle, *soda-water*) et pour ceux qui sont trop habitués au vin, l'eau avec un peu d'*alcool rectifié pur* des pharmacies, ce dernier à la dose de 10 à 30 grammes dans les 24 heures (1). *Les eaux distillées de fenouil, de cannelle, de fleurs d'oranger, de mélisse* ou *de menthe*, ajoutées à un verre d'eau ordinaire ou gazeuse, sont souvent utiles à cacher aux malades la privation de vin : je les permets volontiers pour rendre plus agréable l'eau aiguisée d'alcool.

Dans les cas moins graves, moins obstinés, et qui réclament une moindre rigueur, nous permettons aussi les *œufs*, qui contiennent une notable quantité de sucre, sucre lactique selon *Moleschott*, le *foie* et les *mollusques*, dans lesquels *Primavera* a trouvé une certaine proportion de sucre réduisant la liqueur cupro-potassique. Dans les cas très-légers, mais seulement à titre provisoire et quand le malade digère mal sans cela, j'accorde un peu de *vin* rouge vieux, plutôt amer et astringent : dans ces cas-là, le vieux bordeaux est le meilleur. Dans les mêmes circonstances, on peut encore permettre un peu de *café*, mais sans aucun sucre.

Quant aux aliments gras, outre l'huile d'olive, le saindoux et les autres graisses animales (à l'exception du beurre), nous faisons quelquefois prendre aux diabétiques

(1) Je n'ai jamais observé que cette dose d'alcool rectifié ait augmenté la quantité de sucre ou l'ait fait reparaître dans les urines. Cependant *Günzler* a vu, chez deux diabétiques, deux onces d'alcool porter le sucre de 84 à 132 gr. et de 113 à 170 gr. Je ne permettrai jamais de grandes quantités d'alcool, mais je crois que de petites doses sont nécessaires à soutenir les forces des gens habitués à boire du vin. Les fortes doses cesseraient d'être avantageuses, deviendraient même nuisibles par leur influence sur les organes de la digestion en général, et sur l'organe transformateur du sucre. C'est ainsi qu'à pu agir l'alcool dans les cas de *Günzler*. Tant que ces deux cas resteront isolés, je continuerai à donner l'alcool, et cependant, je recommande de *suspendre même l'alcool*, et de ne prendre que l'eau pure et l'eau carbonique, dans les cas où la diète carnée rigoureuse n'a pas fait cesser la méliturie. (Voy. Günzler, über Diabetes mellitus, Tubingen, 1859.)

les moins gravement atteints, l'*huile de foie de morue* parfaitement pure, et ne contenant pas trace de sucre : c'est
un excellent combustible, plus facilement assimilable que
toute autre graisse, et supérieur à ce point de vue ; quelques-uns de nos malades en ont pris de 20 à 100 grammes
par jour, mais nous l'ordonnons rarement.

Tels sont les aliments permis et recommandés dans
le diabète : *le reste, nous le défendons rigoureusement.* Sont
prohibés le lait et tous les laitages, y compris le beurre
et le fromage, les citrons, les oranges, tous les fruits
même acides, les pêches, les fraises, permises par *Bouchardat* et *Seegen*, le vinaigre, le rhum, le cognac, les
légumes verts, les racines, les farineux, les bonbons, douceurs, gelées, limonades, le chocolat, le thé, le café, et
tous les médicaments végétaux qui contiennent du sucre
ou des substances qui peuvent se transformer en sucre
dans l'organisme. Je ne devrais pas avoir besoin d'ajouter
que tous les correctifs, sirops, juleps, sont défendus ;
mais j'ai vu des médecins commettre de si singulières
erreurs, et montrer une telle ignorance, que je suis obligé
d'être très-explicite sur ce point.

Nous avons placé parmi les aliments permis le *sel de
cuisine*, les *viandes* et les *poissons salés.* Cet usage doit être
très-modéré, car une trop grande quantité de sel est nuisible aux diabétiques. Non-seulement les injections de
chlorure de sodium dans le sang peuvent provoquer
une méliturie transitoire, d'après les expériences de
Bock et *Hoffmann*, mais l'absorption par la bouche d'une
grande quantité de sel ramène la glycosurie chez les diabétiques : j'en ai fait la démonstration à ma clinique,
chez des malades dont la méliturie, supprimée depuis
quelque temps, reparut sans que leur régime eût été
modifié en aucun autre point. Comme exemple de ces
faits, je citerai seulement celui de la malade *Mazzotta.*

LE DIABÈTE SUCRÉ.

Examen des urines de chaque miction après absorption d'une solution
concentrée de sel, chez une malade à la diète carnée rigoureuse.

Mazzotta. — 1875.

Tableau XXIV.

	HEURES des repas.	POIDS des aliments.	HEURES de chaque miction.	URINES c. c.	URINES Poids spécif.	SUCRE en gr. par litre.	OBSERVATIONS
21 mars.			6,45 m.	500	1022	Absent	
	8,30 m.	Bouilli 60 gr.					
		Bouillon 406 —					
	11 —	Sel com. 60 —					L'eau salée con-centrée est bue épicratique-ment.
		Eau 460 —					
		Bouilli 60 —					
	1 s.	Rôti 60 —					
		Bouillon 406 —					
			2 s.	545	1017	—	A 4 h. du soir elle vomit. Elle va à la selle. A 6 h. elle a bu toute l'eau salée, et par - dessus , trois litres d'eau pure.
			3,15 .-	215	1016	Traces	
			5,25 —	385	1015	—	
		Bouilli 60 —					
	6 —	Rôti 60 —					
		Bouillon 406 —					
			6,45 —	505	1015	Deux	
			minuit	425	1017	Deux	
22 mars.			6 m.	475	1016	Deux	
	8,30 m.	Bouilli 60 gr.					
		Bouillon 406 —					
			10 —	225	1020	—	
		Bouilli 60 —					
	1 s.	Rôti 60 —					
		Bouillon 406 —					
			2,15 s.	355	1018	—	
		Bouilli 60 —					
	6 —	Rôti 60 —					
		Bouillon 406 —					
			6,30 —	355	1019	Trois	
			9 —	325	1017	Quatre	
23 mars.			7 m.	525	1021	Huit	
	8,30 m.	Bouilli 60 gr.					
		Bouillon 406 —					
		Bouilli 60 —					
	1 s.	Rôti 60 —					
		Bouillon 406 —					
			3,15 s.	165	1019	Absent	
		Bouilli 60 —					
	6 —	Rôti 60 —					
		Bouillon 406 —					
			6 —	245	1018	—	Va à la selle.
			10,30 —	235	1019	—	
24 mars.			5,30 m.	605	1015	Absent	
	8,30 —	Bouilli 60 gr.					
		Bouillon 406 —					
			11 —	275	1019	—	
		Bouilli 60 —					
	1 s.	Rôti 60 —					
		Bouillon 406 —					
			2,15 s.	205	1020	—	
		Bouilli 60 —					
	6 —	Rôti 60 —					
		Bouillon 406 —					
			11.45 —	615	1017	—	

Examen des urines de chaque miction après absorption d'une solution allongée de sel, avec diète carnée rigoureuse.

MAZZOTTA. — 1875.

Tableau XXV.

	HEURES des repas.	POIDS des aliments.	HEURES de chaque miction.	URINES cent. cub.	Poids spécifique.	SUCRE en gr. par litre.	OBSERVATIONS particulières.
25 mars.	8,30 m.	Bouilli 60 — / Bouillon 406 —	6,30 m.	465	1018	Absent	
			11,10 —	315	1015	—	L'eau salée est bue épicratiquement aux heures suivantes.
	11,30 —	Sel com. 60 — / Eau 3000 —					
	1 s.	Bouilli 60 — / Rôti 60 — / Bouillon 406 —					
			2,45 s.	230	1018	—	
			4,30 —	355	1018	Deux	
	6 —	Bouilli 60 — / Rôti 60 — / Bouillon 406 —					
			7,45 —	510	1015	Absent	
			10,15 —	325	1016	—	
			11,15 —	323	1016	Trois	
26 mars.			1,30 m.	425	1017	Quatre	
			3,15 —	275	1018	Quinze	
			6 —	235	1016	Quatre	
	8,30 m.	Bouilli 60 gr. / Bouillon 406 —					
			9,30 —	285	1017	Deux	
	1 s.	Bouilli 60 gr. / Rôti 60 — / Bouillon 406 —					A 11 h. du matin elle cesse de boire l'eau salée.
			1 s.	355	1017	Absent	
			4 —	285	1017	—	
	6 —	Bouilli 60 — / Rôti 60 — / Bouillon 406 —					
			7 —	365	1013	—	

Afin que la glycosurie ne puisse pas être attribuée à la grande quantité d'eau absorbée *avec* ou *après* le sel, nous avons soumis la même malade à une autre expérience, dans laquelle elle but plus de 4 litres et demi d'eau pure. Voici les résultats.

Examen de chaque miction en donnant beaucoup d'eau pure et en maintenant la diète exclusivement carnée.

Mazzotta. — 1875.

Tableau XXVI.

DATE	HEURES des repas.	POIDS des aliments.	HEURES de chaque miction.	URINES cent. cubes.	URINES Poids spécifique.	SUCRE en gr. par litre.	OBSERVATIONS particulières.
31 mars.			3 m.	525	1013	Absent	
			7,30 —	345	1014	—	
	8,30 m.	Bouilli 60 gr. / Bouillon 406 —					
	11 —	Eau 4500 —	midi	255	1015	—	Quatre litres et demi d'eau pure furent bus épi-cratiquement.
	1 s.	Bouilli 60 — / Rôti 60 — / Bouillon 406 —					
			1 s.	485	1005	—	Va à la selle à 1 h. 15 m. s.
			2 —	3?0	1005	—	
			2,45 —	355	1005	—	
			4 --	245	1011	—	
			5 —	215	1007	—	
	6 —	Bouilli 60 — / Rôti 60 — / Bouillon 406 —					
			6,15 —	325	1006	—	
			7,45 —	530	1004	—	
			11 —	335	1013	—	
1er avril.			1,30 m.	385	1008	Absent	
			3 —	52?	1004	—	
			6,30 —	630	10?5	—	
			8 —	635	1004	—	A ce moment elle cesse de boire de l'eau : elle en a absorbé 4575 cent. cub.
	8,30 m.	Bouilli 60 gr. / Bouillon 406 —					
	1 s.	Bouilli 60 — / Rôti 60 — / Bouillon 406 —					
			1,30 s.	2?0	1013	—	
			3,30 —	145	1020	—	
	6 —	Bouilli 60 gr. / Rôti 60 — / Bouillon 406 —					
			6,30 —	230	1018	—	

Pour rechercher d'où provient le sucre qui reparaît ainsi chez un diabétique à la diète carnée absolue, je lui fis boire beaucoup d'eau salée en *un jour de jeûne absolu.*

Examen de chaque miction après avoir bu beaucoup d'eau salée en un jour de jeûne absolu.

MAZZOTTA. — 1875.

Tableau XXVII.

	HEURES des repas.	POIDS des aliments.	HEURES de chaque miction.	URINES cent. cubes.	URINES Poids spécifique.	SUCRE en gr. par litre.	OBSERVATIONS particulières.
4 avril.	8,30 m.	Bouilli 60 gr. Bouillon 406 —	6,15 m.	600	1015	Absent	Outre l'eau salée elle but 1830 c. c. d'eau pure ; en tout 4830 c. c.
	11 —	Eau salée bue épicratique-ment : Sel 60 gr. Eau 3000 —					
	1 s.		2 s.	275	1016	—	
			3,15 —	430	1011	—	
			4,15 —	345	1011	—	
			5,15 —	330	1011	—	
	6 —		6,45 —	400	1012	—	
			9,15 —	430	1011	—	
			10 —	580	1010	—	
			11,30 —	650	1011	—	
5 avril.	8 m.	Bouilli 60 gr. Rôti 60 — Bouillon 406 —	3 m.	630	1008	Absent	Une selle à 7 h. 45 m. du matin. Elle cesse de boire.
			5 —	590	1006	—	
	1 s.	Bouilli 60 — Rôti 60 — Bouillon 406 —	8,15 —	60	1012	—	
			1 s.	250	1018	—	
			4,15 —	210	1018	—	
	6 —	Bouilli 60 — Rôti 60 — Bouillon 406 —					

De toutes ces expériences, il résulte que le sel ingéré en grande quantité fait reparaître la glycosurie chez les diabétiques qui n'en présentaient plus depuis longtemps : comme ce résultat ne se présente pas avec le jeûne absolu, ce sucre des urines est certainement formé avec les aliments ingérés, et non avec les tissus mêmes du malade.

Notre régime diabétique est donc infiniment plus sévère que celui de tous les auteurs qui ont cru devoir insister sur la diète animale : c'est un régime albumineux et gras ou, — en tenant compte des collagènes, — azoté et gras, à l'exception des petites quantités de sucre carné et musculaire que contient la viande. Cette excessive sévérité n'est pas le fait d'un caprice : nous estimons qu'elle est pleinement justifiée par nos observations.

L'*acide lactique* est un moyen non absolument nécessaire, mais très-important et certainement utile, dans tous les cas graves et persistants.

Ce remède, nous pouvons l'affirmer, rend de grands services dans le traitement du diabète, mais il n'est pas le *remède du diabète*. Plusieurs cliniciens italiens et étrangers ont dit qu'ils n'avaient pas vu, sous l'influence de l'acide lactique, diminuer la glycosurie ; je ne peux m'expliquer cette singulière façon d'interpréter mon traitement du diabète, qu'en pensant que ces distingués confrères n'ont pas pu comprendre, grâce à leurs antiques préjugés, comment le vrai remède du diabète se trouvait, non dans la pharmacie, mais dans la cuisine, et sans que le cuisinier sût pour cela parler latin. Ils n'ont pas vu que mon véritable remède est *négatif :* c'est l'*exclusion absolue et longtemps maintenue des hydrocarbures*. Voilà le médicament sans lequel les diabétiques ne sauraient guérir. Quant à l'acide lactique, c'est un adjuvant et rien de plus.

J'administre l'acide lactique sous deux formes. L'*acide lactique pur*, à la dose de 1 à 2 grammes, dans 130 grammes d'eau de fontaine et 20 grammes d'eau de fenouil, ou de cannelle, ou d'un autre arome au choix du malade, après le repas, en six doses, à une demi-heure d'intervalle les unes des autres. Si le malade ne digère pas bien ainsi, je fais ajouter à la solution 3, 6 ou 9 grammes de *pepsine chlorhydrique pure*, qui m'a semblé hâter la disparition du sucre. On peut y ajouter l'*eau de Seltz artificielle*. Je recommande seulement d'examiner chaque fois la pepsine, qui contient parfois du sucre ou de la dextrine, comme j'ai eu occasion de le constater moi-même. *Primavera* a rencontré cela très-souvent.

Le *lactate*, que je fais préparer chaque fois sous forme de limonade lactique effervescente. Je prescris toutes les deux heures, ou toutes les heures, *un demi-gramme de bi-carbonate de soude*, à prendre avec un demi-verre (100 grammes environ) de limonade lactique contenant pour un litre d'eau, 5, 10, 15, 20 grammes d'acide lactique et 20 à 30 grammes d'une eau aromatique. Dans les cas où les alcalins sont contre-indiqués, pour leur action anti-plastique, chez les enfants et les jeunes gens scrofuleux ou rachitiques, je remplace le bicarbonate de soude par l'*eau de chaux* ou, mieux encore, par le *carbonate de chaux*.

Avant d'ordonner l'acide lactique, je conseillais le *lait aigri;* c'était une vue de l'esprit, qui me faisait rechercher l'administration d'une substance qui pût suppléer le sucre du sang, que j'avais reconnu non utilisable (voyez ma deuxième édition de *Niemeyer*, 1866). Je cherchais un bon combustible pour épargner les albuminates et les graisses, et devais penser tout d'abord à ceux qui, provenant des amylacés et des sucres, se trouvent placés au delà du sucre dans la série des métamorphoses organiques. L'acide lactique se trouve dans ces conditions. Négligeant la transformation du sucre dans le sang, j'étudiais le développement constaté de l'acide lactique dans la bouche, où il provient des parcelles de pain retenues dans les dents, et dans l'intestin où l'on trouve des lactates, et parfois, seulement des lactates, selon *Lehmann*, après l'ingestion de sucreries. C'est pour cela qu'en 1865, je conseillai l'usage du *lait aigri*. Mais ce lait retient toujours une certaine quantité de sucre, et le but n'était pas atteint, au moins dans les cas graves. Je l'ai donc réservé pour les cas très-légers, et pour les pauvres gens qui ne peuvent pas se nourrir de viande seulement. Je leur fais faire une *cure de lait aigre comme seul aliment*. Pour les autres cas, je préfère *l'acide lactique chimiquement pur*.

Nous avons déjà établi quels sont les principaux avantages de la diète carnée, au point de vue des symptômes diabétiques. Notons ici qu'elle introduit beaucoup d'albumine circulante, et dès lors, *augmente l'absorption d'oxygène, favorise l'oxydation et la combustion organiques*, ce qui contribue à ramener à l'état normal le processus de combustion des sucres eux-mêmes. C'est là un grand service rendu, et il est réel, car la respiration et la température reviennent à la normale. Sous ce point de vue, il est intéressant de remarquer que les diabétiques tolèrent, digèrent et assimilent très-bien la viande comme *unique* aliment. Ce fait contraste avec l'observation de *Darwin*, qui tolérait très-bien dans les Pampas une alimentation exclusivement carnée, mais à la condition de mener une vie très-active. *Moleschott* ajoute que la vie des chasseurs s'allie très-bien avec la diète carnée, parce que la fatigue musculaire active la respiration et l'élimination de l'acide carbonique, accroît l'absorption de l'oxygène nécessaire à l'assimilation des éléments de la viande.

« L'homme peut vivre avec de la viande seulement, mais

il faut alors qu'il la conquière lui-même à la chasse. »
Si le diabétique peut vivre avec la diète carnée, même en
gardant le lit, c'est que l'absorption d'oxygène est accrue,
absorption qui, sans ce régime, est inférieure à celle de
l'homme sain, comme est inférieure sa production d'a-
cide carbonique.

Quant aux *graisses*, non-seulement elles remplissent
les trois indications principales, mais elles épargnent à
la fois l'albumine des tissus et l'albumine circulante.
Malheureusement elles ne sont pas toujours tolérées en
assez grande quantité, même après avoir été pancréatisées. Malgré cela, j'en ai retiré souvent de grands avantages, surtout pour relever rapidement la nutrition du
malade, après la disparition de la glycosurie.

L'*acide lactique* correspond à plusieurs indications. En
premier lieu *il favorise éminemment la digestion de la
viande*. Avant moi, alors que personne n'appliquait un
traitement par la diète carnée exclusive et rigoureuse,
tout le monde s'accordait à dire que les malades ne vou-
laient, ni ne pouvaient tolérer la viande seule, et qu'après
peu de jours il fallait renoncer à ce régime. Plusieurs
auteurs ont dit qu'il ne fallait pas conseiller la diète carnée, à cause des indigestions et de la diarrhée qu'elle
occasionnait. *Moleschott* cite une observation de *Villermé :*
un corps d'armée, mis pendant six ou huit jours à une
alimentation carnée exclusive, fut vite envahi par la
diarrhée avec toutes ses conséquences. Or nous avons
trouvé dans l'acide lactique un remède qui fait digérer, à
presque tous nos diabétiques, et avec beaucoup de
facilité, la viande seule, et cela pendant cinq, six, neuf
mois, condition indispensable à la guérison du diabète.
Chez les diabétiques soumis à la diète carnée, mais sans
acide lactique, nous avons vu souvent survenir de la
diarrhée, vers le huitième jour au plus tard : sans modi-

fier en rien le régime, sans administrer aucun autre remède, nous donnions l'acide lactique : la diarrhée disparaissait, et la viande était dès lors bien tolérée. Très-rarement nous avons vu le régime carné bien supporté sans acide lactique. Cet agent est donc très-important à ce point de vue. — J'appelle votre attention sur la nécessité de veiller à la pureté de l'acide lactique des pharmaciens, qui est souvent rendu impur par la présence de l'acide butyrique, et autres acides gras. Dans ce cas il est mal toléré, il amène des nausées, du catarrhe gastrique et intestinal. L'acide lactique de bonne qualité doit être limpide, incolore ou légèrement jaunâtre, d'une odeur et d'une saveur pas trop désagréables, et non rances. Si un malade vous assure qu'il ne supporte pas l'acide lactique, vous pouvez être certains que, dans la plupart des cas, cette substance était avariée, et trop chargée d'acide butyrique.

On peut rationnellement, au lieu d'acide lactique, employer l'*acide chlorhydrique* pour faciliter la digestion de la viande : quelques gouttes dans une quantité déterminée d'eau (jusqu'à une acidité agréable), avec ou sans un peu d'eau de menthe, ou de fenouil.

Le *second avantage* que nous présente l'acide lactique est qu'il remplace, en un certain sens, le sucre inutilisable : c'est un aliment respiratoire, un combustible qui épargne les graisses et les albuminates. Nous avons pu constater une augmentation de l'acide carbonique dans les urines, après l'emploi de l'acide lactique, et *Primavera* nous a confirmé le fait. Voulant ensuite mettre à profit ce fait connu , que les acides organiques se brûlent complétement, quand ils sont introduits à l'état de sels, nous avons expérimenté sur l'accroissement de l'acide carbonique des urines, après l'ingestion des lactates. Pour cela, je me suis servi, non des lactates des pharmacies, rarement purs, mais de sels préparés *ad hoc*. Mon intention était d'administrer aux malades les *lactates alcalins*, et spécialement des *lactates de soude*, sous la forme agréable de *limonade lactique effervescente*, en donnant après chaque gorgée d'acide lactique une petite quantité de bicarbonate de soude. Mais j'aurais introduit ainsi beaucoup d'acide carbonique, ce qui aurait nui à la clarté des résultats. J'ai donc saturé de l'acide lactique avec de la chaux caustique pure, et fait prendre le *lactate de chaux* ainsi préparé. J'ai constaté, dans les urines, une quantité d'acide carbonique très-supérieure à celle qui se présente après l'emploi de l'acide lactique seul. Il est donc démontré que les lactates alcalins peuvent être employés à titre de combustibles remplaçant le sucre chez les diabétiques. *Scheremetjeffski* expérimentant sur des chiens, a démontré aussi que l'injection de lactate de soude accroît l'introduction de l'oxygène et l'élimination de l'acide carbonique. On peut donc, et avec grand avantage, donner aux diabétiques des lactates alcalins : le goût est plus agréable, l'acide lactique est mieux brûlé, et l'on introduit une substance alcaline, la soude, qui de tous les moyens vantés jusqu'à ce jour contre le diabète, est encore celui qui a donné les meilleurs résultats (1).

Après l'expérience qui a démontré la disparition de la glycosurie artificielle chez les animaux, sous l'influence d'une injection de *bicarbonate de soude* dans le sang, et après la découverte de la paraglycose, on ne saurait tenir pour impossible que la *soude donnée, à doses suffisam-*

---

(1) De petites doses ne semblent pas à la vérité procurer aucun avantage dans le diabète : mais les doses très-élevées diminuent *certainement* la quantité de sucre contenue dans les urines diabétiques, bien qu'elles ne suffisent jamais à faire disparaître la glycosurie. Il est probable qu'*elles assurent une plus grande absorption d'oxygène, en formant des sels combustibles avec les acides organiques qu'elles rencontrent.*   (*Note de l'auteur.*)

ment élevées, même par la bouche (1), puisse influer sur la qualité du sucre diabétique, modifier ce sucre, et le rendre capable de brûler dans l'organisme. Dans quelques cas, nous avons trouvé un grand avantage à administrer deux ou trois fois par jour, entre deux prises de lactate de soude, une dose de 20 à 30 centigrammes de *carbonate neutre de potasse* dans de l'eau : le sucre semble diminuer plus rapidement, quand on augmente la dose de la base alcaline. En second lieu, les alcalins et surtout la soude, peuvent, chez beaucoup de diabétiques, améliorer les fonctions digestives. En troisième lieu, ils peuvent neutraliser les résultats nuisibles d'une introduction excessive d'acide lactique, surtout chez les individus atteints de la goutte ou du rhumatisme. Enfin ils permettront l'ingestion d'une quantité beaucoup plus considérable d'acide lactique, et en fait, mes malades, qui ne toléraient guère que 5 grammes d'acide lactique, en prennent jusqu'à 20 ou 30 grammes sans aucune fatigue, depuis que j'y fais joindre du bicarbonate de soude, à la dose de 5 et 6 grammes.

L'acide lactique nous a paru augmenter les forces des malades, soit dans les cas de diète carnée, soit même dans les cas de diète mixte (obs. LXXIV et LXXV).

Dans les cas graves où la diète carnée rigoureuse ne suffit pas à faire disparaître la glycosurie, nous avons soumis les malades à un *jeûne absolu de vingt-quatre heure*, et plus long en réalité, car il allait d'un soir au surlendemain matin. Après cela, nous revenions à un régime absolument carné, mais réduit en quantité, de la moitié ou des deux tiers, suivant les cas : et ce n'est qu'après 15 ou 20 jours, quand le malade en montrait un besoin réel, *objectif*, que nous le ramenions peu à peu à la

(1) Voir la note à la fin de la leçon.

quantité de viande accordée avant le jeûne. Ce besoin objectif se mesure avec la balance ; il existe si le malade perd de son poids ; sinon on maintenait la réduction du régime, malgré les reclamations.

Dans les cas où le jeûne absolu ne paraît pas pouvoir être supporté, nous avons accordé trois bouillons de viande de 400 grammes environ chacun.

Nous avons vu que le sucre disparaît toujours dans les urines émises à la fin du jeûne : s'il reparaît ensuite, nous revenons au jeûne absolu après huit ou quinze jours : et parfois, à ce moment-là, le sucre disparaît définitivement. Ces faits certains et absolument nouveaux, sont parfaitement expliqués par notre théorie, car le jeûne amène un repos complet des organes de la digestion et notamment des organes qui transforment, assimilent, et absorbent les albuminates : la diète réduite agit dans le même sens, et complète le résultat. — Je répète ici que *c'est une grave erreur de croire que le diabétique ait besoin de manger beaucoup de viande : il a besoin de digérer et d'assimiler le plus possible de viande et de graisse*, et ce résultat est souvent obtenu en mangeant moins.

Nos expériences nous ont démontré que plus un malade mange, quoique de la viande seulement, plus il y a tendance à la glycosurie : *ceci tient probablement à ce qu'avec peu de viande il ne se produit pas de glycogène, et dès lors pas de sucre*, toute la viande étant employée aux besoins étroits de l'économie. Le tableau XXIII est très-instructif à ce sujet. La chose importante, est, dans les cas graves, la détermination des quantités de viande nécessaire à la nutrition du sujet, mais insuffisantes à provoquer le retour de la glycosurie. On est placé entre deux dangers difficiles à éviter, et qui réclament toute l'attention du médecin, car s'il autorise un régime trop abondant, la glycosurie reparaîtra avec tous ses dangers, et s'il ne nourrit pas assez son malade, celui-ci vivant en partie aux dépens de ses propres tissus mourra bientôt d'inanition.

Mon coadjuteur *Paolucci* a démontré par les pesées quotidiennes de mes malades de la clinique, que, dans ces cas si graves, une légère méliturie était préférable à la dénutrition qu'amène un régime insuffisant. Si pourtant on peut nourrir suffisamment un malade (ce que la balance montrera), sans provoquer le retour de la glycosurie, le médecin devra se maintenir dans cette limite.

La *durée du traitement* est une chose de première importance, comme aussi le *retour réglé et graduel à l'alimentation mixte*.

Quant à la *durée de la cure*, je la fais suivre régulièrement pendant trois mois, dans les cas les plus graves pendant six mois, et parfois neuf mois : dans les cas les plus légers pendant deux mois.

Plus le diabète est grave, plus il faut prolonger le traitement rigoureux, plus il est léger et récent, plus la cure rigoureuse sera courte.

Voici *les détails du retour graduel à la diète dans les cas graves*. Après la cure très-rigoureuse, et quand *la glycosurie a complétement disparu depuis deux mois au moins*, on permet l'usage des légumes verts, c'est-à-dire des herbages dont on mange les feuilles, comme épinards, chicorées, laitues, etc., et plus tard ceux qui ont la tige plus haute. Après un mois nous accorderons le vin rouge sec et vieux, le fromage fermenté ; après quinze autres jours, les amandes et les noix, un mois ou deux plus tard, les fruits acides et peu sucrés, les sorbes, les groseilles, les fraises, les pêches, les pommes, les oranges acides, etc., et enfin les poires, les prunes, les groseilles, les haricots verts et les poids verts, les tomates, les melons, les citrouilles, les concombres. Un mois après, ou quinze jours au moins, nous permettrons le libre usage du lait et du laitage frais. En dernier lieu, et seulement si l'examen des urines montre que le sucre est toujours absent, on ajoute peu à peu une petite quantité de féculents, que l'on pourra accroître légèrement, mais qui durant toute la vie devra rester très-limitée. Il faut maintenir indéfiniment la défense absolue touchant le sucre de canne sous toutes les formes : si quelques-uns de mes diabétiques ont pu revenir impunément à l'usage des douceurs, plusieurs leur ont dû une rechute, même après un long temps de guérison.

Dans les cas légers, le retour à l'alimentation mixte sera plus prompt, les délais indiqués ci-dessus seront moins longs : mais une grande précaution sera toujours nécessaire, ainsi que l'essai fréquent des urines.

Pour les diabétiques convalescents qui ne veulent absolument pas se passer de pain, je recommande le *pain d'amandes de Pavy*, le seul remplaçant, non pas bon, mais admissible, du pain ordinaire : de même pour les diabétiques incurables et indociles.

On pouvait croire que, de même que les divers sucres, les divers *amidons* sont diversement tolérés par les diabétiques convalescents. On pouvait surtout fonder des espérances sur le *pain de lichen d'Islande*, qui, en grand usage en Laponie, avait pour lui d'être bien toléré par l'estomac humain, et de remplacer le pain chez tout un peuple qui n'en a pas d'autre. La *lichénine* est un amylacé, isomère de l'amidon commun : c'est précisément pour cela que je ne crois pas à son usage impuni pendant la cure rigoureuse du diabète ; peut-être pourrait-on le conseiller aux *convalescents*, avant le moment où l'on permet le pain, ou bien aux diabétiques incurables, et en somme le préférer aux pains de gluten, d'amandes, de son. Mes expériences sur ce point ne sont pas encore concluantes, mais ne découragent pas de nouveaux essais. Je répète cependant *que pendant la cure rigoureuse tout hydrocarbure est nuisible*, car il fatigue l'organe transformateur du sucre, lequel a besoin d'un repos complet.

Je n'ai pas pu, jusqu'à ce jour, essayer l'*inuline* : du reste elle est trop coûteuse pour être un moyen pratique (1).

Il est très-important d'apprendre à chaque diabétique à *essayer lui-même ses urines* au moins avec la potasse caustique, et le bismuth et la potasse, afin qu'au moindre retour de la glycosurie il puisse revenir à la diète carnée rigoureuse.

On peut encore recommander les *bains*, qui accélèrent le renouvellement matériel, et seront utiles dans les cas légers et récents. Par contre, dans les cas graves, avancés, les bains peuvent être nuisibles, car là il s'agit d'épargner. Ces bains peuvent être pris de diverses façons : *bains froids, hydrothérapie, bains de mer*, et surtout *bains minéraux*. Nous recommandons d'abord les eaux thermo-minérales de Casamicciola, dans l'île d'Ischia, et celles de Bagnoli, qui ont une action favorable sur le renouvellement général de l'organisme, mais non sur le processus diabétique en particulier.

Parmi les *Eaux minérales étrangères que l'on prend en boisson* les eaux de Vichy et de Vals ont une juste renommée, ainsi que celle de Carlsbad ; ces dernières sont con-

---

(1) Au moment où je corrige les épreuves, j'ai connaissance d'un travail important de *Külz* (Beiträge Zur Path. und Therap. de Diabetes mellitus), qui, sur plusieurs points, est d'accord avec les résultats de mes recherches. Külz a trouvé que l'*inuline* est mieux tolérée par l'organisme diabétique que l'amidon des céréales, et propose de remplacer par un pain d'inuline, les pains de gluten, de son, ou d'amandes, qu'il rejette comme trop chargés d'amidon, ou mal tolérés par les malades. Je répète que ce pain d'inuline ne doit pas être employé pendant la cure rigoureuse, mais peut être utile pendant la convalescence.   *(Note de l'auteur.)*

siderées par plusieurs comme un spécifique du diabète. *Cela n'est vrai pour aucune de ces eaux :* par leur puissante influence sur le renouvellement matériel, elles peuvent seulement venir en aide, mais d'une manière importante, à la diète carnée exclusive ; elles peuvent aussi contribuer à la disparition complète, mais passagère, du sucre des urines chez des malades soumis à une diète moins rigoureuse que celle que nous prescrivons. En effet, si la diète n'est pas assez rigoureuse, le diabète revient à son état antérieur, peu de temps après que l'usage des eaux a été suspendu : on peut donc affirmer avec toute certitude, que *les eaux suppriment momentanément le diabète, mais ne le guérissent pas.*

Il est bon d'insister aussi sur le *bon air*, l'air de la campagne, l'air des montagnes, l'air de la mer. Le *changement d'air*, en général, est certainement avantageux, et une bonne part des résultats obtenus par le traitement des eaux minérales est due à l'air pur et nouveau. A ce point de vue les voyages seraient ; avantageux mais pour le diabétique, ils rendraient difficile l'accomplissement de l'indication principale, le régime.

Les *climats chauds*, nuisibles en ce sens qu'ils ralentissent la combustion des hydrocarbures, et l'activité des fonctions digestives, doivent cependant convenir aux malades mis à la diète carnée, justement parce qu'on y vit avec une moindre quantité d'aliments. La chaleur n'est nullement nécessaire : on guérira partout avec mon traitement.

Enfin il faut conseiller l'*exercice régulier*, mais non immodéré, *au grand air*, et aussi les *exercices gymnastiques*, non exagérés. *Bouchardat* a bien fait de les recommander, mais il exagère leur importance thérapeutique. Nous les reconnaissons utiles, parce qu'ils ont une importance certaine sur le renouvellement moléculaire, en accélérant la substitution des matériaux nouveaux aux molécules vieillies, sans ramener la glycosurie. Cependant quand le dépérissement est trop prononcé, il ne faut pas imposer l'exercice musculaire (1).

En résumé, notre traitement consiste donc : 1° dans la diète carnée absolue, avec bouillon, œufs, poissons, viandes salées, acide acétique ou citrique, au lieu de vinaigre et citron, alcool rectifié dans de l'eau, au lieu de vin, avec ou sans une eau aromatique quelconque — et *prohibition* rigoureuse de tous les farineux, de toutes les sucreries, des fruits, des légumes, du lait, du laitage, du vin, du café ; cette prohibition est la partie la plus indispensable, la partie essentielle du traitement ; 2° l'administration des lactates alcalins, sous formes de limonades lactiques effervescentes ; toutes les heures ou toutes les deux heures, un demi-gramme de bicarbonate de soude et un verre de limonade lactique ; 3° l'emploi de l'acide lactique étendu d'eau et additionné d'une eau aromatique, après les repas ; 4° la continuation de la diète rigoureuse, pendant des mois entiers et sans aucune interruption ; 5° le retour graduel et régulier à l'alimentation ordinaire ; 6° la surveillance continuelle des urines,

______

(1) Les dernières expériences sur le travail fatigant des diabétiques démontrent que l'exercice musculaire diminue la glycosurie, même chez les malades qui font usage de l'alimentation mixte. J'explique ainsi ce fait. Quand le diabétique accomplit un travail musculaire pénible, l'albumine introduite, au lieu d'augmenter la quantité du glycogène dans le foie, est attirée en plus grande quantité dans les muscles, qui la changent en glycogène musculaire, inosite et acide paralactique, car nous savons que le glycogène musculaire ne fournit pas de paraglycose. Chez le diabétique du second degré qui ne travaille pas, l'albumine qui excède les besoins de la combustion, se rend au foie, et s'y transforme en glycogène hépatique, puis en paraglycose, substance qui ne se brûle pas et se retrouve dans les urines.   (*Note de l'auteur.*)

Ces expériences, toutes récentes, démontrent bien encore que la faiblesse musculaire des diabétiques est d'origine nerveuse, et non d'origine musculaire seulement, puisque les malades peuvent la vaincre, en faisant un effort de volonté.

Si elle était due à l'absence ou à la rareté du glycogène musculaire, le malade serait dans l'impossibilité absolue d'exécuter un travail soutenu.

                                  (*Note du traducteur.*)

et la reprise du régime rigoureux au moindre retour de la glycosurie ; 7° une parfaite hygiène auxiliaire : bon air, bains, exercice.

Si le diabétique a besoin, par le fait d'une autre maladie ou d'un symptôme spécial, d'une médication particulière, il faut, autant que possible, s'adresser *aux agents minéraux :* ainsi dans les cas de diarrhée, on donnera l'eau de chaux, ou l'alun, ou le bismuth, et c'est seulement si tout cela échoue que l'on donnera l'opium : la constipation sera combattue avec les eaux minérales purgatives, les sulfates alcalins, les sels végétaux, le soufre : le catarrhe de l'estomac, avec le bismuth, les alcalins, le carbonate de chaux, et une moindre quantité de graisse et de viande. Dans quelques rares occasions, on doit accorder un peu de légumes verts et de vieux vin de Bordeaux. Une seule fois j'ai dû remettre, pendant quelques jours, le malade à la diète mixte.

Tel est, Messieurs, mon traitement actuel du diabète. On pourra encore l'améliorer, le perfectionner : il faudra trouver un moyen de le rendre plus facilement supportable, bien que je n'aie rencontré de l'opposition que chez un petit nombre de malades. Le grand encouragement pour eux, est dans la connaissance des résultats obtenus au moyen de ce traitement, résultats énumérés plus haut.

Ne vous laissez pas tromper par ceux qui vous diront que sa rigueur est exagérée, qu'une aussi longue durée n'est pas nécessaire. Si je suis aussi rigoureux, c'est que cette rigueur est indispensable, mes observations me l'ont démontré. Je ne nie pas les succès de *Rollo*, de *Bouchardat*, de *Seegen*, de *Donkin*, mais je dis qu'il s'agissait alors de diabètes légers et récents, ou de glycosuries passagères, ou bien encore il y a eu récidive prochaine, après la prétendue guérison. Les traitements de ces auteurs ont été un progrès sur les traitements de leurs contemporains : à l'heure actuelle, ce serait *manquer de conscience*, de ne pas insister sur toute la rigueur et la durée du régime.

(1) En somme, l'auteur reconnaît que les alcalins agissent, dans le diabète, de trois façons différentes :

1° Ils améliorent les fonctions digestives et assimilatrices, quand les organes commis à ces fonctions n'ont pas déjà subi des lésions anatomiques trop étendues.

2° Ils accélèrent le renouvellement moléculaire.

3° Ils exercent *peut-être*, sur le sucre diabétique lui-même, une influence qui tendrait à le transformer en glycose ou à l'utiliser directement.

Reprenons brièvement chacun de ces points ; nous dirons ensuite quelques mots sur les résultats que nous avons observés nous-même, chez les diabétiques traités par les Eaux alcalines, pendant qu'ils suivaient le régime de *Bouchardat*, celui de *Cantani*, ou bien qu'ils n'en suivaient aucun.

1° *Amélioration des fonctions digestives et assimilatrices.*

Nous ne pouvons pas étudier ici le mode d'action des Eaux alcalines dans les dyspepsies et dans les affections du foie : il nous suffira de constater leur efficacité universellement reconnue. Un mot seulement. Cette action est-elle directe, ou bien y a-t-il d'abord pénétration du médicament dans le sang lui-même, et modification consécutive des sécrétions viciées, causes de la maladie? Il nous semble que l'on doit admettre les deux modes d'action. Des expériences ont bien démontré que l'ingestion d'une solution alcaline excite la sécrétion acide de l'estomac, et que, dans un temps très-court, les liquides stomacaux redeviennent acides. « Comment dès lors espérer guérir les dyspepsies acides par l'emploi des alcalins, » disait *Trousseau*? Au moment même où *Trousseau* parlait ainsi, des faits bien observés le contredisaient chaque jour, et montraient que la question était mal posée et la logique du professeur en défaut, bien que l'expérience fût rigoureusement exacte. En effet, si l'on ne se borne pas à une seule dose d'alcalins, si chaque jour on fait absorber, et en plusieurs doses, une certaine quantité du médicament, l'estomac cesse peu à peu de réagir contre l'introduction des substances alcalines, et l'acidité ne se reproduit plus. Ce fait nous a été plusieurs fois démontré par l'examen des matières vomies par les malades soumis au traitement par les Eaux alcalines. Y a-t-il là simplement une tolérance qui s'est établie peu à peu? C'est possible, mais il est très-possible aussi, sinon probable, que le sang modifié dans sa composition chimique, rendu plus alcalin qu'il ne l'était auparavant, modifie à son tour la sécrétion gastrique dont il fournit les matériaux. On peut donc admettre, au point de vue chimique, que les alcalins agissent à la fois de ces deux façons sur les diverses sécrétions du tube digestif. Nous verrons que leur action n'est pas seulement chimique.

La présence de l'acide carbonique lui-même est un puissant stimulant de la digestion : nous nous bornons à le signaler, ne pouvant ici qu'effleurer ces questions. Constatons seulement, avec *Cantani*, et tous les auteurs qui se sont occupés de ce sujet, que l'emploi des alcalins a très-souvent pour résultat, dans les dyspepsies, le redressement de la fonction irrégulière, c'est-à-dire l'amélioration des fonctions digestives et assimilatrices.

Or, qu'est-ce que c'est que le diabète? On l'a vu, et nous sommes certains que la grande majorité de ceux qui auront lu ce livre, partagera l'opinion de son auteur, le diabète est une dyspepsie : une dyspepsie entraînant des désordres symptomatiques graves, et à la longue des lésions organiques irréparables, mais au début ce n'est vraiment qu'une dyspepsie; le diabète, au moins le diabète commençant, est donc, comme toutes les dyspepsies, justiciable des Eaux alcalines. Les organes dont la fonction épuisée ne suffit pas à la transformation normale du sucre ou de l'amidon, le pancréas, dont la sécrétion viciée ou insuffisante ne peut plus dompter les aliments saccharifiques, l'estomac lui-même dans quelques cas, et peut-être aussi l'intestin, trouveront à la fois un correctif et un stimulant dans l'emploi des médicaments alcalins. Ainsi s'expliquent très-bien, par la théorie même de *Cantani*, les résultats obtenus, dans le diabète commençant, par la médication alcaline.

Les alcalins ont aussi une action certaine sur le foie : ils activent et régularisent ses fonctions et activent sa circulation. Le fait est démontré directement quant à la production de la bile, et il en est de même probablement pour les fonctions glycogéniques du foie, sans qu'il nous soit permis d'être aussi affirmatif sur ce dernier point. Cependant la diminution de la glycosurie que nous avons *constamment* vu se produire pendant le traitement alcalin, même chez les diabétiques les plus avancés, est un commencement de preuve qui a son importance.

En somme, le diabète étant, au moins dans son premier degré, une dyspepsie grave et chronique, une altération de fonction des organes chylopoétiques, le traitement par les Eaux alcalines doit être placé au premier rang parmi les médications qui peuvent ramener ces organes à leur fonctionnnement physiologique.

2° *Accélération du renouvellement moléculaire*. Voici encore un résultat certain de l'emploi des alcalins, résultat très-avantageux, quand la maladie n'est pas parvenue à sa période extrême; et alors toute médication sera impuissante; le régime, quelque rigoureux qu'il soit en quantité et en qualité, ne pourra plus même prolonger sensiblement les jours du malade. Heureusement, dans la grande majorité des cas, nous avons affaire à des malades que l'on peut encore espérer guérir ou sérieusement améliorer. Et dans tous ces cas-là, il y a grande opportunité à débarrasser l'économie des éléments vieillis, dont la présence au sein des tissus ou organes est un grand embarras pour les fonctions et amène une atonie générale. Ces furonculoses, ces dermatoses, la cataracte, la phthisie caséeuse elle-même, ne peuvent-elles pas, dans une certaine mesure, être favorisées ou même provoquées par le séjour de ces produits encombrants et nuisibles qui devraient être rejetés. Leur présence gêne à coup sûr l'accomplissement des fonctions : cette atonie générale est aussi pour quelque chose dans l'abaissement de la température.

Précipiter l'échange matériel, mais c'est guérir un grand nombre de maladies chroniques, qui n'ont souvent pour cause que la seule inertie fonctionnelle, c'est rendre aux fonctions leur énergie, et au corps sa santé. Les voyages, les stations de montagne, l'hydrothérapie, les bains de mer n'ont pas d'autre mode d'action. Pour les diabétiques, chez lesquels les produits de désassimilation s'accumulent par le fait de la température basse, du défaut d'oxydation, et de l'inertie fonctionnelle qui en résulte, accélérer le renouvellement moléculaire, c'est-à-dire provoquer l'expulsion de ces matériaux hors d'usage, c'est dégager la marche de la maladie d'une complication sérieuse, qui est pour beaucoup dans sa tendance vers la chronicité, et même vers l'aggravation continue, c'est replacer l'économie dans des conditions où la guérison deviendra relativement facile.

Ici nous rencontrons une objection que nous ne voulons pas éviter. On sait que la jeunesse, ou un tempérament sec, c'est-à-dire un renouvellement moléculaire physiologiquement rapide, sont des conditions défavorables pour les diabétiques. En soumettant les malades à la médication alcaline, qui hâte le renouvellement, ne les place-t-on pas précisément dans les conditions reconnues défavorables chez les sujets jeunes ou maigres ?

Voilà bien l'objection : voyons quelle est sa valeur. Il est certain, en effet, que les gens maigres et secs, qui n'ont aucune réserve de graisse ou une réserve insignifiante, — que les enfants chez lesquels cette réserve, si elle existe, sera bien vite dépensée, car les enfants doivent non-seulement se maintenir mais se développer, — sont dans des conditions désavantageuses, s'ils viennent à contracter le diabète. Mais il ne faut pas assimiler deux choses tout à fait différentes dans leur origine et dans leur utilité : — les réserves de graisse, provisions utilisables au moment où le besoin s'en fera sentir, — et les matériaux de désassimilation, substances vieillies, à peu près incapables de rendre aucun service. Il n'est donc pas exact de dire qu'en accélérant le renouvellement moléculaire d'un diabétique on le place dans les conditions défavorables de l'enfant ou de l'homme maigre devenus diabétiques.

- On doit croire cependant que cette impulsion donnée à l'échange matériel précipitera dans une certaine mesure la consommation organique, et aggravera en un sens la situation des diabétiques, et les faits montrent qu'il en est ainsi. Mais cet inconvénient sera compensé, et par la sortie des matériaux encombrants sans utilité, et par l'introduction de matériaux nouveaux et utiles.

Voici en réalité comment les choses se passent. Chez les diabétiques soumis à la diète carnée, le renouvellement est beaucoup activé aussi, et pendant les premières semaines, le malade continue à perdre de son poids, tout en assimilant davantage. C'est que les fonctions de désassimilation s'accomplissent avec une plus grande énergie, et que les éléments rejetés dépassent en quantité les éléments introduits. Mais bientôt cette élimination se modère par le fait même de la disparition des matériaux inutiles ; les fonctions assimilatrices ont recouvré leur énergie, les matériaux nouveaux abondent, et le malade reprend à la fois du poids et de la vigueur.

Il en serait tout autrement si, en même temps que la désassimilation est accélérée, l'assimilation n'était pas favorisée dans une mesure correspondante. Ici la décadence serait en effet très-rapide, et c'est là précisément ce qui arrive chez les enfants diabétiques, quand ils ne sont pas soumis à un régime convenable. Si cette rapidité de l'échange matériel n'est pas neutralisée, disons mieux, utilisée au moyen d'une alimentation vraiment réparatrice, elle conduit rapidement l'enfant diabétique vers une issue funeste. Mais un régime réparateur, — et pour le diabétique ceci veut dire un régime abondant, mais composé exclusivement de substances albuminoïdes, — vient compenser d'abord, et bientôt réparer les pertes subies en matériaux, qui peuvent peser mais qui en réalité sont plus nuisibles qu'utiles, il en résultera pour le malade un bénéfice certain, l'entrée dans une voie nouvelle, au bout de laquelle il trouvera la guérison.

3° *Influence possible sur le sucre diabétique lui-même, influence qui tendrait à le transformer en glycose ou à l'utiliser directement.*

Ceci est basé sur une expérience de *Pavy*. Si on injecte une solution de bicarbonate de soude dans les veines d'un chien rendu glycosurique par la piqûre du plancher du quatrième ventricule, la glycosurie disparaît.

Remarquons d'abord qu'il ne s'agit pas ici d'un véritable diabète, mais d'une glycosurie traumatique qui guérira, si l'animal survit, avec la lésion cérébrale qui lui a donné naissance. Il est possible que la piqûre du quatrième ventricule ne produise la méliturie que par action indirecte, c'est-à-dire en modifiant d'abord les sécrétions qui président à la transformation du sucre ; dans ce cas, la glycosurie serait symptomatique d'un diabète véritable, mais singulièrement atténué, et passager. Mais il est possible aussi que la genèse de la glycosurie soit, dans ce cas-là, absolument différente de la genèse du diabète, et qu'elle soit due, comme l'a cru *Bernard*, à une suractivité des fonctions hépatiques. Nous ne sommes donc pas autorisé par cette expérience, à une généralisation qui serait excessive, si nous voulions en appliquer les résultats au diabète sucré traité par les alcalins. Cependant l'expérience de *Pavy* est très-positive, elle a été répétée depuis avec les mêmes résultats ; il ne faut pas la dédaigner, mais l'expliquer de la manière la plus probable, et en déterminer la portée.

Si on se place dans l'hypothèse de *Pavy*, le bicarbonate de soude doit jouer ici le rôle d'un anti-ferment, et s'opposer à la transformation du glycogène en sucre, fait absolument pathologique pour *Pavy*. Nous n'examinerons pas la question à ce point de vue, cela nous paraît inutile. (Voyez leçon XI).

D'après la théorie de *Bernard*, glycogenèse exagérée du foie, comment expliquer ici l'action du bicarbonate de soude ? Ou par une action modératrice exercée par cette substance sur les fonctions hépatiques, ou bien par la combustion du sucre rendue plus rapide. La première hypothèse doit être écartée, l'action des alcalins étant stimulante et non tempérante. Reste la seconde, que nous examinerons tout à l'heure.

D'après *Cantani*, « il n'est pas impossible, que les alcalins donnés, même par « la bouche, à dose suffisante, puissent influer sur la qualité du sucre diabéti- « que, le modifier, favoriser sa transformation et enfin sa combustion. » Il y aurait donc probablement là, ou une action chimique directe sur la paraglycose ou une modification des ferments transformateurs du sucre, ou les deux à la fois.

Dans les glycosuries traumatiques, l'hypothèse de *Bernard* est de beaucoup la plus probable : la lésion nerveuse centrale amène une hyperglycogénèse du foie (1), et consécutivement, la présence du sucre en excès dans le sang : là pas de sucre anormal, mais trop de sucre. Quelle est dès lors la manière la plus simple d'expliquer l'action du bicarbonate de soude ? Il y a là du sucre en excès dans le sang, l'économie l'expulse par les urines, ne pouvant le brûler : on introduit un corps, grâce auquel le sucre disparaît, c'est-à-dire se brûle. Quel a été le rôle de ce corps chimique ? Il a activé la combustion du sucre. Il ne semble vraiment pas que l'on puisse raisonner autrement.

Passons maintenant au diabète : là nous serons plus réservé, mais nous émettrons une hypothèse. Nous savons que le sucre diabétique ou paraglycose n'est pas décomposable dans l'organisme par les moyens dont l'économie dispose dans les conditions ordinaires ; les expériences et les recherches de l'auteur nous ont parfaitement convaincu sur ce point. Mais dans l'état fébrile, alors que la combustion est plus active, que la température est plus élevée, la paraglycose est-elle encore incombustible ? Ou bien, placée dans un foyer plus actif, soumise à une température plus haute, à un contact plus intime avec l'oxygène, se décompose-t-elle au moins partiellement en eau et en acide carbonique ? La diminution de la glycosurie chez les diabétiques qui ont de la fièvre, par le fait d'une maladie intercurrente, rend cette explication admissible, sinon probable.

L'exercice musculaire diminue la quantité de sucre contenue dans les urines, même chez les diabétiques qui ne modifient pas leur régime ordinaire. *Cantani* pense que « dans ces cas-là il se forme moins de glycogène hépatique, les albuminates étant employés à la formation du glycogène musculaire, lequel ne fournit pas de paraglycose, et par conséquent pas de sucre aux urines. » Fort bien ; mais le sucre absorbé en nature, ou résultant de la digestion des hydrocarbures, que devient-il ? On en retrouve une partie dans les urines, mais rien n'indique qu'il y soit tout entier ; et l'on peut bien, sinon admettre, du moins supposer qu'une partie de ce sucre s'est brûlée, grâce à l'oxygène introduit en grande quantité, et à l'activité nouvelle imprimée aux fonctions par l'exercice musculaire.

Il en est de même chez les malades soumis au traitement alcalin. On peut admettre que ce traitement agit en produisant une meilleure élaboration des aliments hydrocarburés, un retour partiel à la fabrication de la glycose normale ; mais on peut supposer aussi que la présence des alcalins favorise d'une manière

____

(1) Peut-être le foie cesse-t-il aussi de remplir ses fonctions de modérateur, et laisse-t-il passer le sucre venant de l'intestin.

quelconque la décomposition de la paraglycose formée dans l'intestin avec les hydrocarbures, ou dans le foie, avec le glycogène.

Il peut y avoir là soit une action chimique directe, soit une action indirecte, résultant, comme dans la fièvre, de l'énergie de la combustion (1). *Cantani* n'admet pas que les alcalins puissent agir directement sur la paraglycose, et provoquer sa combustion. « Ce serait faire une supposition gratuite, dit-il, que d'avancer que les alcalins peuvent favoriser directement dans le sang, la combution du sucre diabétique, comme ils favorisent l'oxydation de la glycose, et la réduction de l'oxyde de cuivre dans les essais avec le réactif de Trommer ; depuis que j'ai démontré que le sucre du sang diabétique est différent du sucre des urines diabétiques, une telle supposition ne mérite aucune attention. »

Quoi qu'en dise *Cantani*, pour nous, ce point reste très-douteux. Puis il y a encore la seconde hypothèse, celle de la combustion de la paraglycose ellemême, rendue possible par la suractivité que les alcalins provoquent dans les fonctions d'oxydation et de calorification. Cette dernière hypothèse ne nous paraît nullement improbable, quand nous revoyons les résultats que nous avons obtenus par l'emploi des Eaux alcalines et des Eaux arsénicales, car les Eaux des deux groupes de Vals agissent dans le même sens au point de vue qui nous occupe actuellement.

Nous avons *toujours* constaté une grande diminution dans la glycosurie, même dans les cas les plus avancés, alors que le diabète remontait à bien loin, et que le malade, maigre et affaibli, dépérissait rapidement. Et cet effet était obtenu sans l'intervention d'aucun régime diététique nouveau. Nous recommandions l'usage très-modéré du sucre et des farineux, mais cette recommandation, le malade l'avait déjà entendue bien des fois, elle ne devait guère influer sur son régime. La vie à l'hôtel était à la fois une occasion et un prétexte tout trouvé pour s'affranchir d'un régime désagréable, que les parents ou les serviteurs imposaient à la maison. Et cependant une diminution considérable de la glycosurie a toujours coïncidé avec l'usage des Eaux alcalines. Dans les cas récents, nous avons obtenu des succès durables, surtout quand les malades ont consenti à suivre le régime de *Bouchardat* d'une manière régulière et pendant un temps indéfini. Dans les cas graves, nous avons obtenu toujours une forte diminution, et parfois la disparition de la glycosurie, mais cette disparition n'a jamais été définitive. Le sucre a toujours reparu, et cela se comprend, car les malades ont toujours fait des écarts de régime. Cette année-ci seulement nous avons eu connaissance du traitement du professeur *Cantani* : on comprend que nous ne puissions pas apporter encore des résultats complets et définitifs. Cependant nous pouvons affirmer que les résultats immédiats en ont été extrêmement favorables, soit au point de vue de la glycosurie, soit au point de vue des forces générales, de la soif, etc.

C'est dire que, dans notre pensée, le traitement par les Eaux alcalines ne saurait amener une guérison complète et surtout définitive, si l'on n'y joint pas un régime sévère et longtemps maintenu, la diète carnée absolue dans les cas graves, ou tout au moins le régime de *Bouchardat*, sans pain de gluten, chez les malades robustes et traités presque au début du diabète. Mais alors, l'analyse des urines doit être faite très-souvent pendant la saison d'Eaux et les mois qui suivent ; si la glycosurie ne cesse pas rapidement et complétement, si elle a dans la suite la moindre tendance à reparaître, il faut aborder franchement la diète carnée de *Cantani*, qui reste de règle dans le diabète. (*Note du traducteur.*)

(1) On sait que Reynoso a établi expérimentalement que certaines glycosuries reconnaissent pour cause un abaissement de la température ; telles sont les glycosuries causées par le choléra, l'hystérie, les empoisonnements par la strychnine, la brucine, la morphine, etc., et encore la glycosurie sénile. Là il y a bien glycosurie par défaut d'énergie dans la combustion organique : donc une certaine température est nécessaire à la combustion du sucre dans l'économie et un excès de chaleur favorisera mieux encore cette combustion.

DIX-SEPTIÈME LEÇON

La thérapeutique des autres auteurs.

MESSIEURS,

Je vais vous parler maintenant des traitements conseillés par les auteurs.

D'abord les *règlements diététiques*. *Rollo* comprit le premier qu'il fallait changer le régime des malades et insister sur les aliments animaux. Plus tard *Bouchardat* mit en relief la même indication, et cela avec plus de succès, car il fut suivi dans cette voie par tous les médecins et cliniciens, et notamment, avec quelques variantes, par *Pavy* et *Seegen*. En dernier lieu *Donkin* de Durham a proposé la diète lactée exclusive. La pratique de *Piorry* fait un douloureux contraste avec cette conduite rationnelle, comme aussi celle de *Düring*, de Hambourg.

Rollo ordonnait aux diabétiques le régime suivant, qu'ils devaient suivre à la lettre : à *déjeuner*, un litre et demi environ de lait coupé avec un demi-litre d'eau de chaux, plus un peu de pain et de beurre ; à *dîner* de la viande en petite quantité, et de qualité tendre, des saucisses faites de sang et de graisse la plus rance possible ; *au souper* mêmes aliments. Pour boisson de l'eau additionnée de sulfure d'ammonium. En outre, il faisait faire des frictions avec du lard, faisait porter de la flanelle sur la peau, prescrivait le repos, le laudanum 25 gouttes, le vin d'antimoine tartarisé 20 gouttes par jour, en augmentant graduellement les doses, et combattait la constipation avec des pilules d'aloès et de savon : bien plus, il appliquait des vésicatoires sur les lombes, et entretenait longtemps la suppuration. — Par ce régime, *Rollo* pouvait obtenir une guérison durable dans les cas légers et récents, comme celui du capitaine Meredith, ou une guérison passagère, comme dans un autre cas. Il n'est pas surprenant, du reste, que ce traitement ait été insupportable à tous ses autres malades : cette masse de graisses *rances* devait amener des indigestions et des catarrhes gastro-entériques graves, et à coup sûr, le sulfure d'ammonium, le vin d'antimoine, l'opium et l'aloès, ne contribuaient pas à favoriser la digestion. On le voit, dans ce traitement, le mauvais l'emportait encore sur le bon. Quant au repos, il a été remplacé avec raison par l'exercice gymnastique.

La diète de *Bouchardat* est plus variée, et à part le pain, elle poursuit un but plus rationnel. Elle a pour base un régime composé de viande, de crème de lait et des légumes qui ne contiennent que peu d'hydrocarbures : toutes les viandes, préparées de toutes les façons, pourvu qu'il n'y ait ni sucre ni farine, tous les poissons d'eau douce ou de mer, les écrevisses, les huîtres, tous les coquillages, les œufs, la crème de lait (mais non le lait lui-même), les végétaux herbacés, spécialement les épinards, les artichauts, les asperges, les choux, la laitue, le cresson, etc., cuits en potages, ou crûs en salade, les haricots verts, et parmi les fruits, spécialement les pêches et les fraises. Pour remplacer le pain, *Bouchardat* recommande son fameux *pain de gluten.*

Le régime de *Pavy* autorise l'usage de toutes les viandes, et intérieurs d'animaux (à l'exception du foie), le jambon, le lard, les viandes fumées, salées, conservées, sèches ou en sauce, la volaille, le gibier, les poissons de toutes espèces (frais, salés et en sauces), les soupes de substances animales, sans aucune addition, le thé de bœuf (beef-tea, extrait de viande sous forme de petits cubes, préparé avec parties égales d'eau dans une bouteille bien close et au bain-marie), les bouillons, le pain d'amandes, de son ou de gluten, les œufs, les fromages et laitages de toute sorte, le beurre, la crème de lait, les légumes herbacés, épinards, cresson, la moutarde, la laitue, le céleri, le raifort (en petite quantité), la gélatine aromatisée, mais non édulcorée, le blanc manger avec crème, mais sans lait, les noix en petite quantité : parmi les boissons, le thé, le café, le cacao, le dry-sherry, le vin de Bordeaux, le brandy et autres spiritueux non édulcorés, l'eau de Seltz, l'ale amère, enfin un peu de lait et de vin de Porto. Il *proscrit* le sucre sous toutes ses formes, le pain de froment ou d'autre farine, le riz, l'arrow-root, le sagou, le tapioca, les macaronis, le vermicelle, les pommes de terres, les carottes, les panais, les raves en général, les pois, les haricots, les fèves, les choux, les choux-fleurs, les asperges, les pâtés et pudding de toutes espèces, les fruits frais ou cuits, les bières douces, les vins doux, les liqueurs.

Le régime de *Seegen* ressemble énormément au précédent. *Il autorise sans restriction*, et en toutes quantités, toutes les viandes, tous les poissons, mollusques et crustacés, la gélatine, les œufs, la crème de lait, le beurre, le fromage, le lard, les épinards, la laitue, la chicorée, les asperges, les citrouilles, le cresson, les artichauts, les champignons, les noix, et parmi les boissons, le soda-water, le thé, le café, les vins de Bordeaux, du Rhin, de la Moselle, de l'Autriche-Hongrie, en somme tous les vins peu sucrés et peu alcoolisés. *Il permet, en petites quantités*, les choux-fleurs, les carottes, panais, les choux blancs, les haricots verts, les fraises, les groseilles, les framboises, les oranges et les amandes; en *très-petite quantité*, le lait, le cognac, la bière amère, le lait d'amandes, la limonade citrique, sans sucre. *Il défend* absolument toute espèce de farineux (excepté une très-petite quantité de pain, que le médecin pourra permettre dans certains cas), le sucre, les pommes de terre, le riz, le tapioca, l'arrow-root, le sagou, la semoule, les légumes, pois verts, raves, les fruits doux, surtout les raisins, cerises, pêches, abricots, prunes, et tous les fruits secs, les vins doux et préparés avec des raisins secs, les vins mousseux, les bières douces, les vins de fruits, la limonade sucrée, les liqueurs, les sucres de fruits, les gelées et sorbets, le cacao et le chocolat (1).

Évidemment ces trois régimes ne suffisent pas à remplir les principales indications, même celui de *Seegen* qui est un peu plus sévère que les autres.

Le *lait écrémé comme unique aliment*, proposé par *Donkin* est évidemment inférieur aux régimes de *Bouchardat*, et de *Seegen*. Je l'ai essayé plusieurs fois, sans aucun résultat avantageux. Je ne nie pas son utilité possible dans les cas très-légers ou très-récents, ni ses succès dans les glycosuries passagères; quant à la suppression de la crème, elle nous paraît peu logique, nous voudrions au contraire un lait très-pur et dépourvu de sucre.

____

(1) *Seegen,* Der Diabetes mellitus, Leipzig, 1870, p. 169.

Balfour, *Nicol*, *Thorne*, *Pyle*, *Roberts*, *Pavy* et autres disent n'avoir retiré aucun avantage de la diète lactée, qui leur a paru plutôt nuisible.

L'idée de *Piorry*, d'administrer du *sucre de canne* pour
compenser la perte de glycose qu'éprouvent les diabétiques, est si malheureuse, qu'elle doit être citée comme
exemple des écarts auxquels conduisent les idées théoriques *à priori*, dans le choix d'un traitement. *Piorry* devait être conduit à augmenter de plus en plus les doses
de sucre, car la perte par les urines allait toujours en augmentant. Ce qui nous stupéfie vraiment, c'est qu'une
pratique aussi déraisonnable ait été expérimentée par des
hommes tels que *Budd*, *Bence Jones*, *Williams*, *Corfe*,
Sloane, *Rigodin*, *Greenhow*, et dans un cas par *Griesinger* :
elle n'aurait dû être accueillie que par ceux qui voient dans
le diabète une dystrophie, avec transformation en sucre des
tissus vivants. Nous avons quelquefois, et dans un but expé-
rimental, administré du sucre de canne à nos diabétiques,
et nous l'avons vu ressortir tout entier par les urines.
Cependant nous ne sommes pas bien fixé sur un point :
chez le diabétique le sucre de canne se comporte-t-il comme
chez l'homme bien portant ? se transforme-t-il en glycose ? (On admet généralement en glycose dextrose seule,
mais peut-être y a-t-il un mélange de dextrose et lævulose.) Le sucre trouvé dans les urines est semblable à celui
qu'y produit l'ingestion des fécules ou de la glycose,
voilà un fait : d'un autre côté les fruits contenant de la
dextrose et de la lævulose sont beaucoup mieux tolérés
que le sucre de canne, même pris en moindre quantité, et
cela tend à nous faire croire que, chez le diabétique, le
sucre de canne se comporte autrement qu'on ne l'a cru
jusqu'ici.

La *diète sèche* conseillée par le même *Piorry*, dans le
but de faire cesser la polyurie, est aussi étrange que

cruelle, pour ceux qui, comme nous, considèrent la polydipsie comme le résultat de l'excessive densité du sang.
Le diabétique doit boire, le desséchement de ses tissus
l'exige : sans cela, non-seulement il souffrira horriblement,
mais il mourra plus vite, car les fonctions d'endo-exosmose seront suspendues par le desséchement excessif des
organes et tissus. Une seule fois j'ai privé pendant vingt-
quatre heures un diabétique de toute boisson, afin d'étudier les conditions de l'absorption cutanée dans le bain, et
je dois dire que ce traitement est aussi douloureux qu'irra-
tionnel. *Pavy*, qui a combattu avec beaucoup d'énergie
ces propositions prétendues « thérapeutiques, » parle en
vrai physiologiste quand il dit : « Introduire des liquides,
quand leur besoin est indiqué par la sensation de la soif,
n'est qu'obéir au commandement de la nature. » Il faut,
pour être dans le vrai, faire cesser cette soif, en faisant
disparaître ou diminuer le plus possible le sucre contenu
dans le sang, et par là, la densité excessive du sang.

Le régime mixte mais très-limité de *During* ne pourra
être utile que dans les cas de glycosurie simple, ou de diabète très-léger et récent, dû à un catarrhe par abus de
nourriture ou de spiritueux. Sans l'honorabilité bien
connue de *During*, nous aurions peine à admettre les résultats de sa pratique. Il permet trois ou quatre repas par
jour, séparés par des intervalles fixes et déterminés : le
malade consomme de 80 à 150 grammes de riz, 200 à
500 grammes de viande, et un peu de pommes, de prunes, ou de cerises sèches : à la viande du matin, on peut
substituer un, deux ou trois œufs : à la soupe de riz, on
peut ajouter du lait avec eau de chaux; le lait est permis
à déjeuner avec le pain blanc de froment : à dîner un ou
deux verres de vin rouge, excepté quand le vin augmente
la polyurie ; les graisses sont prohibées ; d'un repas à l'autre, la faim est combattue avec de petits morceaux de

glace et de l'eau glacée. En outre, il recommande le mouvement au grand air, la gymnastique, les vêtements chauds, l'hydrothérapie, les fenêtres ouvertes jour et nuit, même pendant le sommeil. — Les bons côtés du régime de *During* sont *son peu d'abondance* et *les préceptes hygiéniques*.

Les efforts faits pour trouver *un aliment remplaçant le pain ordinaire* méritent une attention spéciale, bien qu'ils n'aient pas été couronnés de succès jusqu'à ce jour. Le *pain de gluten* de *Bouchardat* est trop mauvais au goût, et trop riche d'amidon pour mériter la sympathie des malades et la recommandation consciencieuse des médecins : j'aime autant le pain de froment ou de seigle, et même mieux, car, comme l'a dit *Trousseau*, « il est d'un goût très-peu agréable et n'offre en réalité aucun avantage. » Franchement si le pain de gluten n'atteint par son but, il ne mérite nullement d'être pris en considération. —

Le *pain de son* de *Prout* a aussi mauvais goût : en outre il est indigeste et privé de toute valeur nutritive, **car** il est très-riche de cellulose, et pas assez dépourvu d'amidon pour assurer le repos des organes chylopoétiques. — Le *pain d'amandes* de *Pavy* est moins déplaisant au goût, et moins riche de substances saccharifiques, mais il est très-indigeste et rarement bien toléré.

La conclusion de tout cela est qu'un *remplaçant du pain vraiment utile aux diabétiques n'existe pas encore ;* mais que pour les *convalescents*, ou pour les diabétiques chez lesquels il faut absolument *renoncer* à la complète suppression de la glycosurie, et à la soustraction des hydrocarbures, le pain d'amandes de *Pavy* doit être préféré à tout autre : peut-être aussi le *pain de lichen d'Islande* ou les *pâtes d'inuline*, et les potages préparés avec les racines de certaines synanthérées, et spécialement des dahlias.

La proposition faite par *Schultzen*, d'administrer *la*

glycérine aux diabétiques, ne peut avoir d'autre but rationnel que de fournir un succédané des hydrocarbures, et spécialement du sucre, que la glycérine peut encore remplacer pour sa saveur douce.

Moi-même, plusieurs années avant que personne eût pensé que le sucre, avant de se brûler dans l'organisme, fournît de l'acide lactique et de la glycérine, j'avais, conduit par ma théorie, non-seulement proposé mais expérimenté ces deux corps : l'acide lactique, comme dérivant problable du sucre, et la glycérine, comme dérivant des graisses et plus combustible qu'elles. Je ne pensais pas à la glycérine comme produit possible de la fermentation physiologique du sucre, comme combustible provenant de la transformation des hydrocarbures, je l'expérimentais simplement dans l'espoir de trouver un corps chimique plus oxydable que l'albumine et les graisses, et susceptible de les épargner. Mais tandis que l'acide lactique donnait des résultats en parfaite concordance avec mes vues, il n'en était pas de même pour la glycérine, qui donnait la diarrhée aux malades, et ne faisait pas disparaître la glycosurie. Dès lors j'abandonnai cet agent, et le remplaçai par la graisse et l'huile de foie de morue, qui est très-assimilable. Mais voilà que *Schultzen* le propose, et que *Czermak* me communique un cas dans lequel il fut bien toléré. Je reprends mes expériences sur la glycérine, et dans un grand nombre de cas : mais mes diabétiques ne la tolèrent pas mieux, quelques-uns exceptés, et malgré les hautes doses, 80 à 200 grammes par jour, aucun d'eux n'en retire un bénéfice. Au contraire, j'ai vu la glycosurie augmenter sous l'influence de la glycérine, fait qui a été aussi observé par *Budde* : en outre, comme l'a constaté *Paolucci*, une grande partie de la glycérine ingérée reparaît inaltérée dans les urines, si bien que l'on ne peut guère attendre que des grandes doses de cette substance, une véritable épargne des albuminates et des graisses. (Voy. les expériences consignées dans les Tab. XX, XXI et XXII.)

Quant aux *remèdes* de *pharmacie* conseillés contre le diabète, nous ne citerons que les principaux, car il nous faudrait suivre la pharmacologie du commencement à la fin, si nous voulions être complet. La saignée elle-même a été recommandée au début du diabète par *Borsieri*, *Prout*, *Hufeland* et *Rollo* !

Les remèdes trouvés jusqu'ici les meilleurs, et avec raison, sont les *alcalins*, introduits dans le traitement du diabète d'après la théorie de *Mialhe*. Il est certain que le bi-carbonate de soude, et parfois aussi le carbonate neutre de potasse, donnent des résultats avantageux dans les diabètes *très-légers*, soit en améliorant les fonctions du foie, soit en empêchant par leur présence la formation de la paraglycose, et en favorisant celle de la glycose ; ou plutôt en améliorant les fonctions des organes de la digestion, les sécrétions gastro-intestinale et pancréatique, et par là, l'élaboration et la transformation des sucres et fécules. Les alcalins peuvent encore *favoriser la combustion, dans les tissus, des divers acides introduits*, car nous savons que ceux-ci se brûlent mieux à l'état de sels, et peuvent alors se substituer comme combustibles au sucre inutilisable. L'hypothèse dans laquelle les alcalins peuvent directement faciliter la combustion du sucre diabétique dans le sang, comme ils facilitent l'oxydation de la glycose et la réduction de l'oxyde de cuivre dans la réaction de Trommer, cette hypothèse est contredite par la découverte de la paraglycose, différente de la glycose des urines diabétiques.

Le fait que les alcalins réussissent dans un grand nombre de cas, et ne servent à rien dans d'autres, peut s'expliquer ainsi : quand les glandes digestives ne sont pas encore *gravement* malades, quand leur nutrition n'est pas *gravement* atteinte, les alcalins augmentent leur puissance de sécrétion ou l'améliorent qualitativement, le fait est bien connu : quand, au contraire, ces organes sont altérés au point que les alcalins ne peuvent plus améliorer leurs fonctions, aucun effet utile ne peut résulter de l'emploi de ces agents.

Ainsi s'expliquent les expériences contradictoires des différents auteurs, les uns déclarant que les alcalins sont de véritables spécifiques du diabète, et les autres qu'ils ne sont que nuisibles : et le fait que les *hautes doses* d'alcalins peuvent aggraver l'état des diabétiques avancés, alors que ces agents ne peuvent plus améliorer les digestions, et agissent comme anti-plastiques (1). On comprend ainsi comment il se fait que *Mialhe, Griesinger, Seegen* et les médecins exerçants auprès des eaux de Vichy et de Carlsbad, vantent les bons effets des alcalins, tandis que *Andral, Bouchardat, Trousseau, Lebert, Foster, Popoff, Kratschmer* font des réserves, ou signalent *des résultats défavorables.*

Moi-même j'ai employé les alcalins avec des résultats divers : mais je répète que, dans les cas où ils m'ont paru utiles, l'amélioration m'a semblé due à un meilleur fonctionnement des voies digestives.

Si cependant je prescris régulièrement le bicarbonate de soude, c'est pour le transformer en *lactate de soude,* c'est pour le *lactate* plutôt que pour la *soude,* et si dans un cas (V. obs. LXXIII) le carbonate de *potasse* neutre a paru plus avantageux que le bicarbonate de soude, il faut remarquer que le malade prenait toujours de l'acide lactique, et conclure seulement de ce fait que le *lactate de potasse* a mieux réussi que le *lactate de soude.* Il ré-

____

(1) Voyez la note à la fin de la leçon.

sulte de l'ensemble de mes observations que je ne saurais conclure à une action *favorable* des *alcalins agissant comme tels* dans le diabète, à part l'amélioration qu'ils peuvent produire dans les fonctions digestives; et je dois surtout protester contre l'opinion de certains médecins distingués, qui regardent les alcalins comme *indispensables* dans le traitement du diabète : plusieurs de mes diabétiques ont été guéris par la diète carnée seule, d'autres par la diète carnée avec l'acide lactique seul, ce qui est exactement *le contraire du traitement alcalin.*

Les *sulfates alcalins* n'ont aucune action dans le diabète, je m'en suis assuré bien souvent, et *Kratschmer* l'a démenti expérimentalement. Je m'en sers seulement à titre de purgatifs.

Citons encore l'*eau de chaux*, recommandée par *Willis*, *Fothergill*, *Watt* et *Sauvages*, et la *magnésie calcinée*, vantée par *Hufeland*. L'une et l'autre peuvent être parfois utiles par leur action dans certaines affections de l'estomac.

On a beaucoup vanté les *Eaux minérales* dans le traitement du diabète. Nous avons déjà dit que nous y reconnaissions un bon adjuvant, dans certains cas, mais non le vrai et direct remède du diabète, comme beaucoup l'ont avancé.

La renommée dont jouissent sur ce point les *eaux de Vichy*, les centaines de diabétiques qui y retournent chaque année, améliorés mais non guéris, sont des preuves éloquentes et vivantes des effets avantageux de ces eaux sur le renouvellement moléculaire, et peut-être plus encore sur la digestion du diabétique.

Les sources *Schlossbrunn*, et *Theresienbrunn*, *Mühlbrunn* et *Sprudel*, *de Carlsbad*, ont depuis *Hufeland* une renommée toute particulière dans le traitement du diabète :

quelques-uns les considèrent comme un remède spécifique. Moi-même, quand j'étais médecin à Prague, j'ai vu
plusieurs diabétiques revenus améliorés de Carlsbad; ces
eaux aident évidemment beaucoup à la cure de *Bouchardat*
ou de *Seegen*; parfois elles font disparaître momentanément le sucre, si bien que les malades peuvent réprendre,
à chaque saison d'eaux, assez de forces pour se soutenir
pendant le reste de l'année. Notons cependant que cette
action bienfaisante ne se fait sentir qu'à la première période du diabète, et quand elle est favorisée par un régime *presque* exclusivement carné, lequel suffit parfois à
guérir le diabète dans les cas commençants. Carlsbad est
donc utile sans aucun doute, comme l'a surtout démontré
Seegen, mais seulement comme moyen auxiliaire, en
accélérant le renouvellement moléculaire, en améliorant les fonctions du système chylopoétique, et non en
excitant seulement la bilification, comme l'a dit *Hlavacek*;
il a aussi cet avantage de rendre le malade plus obéissant aux prescriptions diététiques. *Griesinger*, *Düring*,
Kretschy et *Kratschmer* aussi bien que les importantes
expériences de *Külz*, ont démontré que Carlsbad ne guérit pas directement le diabète. Mes expériences directes
ont confirmé le même fait.

Je crois que les *eaux de Vals* ont aussi un bel avenir
dans le traitement du diabète. La composition variée de
ces eaux, la présence des sources ferrugineuses et arsenicales à côté des sources bicarbonatées sodiques, fait
espérer qu'elles pourront rendre service dans ce traitement par leur grande et sûre influence sur le renouvellement moléculaire : seules, elles ne guériront pas le diabète, plus que ne fait Carlsbad ou Vichy : mais comme
moyen auxiliaire du traitement, je les préfère aux eaux
de Vichy, tant pour leur action puissante sur les organes
digestifs, que pour leur action tonique reconstituante gé-

nérale, signalée avec raison dans un travail de *Charvet* (1).

Très-récemment *Schmitz* a recommandé les *Eaux de Neuenahr*, comme capables de guérir ou tout au moins d'améliorer le diabète. Dans les cas qu'il cite, les aliments farineux étaient absolument prohibés, et nous sommes certain que c'est à cela surtout qu'est due la guérison. Si ces eaux étaient recommandées avec plus de modestie et une plus saine critique, nous aurions pu voir en elles de futures rivales de Carlsbad, de Vichy et de Vals..... ce que nous ne ferons pas tant que leurs succès prodigieux seront vantés dans les annonces des journaux, et non dans des articles vraiment scientifiques.

En résumé, on peut dire que sans un bon régime, toutes les eaux minérales ne mènent à rien : dans peu de temps les malades et aussi les médecins, surtout ceux qui exercent auprès des stations d'eaux minérales, comprendront et reconnaîtront que leurs eaux peuvent aider à la guérison du diabète, mais jamais la procurer seules, la plus grosse part dans cette cure revenant à la diète carnée.

Depuis *Aetius* les *narcotiques* ont été largement employés dans le diabète et, parmi eux, *l'opium* a été administré à des doses surprenantes. *Willis* surtout a consacré l'emploi de ce narcotique, et il a eu pour imitateurs *Darwin*, *Rollo*, *Dzondi*, *Schönlein*, *Tommasini*, et enfin *M' Gregor*, qui dans deux cas arriva jusqu'à 90 grains anglais (un peu moins de 6 gram. !) par jour. *Tommasi*, dans sa clinique de Pavie, employait constamment l'opium dans le diabète, en commençant par 10 centigram. et augmentant les doses jusqu'à un gramme et demi par jour. Je me suis convaincu par moi-même que les malades toléraient régulièrement ces hautes doses d'opium pendant tout le reste de leur vie, sans présenter aucun symptôme d'empoison-

(1) *H. Charvet.* De l'emploi simultané des Eaux bicarbonatées sodiques et ferrugineuses arsenicales. *Lyon médical,* 1872.

nement aigu. Presque tous les diabétiques se louent beaucoup de l'opium, et si on le suspend, désirent vivement le reprendre, parce que l'opium calme vraiment tous les symptômes pénibles du diabète, s'il est administré à doses élevées. D'abord il diminue la soif, et aussi la polyurie ; il fait dormir le malade, il diminue la faim ; pris à hautes doses, et continué pendant un temps suffisant, il diminue la quantité de sucre contenue dans les urines. Je crois fermement que cette diminution de la glycosurie tient bien plus à une moindre absorption intestinale qu'au ralentissement indubitable de l'échange matériel. J'ai toujours vu les diabétiques avancés, devenus opiophages, marcher rapidement à leur fin, et cela s'explique facilement par l'influence paralysante de l'opium sur la digestion et l'absorption. Tous les diabétiques maigrissent, mais je ne les ai jamais vus maigrir d'une façon effrayante, se détruire, se réduire à la peau et aux os, se dessécher, se précipiter vers la phthisie, aussi rapidement qu'ils le font sous l'influence des grandes doses d'opium. Je dois ajouter que si les diabétiques tolèrent ces énormes doses, c'est certainement parce qu'ils ne les absorbent pas ; en fait, on voit qu'il faut, pour maintenir l'effet obtenu, augmenter constamment les doses, ce qui montre que l'opium, paralysant de plus en plus l'absorption intestinale, empêche sa propre pénétration dans le sang, comme celle du chyle et de l'eau. Les malades boivent moins, car ils n'ont pas soif ; leur sang trop dense attire les liquides des tissus, de là le desséchement excessif des diabétiques opiophages.

De même pour la *morphine*. Recommandée par *Berndt*, *Kretschy* l'a trouvée utile contre les symptômes diabétiques. Dernièrement *Kratschmer* s'est occupé de l'influence de la morphine sur le diabète, et il soutient avec raison qu'elle ralentit l'échange matériel, et diminue la glycosurie. Il a

vu le fait chez un jeune soldat, malgré un régime riche
de farineux, mais il n'avait pas vu augmenter le poids du
corps : plus tard sous l'influence de la diète carnée rigoureuse et de l'opium, il vit en 45 jours le poids augmenter
de près de 10 kilogrammes. Ce résultat éveille dans le
cœur de *Kratschmer* les plus douces espérances, que mes
expériences ne me permettent pas de partager. — D'après
le même auteur, la morphine agit en déprimant les centres
nerveux sympathiques.

Les *autres narcotiques* employés contre le diabète ont eu
moins de succès. La *belladone* et l'*atropine* ont été plus
essayées que les autres, mais les expériences de *Kretschy*
ont été absolument contraires à une action efficace de
l'atropine.

On a essayé encore de plusieurs médicaments que l'on
peut désigner sous le nom de *nervins*.

Le premier à citer est la *strychnine*, qui n'est pas aussi
nouvelle dans le traitement du diabète que d'aucuns vou-
draient le faire croire. Déjà citée par *Canstatt*, elle fut
déclarée inutile par *Frick* : elle a été de nouveau proposée,
et avec éloges, par *Jaccoud* et par *De Renzi* : mais si l'on
considère qu'elle a toujours été unie à une diète carnée
rigoureuse, ou tout au moins au régime de *Bouchardat*, on
comprend tout de suite auquel des moyens doivent être
attribués les résultats obtenus. La strychnine n'a en réalité
aucune action sur le diabète, et son emploi est basé sur
une hypothèse absolument gratuite, qui fait du diabète,
une maladie du pneumogastrique et du sympathique.

Le *seigle ergoté* a été employé par *Frick*, qui veut avoir
vu, sous son influence, diminuer la polyurie, avec accroissement proportionnel de la glycosurie : l'inutilité de ce
remède résulterait de cette observation même.

La *valériane* a été employée par *Rollo* et *G. P. Frank*,
et dernièrement recommandée par *Bouchard*, non pour

diminuer la méliturie, ou la polyurie, mais avec l'espérance de diminuer l'excrétion d'urée, et d'épargner l'albumine.

L'*asa fœtida* a été aussi employée par *Rollo* et *G. P. Frank*, et le *camphre* par *Haase*.

Depuis longtemps les *préparations* de *quinquina* jouissaient d'une certaine réputation dans le traitement du diabète, soit à titre de toniques et reconstituants, soit à titre de nervins. *Whytt, Harris, Höger, Richter, Jaksch* et autres ont vanté le *quinquina; Vinc. Cantani* assure qu'il a guéri un diabétique avec la seule décoction de quinquina et un régime riche de viande. *Frerichs* prescrit régulièrement la *quinine* aux diabétiques, et récemment *Blumenthal* soutenait, d'après l'observation d'un *seul cas*, que cet alcaloïde peut, avec l'aide de la diète carnée, faire disparaître une glycosurie qui résiste à la soustraction de tout aliment amylacé, et que son usage continué peut empêcher la réapparition de la glycosurie, malgré le retour à une alimentation mixte. — Nos expériences anciennes, reprises récemment et tout exprès, sur plusieurs diabétiques mis à la diète carnée, nous ont démontré que la quinine n'a aucune influence sur la glycosurie persistante de certains diabétiques mis depuis plusieurs mois à la diète carnée. Dans deux cas, sous l'influence de la quinine, la quantité des urines et du sucre *augmenta ;* nous voulons bien ne voir là qu'une simple coïncidence. Beaucoup d'auteurs ont été conduits à porter un jugement erroné sur l'action de certains médicaments dans le diabète, par cette idée préconçue que la diète carnée fait *rapidement* disparaître la glycosurie : cela n'arrive que dans les cas légers; dans certains cas plus graves, il faut persévérer *longtemps*, plusieurs mois de suite, pour faire disparaître le sucre, je l'ai démontré; et alors la guérison peut persister après le retour à l'alimentation mixte. — *Kratschmer* a démontré aussi que la quinine n'a aucune action dans le diabète, ni sur la méliturie, ni sur le poids du malade.

Le *bromure de potassium*, déprimant puissant du système nerveux, dont on pouvait espérer quelque avantage au point de vue des symptômes douloureux du diabète, n'a pas gagné les suffrages des médecins. *J. C. Lehmann* et *Kretschy* ont démontré qu'il ne produit aucun résultat sérieux : cependant *Foster* et *Begbie* pensent en avoir obtenu de bons effets, et ce dernier dans deux cas, où il a cru voir disparaître la glycosurie, sans changement de régime. Peut-être s'agissait-il là de mélituries d'origine cérébrale, prises pour des cas de diabète. Entre nos mains, le bromure de potassium n'a donné aucun bon résultat.

D'après les conseils de *Cl. Bernard*, on a essayé l'électricité, employée de toutes façons et sur tous les nerfs, vague, grand sympathique, moelle épinière, mais sans aucun résultat avantageux. — *Ruickoldt* a repris ces tentatives, tantôt avec les courants induits, tantôt avec les courants constants, mais sans aucun bon effet : il a plutôt observé une aggravation. *Bischoff*, au contraire, croit avoir observé une diminution du sucre, en galvanisant la moelle et le sympathique.

Après les véritables nervins, les *remèdes métalliques* méritent notre attention, à cause de leur action sur la vie végétative des nerfs.

Le plus important est, sans aucun doute, l'*arsenic*. L'acide arsénieux a été employé par *Leube*, suivant l'indication expérimentale de *Saikovsky :* cet auteur affirme que l'arsenic a bien fait diminuer la quantité de sucre, mais n'a guéri aucun diabétique. *Wunderlich, Trousseau, Devergie et Foville, Hlavacek, Popoff, W. Winternitz* et beaucoup d'autres, sont favorables à l'emploi de la solution ars. de Fowler, tandis que *J. C. Lehmann, Budde* et plusieurs autres, n'en ont retiré aucun avantage, et que *W. L. Leh mann* affirme, d'après ses propres expériences, que chez les diabétiques mis à la diète mixte, l'usage de l'arsenic augmente la glycosurie. Dernièrement l'arsenic a été vanté par *De Renzi ;* mais comme il mettait ses malades à la diète carnée, on ne peut décider quel a été l'agent du succès.

J'ai moi-même expérimenté souvent la solution de Fowler jusqu'à la dose de 15 et même 30 gouttes par jour, sans en obtenir le plus petit résultat ; dans un seul cas, chez un malade qui prenait 30 gouttes par jour et mangeait exclusivement de la viande, la glycosurie disparut momentanément, sans doute à la suite du catarrhe gastro-entérique aigu avec diarrhée, dû à l'arsenic : dès que ces accidents furent dissipés, le sucre reparut dans les urines. Toutes mes expériences, anciennes ou nouvelles, m'obligent à refuser toute valeur pratique à la proposition théorique de *Saïkovsky*.

Le *cuivre* a été aussi recommandé par *P. Franz* et *Berndt*.

Le *mercure* a été préconisé par *Giu. Frank*, par *Brera* et surtout par *Scott* qui en donnait jusqu'à salivation.

L'emploi de l'*oxygène*, basé sur l'hypothèse de la non-combustion du sucre à travers les poumons dans le diabète, a fait grand tapage, et a été essayé de toutes les façons et par toutes les voies.

Bouchardat le premier, conduit par une idée théorique, a proposé les inhalations d'oxygène dans le diabète : abandonnées dans la pratique par leur inventeur lui-même, ces inhalations ont trouvé d'ardents défenseurs dans *Casorati*, *Yvan* et *Demarquay*. Plus tard, *Jurine* et *Triaire* ont proposé de leur substituer l'*eau oxygénée*, que l'on pouvait remplacer par la recommandation de *déglutir de l'air*. Tous ces moyens ont pour but d'amener la combustion du sucre, résultat difficile à obtenir.

L'oxygène ne manque pas aux diabétiques tant que leurs poumons ne sont pas lésés; c'est le combustible qui leur manque pour retenir et fixer l'oxygène. Nous avons déjà cité les expériences de *Pettenkofer* et *Voit*, concluantes sur ce point.

L'introduction en excès de l'oxygène, si elle augmentait la combustion, le ferait aux dépens des albuminates et des graisses, qui déjà se brûlent en excès.

Enfin l'espoir de brûler le sucre dans l'organisme diabétique, grâce à une introduction excessive d'oxygène, est privé de tout fondement, car le sucre ne se brûle pas directement chez l'homme sain : il se transforme d'abord, et l'oxygène ne saurait remplacer un ferment qui manque. Dès lors que peut-on espérer de cet agent?

Richardson et *Davy* ont essayé l'usage interne de l'*ozone* sous la forme de *peroxyde d'hydrogène* (ozonic ether), et assurent, comme aussi *Böck* et *Trier*, en avoir obtenu des résultats avantageux quoique passagers. *Silferberg* observa un cas dans lequel, après cinq semaines, la guérison était complète, mais il avait employé aussi le régime de *Bouchardat*. Du reste, l'idée d'administrer l'ozone est plus logique que celle de faire prendre de l'oxygène ordinaire, car l'ozone est un oxygène plus actif. *Wilmot* cite aussi trois cas améliorés par ce moyen; *Pavy*, qui a refait ces expériences, n'y a trouvé aucun avantage, et nous l'en croyons volontiers.

Nous avons cité jusqu'ici les remèdes qui ont acquis une certaine réputation dans le traitement du diabète, souvent à tort. Beaucoup d'autres encore ont été vantés, sans aucune raison, même théorique. Nous les rappellerons brièvement, ne fût-ce que pour vous engager à n'en plus essayer.

Les *émétiques* ont été préconisés par de nombreux auteurs, par *Ettmüller*, *Rollo*, *Watt*, *Berndt* et *Richter* à dose émétique et par *Hildebrand* à dose épicratique.

Beaucoup ont vanté les *purgatifs : Harris, Buchwald* et autres employaient spécialement la rhubarbe; *Scott* le calomel, d'autres auteurs d'autres purgatifs, le tout sans résultat.

Carter espéra beaucoup des *diaphorétiques* et *Copland* des *diurétiques*, pour modifier l'activité des reins !

On a vanté aussi divers *acides minéraux*, l'acide nitrique (*Brera*), l'acide sulfurique (*Pitschaff*), l'acide phosphorique (*Latham et Schaefer*).

Les *amers*, déjà recommandés par *Rollo*, peuvent tout au plus agir contre la fermentation anormale de l'estomac et de l'intestin, et améliorer la digestion du malade. Ils ont été déclarés utiles par un grand nombre d'auteurs, surtout *Harris, Montani* et *Richter* qui vantaient beaucoup le simarouba.

C'est à titre de *toniques* que *Fraser* et *Marshall* ont recommandé les *ferrugineux*.

Les *astringents*, loués par *Wedel, Dower, Jarold, Sydenham* pour diminuer la polyurie, et surtout l'*alun* et l'*acide tannique*, ne peuvent servir à rien, puisque la polyurie ne tient pas à l'état des reins..

Voici le tour des *balsamiques*, *Schönlein* a essayé *le baume de copahu* et *l'huile essentielle de térébenthine*, *Baumgartner le cubèbe*. Que peuvent faire ces agents dans la diabète ?

Christie et *Morgan* ont employé le *soufre; Rollo, Hufeland* et *Lippert* le sulfure d'ammonium, et naturellement sans aucun avantage. Moi-même j'ai essayé du soufre, dans le vain espoir de trouver là un combustible comburant.

D'après *Seegen*, la teinture d'*iode* supprimerait très-sûrement la glycosurie, mais celle-ci reparaîtrait dès que le remède est supprimé. Ce ne serait donc en aucun cas un bon remède. Je n'ai pas pu vérifier les assertions de *Seegen*.

L'*acide phénique* ou *carbolique* a été essayé par *Ebstein* et *Müller*, avec l'espoir d'empêcher ces processus de fermentation qui, d'après eux, augmentaient la production du sucre dans le foie du diabétique. Dans les deux cas où ce remède fut employé, un seul parut amélioré, peut-être par le fait d'une bonne influence sur les organes chylopoétiques. *Berndt* a aussi recommandé la *créosote*.

Le *phosphore* et l'*huile phosphorée*, qui devraient être chassés de toutes les pharmacopées, ont été cependant vantés dans la diabète. Je n'ai eu qu'une fois le courage de l'essayer, et j'ai dû bien vite le suspendre.

Dürr et *Naumann* ont usé de l'*ammoniaque*; *Basham* a recommandé le phosphate et le carbonate d'ammoniaque. Passons.

Morgan, *Wrisberg*, *P. Frank* et *Schönlein* ont loué les *cantharides*, que d'accord avec *Neumann*, *Haase* et *Wolf*, je déclare périlleuses, et même nuisibles à cause de leur action néphrophlogistique.

La *levûre de bière* a été recommandée dans des vues purement théoriques.

L'*alcool* a été employé largement dans le diabète, avec l'espérance d'épargner les albuminates. Si de petites quantités de cet agent sont utiles pour la digestion des malades habitués au vin, les grandes quantités sont nuisibles, comme nous l'avons vu plus haut.

Enfin diverses parties du corps des animaux, et plusieurs produits de sécrétions ont été avec plus ou moins de raison recommandés dans le diabète. Ainsi *Ruickoldt* a essayé le *thymus* du veau, qui a la même valeur qu'un poids égal de viande. La *bile de bœuf* et le *taurocholate* ou *choléate de soude* ont été employés par *Lange*, la *présure de veau* par *Gray*. On a aussi administré l'*urée*; croyant qu'elle diminuait dans l'urine des diabétiques : elle a été vantée par *Rochoux*, et on doit s'étonner que *Vauquelin* et *Ségalas* aient cru devoir l'essayer pour en démontrer l'inutilité... et nous pourrions dire le contre-sens.

Je ne parlerai pas des moyens externes vantés contre le diabète : des *vésicatoires* recommandés par *Van Swieten*, *Frank* et *Neumann*, ni des *moxas* placés par *Scheu* sur les hypochondres et les dernières vertèbres dorsales, ni de la pommade stibiée, employée par *Autenrieth*.

Il faut avouer que les médecins ont déployé trop de zèle pour vaincre une maladie invincible par les moyens pharmaceutiques, mais très-curable par les remèdes tirés de la cuisine.

(1) *Cantani* parle à plusieurs reprises des propriétés antiplastiques des alcalins. Que veut-il dire par là, et sur quoi se base-t-il ? Avec un auteur qui n'a pas l'habitude de se payer de mots, ni d'accepter des idées toutes faites, le lecteur a droit à tous les éclaircissements. Nous croyons donc utile de traduire ici la page de son *Traité de thérapeutique* qui a trait à cette question (1) : « *L'influence des alcalins sur le sang* doit être étudiée surtout au point de vue « de leur *action endosmotique*, parce que les alcalins augmentent l'alcalinité « du sang, tandis que beaucoup de capillaires sont entourés d'humeurs acides « contenues dans les tissus : dès lors ils favorisent la *diffusion*, en amenant « un échange réciproque entre le sang et les humeurs interstitielles. A cela « s'ajoute l'*action irritante* du sang plus alcalin sur les capillaires eux-mêmes, « laquelle a probablement pour conséquence une absorption plus considérable « des humeurs parenchymateuses. — *L'action chimique et dissolvante* des al- « calins dans le sang lui-même a aussi une grande importance : il est certain « qu'ils ont une influence prépondérante dans la dissolution des substances pro- « téiques ; dès lors leur principale fonction est de maintenir les albuminates « à l'état de dissolution dans le sang, avec lequel ils entrent en combinaison « chimique. On sait sur ce point que la soude domine dans le sérum, la po- « tasse dans les globules, et cette distribution des alcalins contribue à l'é- « change endo-exosmotique : nous trouvons la soude combinée avec l'albumine « (albuminate de soude), et avec divers acides (surtout des phosphate, carbo- « nate, lactate, urate, sulfate de soude, etc.) et aussi le chlorure de sodium, « comme partie intégrante du sérum. De même, mais dans une moindre pro- « portion, pour la potasse. Les alcalins servent aussi à transporter les grais- « ses dans le sang, et à leur faire traverser les membranes animales impré- « gnées d'eau, et cela en saponifiant les acides gras, qui, grâce à la présence « des bases, sont mieux oxydés, et plus vite brûlés : ils facilitent, dans les ré- « seaux capillaires des tissus, la combustion des hydrocarbures, la transfor- « mation du sucre en acide lactique, et de ce dernier en eau et acide « carbonique ; ils abandonnent leurs combinaisons avec les albuminates pour « saturer les acides emprisonnés ou nouvellement formés par l'oxydation des

(1) Istituzioni di materia medica e terapeutica, del prof. *Arnaldo Cantani*, Milano, Vallardi, 1867.

« substances protéiques, et spécialement les acides urique, carbonique, sulfu-
« rique, phosphorique, etc., et servent ensuite comme véhicule de leur élimi-
« nation. — *Des doses trop considérables* d'alcalins, et surtout leur *usage trop
« longtemps continué*, agissent, pour les mêmes raisons, d'une manière nuisi-
« ble, sur la composition du sang : les albuminates sont dissous en trop gran-
« des quantités, et, moins retenus dans les cellules des tissus, oxydés aussi
« en trop grandes quantités et transformés en urée, en acide urique, et élimi-
« nés; c'est pour cela que *la plasticité du sang diminue*, et que la *nutrition
« du corps* souffre, car la proportion est rompue entre la consommation et la
« pénétration des matériaux organiques. Sous ce point de vue la potasse est
« beaucoup plus nuisible que la soude, et possède une *action antiplastique et
« dissolvante* beaucoup plus marquée. »

« *L'influence des alcalins sur le renouvellement matériel des éléments orga-
« niques, et sur les diverses sécrétions* est encore due principalement à leur ac-
« *tion endosmotique*. La prédominance de la soude dans le sérum sanguin, et
« de la potasse dans les cellules des tissus solides, tandis que les humeurs
« interstitielles restent acides, doit appuyer énergiquement le courant de diffu-
« sion. Au contraire des doses alcalines trop considérables peuvent rendre
« alcalines toutes les humeurs extravasculaires, et dès lors diminuer le courant
« de diffusion, et déprimer la vie végétative des éléments cellulaires des tissus.
« *L'action antiplastique* des doses excessives peut s'*étendre aux cellules elles-
« mêmes*, et peut résulter, en partie de la dissolution du sang, et en partie
« d'une influence directement hostile à l'activité nutritielle et prolifique des
« éléments cellulaires; ce nouveau fait implique un nouveau et grave dom-
« mage pour la sanguification, car le sang ne se produit pas dans les vaisseaux;
« il est produit par l'activité de tous les tissus de l'organisme, et des glandes
« hémocytoplastiques en particulier. »

Ainsi cette action antiplastique des substances alcalines ne se produirait qu'au
moment où les alcalins sont en grand excès dans le sang : elle serait due à
leur action dissolvante sur l'albumine, action qui pourrait atteindre même
l'albumine des tissus. La potasse en excès serait beaucoup plus nuisible que la
soude.

Réduite à ces termes, l'affirmation de *Cantani* nous paraît très-exacte. Les
troubles fonctionnels qu'il énumère (nous n'avons cité qu'un passage) paraissent bien correspondre aux symptômes que l'on observe chez les malades qui
font un abus prolongé des eaux alcalines ; tandis que l'amélioration qui résulte
de leur usage méthodique, dans toutes les fonctions et surtout dans celles qui
touchent à l'assimilation et à la désassimilation, est bien expliquée par le stimulus chimique que cet usage détermine.

Mais il est des circonstances, qu'il ne faut pas oublier, et dans lesquelles
l'emploi des eaux alcalines produit des troubles généraux, sans qu'il y ait
excès ni dans les doses, ni dans la durée du traitement. Parmi ces circonstances, les plus générales sont : l'enfance et l'état fébrile. Cette excitation des
fonctions est à redouter dans de semblables circonstances, et aussi dans
certaines maladies chroniques, comme les affections du cœur ou des vaisseaux,
des poumons, les apoplexies, les ossifications artérielles, les affections des centres nerveux, etc.

Quant à l'*anémie alcaline* de *Trousseau*, son existence même a été niée avec
toute raison par la plupart des auteurs contemporains; récemment *Pupier* a
démontré par des expériences directes, que l'usage des eaux de Vichy a constamment fait augmenter le nombre des globules rouges chez les animaux soumis à son usage (1).   (*Note du traducteur*.)

____

(1) *Zénon Pupier*. — Action des eaux de Vichy sur la composition du sang. — Paris,
Masson, 1875.

DIX-HUITIÈME LEÇON

Échange matériel du sucre dans l'état physiologique et dans le diabète.

SOMMAIRE. — Sucre normal circulant ; sucre de provision, et sucre des organes : glycogène. — Le sucre circulant se brûle par l'activité végétative des tissus ; le glycogène sert à l'activité fonctionnelle des organes. — Cause de la rétention du sucre dans le foie. — Cause de la production et de l'accumulation du glycogène dans le foie. — Le diabétique produit, mais ne peut pas accumuler le glycogène. — Le glycogène des muscles ne fournit pas de sucre diabétique au sang. — Le glycogène provient des albuminates. — Évaluation de l'activité glycogénique du foie. — Le foie *est capable* de produire du sucre, mais *ne doit pas* en produire : la glycogénèse dépend de l'introduction des hydrocarbures du dehors, du besoin de sucre qu'éprouve l'organisme. — Le foie n'est pas tant une fabrique de sucre, qu'un *régulateur* de la quantité de sucre contenue dans le sang. — Gradation dans le second comme dans le premier degré du diabète. — Le ferment du sucre chez l'homme sain. — Le ferment du glycogène. — Altération du ferment dans le diabète. — Se produit-il chez le diabétique plus de sucre qu'à l'état normal ? — Cause anatomique, cause chimique, et moment étiologique du diabète.

MESSIEURS,

Je vais développer aujourd'hui ma manière de voir, au sujet des rapports qui existent entre la glycogénèse physiologique et le diabète vrai de l'homme, au point de vue de l'*échange matériel du sucre.*

Avant tout, je crois que la majeure partie du sucre qui arrive dans le sang, provient de l'*intestin ;* c'est du sucre *introduit de l'extérieur,* digéré, assimilé, et absorbé pour la très-grande partie par les vaisseaux chylifères, qui le portent, à travers les glandes mésaraïques et le canal thoracique, directement dans le sang veineux du cœur droit. Il ne paraît pas que le sucre, qui a pénétré dans le sang, se brûle dans les poumons, ou du moins, s'il s'en brûle un peu dans la petite circulation, cette quantité en est extrêmement réduite (1). Mais je crois fermement que le *sucre normal circulant* se brûle dans les tissus de l'organisme, comme fait l'albumine fluide circulante, tandis que le *glycogène* des tissus représente l'élément saccharifique organisé des tissus, analogue à l'albumine solidifiée et organisée des mêmes tissus. Le sucre circulant, que j'appellerai de provision (*Vorrathszucker*) épargne le glycogène des tissus (*Organzucker*), comme l'albumine circulante ou de provision épargne l'albumine organisée. Pour les muscles, il est démontré qu'en fonctionnant, en se contractant, ils consomment du glycogène, et brûlent le sucre propre autochtone qu'ils produisent avec leur glycogène : une combustion semblable se produit pendant là fonction de plusieurs autres organes qui contiennent du glycogène, comme le cerveau, les nerfs, les testicules, etc. *Si le glycogène sert à l'accomplissement de la fonction des* ORGANES, *le sucre circulant sert à l'activité végétative, et aux processus de combustion des* TISSUS.

Si le sucre circulant est brûlé dans les tissus, il ne peut pas s'accumuler dans le sang, car tandis qu'il est lentement absorbé, il passe d'autre part dans les tissus, et se détruit. Ceci nous explique pourquoi la g lycose, injectée dans le sang des animaux qui ont mangé, reparaît dans les urines, tandis que la glycose ne reparaît pas quand on l'injecte dans les veines d'un animal depuis longtemps à jeun. Ce dernier en a plus grand besoin, et la détruit plus vite.

Puisque le sucre circulant se brûle dans les tissus, on ne doit pas s'étonner si à l'état normal, les urines ne contiennent pas de sucre, ou n'en contiennent que quelques traces,

____

(1) Je ne crois pas qu'en fait, le sucre qui circule dans le sang et les vaisseaux de la *petite* circulation, s'y brûle. J'admets cependant que le sucre qui arrive au tissu pulmonaire par les artères afférentes et nutritielles du poumon, se brûle aussi dans l'épaisseur de ces organes.

car le peu de sucre qui arrive aux reins se brûle dans le tissu rénal lui-même, comme dans tout autre tissu ; il ne faut pas s'étonner non plus, si une injection de glycose dans le sang, en le surchargeant de sucre, produit la méliturie.

Si le sucre circulant se brûle dans les tissus, on peut encore interpréter d'une manière nouvelle, cette expérience si souvent invoquée en faveur de la conversion en glycogène du sucre absorbé dans l'intestin, et de la rétention dans le foie du sucre amené par les vaisseaux porte. Le fait qu'une petite quantité de sucre injectée dans la mésentérique supérieure ne passe pas à travers le foie, mais qu'elle y est retenue, qu'elle ne surcharge pas le sang, et ne produit pas la méliturie, peut s'expliquer ainsi : le foie, organe très-riche de sang, et plus important pour le renouvellement et la sanguification qu'on ne le croit généralement, brûle le sucre qu'il reçoit, s'il n'en reçoit pas trop, et prépare le reste pour la combustion dans les autres tissus, comme il prépare le sucre qu'il produit avec le glycogène : dès lors les reins brûleront la part de sucre qu'ils recevront, et il n'y aura pas glycosurie. Au contraire, l'injection de glycose dans une veine quelconque de la grande circulation ne conduisant pas au foie, doit produire la méliturie, parce que la glycose ne rencontre aucun tissu, aucun organe parenchymateux, pénètre directement dans le cœur et les artères, et va par là aux reins, qui peuvent bien peut-être en brûler une partie, mais non le tout, surtout si l'on réfléchit que l'injection dans les veines augmente la pression intravasculaire.

Ainsi s'expliquerait très-naturellement ce fait qu'un chien bien portant (et parfois aussi un homme) présente du sucre dans ses urines, après en avoir introduit par la bouche une excessive quantité. Si, en effet, le foie est par lui-même suffisamment chargé de glycogène, ou si le sucre ingéré est trop abondant, au point de dépasser les forces transformatrices et comburantes du foie, on comprend que le sucre absorbé par les vaisseaux porte traversera le foie sans s'altérer, augmentera la quantité de sucre contenue dans le sang, et reparaîtra au moins en partie dans les urines, les reins ne pouvant brûler cet excès de sucre : et ils le pourront d'autant moins qu'ils recevront beaucoup de sucre par les vaisseaux chylifères.

Le sucre que le foie reçoit par l'artère hépatique est aussi normalement brûlé, ou autrement employé dans le tissu hépatique lui-même.

Je ne crois donc pas que le sucre provenant de l'intestin se transforme en glycogène dans le foie par le fait d'une transformation régressive, ni que le sucre contenu dans le sang, qu'il y soit entré d'une façon ou de l'autre, se transforme en glycogène dans les muscles ou dans d'autres tissus. Je crois au contraire que le glycogène représente un produit des albuminates, grâce auquel ceux-ci peuvent fournir du sucre, combustible excellent pour l'oxydation, la calorification et le renouvellement matériel, combustible en l'absence duquel il ne semble pas qu'aucun animal puisse vivre, et que l'on trouve dans le sang, dans le foie, et dans les muscles des carnivores les plus absolus. D'où peut en effet provenir le glycogène trouvé dans les organes des lions et des tigres, si ce n'est des albuminates mangés ?

Le glycogène est en petite quantité dans le foie quand on ne mange que de la viande : en quantité plus grande quand on mange de la viande et de la graisse, et en très-grande quantité quand on se nourrit de viande, graisse, avec abondance relative de fécules et de sucres. Ce fait a été invoqué comme preuve, par ceux qui soutiennent que le glycogène provient du sucre absorbé. Il me semble avoir une toute autre signification, que voici : Avec une diète exclusivement carnée, il se produit une petite quantité de glycogène et de sucre, qui physiologiquement se brûle très-vite dans les tissus, mais qui, dans le diabète du second degré, ne se brûle pas et reparaît dans les urines : donc avec ce régime, il n'est pas possible de trouver dans le foie, même chez un animal bien portant, une quantité considérable de glycogène. Mais quand avec la viande, on a introduit des aliments qui peuvent épargner les albuminates, en fournissant eux-mêmes aux tissus le combustible qu'en leur absence les albuminates sont obligés de fournir, le glycogène formé par les albuminates n'ayant pas d'emploi immédiat, s'accumule dans le foie et dans les muscles. Il ne faut pas croire que, dans ce dernier cas, on trouvera une quantité plus considérable de sucre dans le sang; ni les chylifères, ni les vaisseaux porte n'absorbent le sucre en une seule fois, mais bien peu à peu, et dans une telle mesure que celui-ci puisse être brûlé dans les tissus d'une manière régulière. Tant que les tissus reçoivent, par le sang, le sucre provenant de l'intestin, le foie n'a aucun motif pour céder son glycogène au sang; il le garde et l'accumule dans ses tissus comme dans un magasin. Quand le sang ne reçoit plus de sucre de l'intestin, le foie cède peu à peu le glycogène qu'il retient, et il le cède sous forme de sucre, parce que le glycogène, au contact du ferment se transforme subitement en glycose, sans doute dans les capillaires du foie lui-même. Au contraire, le glycogène musculaire paraît se consumer sur place; sous l'influence de la contraction musculaire, il se transforme en sucre, et se brûle pendant l'activité du muscle, par l'acte même de la contraction, sans passer dans le sang. Nos expériences (Voy. le Tableau XXIII), en montrant qu'une petite quantité de viande ajoutée à la diète carnée restreinte suffit pour faire reparaître la glycosurie, appuient nos idées de la manière la plus éloquente, et prouvent la justesse de notre manière de voir : c'est cette albumine introduite en excès, cette albumine épargnée par le superflu absorbé, qui fournit le glycogène au foie chez l'homme bien portant, et le sucre aux urines chez le diabétique.

Dans le diabète, le sucre qui a pénétré dans le sang ne se brûle pas, et dès lors sort par les urines. Au premier degré, le sucre provenant directement de l'intestin par les vaisseaux chylifères ne sert à rien dans l'organisme : c'est donc comme s'il n'existait pas, et le diabétique du premier degré représente en ce sens une transformation d'un organisme omnivore en un organisme absolument carnivore. Même en mangeant de tout, il n'utilise que la viande, parce qu'il a perdu totalement ou partiellement le pouvoir d'assimiler les hydrocarbures provenant des végétaux ou du lait. Le foie de ce diabétique doit bien produire du glycogène, mais il n'arrivera pas à l'accumuler, pas plus qu'il ne s'en accumule chez le chien mis à la diète carnée exclusive, et cela pour la même raison : ce glycogène passera immédiatement dans le sang, et le sucre qui résulte de ce passage se brûlera parfaitement dans les tissus. C'est ainsi que les diabétiques du premier degré se conservent très-bien pendant longtemps. Tant que leur foie fonctionne régulièrement et produit un glycogène normal, et avec celui-ci un sucre normal, les diabétiques ne se consument pas trop, et les processus de leur combustion procèdent d'une manière satisfaisante, — pourvu que la présence d'un excès de sucre dans le sang, avec ses conséquences, polyurie, desséchement des tissus, etc., ne vienne pas détruire l'organisme du malade. On comprend comment la suppression de tout aliment hydrocarburé fait disparaître la glycosurie, et comment notre diète carnée exclusive, longtemps continuée, plaçant le malade dans les conditions physiologiques d'un animal carnivore, arrive bientôt à améliorer sa nutrition générale, et même à lui assurer une guérison durable, grâce au repos prolongé des organes chargés de préparer la combustibilité du sucre de provenance intestinale.

Dans le diabète du *second* degré ce n'est plus seulement le sucre provenant de l'absorption intestinale, mais aussi celui qui est produit par le glycogène hépatique, qui ne se brûle plus dans les tissus. La diète carnée exclusive ne supprime plus la glycosurie, et le sucre des urines ne peut provenir que du glycogène hépatique. Le sucre produit dans le foie avec les albuminates, est lui-même de la paraglycose, inutilisable pour le renouvellement comme celle qui provient de l'intestin. Ce qui fait l'extrême gravité du diabète du second degré, c'est que le foie a perdu le pouvoir de préparer une glycose normale, combustible dans l'organisme lui-même et dans les conditions dont l'organisme dispose (1).

Ces malades-là ne vivent plus dans les conditions d'un animal carnivore ; même en ne mangeant absolument que de la viande, ils ne profitent pas de la totalité des albuminates introduits : elle est perdue pour eux cette portion d'albumine qui se transforme en glycogène dans le foie, et qui n'est pas insignifiante, bien qu'elle ne s'accumule pas. Ainsi s'explique le prompt amaigrissement et épuisement de ces malades : et, si on arrive parfois à les sauver, cela est dû à cette circonstance, que les organes chargés de préparer le sucre introduit dans l'intestin ne sont pas irréparablement dégénérés, qu'un repos prolongé peut les rétablir, et que le foie est encore capable de reprendre une activité glycosifique normale, sous l'influence de meilleurs matériaux de nutrition.

(1) Nous parlons toujours de l'incombustibilité *relative* de la paraglycose dans *l'organisme vivant*.

Nos expériences ont démontré fausse cette assertion, que l'on avait pu croire vraie en théorie, que, dans le diabète très-avancé, le glycogène des muscles et des autres tissus et organes, se transformant en sucre, pénètre dans la circulation et reparaît dans les urines. Nous avons commencé nos expériences avec toute confiance de confirmer cette opinion soutenue par plusieurs auteurs ; les faits l'ont contredite. Mes expériences au moyen du jeûne sont absolument contraires à cette supposition, que le glycogène déposé et accumulé dans les muscles, le cerveau, les nerfs, les testicules, etc., puisse accroître la glycosurie : l'observation des malades qui, tout en jeûnant, ont travaillé jusqu'à une fatigue extrême, exclut toute idée de passage dans le sang, du sucre produit par les muscles durant leur contraction. A la vérité, la non-combustion du sucre musculaire devrait produire l'*inosurie*, plutôt que la *glycosurie*, puisque l'*inosite* est beaucoup plus abondante dans les muscles que le *sucre carné de Meissner*, et que ce dernier pourrait seul produire une vraie glycosurie.

La faiblesse musculaire, et la fatigue excessive des diabétiques très-avancés, tendraient bien à faire croire que la non-transformation ultérieure du glycogène musculaire en acide paralactique représente une perte correspondante dans le développement des forces ; cette considération ne suffit évidemment pas, car les muscles du diabétique très-avancé ne peuvent pas produire une suffisante quantité de glycogène, la matière première leur manquant pour cela. Il est démontré que les muscles en travail consomment, non leurs propres albuminates, mais seulement leurs propres hydrocarbures, c'est-à-dire leur glycogène. Mais que ce glycogène provienne vraiment des albuminates (et probablement de l'albumine circulante qui arrive aux muscles), cela me paraît démontré par ce fait qu'un animal, nourri seulement avec des albuminates, ne perd pas ses forces aussi vite que s'il est nourri seulement avec des hydrocarbures. Et ceci me paraît être une preuve directe contre la théorie de la conversion du sucre en glycogène dans les muscles. Si, en effet, le sucre se transformait en glycogène musculaire, une alimentation exclusivement hydrocarburée devrait rendre les muscles plus forts et plus capables de travail ; or l'expérience la plus vulgaire nous montre qu'il en est autrement, et notamment pour les animaux de trait que leurs maîtres nourrissent avec des substances relativement riches d'albumine, de l'avoine, par exemple. Ce que nous avons dit pour la glycogénèse hépatique s'applique aussi à la glycogénèse musculaire : les muscles produisent du glycogène avec les albuminates, mais ils en accumulent d'autant plus que l'organisme en épargne davantage, grâce à la consommation des autres hydrocarbures. Non-seulement les hydrocarbures, mais aussi le glycogène hépatique, contribuent à épargner le glycogène musculaire.

En laissant de côté les muscles, qui ne paraissent fournir du sucre au sang, ni chez l'homme bien portant, ni chez le diabétique, nous pouvons donc affirmer que chez le diabétique avancé, qui ne mange que de la viande, le sucre des urines provient entièrement du foie, et dérive des albuminates transformés en glycogène hépatique, puis en sucre hépatique (et dans le diabète en paraglycose au lieu de glycose). Si nous admettons que chez l'animal carnivore, comme chez le diabétique carnivore, le foie produise, avec les albuminates, le sucre circulant nécessaire à la combustion générale, nous pouvons conclure de cela, que, dans le diabète du second degré, la quantité de sucre produite avec les albuminates dans le foie *mesure la capacité glycogénique du foie pendant la vie*. Il résulte de nos expériences que, mangeant beaucoup de viande, les diabétiques fournissent plus de sucre qu'ils

ne font quand ils en mangent peu (dans les deux cas, ils
sont à la diète carnée) ; cela signifie que recevant beaucoup d'albuminates, le foie fournit plus de sucre que lorsqu'il en reçoit peu : avec le jeûne absolu, il ne fabrique
point de sucre. Si nous regardons les chiffres de nos tableaux, en nous tenant aux plus certains, nous voyons
que la quantité quotidienne de sucre fournie par le foie,
n'est pas aussi considérable qu'on aurait pu le croire
d'après les premières expériences de *Bernard*, mais qu'elle
est importante cependant. Chez Cascarilli, par ex., nous
avions 126 grammes de sucre par 24 heures pour
740 grammes de viande, et 145 grammes de sucre pour
1,200 grammes environ de viande : mais ces chiffres
très-élevés ont peut-être coïncidé avec des erreurs diététiques : quand le malade fut mieux surveillé, les oscillations du sucre restèrent comprises entre 60 et 90 grammes. Chez Schioppa on eut au maximum 179 grammes,
souvent plus de 150 grammes et ordinairement de 90 à
120 grammes ; mais là encore, on ne pouvait pas trop se
fier au malade, qui mangeait en cachette. Chez tous les
autres diabétiques, la quantité de sucre était beaucoup
moindre. De cela, il résulte pour nous, que même dans
le diabète le plus avancé, le foie ne produit pas des quantités de sucre extraordinaires : en supposant que Cascarilli
et Schioppa n'eussent pris aucun aliment défendu, leur
foie ne produisait que 145 à 170 grammes de sucre par
24 heures. Cette quantité est très-réduite, comparée à la
quantité que nous pourrions supposer en circulation dans
le sang de ces malades ; si nous examinons le sang à l'aide
d'une saignée, nous ne serons donc pas surpris de la petite
quantité de sucre que nous y trouvons. Ces 179 grammes
de sucre contenus dans les 3,700 c. c. d'urine de Schioppa,
quelle petite quantité ne donneraient-ils pas pour une
demi-minute de sécrétion rénale, et pour 400 grammes

de sang ? Combien moins encore pour une demi-minute de production sucrée dans le foie ? — Ces chiffres montrent que l'on ne saurait trouver beaucoup de sucre dans le sang et dans le foie d'un *diabétique très-avancé*, ni nier *la glycogénèse hépatique vitale chez l'homme sain*, parce que l'on ne trouve que de très-petites traces de sucre dans le foie des animaux éventrés vivants !

D'après notre manière de voir, le foie n'est pas une *fabrique de sucre* travaillant constamment, et fabriquant d'autant plus de glycose qu'elle reçoit plus de matériaux glycosifiques. *Le foie est capable de produire du sucre, mais il ne doit pas en produire constamment :* il n'est qu'une *caisse d'épargne*, comme nous l'avons dit, des hydrocarbonates nécessaires au renouvellement de l'organisme, et le glycogène n'est qu'un *billet au porteur*, exigible dans le moment même où l'organisme a besoin de sucre. Si l'organisme reçoit assez de sucre de l'intestin, le foie ne produit que du glycogène, qu'il emmagasine pour les besoins futurs : il ne produit pas de sucre. Mais si le sucre manque, si l'organisme en a besoin, *alors le foie convertit peu à peu en sucre le glycogène accumulé d'avance*, et quand celui-ci est consommé, *il continue à faire du sucre avec les albuminates :* c'est toujours du glycogène qu'il fabrique, mais il ne le dépose pas ; *alors le glycogène se transforme en sucre dès l'état naissant*, et passe ainsi dans le sang. Pourquoi donc s'étonner, si le foie d'un lapin amylivore, tantôt ne contient que du glycogène, et tantôt contient des traces de sucre ? — Pourquoi s'étonner si le sang lui-même, qui physiologiquement contient une petite quantité de sucre, n'en contient jamais assez pour produire la glycosurie, comme dans les cas où il en est surchargé par une injection de glycose dans une veine ? — Pourquoi enfin s'étonner, si le sucre, qui arrive peu à peu du foie, se brûle dans les tissus, sans que l'on soit obligé d'admettre avec *Pavy* que le sucre est incombustible dans le sang ?

En considérant ainsi les choses, le foie est avant tout pour nous, *un régulateur de la quantité de sucre contenue dans le sang;* son aptitude à *produire* du sucre, et sa propre *consommation*, règlent continuellement la quantité de sucre en circulation dans le sang, laquelle dépend du besoin ou de la satiété qu'éprouve l'organisme à l'égard du sucre (1).

On le voit, nous adoptons avec décision la *théorie de l'épargne de l'albumine*, pour expliquer la production du glycogène dans le foie, et pour soutenir qu'il provient exclusivement des albuminates, ou tout au moins des azotates. La réapparition de la glycosurie après l'usage des graisses et de la glycérine, unies à la viande, tandis qu'il n'y a pas de sucre dans les urines d'un diabétique jeûnant qui prend de la graisse et de la glycérine (voyez tableaux XX, XXI, XXII), et le retour régulier de la glycosurie, chez certains diabétiques, dès qu'on dépasse une certaine quantité de viande (Tableau XXIII), démontrent que le glycogène se forme de cet excès d'albumine qui n'est pas consommé autrement, et d'une manière plus directe, dans l'organisme. Chez le diabétique carnivore, comme chez la bête carnivore, le foie produit toujours du sucre, car le sucre que le sang reçoit de l'intestin ne servant à rien, est non avenu, est comme s'il n'existait pas. Dans le diabète du premier degré, ce sucre produit par le foie est encore combustible, dès lors le diabète guérit par la diète carnée exclusive : dans le diabète du second degré, le sucre produit par le foie ne se brûle plus, et la glycosurie persiste malgré la diète carnée. Il est probable que, dans le diabète du second degré, le foie n'est pas perverti, en une fois et tout entier, dans sa fonction glyco-

(1) Voyez la note à la fin de la leçon.

génique ; en comparant nos diabétiques au second degré, nous en voyons un qui, avec 800 grammes de viande par jour, émettait une quantité de sucre oscillant entre 30 et 70 grammes, tandis qu'un autre, avec le même régime en quantité et qualité, présentait entre 60 et 90 grammes de sucre : le même malade alla peu à peu en s'améliorant, et présentait moins de sucre, tout en continuant le même régime : les oscillations quotidiennes se faisaient parfois dans de larges limites. De tout cela il me semble que l'on doit conclure que le foie, même dans le diabète du second degré, peut continuer à produire, dans certaines de ses parties, du glycogène et du sucre normaux, tandis que, dans certaines autres portions, sa fonction chimique altérée ne produit que de la paraglycose. Dans les cas légers du diabète du second degré, nous ne trouverons que peu de sucre, avec la diète carnée : cette quantité augmentera à mesure que le diabétique avancera dans sa maladie, et enfin il arrivera à un tel point, que tout le sucre fourni par le foie reparaîtra dans les urines : c'est alors que l'on pourra vraiment mesurer les limites de l'activité glycosifique du foie, en mesurant la quantité de sucre contenue dans les urines (1).

Ces diverses gradations, dans le second degré du diabète, sont analogues à celles que nous présente le premier

----

(1) *Bock* et *Hoffmann* ont aussi porté leur attention (*op. cit.*) sur les limites de l'activité glycosifique du foie, mais dans un autre but. Ils pensent que 100 à 200 gr. de sucre par jour, sont nécessaires à l'homme bien portant pour les besoins de la combustion, et ce calcul, ils le font d'après des analyses du sang normal Leurs idées sur le diabète se rapprochent parfois des nôtres, et parfois s'en éloignent sensiblement. Ils déclarent que leurs expériences les font pencher pour la théorie de la production exagérée du sucre. Leur travail est digne de la plus grande attention, car il *démontre expérimentalement* plusieurs points que nous n'avons pas pu établir avec la même précision, leur connaissance résultant pour nous, de l'ensemble de nos expériences cliniques. Nous déplorons que ce travail ne soit venu à notre connaissance qu'au moment où notre livre était déjà terminé : nous n'avons pu en parler qu'en notes, pendant la correction des épreuves, et non le prendre en considération, comme il le mérite.

(*Note de l'auteur.*)

degré, et dans lesquelles les diverses espèces de sucre ne résistent pas également à la combustion.

Une question importante, mais difficile, est la suivante : *Quel est le corps qui représente chez l'homme sain le ferment normal transformateur du sucre ?* Je tiens pour probable que la majeure partie des ferments contenus dans l'organisme animal, sont des ferments vivants, des *ferments animés ;* il est possible encore que la transformation du sucre ne s'accomplisse pas à l'aide d'un seul ferment, mais nécessite l'action successive de plusieurs ferments. Rien n'empêche de penser que le sucre, ingéré dans l'intestin ou produit par les amylacés, doive subir une transformation moléculaire préventive, légère, puisqu'elle ne lui enlève pas encore son caractère de sucre, mais qui le prépare à une décomposition importante, à une séparation en différents corps, tous plus ou moins directement oxydables dans l'organisme. La première transformation du sucre ingéré paraît effectuée par les sécrétions des organes digestifs, et surtout du pancréas : la seconde transformation, qui est déjà une véritable décomposition du sucre en d'autres corps n'ayant plus les mêmes caractères, a lieu probablement, pour le sucre absorbé par les vaisseaux chylifères, dans l'intérieur des tissus auxquels les capillaires le portent, et pour le sucre absorbé par la veine porte, dans le foie, qui, comme on le sait, retient et transforme le sucre qu'il reçoit, si celui-ci n'est pas en trop grande quantité. Il ne nous semble pas que le *ferment transformateur du sucre dans l'homme sain* puisse être un simple corps chimique : nous croyons qu'il consiste dans l'*activité végétative des éléments mêmes des tissus,* laquelle serait analogue en ce sens à l'activité décomposante des parasites infectants, et constituerait un attribut général des tissus vivants. — Pour le sucre naissant dans le foie lui-même, les choses se passeraient comme pour le sucre apporté par les vaisseaux porte : il serait, à l'état naissant, décomposé dans le foie. — Le *ferment du glycogène*, celui qui transforme le glycogène en sucre, nous semble très-probablement représenté par les globules sanguins (et plutôt par les blancs que par les rouges), qui pour les besoins de leur propre nutrition, de leur propre renouvellement, à titre de « *ferment animé* », décomposent le glycogène dès qu'ils se trouvent en contact avec lui : et cette opinion est très-séduisante, si l'on pense à l'influence que le foie exerce sur la transformation et l'échange des globules.

Chez le *diabétique*, la transformation moléculaire, préparatrice des changements plus profonds que le sucre doit subir, la transformation confiée aux organes chylopoétiques, a lieu d'une manière anormale : il en résulte cette paraglycose qui résiste à la seconde transformation dans les tissus, c'est-à-dire à l'action du second ferment : cette paraglycose subissant dans les reins une altération moléculaire, qui la transforme de nouveau en glycose dextrogyre, reparaît en cet état dans les urines.

Se produit-il chez le diabétique plus de sucre que chez l'homme en santé? Voilà une question qui a été débattue bien des fois, avec une ardeur toute particulière, et qui me paraît devoir être résolue de la manière suivante, en tenant compte de toutes les modifications du renouvellement des hydrocarbures, que nous avons pu relever directement ou indirectement.

Tout d'abord nous sommes convaincu, et nous croyons l'avoir établi, que le diabétique ne produit pas de sucre en excès, ni d'une autre façon que l'homme en santé, placé dans des *conditions analogues*. Mais il importe de bien comprendre ce principe fondamental, et de ne pas l'étendre à tous les diabétiques indifféremment, en le prenant dans son sens littéral.

Si le foie d'un homme bien portant, qui mange et digère bien une grande quantité d'hydrocarbures, arrive à accumuler une certaine quantité de glycogène, le foie d'un diabétique, au contraire, ne pourra pas accumuler ainsi le glycogène, car l'économie a, chez lui, besoin de sucre ; le glycogène se transformera donc en sucre au moment même de sa formation. *En ce sens le foie du diabétique produira bien plus de sucre que celui d'un homme en santé ;* mais, au fond, *cet accroissement de production n'est pas pathologique ;* il se produira physiologiquement, chez un homme bien portant, exclusivement nourri avec de la viande, *ce n'est donc pas là une véritable augmentation.*

Si la mesure quantitative de la production sucrée du foie est réglée par le besoin d'hydrocarbures que ressent l'organisme, comme l'intensité de la soif est réglée par le besoin d'eau, on comprend facilement que le foie d'un diabétique, dont l'organisme est privé de sucre utilisable, soit excité à produire plus de sucre que le foie d'un homme dont le sang reçoit de l'intestin du sucre *utile.* Ce besoin de sucre, que tout organisme ressent, il devra être satisfait ou par du sucre *introduit,* ou par du sucre *produit :* pour le diabétique, le sucre introduit est non avenu, c'est donc comme s'il n'en introduisait pas : dès lors le foie s'efforcera de combler cette lacune, de satisfaire ce besoin, et le glycogène se transformera en sucre au moment même de sa formation, comme chez les carnivores.

Quant au sucre que le foie reçoit de l'intestin par la veine porte, le foie sain le transforme tout de suite, et s'il ne le consomme pas lui-même pour les besoins de son renouvellement, ou de sa sécrétion, il le cède au sang : voilà la cause principale de la non-transformation en sucre, du glycogène que produit le foie de l'homme omnivore en santé. Dans le diabète du premier degré, alors que le foie n'est pas encore compromis par le processus diabétique, et que les urines ne contiennent pas une quantité de sucre correspondante à celle que les malades ingèrent, nous croyons que cette portion de sucre, que la veine porte conduit au foie, peut encore être utilement transformée par cet organe. A une période plus avancée, le foie ne transformera plus le sucre reçu par cette voie, il le transmettra tel quel au sang ; puis il s'efforcera de fabriquer lui-même du sucre pour les besoins de l'organisme. Enfin dans le diabète du second degré, quand le foie est envahi par le processus diabétique, le sucre hépatogène lui-même n'est pas utilisable pour la combustion ; il a acquis les propriétés anormales de la paraglycose.

Il résulte de cette étude, qu'en comparant *sic et simpliciter*, le diabétique et l'homme en santé, on doit avouer que *le foie du diabétique doit produire du sucre, alors que le foie de l'homme sain n'en produit que peu ou pas.* Mais, si ne perdant pas de vue le nœud de la question, on compare le diabétique avec un homme bien portant soumis à un régime dans lequel n'entrera pas la moindre parcelle d'aliment hydrocarburé, alors il devient rigoureusement exact de dire que le diabétique ne produit pas plus de sucre que l'homme en santé, et ne le produit pas d'une autre façon, — et que *dans le diabète, il y a bien vraiment défaut d'emploi, de transformation utile et de combustion des substances sucrées, mais qu'il n'y a pas augmentation dans la production de ces substances, si les conditions de vie restent égales.*

Résumons enfin, Messieurs, les causes qui font que le renouvellement des sucres se transforme chez le diabétique en un échange anormal.

La *cause anatomique* prochaine du diabète est une

systémopathie des glandes chylopoétiques, distincte des altérations histologiques de celles-ci ; cette systémopathie atteint d'abord les glandes préposées à la transformation normale des sucres introduits ou formés dans l'intestin avec les amylacés : plus tard elle intéresse les glandes qui remplissent le même office à l'égard du sucre hépatogène, et parfois rend imparfaite et incomplète même la digestion des albuminates ; enfin peu de temps avant la mort, elle suspend toute absorption intestinale, tout passage du chyle dans le sang. La *cause chimique* prochaine du diabète sucré est constituée par l'altération de la fonction sécrétive des glandes susdites, par la non-production de la sécrétion qui doit servir de ferment : dès lors le sucre reste inutilisable, et abandonne l'organisme (1).

Le *moment étiologique* prochain du diabète est représenté par la fatigue excessive, l'épuisement de ces organes, à la suite d'un excès de fonctionnement.

Terminons ici notre étude sur le diabète : nous commencerons dans la prochaine leçon la série des autres maladies du renouvellement.

____

(1) *Claude Bernard* a émis la même opinion (*Revue des cours scientifiques*, 11 mai 1873) : « En résumé, dit-il, le foie est un organe d'une importance capi-« tale dans la question de la glycosurie. Il empêche ou modère l'entrée du sucre « alimentaire dans le sang, de manière que la proportion de cette substance « reste à peu près constante dans le sang artériel nourricier qui se distribue « directement aux tissus. Ainsi se trouve expliquée la fixité quantitative du « sucre dans le sang artériel, malgré la diversité de l'alimentation. »

Nous n'avons pas à examiner ici comment *Bernard* est arrivé aux mêmes conclusions que *Cantani*, bien qu'il admette la transformation en glycogène du sucre apporté au foie par la veine porte, et l'arrivée par cette voie de la totalité, ou tout au moins de la portion la plus considérable, du sucre formé dans l'intestin Cette résorption totale par la veine porte ainsi que la prétendue régression du sucre ont été, ce nous semble, victorieusement réfutées dans la Leçon XI. Nous n'y ajouterons rien.

Mais nous tenons à mentionner ici une expérience dont le Dr *Colrat*, de Lyon, a tiré très-bon parti pour le diagnostic des lésions abdominales.

Voici comment *Cl. Bernard* rapporte son expérience : « Le foie agit bien « comme organe spécial pour retenir le sucre, et ce n'est pas le sang de la veine « porte qui détruit le sucre en plus forte proportion. Pour le prouver, j'ai ima-

« giné une autre expérience qui consiste à soumettre à une alimentation fécu-
« lente ou sucrée des chiens auxquels j'avais préalablement oblitéré la veine
« porte à l'entrée du foie, de façon que le sucre ne pût plus traverser cet organe
« en sortant de l'intestin, mais qu'il fût obligé de passer, pour ainsi dire, di-
« rectement dans la circulation générale, par des anastomoses collatérales.
« Sur trois chiens, j'ai opéré avec succès l'oblitération de la veine porte à l'en-
« trée du foie, à l'aide d'une petite ligature passée autour du vaisseau. Quel-
« ques jours après l'opération, un de ces chiens exclusivement nourri avec des
« pommes de terre qu'il avait mangées avec voracité, présentait une quantité
« notable de glycose dans l'urine, qui avait du reste acquis la réaction alcaline.
« Sur d'autres chiens à veine porte oblitérée, nous avons introduit une forte
« proportion de sucre de canne dans le canal intestinal à l'aide d'une sonde
« et nous avons retrouvé dans l'urine, au bout d'une heure ou deux, une grande
« proportion de sucre réduisant le réactif cupro-potassique. »

Le Dr *Colrat* comparant les malades atteints de cirrhose hépatique, de pylé-
phlébite ou de toute autre affection amenant l'oblitération de la veine porte,
aux sujets d'expérience de *Cl. Bernard*, a recherché et trouvé du sucre dans
les urines de ces malades, mais à certaines mictions seulement, dont les heures correspondaient à celles des repas, rendus, tout exprès, riches en aliments
féculents et sucrés. Grâce aux résultats fournis par cette recherche, on put, dans
un certain nombre de cas difficiles, porter un diagnostic précis, plusieurs fois
confirmé par les autopsies. *(Note du traducteur.)*

RÉGIME DES DIABÉTIQUES

D'après CANTANI.

ALIMENTS.

Bouillons. — Faits avec toutes les viandes.

Bœuf. — Toutes les parties musculaires ; la cervelle, la langue, le palais, etc.

Veau. — Toutes les parties musculaires ; tous les organes internes, cervelles, ris, cœur, poumons, fraise, rognons, à l'exception du foie.

Mouton. — Tous les muscles et organes comestibles, excepté le foie.

Agneaux et chevreaux. — Toutes les parties, excepté le foie.

Volailles. — *Coqs, poulets, poules, oies, canards, pigeons*.

Gibiers. — *Gibier de toutes espèces, à plumes ou à poils*.

Poissons. — Toutes les espèces comestibles.

Grenouilles.

Crustacés. — *Homards, langoustes, crabes, écrevisses, crevettes*.

Viandes ou *poissons salés ou boucanés*, de toute nature, mais en petite quantité.

Tous ces aliments peuvent être pris bouillis, rôtis, grillés ou frits à l'huile d'olive ou à la graisse : ils seront salés convenablement. Ils peuvent même être assaisonnés, pourvu que dans cet assaisonnement il n'entre ni sucre, ni farine ou fécule d'aucune sorte, ni légumes, ni vin, ni beurre, ni vinaigre, ni jus de citron.

Mais on peut se servir de l'huile d'olive, ou de la graisse des animaux ; le vinaigre sera remplacé par de l'acide acétique étendu d'eau : de même le jus de citron, par de l'acide citrique étendu.

La quantité des aliments sera de 600 gr., environ par jour, de viande pesée cuite, et davantage si la balance montre que le malade continue à dépérir.

Dans les cas où la dénutrition est très-prononcée, et chez les gens très-maigres, donner chaque jour de la *graisse pancréatisée*, de 60 à 200 gr. Pour cela on coupe en petits fragments le pancréas frais d'un bœuf, ou d'un veau, ou d'un agneau ou d'un chevreau ; on met au contact une certaine quantité de saindoux, que l'on laisse, pendant trois heures au moins, soumis à cette sorte de digestion artificielle, puis on fait frire le tout légèrement.

BOISSONS.

Eau pure ou *eau de Seltz artificielle*, auxquelles on peut ajouter de 10 à 30 gr. par jour d'alcool *rectifié*, et que l'on peut aromatiser avec les eaux distillées de fenouil, de cannelle, de mélisse, de menthe, de fleurs d'oranger, etc.

MÉDICAMENTS.

Après chaque repas, c'est-à-dire trois fois par jour, prendre en six doses, à une demi-heure d'intervalle,

Acide lactique *pur*...............	1 à 2 grammes.
Eau de fontaine.................	120 —

ou bien, toutes les deux heures ou toutes les heures,

Un demi-gramme de bicarbonate de soude,

ou une

verrée d'eau de Vals ou de Vichy,

et immédiatement après,

une demi-verrée (100 grammes environ)

d'une limonade préparée avec :

Acide lactique pur..............	5 à 20 grammes.
Eau aromatique................	20 à 30 —
Eau de fontaine................	1 litre.

Chez les enfants ou les jeunes gens scrofuleux ou rachitiques, remplacer le bi-carbonate de soude par l'eau de chaux.

Si ce régime ne suffit pas à faire disparaître la glycosurie, il faudra, après un mois, imposer un *jeûne* de vingt-quatre heures, pendant lequel le malade ne prendra aucun aliment solide, mais seulement de l'eau et du bouillon gras. Après quoi, on reprendra le régime ci-dessus, réduit de moitié en quantité : peu à peu on augmentera, pour revenir à la quantité normale. Mais si la glycosurie reparaît, nouveau jour de jeûne, puis régime réduit de moitié, qui ne sera augmenté que si la *balance* montre que le malade perd de son poids.

Dans les cas très-récents ou peu graves, on peut permettre les œufs, le *foie des animaux*, l'*huile de foie de morue* (de 60 à 200 gr. par jour), et les mollusques : *huîtres, coquillages, escargots*, etc., *un peu de vin rouge vieux*, le vin de Bordeaux est le meilleur, *un peu de café* ou *de thé sans sucre*.

Exercice au grand air, gymnastique, travail musculaire.

Ce régime devra être continué, *sans la moindre infraction*, pendant *deux* mois au moins dans les cas les plus légers et les plus récents, pendant *trois*, *six* et même *neuf* mois dans les cas graves.

Le retour aux aliments amylacés ou sucrés doit être gradué, en suivant les indications ci-après.

Aliments qui pourront être successivement concédés à un diabétique qui a suivi le régime ci-dessus, et qui, depuis *deux* mois au moins, n'a plus de sucre dans les urines.

RETOUR GRADUEL AU RÉGIME MIXTE.

Epinards, chicorée, endive, barbe de capucin, laitue, romaine, pissenlit, mâche, cresson, escarole, fines herbes, olives,
Un peu plus tard :
Cardons, cardes poirées, céleris, artichauts, scorsonères, poireaux, truffes, champignons.
Un mois après, on permettra :
Les *fromages fermentés*, le *vin rouge vieux*.
Après quinze autres jours :
Les *amandes*, les *noix*, les *noisettes*, les *pistaches*.
Un mois ou deux plus tard :
Les *sorbes, groseilles, fraises, pêches, pommes, oranges acides.*
Ensuite :
Les *poires, prunes, raisins frais*, les *haricots verts*, les *petits pois, tomates, melons, citrouilles*, les *fromages frais*, le *beurre*, etc.

En même temps les apprêts de tous genres seront permis, excepté les apprêts au sucre.

Enfin, on ajoutera peu à peu une petite quantité de féculents, *pommes de terre*, *farines*, *pain*, etc.

Pendant toute la durée de ce retour au régime mixte, prendre d'abord une quantité très-minime des aliments permis, et rester, à leur égard, dans des limites très-modérées.

Faire très-fréquemment l'analyse des urines réunies des 24 heures, et apprendre au malade à se servir des réactifs faciles à employer, la potasse, le sous-nitrate de bismuth. Au moindre retour de la glycosurie, reprendre le régime carné, dans toute sa sévérité.

Quant au sucre de canne, la défense absolue doit être maintenue indéfiniment.

TABLE DES MATIÈRES

PREMIÈRE LEÇON.

ASPECT GÉNÉRAL DES MALADIES DU RENOUVELLEMENT MOLÉCULAIRE ET DE LEUR TRAITEMENT.

DEUXIÈME LEÇON.

NOTIONS GÉNÉRALES SUR LE RENOUVELLEMENT MATÉRIEL.

TROISIÈME LEÇON.

DES ALTÉRATIONS DU RENOUVELLEMENT EN GÉNÉRAL.

QUATRIÈME LEÇON.

HISTORIQUE DU DIABÈTE DEPUIS L'ANTIQUITÉ JUSQU'A CLAUDE BERNARD.

CINQUIÈME LEÇON.

LES THÉORIES SUR LA PATHOGÉNÈSE DU DIABÈTE PENDANT LA PÉRIODE EXPÉRIMENTALE.

SIXIÈME LEÇON.

OBSERVATIONS CLINIQUES DES CAS DE DIABÈTE COMPLÉTEMENT GUÉRIS.

SEPTIÈME LEÇON.

OBSERVATIONS DES DIABÉTIQUES NON COMPLÉTEMENT GUÉRIS OU MORTS.

HUITIÈME LEÇON.

COROLLAIRES DE NOS OBSERVATIONS CLINIQUES.

NEUVIÈME LEÇON.

SUITE DES COROLLAIRES DE NOS OBSERVATIONS CLINIQUES.

DIXIÈME LEÇON.

NOS OBJECTIONS AUX THÉORIES DES DIVERS AUTEURS.

ONZIÈME LEÇON.

OBJECTIONS A LA THÉORIE DE PAVY.

DOUZIÈME LEÇON.

NOTRE THÉORIE. — PARTIE POSITIVE. — DÉCOUVERTE DE LA PARAGLYCOSE
DANS LE SANG DIABÉTIQUE.

Le diabète sucré est une maladie du renouvellement, sans augmentation dans la production du sucre, mais dans laquelle le sucre, introduit ou nor-

TREIZIÈME LEÇON.

ÉTIOLOGIE DU DIABÈTE.

QUATORZIÈME LEÇON.

CINQ AUTOPSIES, AVEC RECHERCHES HISTOLOGIQUES, ET ÉPICRISE CLINIQUE.

QUINZIÈME LEÇON.

SIÉGE PROBABLE DU DIABÈTE. — PARTIE HYPOTHÉTIQUE DE NOTRE THÉORIE.

SEIZIÈME LEÇON.

MON TRAITEMENT DU DIABÈTE.

DIX-SEPTIÈME LEÇON.

LA THÉRAPEUTIQUE DES AUTRES AUTEURS.

DIX-HUITIÈME LEÇON.

ÉCHANGE MATÉRIÈL DU SUCRE DANS L'ÉTAT PHYSIOLOGIQUE ET DANS LE DIABÈTE.

FIN DE LA TABLE DES MATIÈRES.

CORBEIL. — TYP. DE CRETÉ FILS.

www.ingramcontent.com/pod-product-compliance
Lightning Source LLC
LaVergne TN
LVHW011225060726
842524LV00014B/141